CB071249

OTORRINOLARINGOLOGIA
Cirurgia de Cabeça e Pescoço

VIAS AÉREAS, DEGLUTIÇÃO, VOZ

Coleção
OTORRINOLARINGOLOGIA
Cirurgia de Cabeça e Pescoço

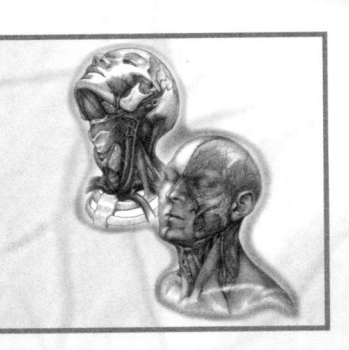

Volume 1 · OTORRINOLARINGOLOGIA GERAL, RINOLOGIA, ALERGIA, OTOLOGIA, MISCELÂNEA, 4ª Ed.

Volume 2 · VIAS AÉREAS, DEGLUTIÇÃO, VOZ, 4ª Ed.

Volume 3 · OTORRINOLARINGOLOGIA PEDIÁTRICA, 4ª Ed.

Volume 4 · CIRURGIA PLÁSTICA FACIAL ESTÉTICA E RECONSTRUTORA, CIRURGIA DE CABEÇA E PESCOÇO, TRAUMA, 4ª Ed.

OTORRINOLARINGOLOGIA
Cirurgia de Cabeça e Pescoço

VIAS AÉREAS, DEGLUTIÇÃO, VOZ

QUARTA EDIÇÃO

Byron J. Bailey, MD
Chair Emeritus, Department of Otolaryngology
University of Texas Medical Branch at Galveston
Galveston, Texas

Jonas T. Johnson, MD
Chair, Department of Otolaryngology
Professor, Departments of Otolaryngology and Radiation Oncology
University of Pittsburgh School of Medicine
Professor, Department of Oral and Maxillofacial Surgery
University of Pittsburgh School of Dental Medicine
Pittsburgh, Pennsylvania

Revisão Técnica
Aldo C. Stamm
Chefe do Centro de Otorrinolaringologia de São Paulo do
Hospital Prof. Edmundo Vasconcelos, SP
Mestrado em Otorrinolaringologia pela Universidade Federal de São Paulo (EPM – UNIFESP)
Doutorado em Medicina pela Universidade Federal de São Paulo (EPM – UNIFESP)

VOLUME 2

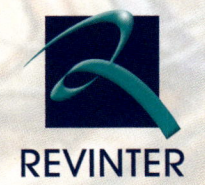

REVINTER

VIAS AÉREAS, DEGLUTIÇÃO, VOZ
Coleção Otorrinolaringologia – Cirurgia de Cabeça e Pescoço
Volume 2
Quarta Edição
Copyright © 2010 by Livraria e Editora Revinter Ltda.

ISBN 978-85-372-0253-1

Todos os direitos reservados.
É expressamente proibida a reprodução
deste livro, no seu todo ou em parte,
por quaisquer meios, sem o consentimento
por escrito da Editora.

Ilustrações:
VICTORIA J. FORBES, ANTHONY PAZOS E CHRISTINE GRALAPP

Tradução:
REGINA CUPELLO (Caps.1 ao 7, 11 e 14 ao 17)
Doutorado em Fonoaudiologia pela Universidad del Museo Social Argentino
Mestrado em Psicologia Social pela Universidade Gama Filho, RJ
Especialização em Linguagem por Mérito pelo Conselho Federal de Fonoaudiologia
Professora Titular de Patologias da Linguagem da Universidade Estácio de Sá, RJ
Coordenadora do Curso de Especialização em Linguagem da Universidade Veiga de Almeida, RJ
Fonoaudióloga, RJ

NELSON GOMES DE OLIVEIRA (Caps. 8 ao 10, 12, 13 e 18)
Médico, RJ

Revisão Técnica:
ALDO C. STAMM (Coordenador)
Chefe do Centro de Otorrinolaringologia de São Paulo do Hospital Prof. Edmundo Vasconcelos, SP
Mestrado em Otorrinolaringologia pela Universidade Federal de São Paulo (EPM – UNIFESP)
Doutorado em Medicina pela Universidade Federal de São Paulo (EPM – UNIFESP)

JULO BARAÚNA
Médico do Centro de Otorrinolaringologia de São Paulo do Hospital Prof. Edmundo Vasconcelos, SP

FERNANDO OTO BALIEIRO
Médico do Centro de Otorrinolaringologia de São Paulo do Hospital Prof. Edmundo Vasconcelos, SP

RONALDO REIS AMÉRICO
Médico do Centro de Otorrinolaringologia de São Paulo do Hospital Prof. Edmundo Vasconcelos, SP

DIEGO RODRIGO HERMANN
Médico do Centro de Otorrinolaringologia de São Paulo do Hospital Prof. Edmundo Vasconcelos, SP

HUGO CANHETE LOPES
Médico do Centro de Otorrinolaringologia de São Paulo do Hospital Prof. Edmundo Vasconcelos, SP

MARIA LAURA SOLFERINI E SILVA
Médica-Residente do 3º Ano do Centro de Otorrinolaringologia de São Paulo do Hospital Prof. Edmundo Vasconcelos, SP

FABIO PIRES SANTOS
Médico-Residente do 2º Ano do Centro de Otorrinolaringologia de São Paulo do Hospital Prof. Edmundo Vasconcelos, SP

Nota: A medicina é uma ciência em constante evolução. À medida que novas pesquisas e experiências ampliam os nossos conhecimentos, são necessárias mudanças no tratamento clínico e medicamentoso. Os autores e o editor fizeram verificações junto a fontes que se acredita sejam confiáveis, em seus esforços para proporcionar informações acuradas e, em geral, de acordo com os padrões aceitos no momento da publicação. No entanto, em vista da possibilidade de erro humano ou mudanças nas ciências médicas, nem os autores e o editor nem qualquer outra parte envolvida na preparação ou publicação deste livro garantem que as instruções aqui contidas são, em todos os aspectos, precisas ou completas, e rejeitam toda a responsabilidade por qualquer erro ou omissão ou pelos resultados obtidos com o uso das prescrições aqui expressas. Incentivamos os leitores a confirmar as nossas indicações com outras fontes. Por exemplo e em particular, recomendamos que verifiquem as bulas em cada medicamento que planejam administrar para terem a certeza de que as informações contidas nesta obra são precisas e de que não tenham sido feitas mudanças na dose recomendada ou nas contra-indicações à administração. Esta recomendação é de particular importância em conjunto com medicações novas ou usadas com pouca freqüência.

Título original:
Head & Neck Surgery – Otolaryngology, Fourth Edition
Copyright © by LIPPINCOTT WILLIAMS & WILKINS, a WOLTERS KLUWER BUSINESS

Livraria e Editora REVINTER Ltda.
Rua do Matoso, 170 – Tijuca
20270-135 – Rio de Janeiro – RJ
Tel.: (21) 2563-9700 – Fax: (21) 2563-9701
livraria@revinter.com.br – www.revinter.com.br

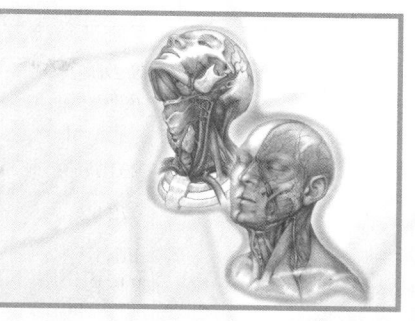

Dedicatórias

Aos nossos pacientes e à visão de melhorar a saúde para todos os que habitam o nosso mundo, que está ficando cada vez menor. Sou grato pela oportunidade que conduziu os maravilhosos esforços dos nossos autores, à medida que reuniram e organizaram esta coleção abrangente de importante e nova informação médica. Que possamos sempre manter, em primeiro lugar, as necessidades dos nossos pacientes em nossas mentes e em nossos corações quando estudamos, aprendemos e praticamos a ciência e a arte da medicina.
Byron J. Bailey, MD, FACS

À minha família, que aceita o meu trabalho, e aos meus pacientes, que me ensinaram muito.
Jonas T. Johnson, MD, FACS

Aos nossos mais novos otorrinolaringologistas, nossos residentes, cujas perguntas investigadoras e espírito de pesquisa mantêm vivo o meu interesse por aprender cada vez mais sobre a nossa especialidade, e à minha filha, Kelsey, cujas perguntas simples mantêm a minha vida interessante.
Shawn D. Newlands, MD, PhD, MBA, FACS

Ao Byron J. Bailey, MD, o melhor amigo e mentor que um otorrinolaringologista acadêmico poderia ter tido!
Karen H. Calhoun, MD

A todos os otorrinolaringologistas que dedicaram seu tempo a me ajudar a aprender radiologia da cabeça e do pescoço ao longo dos anos. Obrigado por seus esforços e por sua paciência.
Hugh D. Curtin, MD

Ao meu bom amigo e orientador há longo tempo, Dr. Byron J. Bailey; à minha mulher, Nina, e às minhas filhas, Diane e Jennifer, por seu apoio e encorajamento durante toda a vida; e aos meus pacientes, que me inspiram a ser um médico dedicado cada vez melhor.
Ronald W. Deskin, MD, FAAP

Aos meus professores, especialmente John Kirchner, Eiji Yanagisawa, Eugene Myers e Jonas Johnson.
David E. Eibling, MD

Aos meus pacientes, cujos bem-estar e retorno à saúde são a minha missão principal, e aos meus colegas e residentes, que ensinam e fazem avançar esta missão principal.
Berrylin J. Ferguson, MD

Aos meus pais, Dra. Meena-Ruth e Dr. K. C. Gadre, por seus incontáveis sacrifícios; à minha mulher, Dra. Swarupa A. Gadre, por seu firme apoio; e aos meus filhos, Samir-Yitzhak e Sonia, cujos sorrisos tornam a vida valiosa.
Arun K. Gadre, MD

Sou grato para sempre ao Dr. Kris Conrad, cirurgião-plástico facial canadense *par excellence*, sem cuja inspiração e apoio eu não estaria onde estou hoje. E aos Drs. Robert Simons, Richard Davis e Julio Gallo, por compartilharem comigo sua *expertise* durante a minha *fellowship* em cirurgia plástica facial.
Grant S. Gillman, MD, FRCS(C)

À minha mulher, Jean, e aos meus filhos, David e Peter, por seu amor e apoio. Muitos agradecimentos a Eugene Myers, Jonas Johnson e Mary Lee McAndrew, por todo o trabalho que realizamos juntos.
Barry E. Hirsch, MD

Como sempre, agradeço o apoio e o encorajamento de minha família e colegas para a conclusão deste projeto.
Charles M. Myer III, MD

Aos meus pais, Jeanette e Frederick Pou, que me ensinaram compaixão, ternura e trabalho pesado por meio de exemplo, e ao meu irmão, Robert, que, ao morrer, me ensinou coragem, dignidade e como cuidar melhor dos meus pacientes e das suas famílias.
Anna Maria Pou, MD

Ao primeiro doutor que me ensinou a cuidar de pacientes, Paul Jack Rosen, MD. Sou grato pela carreira e orientação pessoal do modelo máximo do nosso amigo, James I. Cohen, MD, PhD. Meu envolvimento e minhas contribuições não teriam sido possíveis sem apoio, força e amor da minha mulher, Monica.
Clark A. Rosen, MD, FACS

A Alex, Ava, Tristan e August, por todos os seus sacrifícios a meu favor.
Matthew W. Ryan, MD

À minha família, Colleen, Hannah e Olivia Toriumi.
Dean M. Toriumi, MD

Agradecimentos

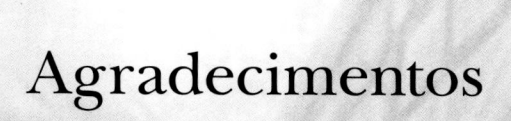

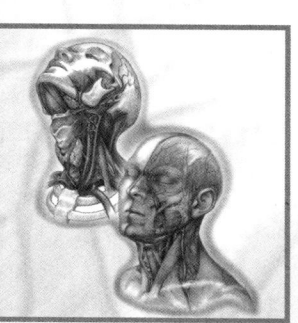

Esta é a quarta edição da obra *Vias Aéreas, Deglutição, Voz*, Volume 2 da *Coleção Otorrinolaringologia – Cirurgia de Cabeça e Pescoço*. O texto foi inteiramente revisado e atualizado. Mesmo com a experiência adquirida após publicar três edições, o planejamento e a realização final deste texto em quatro volumes constituem uma tarefa notável. O trabalho de equipe foi essencial em cada etapa para completar este projeto a tempo e dentro do orçamento. Os esforços dos nossos editores associados e autores colaboradores foram notáveis. Este livro, na verdade, é deles.

Por meio da liderança dos nossos editores (Robert Hurley, da Lippincott Williams & Wilkins, e Molly Connors, da Dovetail Content Solutions), reunimos uma equipe de produção que trabalhou eficientemente e com grande perícia. Somos gratos por termos podido empregar um sistema totalmente eletrônico para a entrega dos originais e a revisão editorial destes capítulos. Isto facilitou o giro do material e maximizou as oportunidades de aperfeiçoamento em colaboração.

Permanecemos gratos à Victoria Forbes, pelo auxílio no desenvolvimento das novas ilustrações para a quarta edição. Agradecemos à Jackie Lynch, nossa coordenadora editorial sênior, pela sua notável eficiência, conduta calma e aconselhamento constante à medida que lutávamos para completar este projeto a tempo.

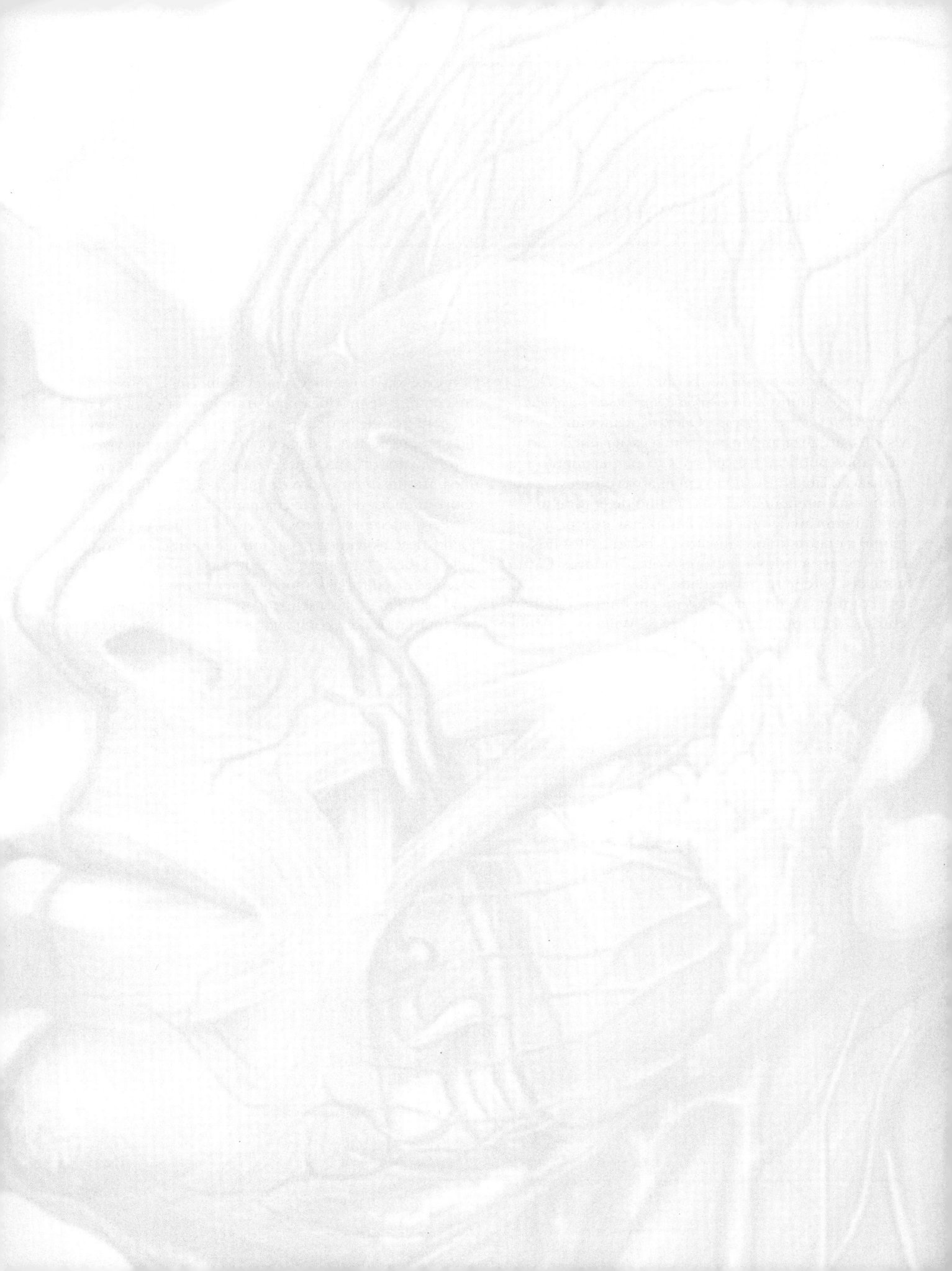

Prefácio

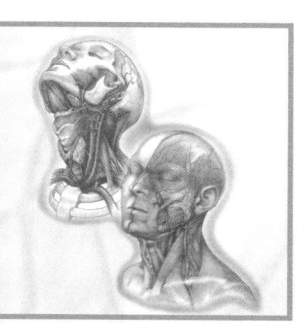

Vias Aéreas, Deglutição, Voz, Volume 2 da *Coleção Otorrinolaringologia – Cirurgia de Cabeça e Pescoço*, na primeira edição publicada em 1993, foi desenvolvido por um grupo experiente de cirurgiões-professores. Seu desafio foi criar um tratado abrangente de Cirurgia de Cabeça e Pescoço – Otorrinolaringologia que fosse capaz de ajudar residentes e otorrinolaringologistas, na clínica, a adquirir domínio cognitivo da especialidade. Em vez de relacionar cada novo achado em otorrinolaringologia, a informação foi organizada em torno de um sistema de aprendizado que tornava fácil aos médicos alcançar competência clínica em um mundo em constante evolução.

Uma vez estabelecido este sistema de aprendizado, nossa esperança era de que os otorrinolaringologistas pudessem encaixar novos achados dentro deste sistema e, deste modo, tornar mais fácil julgar a utilidade científica e clínica da pesquisa mais recente. Os editores das edições que se seguiram usaram este sistema como uma forma de organizar uma revisão da nossa especialidade. Para cada edição, um grupo de trabalho de editores, co-editores, autores e o *publisher* levaram mais de dois anos para moldar o produto final.

O livro em suas mãos, hoje, é o resultado de uma jornada intelectual por uma nova equipe de editores e autores, com o objetivo de produzir conteúdo relevante para a prática atual em Cirurgia de Cabeça e Pescoço – Otorrinolaringologia.

Continuamos a usar certas características a fim de organizar esta informação de maneira clinicamente útil. Há muitas ilustrações novas e referências importantes mais recentes. Para dar ênfase, empregamos extensamente tabelas de sumários e destaques no fim de cada capítulo. Temos grande orgulho da nossa ilustre equipe editorial e dos autores notáveis em cada subespecialidade que trouxeram a vocês a nossa visão de um sistema de aprendizado. Apreciamos trabalhar com a nossa amadurecida equipe de suporte internacional na Lippincott Williams & Wilkins, que ajudou a refinar as nossas idéias iniciais e a expandir a nossa compreensão da filosofia educacional. Acolhemos, com alegria, a decisão de vocês de empregar este sistema de aprendizado na sua jornada para um mais alto nível de compreensão médica.

Byron J. Bailey, MD, FACS
Jonas T. Johnson, MD, FACS

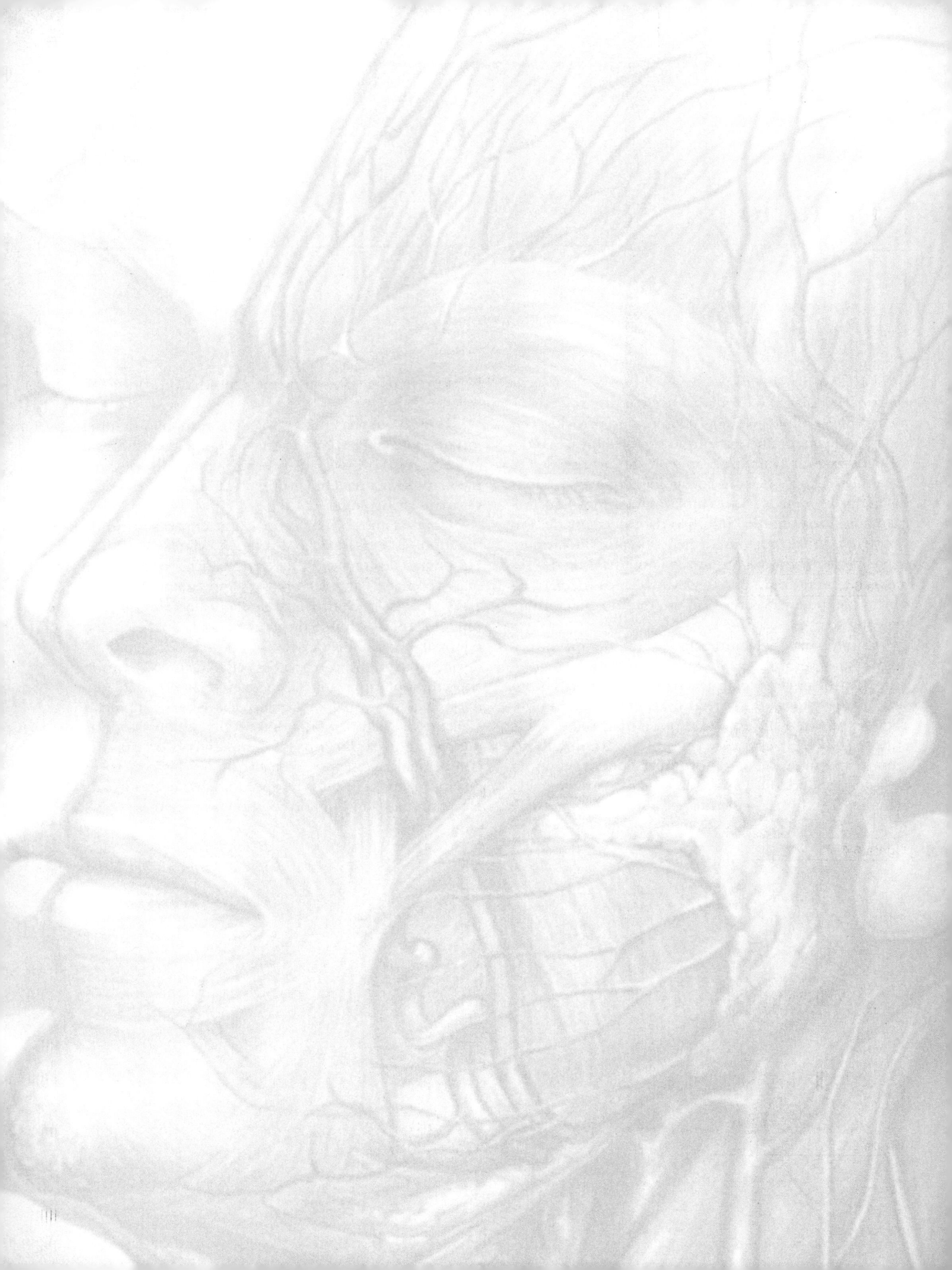

Prancha em Cores

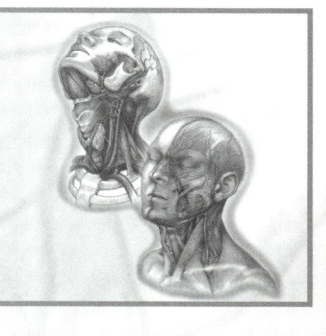

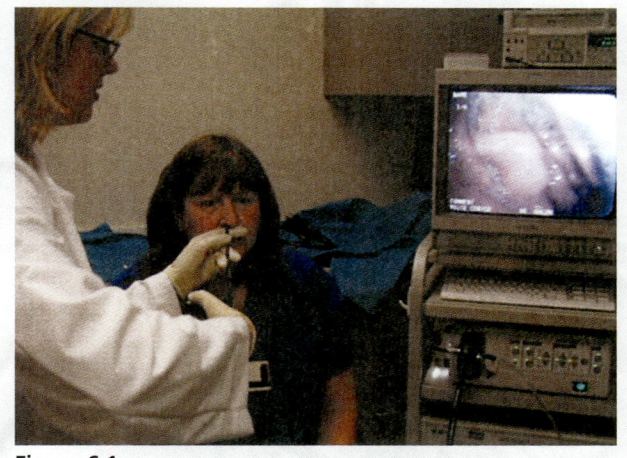

Figura 6-1.

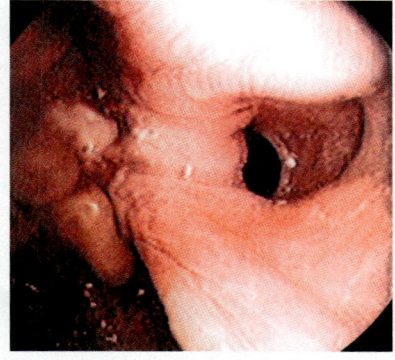

Figura 6-3.

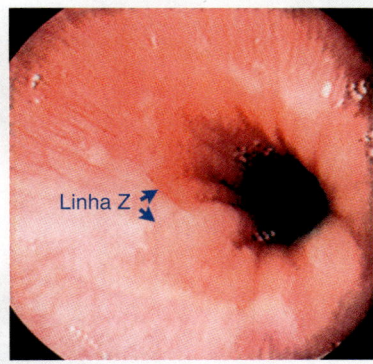

Linha Z

Figura 6-4.

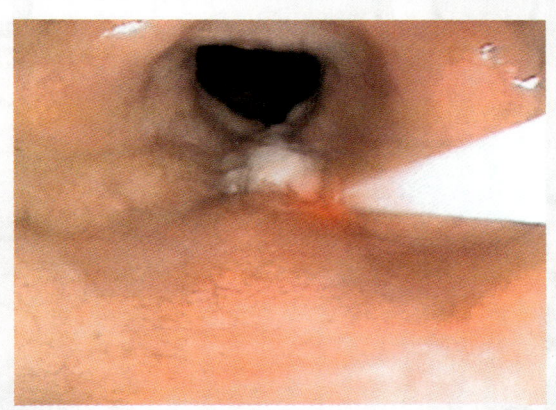

Figura 6-8.

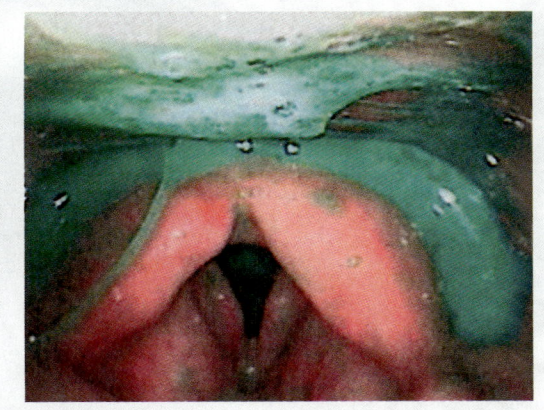

Figura 6-9.

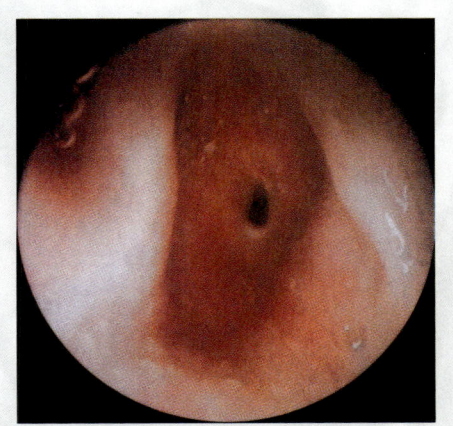

Figura 10-4.

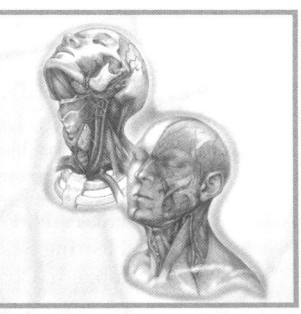

Colaboradores

MILAN R. AMIN, MD Director, Center for Voice and Swallowing Disorders, Department of Otolaryngology/Head and Neck Surgery, Drexel University College of Medicine, Philadelphia, Pennsylvania

PETER C. BELAFSKY, MD, PhD Assistant Professor, Department of Otolaryngology-Head and Neck Surgery, University of California, Davis, School of Medicine, Sacramento, California

ANDREW BLITZER, MD, DDS Professor of Clinical Otolaryngology, Columbia University College of Physicians and Surgeons, New York; Senior Attending Otolaryngologist, and Director, New York Center for Voice and Swallowing, St. Luke's/Roosevelt Hospital Center, New York, New York

BARTON F. BRANSTETTER IV, MD Assistant Professor, Department of Radiology and Otolaryngology, University of Pittsburgh School of Medicine, Pittsburgh; Director of Head and Neck Imaging, Department of Radiology, University of Pittsburgh Medical Center, Pittsburgh, Pennsylvania

MARION EVERETT COUCH, MD, PhD, FACS Assistant Professor, Department of Otolaryngology-Head and Neck Surgery, University of North Carolina at Chapel Hill School of Medicine, Chapel Hill, North Carolina

MARK S. COUREY, MD Clinical Professor of Otolaryngology, Department of Otolaryngology-Head and Neck Surgery, University of California, San Francisco, School of Medicine, San Francisco; Director, Division of Laryngology, The UCSF Voice and Swallowing Center, San Francisco, California

SUBINOY DAS, MD Resident, Department of Otolaryngology-Head and Neck Surgery, University of North Carolina at Chapel Hill School of Medicine and University of North Carolina Hospitals, Chapel Hill, North Carolina

AMELIA F. DRAKE, MD, FACS Professor, Department of Otolaryngology-Head and Neck Surgery, and Chief, Division of Pediatric Otolaryngology; Newton D. Fischer Distinguished Professor of Surgery, University of North Carolina at Chapel Hill School of Medicine, Chapel Hill, North Carolina

DAVID E. EIBLING, MD Professor, Department of Otolaryngology-Head and Neck Surgery, University of Pittsburgh School of Medicine, Pittsburgh; Assistant Chief, Department of Surgical Service, Veterans Affairs Pittsburgh, Pittsburgh, Pennsylvania

MICHAEL O. FERGUSON, MD Assistant Professor of Otolaryngology-Head and Neck Surgery, University of North Carolina at Chapel Hill School of Medicine, Chapel Hill, North Carolina

JACQUELINE L. GARTNER-SCHMIDT, PhD Assistant Professor, Department of Otolaryngology, University of Pittsburgh School of Medicine, Pittsburgh; Associate Director, University of Pittsburgh Voice Center, Department of Otolaryngology, University of Pittsburgh Medical Center, Pittsburgh, Pennsylvania

CHRISTOPHER M. GREENE, MD Associate Professor, Department of Anesthesiology, University of Vermont School of Medicine, Burlington; Attending Anesthesiologist, Department of Anesthesiology, Fletcher Allen Health Care, Burlington, Vermont

SUMEER K. GUPTA, MD Center for Voice and Swallowing Disorders, Department of Otolaryngology, Wake Forest University School of Medicine, Winston-Salem, North Carolina

STACEY L. HALUM, MD Center for Voice and Swallowing Disorders, Department of Otolaryngology-Head and Neck Surgery, Wake Forest University School of Medicine, Winston-Salem, North Carolina

JAMIE A. KOUFMAN, MD Director, Center for Voice and Swallowing Disorders, Department of Otolaryngology-Head and Neck Surgery, Wake Forest University School of Medicine, Winston-Salem, North Carolina

CATHY L. LAZARUS, PhD Associate Professor, Department of Otolaryngology, New York University School of Medicine, New York; Director, Department of Hearing and Speech, Bellevue Hospital Center, New York, New York

JERI A. LOGEMANN, MD Professor, Department of Communication Sciences and Disorders, Northwestern University; Professor, Departments of Neurology and Otolaryngology-Head and Neck Surgery, Northwestern University Feinberg School of Medicine, Chicago, Illinois

OTORRINOLARINGOLOGIA
Cirurgia de Cabeça e Pescoço

VIAS AÉREAS, DEGLUTIÇÃO, VOZ

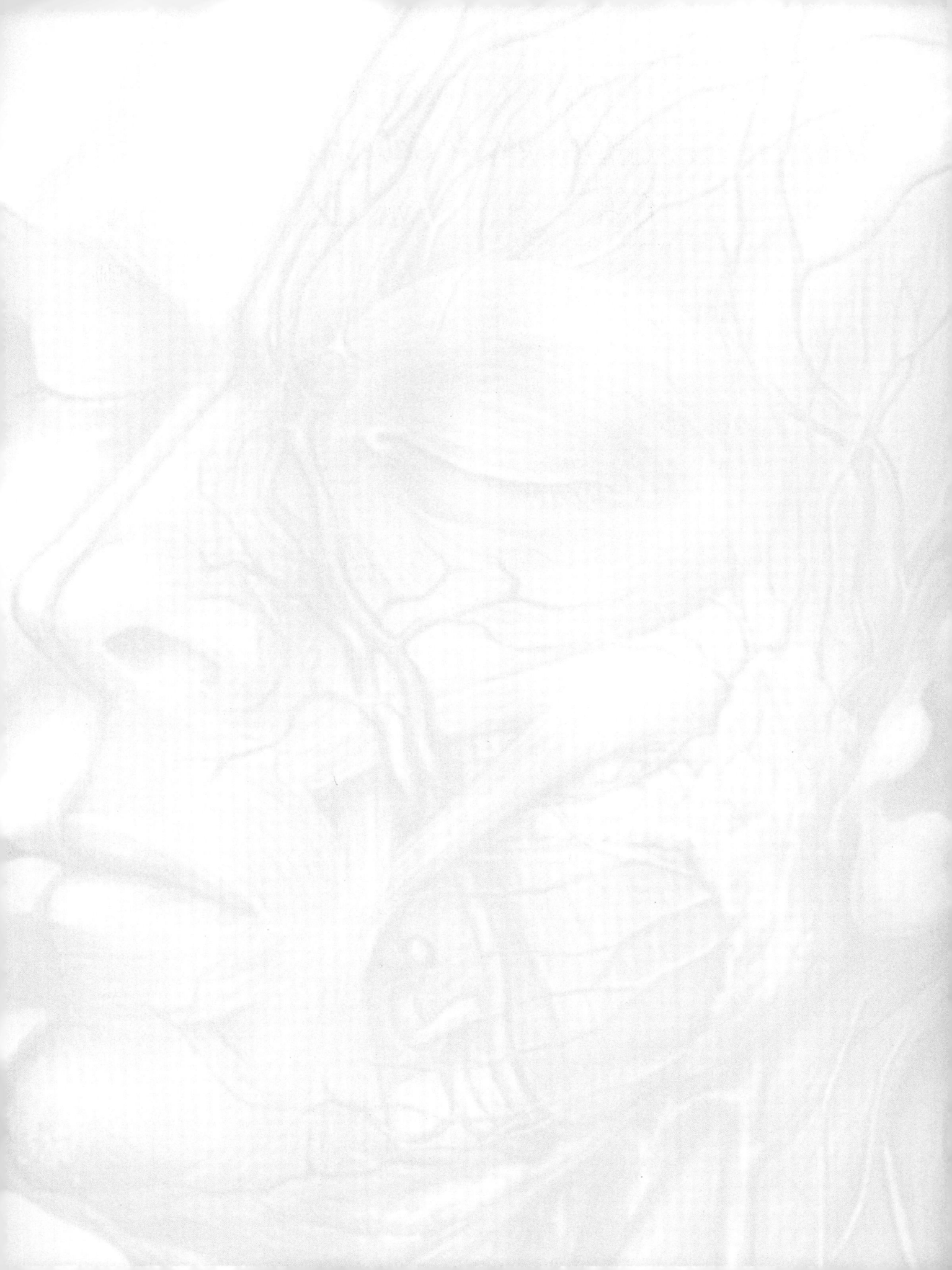

PARTE I
VIAS AÉREAS E DEGLUTIÇÃO

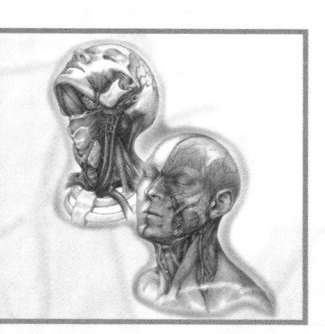

David E. Eibling

CAPÍTULO 1

Trato Digestivo Superior – Anatomia e Fisiologia

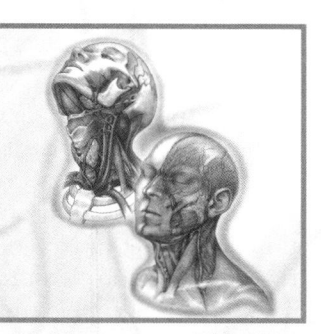

Jeri A. Logemann

O trato digestivo superior feito pela cavidade oral, pela faringe e pela laringe, é responsável pela fisiologia da deglutição e atua também na respiração, na fonação e na articulação. Essa área é bem vascularizada e tem uma consistente arquitetura de vasos linfáticos com boa drenagem para os linfonodos (1). Para que todas essas funções possam ser bem executadas e as transições entre elas possam ser rápidas, o trato digestivo superior possui uma série de válvulas que são ajustadas de forma diferente para cada uma das funções. Durante a deglutição, as válvulas na cavidade oral e na faringe são ajustadas para dirigir de forma adequada e, para garantir um trânsito seguro e eficiente do alimento ingerido, através da faringe e para dentro do esôfago. Ao mesmo tempo, uma pressão é exercida sobre o alimento ou o líquido para que eles se movimentem de forma rápida e limpa, deixando resíduos mínimos na boca ou na faringe, quando a deglutição termina. Então, o funcionamento das válvulas e a geração de pressão são os componentes críticos da deglutição normal, eficiente e segura do trato digestivo superior. As válvulas têm diferentes funções na deglutição, na fala e na respiração.

FUNÇÃO DAS VÁLVULAS NA DEGLUTIÇÃO

São seis as válvulas que atuam durante o trajeto do alimento no trato digestivo superior: válvula labial, válvula lingual, válvula glossopalatal composta pelo movimento do palato em direção à região posterior da língua, válvula velofaríngea (movimento do palato em direção à parede posterior da faringe), válvula laríngea, e válvula cricofaringeal ou esfíncter superior esofágico ou cricofaríngeo (Fig. 1.1).

Os lábios (formados pelo músculo orbicular oral) formam a primeira válvula e a mais anterior, fechando-se em torno de uma colher, um garfo, um copo ou um canudo para manter a comida ou o líquido na cavidade oral, prevenindo o escape, inclusive de saliva. O fechamento dos lábios permite a mastigação sem a perda do alimento na boca e também a geração da pressão na cavidade oral para impelir o bolo posteriormente durante o estádio oral. A redução do fechamento dos lábios resulta em perda de alimento ou saliva pela parte anterior da boca.

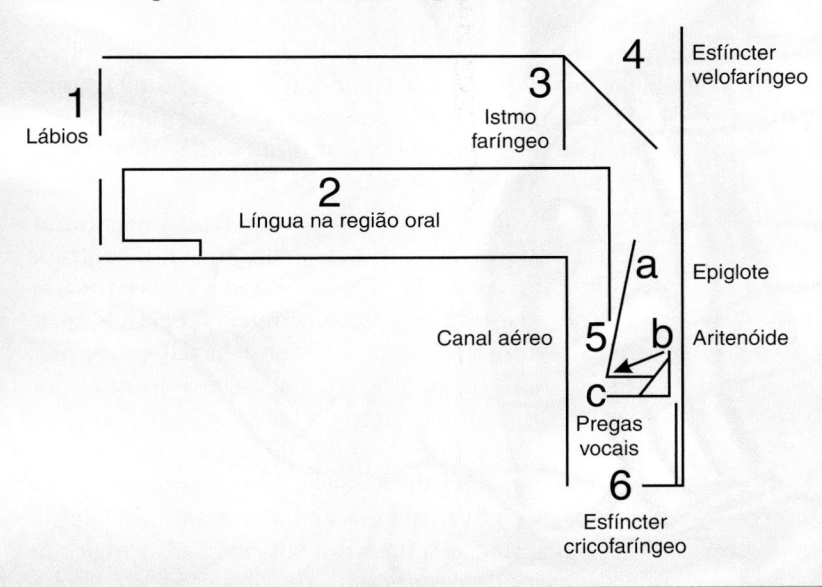

Figura 1.1

Visão esquemática lateral da cavidade oral e da faringe com a identificação das 6 válvulas: *1*, lábios; *2*, língua; *3*, palato mole com relação à língua; *4*, velofaringe; *5*, laringe incluindo as pregas vocais verdadeiras (*c*), as pregas vocais falsas e a aritenóidea com relação à base da epiglote (*b*); e a epiglote (*a*); e *6*, o esfíncter cricofaríngeo (esôfago superior).

A língua é a segunda válvula e a mais móvel do trato digestivo superior e está envolvida de diferentes formas na preparação das fases oral e faríngea da deglutição. A língua é composta quase inteiramente de fibras musculares que vão a todas as direções. A porção oral da língua está sob o controle cortical volitivo e é a principal responsável pelo movimento do alimento durante a mastigação e a preparação oral do mesmo. Durante a mastigação, a língua posiciona o alimento nos dentes, captura o alimento quando ele é triturado pelos dentes, mistura o alimento com a saliva e os recoloca nos dentes numa ação rotatória lateral. O tônus facial previne a queda do alimento no sulco vestibular (entre os dentes e as bochechas) durante a mastigação. No final da preparação oral, a língua rapidamente junta as partículas de alimento numa bola coesa ou bolo alimentar, na preparação do início do período oral da deglutição. Se no final da mastigação há uma quantidade grande de alimento, a língua subdivide o material, formando um bolo em um tamanho adequado com relação à viscosidade do alimento. Quanto maior a viscosidade do alimento, menor é o bolo. O excesso de alimento é colocado de lado pela língua para uma deglutição posterior.

A parte mais fina da língua começa então a fase oral fazendo contatos laterais e anteriores com as bordas alveolares anteriores e laterais. Contatos entre a língua e o palato na linha média progridem ânteroposteriormente, impulsionando o alimento para a faringe (2). A pressão da língua contra o palato aumenta na mesma proporção que a viscosidade do bolo alimentar. Todo esse controle lingual durante a preparação do estádio oral da deglutição está sob o controle cortical voluntário. Quando não há vedamento periférico dos lados da língua com relação à arcada alveolar ou há redução dos movimentos da língua ou, ainda, dano ao controle motor fino da língua, a pessoa pode experimentar dificuldades com a mastigação, com o controle do alimento na boca, com a formação do bolo alimentar ou com a propulsão do bolo para a parte posterior da boca.

Assim que o bolo ultrapassa o arco das fauces, atrás da língua, exatamente no ponto em que o ramo da mandíbula cruza a base da língua, o processo faríngeo deve iniciar-se. Isto é possível pelas aferências periféricas aos centros corticais que fazem com que as sinapses dos centros corticais da deglutição (os núcleos solitário e ambíguo) sejam acionadas permitindo a realização de um programa motor. À medida que envelhecemos, o estádio faríngeo inicia-se mais tarde. Essa demora é entendida como resultado da lentificação do processo neural.

Quando a deglutição faríngea é iniciada, ocorrem inúmeros eventos fisiológicos na faringe. Quando a porção posterior do bolo alimentar alcança as valéculas durante a deglutição faríngea, a base da língua, ou sua porção faríngea, move-se rapidamente para trás para contatar o parte interna das paredes faríngeas, movendo-se rapidamente para trás e lateralmente. Esta ação da base da língua forma pressão na parte posterior do bolo alimentar, impelindo-o de forma limpa através da faringe. Esta retração da base da língua está sob o controle de sinapses medulares. Se a retração da língua sofrer uma redução, como, por exemplo, a base da língua não tocar as paredes faríngeas, restarão resíduos depositados nas valéculas, os quais, após a deglutição, poderão cair no trato respiratório e, por fim, serem aspirados.

O contato do palato mole com a base da língua forma a 3ª válvula, ou válvula glossopalatal, que é responsável por manter o bolo na boca antes do estádio oral da deglutição (2). Enquanto o alimento está sendo mantido na boca, ou está sendo gentilmente manipulado antes de ser engolido, o palato mole é mantido abaixado e anteriorizado pelo músculo palatoglosso. Este posicionamento do palato é importante para que ele toque a base da língua, sendo que esta é levemente elevada. O fechamento posterior desta válvula glossofaríngea previne a perda prematura do alimento, ou do líquido, na faringe e também diminui a corrente aérea nasal para proporcionar uma respiração nasal suave durante a mastigação e a manipulação oral do alimento. Durante uma mastigação mais ativa, esta válvula não funciona e isto permite que haja certa perda de alimento na faringe, o que é normal em indivíduos de todas as idades. Quando há a sucção de líquido por canudo, o palato mole também é normalmente mantido para baixo, ficando em contato com a base da língua, de tal forma que a sucção é criada intra-oralmente. Depois que o bolo líquido é despejado dentro da boca através do canudo, a deglutição oral é iniciada e o palato mole eleva-se, afastando-se da base da língua. É possível também sugar o líquido de um canudo, mantendo uma respiração nasal, o que faz com que o trato aéreo fique aberto e o palato mole eleve-se. Sugar desta forma, no entanto, aumenta o risco de aspiração do líquido.

A 4ª válvula, o portal velo faríngeo, fecha-se durante a fase faríngea da deglutição para prevenir a entrada do alimento ou do líquido na cavidade nasal. O fechamento velofaríngeo deve acontecer pela elevação do palato (músculo levantador do véu palatino), pela retração deste (músculo palatofaríngeo) ou em combinação com o movimento de anteriorização da parede posterior da faringe (músculo constritor superior da faringe ou anel de Passavant), ou ainda em combinação com o movimento medial das paredes laterais da faringe (músculo constritor superior da faringe). As adenóides podem também contribuir para o fechamento velofaríngeo. Quando não ocorre um vedamento completo velofaríngeo durante a deglutição, pode haver regurgitamento nasal.

A 5ª válvula, a válvula laríngea, fecha-se em 3 estádios diferentes, durante a deglutição, para impedir a entrada de alimento ou líquido no trato respiratório. As pregas vocais verdadeiras fecham-se em primeiro lugar, em seguida há o fechamento das falsas pregas vocais com a cobertura da cartilagem aritenóidea, para contatar a base da epiglote e fechar a entrada da laringe. Finalmente, a epiglote cai sobre o topo da laringe de forma biomecânica. A laringe, incluindo a cartilagem cricóidea, é suspensa no pescoço pelos músculos (tíreo-hióideos) e os ligamentos inseridos no osso hióide. O osso hióide, por sua vez, é elevado no pescoço pelos músculos supra-hióideos (ventre anterior do digástrico, tubo hióideo e genio-hióideo anteriormente; estilo-hióideo e ventre posterior do digástrico posteriormente). A contração desses músculos pode mover o hióide em várias direções dependendo da função para a qual ele está sendo requisitado.

Durante a deglutição faríngea normal, o hióide e a laringe elevam-se e anteriorizam-se juntos. Assim que a laringe e o hióide se elevam, a epiglote é levada a uma posição horizontal. A retração da base da língua empurra o ápice da epiglote posteriormente, que em contato com a parede posterior da faringe, que continua a se estreitar, leva a epiglote para baixo, fazendo com que esta assuma sua posição mais inferior. Assim que o bolo alimentar alcança a epiglote, a pressão póstero-inferior do bolo alimentar contribui também para a descida da epiglote. Assim que o bolo passa através da faringe e a base da língua move-se para a frente, para sua posição de repouso, a epiglote eleva-se e move-se para a frente junto com a base da língua. Quando a parte superior da epiglote não é suficientemente longa para se contatar com a parede posterior da faringe, a elasticidade da própria cartilagem faz com que ela recue e tome sua posição mais vertical durante 0,03 a 0,06 segundos.

Se o trato respiratório falha em se elevar durante a deglutição, parte do bolo alimentar é normalmente capturado na entrada do trato respiratório, conforme ele passa pela faringe. Este resíduo de alimento pode ser aspirado depois da deglutição. Se a entrada laríngea (antenóides dobradas anteriormente para encontrar a base da língua e as falsas pregas vocais contraídas) falha em se fechar, o alimento penetra na entrada da via aérea, podendo ser aspirado depois da deglutição. Se toda a laringe falha no fechamento, a comida ou o alimento passa pela laringe indo para a traquéia durante a deglutição faríngea.

A válvula cricofaríngea ou o esfíncter superior do esôfago (ESE) é a sexta válvula e serve para prevenir a entrada de ar no esôfago durante a respiração. Durante a deglutição, o ESE abre-se para permitir que o bolo alimentar passe para o esôfago. A anatomia e a fisiologia desta válvula são complexas. A Figura 1.2 apresenta a anatomia desse esfíncter. O músculo cricofaríngeo é preso nos processos laterais da cartilagem cricóidea. Por essa razão, o músculo cricofaríngeo está incluso nas paredes posterior e lateral do ESE. A parede anterior do esfíncter é a lâmina cricóidea. O esfíncter cricofaríngeo é, então, um esfíncter musculoesquelético, isto é, o músculo cricofaríngeo e a cartilagem cricóidea.

O músculo cricofaríngeo varia no seu grau de contração em repouso. Se estressado (quando, por exemplo, um tubo nasogástrico ou um manômetro passa pelo ESE), o grau da contração do músculo é grande. Em outros momentos, o grau de contração pode ser mínimo. No sono, o músculo cricofaríngeo está completamente relaxado. Durante a deglutição faríngea, assim que a parte anterior do bolo alimentar (guia de passagem) deixa a valécula, o ESE abre-se.

A abertura do ESE é um evento complexo. Primeiro, o músculo cricofaríngeo relaxa. Porém, o relaxamento desse músculo não abre o esfíncter. Todavia, o relaxamento desse músculo é considerado um evento capaz de permitir a elevação e a anteriorização da laringe. Um décimo de segundo após o relaxamento do músculo cricofaríngeo, a abertura do ESE pode ser observada radiograficamente (3,4). A abertura ocorre quando a laringe e o hióide se movem para frente e a lâmina cricóidea é empurrada para a frente e para longe da parede posterior da faringe. Então o ESE é aberto pelo movimento anterior do complexo hióideo-laríngeo. Assim que o bolo alimentar passa pelo esfínc-

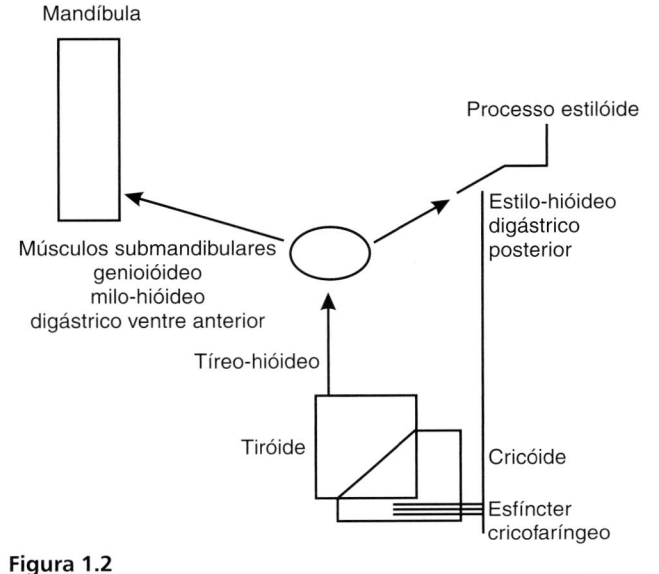

Figura 1.2

Diagrama da visão lateral da suspensão do sistema hióideo e laríngeo e sua relação com o esfíncter cricofaríngeo.

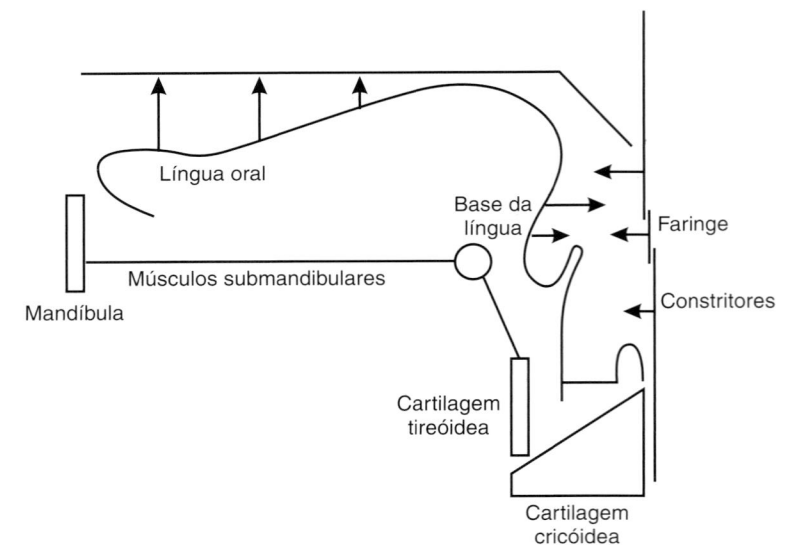

Figura 1.3
Visão esquemática lateral dos geradores de pressão nas cavidades oral e faríngea, incluindo a parte oral da língua, a base da língua e os constritores faríngeos.

ter, a pressão do bolo alimentar aumenta a abertura do ESE (3,4). Se o esfíncter cricofaríngeo falhar em abrir ou não o suficiente, haverá resíduos nos seios piriformes depois da deglutição. Freqüentemente a falha do ESE em abrir, ou em não abrir suficientemente, é devida a alterações na elevação e na anteriorização do complexo hióideo-laríngeo ou por pressão do bolo alimentar.

GERAÇÃO DE PRESSÃO

O segundo maior componente da deglutição é a geração de pressão sobre o bolo alimentar para dirigi-lo para fora da boca, através da faringe, e para dentro do esôfago. As Figuras 1.3 e 1.4 apresentam as maiores fontes de geração de pressão durante as fases oral e faríngea da deglutição. A parte oral da língua impele o bolo alimen-

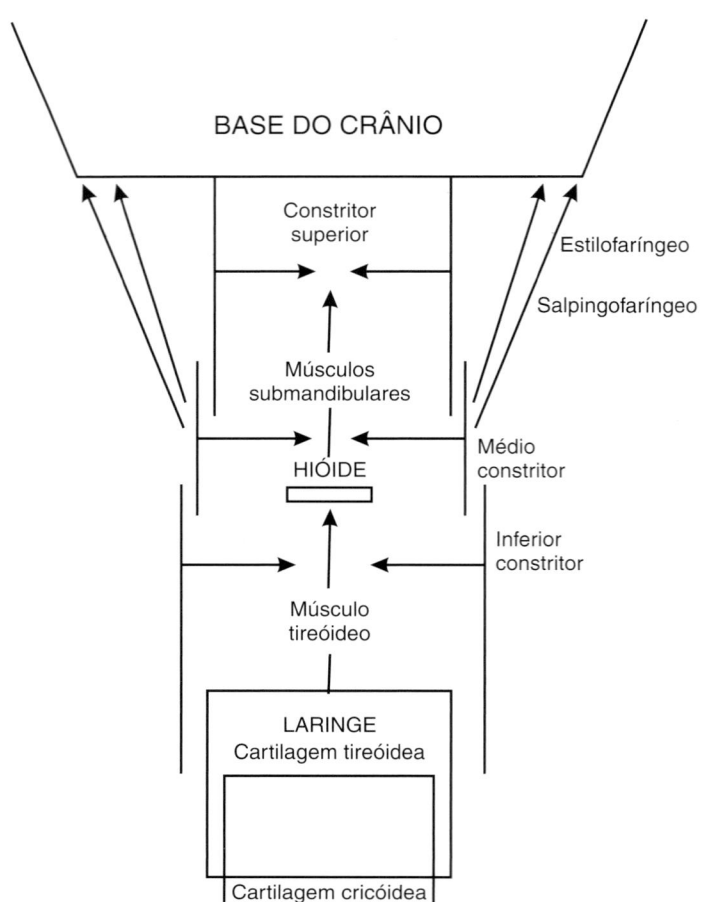

Figura 1.4
Visão Anterior dos elevadores da faringe e as direções da contração faríngea durante a deglutição.

tar para trás durante a fase oral da deglutição, levantando o bolo e exercendo pressão contra o palato enquanto ela leva o alimento para a orofaringe.

Assim que o bolo sai da boca e a deglutição faríngea é disparada, a geração da pressão faríngea é ativada. A laringe eleva-se aproximadamente 2 cm e a faringe é estreitada aproximadamente 2 cm, ou um terço de sua largura total em adultos jovens, durante a deglutição faríngea (abaixo de 65 anos). Em idosos este movimento pode ser reduzido em 0,5 cm. A faringe eleva-se junto com a laringe. O trato de constritores faríngeos, movem a parede posterior faríngea para a frente e as paredes laterais medialmente estreitando o diâmetro faríngeo de cima para baixo. Assim que a faringe fica fisicamente menor em extensão e largura, a parte posterior do bolo alimentar alcança a valécula na base da língua. A base da língua retrai-se sobre o bolo alimentar entrando em contato com a parede posterior da faringe, à medida que esta se contrai e abaula anteriormente. A contração da língua atua como um pistão durante a deglutição, movendo o bolo alimentar através de um espaço (a faringe) que está diminuindo até o esôfago. Se a base da língua falha em se posteriorizar o suficiente para fazer contato com as paredes internas da faringe que estão se movendo, resíduos alimentares ou de líquido restarão na valécula após a deglutição. Se houver uma fraqueza unilateral da faringe, haverá após a deglutição resíduos alimentares no lado da faringe que está alterada. Se os dois lados da faringe falharem na sua contração, restará alimento nos dois lados da faringe, nos seios piriformes.

COORDENAÇÃO DOS EVENTOS DA DEGLUTIÇÃO NA OROFARINGE

Uma deglutição orofaríngea normal requer que todas as válvulas estejam funcionando, assim como a geração de pressão esteja sendo realizada e, também, que estes elementos fisiológicos ocorram na seqüência correta. A preparação oral precede o estádio oral da deglutição. A preparação oral envolve o fechamento labial e a manipulação lingual do alimento para quebrá-lo em consistências adequadas para a deglutição. Durante a mastigação, a mandíbula move-se em um movimento de lateralização, junto com os movimentos rotatórios da língua, que leva o alimento para as áreas de mordida dos dentes. Durante o ato de mastigar, o espaço velofaríngeo está aberto para facilitar a respiração nasal; logo, a laringe mantém-se aberta e a região cricofaríngea fechada. Quando termina a preparação oral, o alimento, ou o líquido, é trazido junto, formando um bolo coesivo para facilitar os movimentos finais rápidos e coordenados da língua. A maior parte do prazer de comer ocorre durante a preparação oral.

Antes do momento do estádio oral da deglutição, o alimento está no assoalho da boca ou entre a língua e o palato. Se o alimento está no assoalho da boca, a parte anterior da língua levanta-o numa posição superior para o momento da deglutição oral. No início da fase oral, a língua levanta o alimento contra o palato, rodando-o e estreitando-o e levando-o para a parte posterior, em direção da orofaringe. Assim que o bolo passa os arcos das fauces no final da língua, entrando na faringe, o estádio faríngeo é disparado. Os exatos estímulos sensoriais necessários para iniciar a deglutição faríngea não foram claramente identificados. Tanto os movimentos da língua quanto a presença do bolo alimentar aparecem como componentes importantes dos estímulos sensoriais. A região estimulada pelo bolo alimentar e pelos movimentos da língua é inervada pelo nervo craniano glossofaríngeo (IX par), o qual envia estímulos aferentes para o centro da deglutição localizado no tronco encefálico. Assim que o bolo alimentar alcança a fossa da valécula e a orofaringe, os estímulos sensoriais são levados para o centro medular da deglutição pelo nervo vago (X par craniano). Na deglutição normal, a deglutição faríngea é disparada assim que o início do bolo alimentar passa pelo ponto onde o ramo ascendente da mandíbula cruza com a base da língua. Se o início do bolo alimentar passa pela valécula e a deglutição faríngea não é eliciada, esta deglutição é descrita como retardada. Quanto mais retardada for a deglutição faríngea, mais o trato respiratório permanece aberto. O paciente corre o risco de aspirar o bolo alimentar antes da deglutição faríngea ser disparada, especialmente com líquidos com baixa densidade, que se movem mais rapidamente pelo efeito da gravidade.

Quando a deglutição faríngea é disparada, o hióide e a laringe começam a se elevar e mover-se para a frente, a faringe diminui e a válvula velofaríngea fecha-se. O trato respiratório fecha-se quando a laringe alcança aproximadamente 50% de sua elevação. O bolo alimentar é propelido para a faringe pelos movimentos linguais. Quando a parte posterior do bolo alcança a valécula, a base da língua e as paredes da faringe contraem-se, aplicando pressão no bolo alimentar na faringe. A válvula cricofaríngea abre-se assim que o bolo alimentar é movimentado sob pressão da valécula para os seios piriformes. O fechamento do trato respiratório e a abertura cricofaríngea ocorrem com um espaço de 0,03 segundo de diferença ou, às vezes, o trato respiratório fecha-se antes da abertura cricofaríngea de forma voluntária. Logo, o trato respiratório está fechado e protegido enquanto o esôfago está aberto para receber o bolo alimentar que está sendo dirigido através da faringe sob pressão. A seqüência de todos estes eventos faríngeos ocorrem em menos de 1 segundo.

EFEITOS DAS CARACTERÍSTICAS DO BOLO ALIMENTAR NA DEGLUTIÇÃO OROFARÍNGEA

Até recentemente, a deglutição orofaríngea foi considerada um evento invariável. Investigações recentes da fisiologia da deglutição com bolos alimentares de volumes e viscosidades diferentes mostraram modificações sistemáticas na duração dos eventos faríngeos e sua relação temporal com as variações dos bolos alimentares (5). A duração do fechamento do trato respiratório e da abertura cricofaríngea aumenta sistematicamente quando o tamanho e a viscosidade do bolo alimentar aumentam também. Todavia, estes dois eventos ocorrem com uma diferença de 0,03 segundo de diferença entre um e outro, independente do volume do bolo alimentar. Quando a viscosidade do bolo alimentar aumenta, também aumentam a pressão linguopalatal, a atividade eletromiográfica e a pressão intrabolo alimentar na faringe. O tempo do trânsito orofaríngeo aumenta na proporção que o volume e a viscosidade do bolo alimentar aumentam. A relação temporal dos estádios oral e faríngeo da deglutição também muda sistematicamente com o volume do bolo alimentar. Nas deglutições de volumes pequenos (1 a 5 mL), o estádio oral é processado primeiro, seguido pelo estádio faríngeo. Na deglutição de grandes volumes (10 a 20 mL), os estádios oral e faríngeo ocorrem simultaneamente. O controle neural que permite estas mudanças sistemáticas na deglutição orofaríngea não foi até agora claramente definido. Foi hipotetizado que estímulos oriundos da cavidade oral, particularmente vindos dos movimentos da língua enquanto ela manipula o alimento ou o líquido em formas diferentes para iniciar o estádio oral da deglutição, para o córtex e para o centro da deglutição do tronco encefálico modulam essas mudanças fisiológicas, porque muitas destas mudanças sistemáticas iniciam-se enquanto o bolo alimentar está na cavidade oral. Compreender estas variações sistemáticas na deglutição normal com diversos tipos de bolos alimentares ajuda a explicar as dificuldades de pacientes disfágicos com bolos alimentares variados. Algumas características dos bolos alimentares, como gosto e textura, ainda não foram bem estudadas e podem ter efeitos significativos nas deglutições normal e anormal.

EFEITOS DO CONTROLE VOLUNTÁRIO

O controle voluntário pode ser exercido em vários componentes da deglutição faríngea (6). O trato respiratório pode ser fechado voluntariamente na região das pregas vocais verdadeiras (deglutição supraglótica) ou na entrada do trato respiratório (deglutição super-supraglótica) (6). A duração da elevação da laringe pode ser prolongada voluntariamente, isto favorece o prolongamento da abertura cricofaríngea (manobra de Mendelsohn). O esforço dos músculos usados nas fases da deglutição oral e faríngea pode ser modificado (deglutição forçada). Essas modificações voluntárias são usadas como estratégias de terapia para as desordens específicas da deglutição faríngea e algumas vezes ocorrem durante o curso de deglutições normais. Por exemplo, antes de tomar um grande gole de um copo ou de uma xícara, muitos indivíduos normais inspiram e retêm a respiração, para fechar seu trato respiratório antes de deglutir acrescentando uma proteção maior. Esta deglutição é essencialmente uma "deglutição supraglótica".

EFEITOS DA POSTURA

Mudando a posição da cabeça, mudam-se a dimensão da faringe e a direção do trânsito do alimento. Com o queixo abaixado, toda a parede anterior da faringe (a língua e a base da epiglote) é puxada posteriormente e a entrada do trato respiratório é estreitada. Com a cabeça virada, um dos lados da faringe (o lado que a cabeça está virada) está fechado para a passagem do bolo alimentar. Inclinando a cabeça para um dos lados o alimento é dirigido para aquele lado da cavidade oral e da faringe. Levantando o queixo, há uma diminuição do tempo de trânsito na cavidade oral pelo uso da gravidade para esvaziar a boca de alimento. Deitando o paciente, muda-se a direção da gravidade sobre qualquer resíduo alimentar depois da deglutição. Quando o paciente está deitado, os resíduos alimentares colam-se às paredes faríngeas antes de cair no trato respiratório quando o paciente volta a respirar, depois da deglutição. Mudanças posturais são freqüentemente usadas como compensação na manipulação de alterações da deglutição (7).

EFEITOS DO DESENVOLVIMENTO E DO ENVELHECIMENTO

Durante a infância, a sucção de alimento é usada. A deglutição na sucção envolve múltiplos bombeamentos de pequenas quantidades de líquido da mamadeira, que são coletados na cavidade posterior ou valécula. Quando uma quantidade adequada foi coletada, a deglutição faríngea é disparada. Então, a deglutição faríngea processa-se como nos adultos. Muitas crianças normais usam um tipo ou em número de bombeamento lingual com alguma variação. Geralmente, usa-se de um a quatro bombeamentos para gerar um bolo alimentar. Mais que oito bombeamentos são considerados anormais. Quando os bebês pegam discretas quantidades de líquido, a deglutição oral é similar à dos adultos, com um único movimento bem coordenado de ação lingual propelindo o alimento para trás.

Em adultos, com mais de 60 anos de idade, existe um aumento discreto (aproximadamente 0,4 segundos) no tempo requerido para o disparo da deglutição faríngea. Existe também um discreto prolongamento no tempo do trânsito oral do bolo alimentar e na duração da abertura cricofaríngea. Adultos com mais de 60 anos tendem a manter o alimento no assoalho da boca antes da deglutição, havendo a necessidade de pegar o alimento e trazê-lo para a superfície da língua, antes da deglutição. Essa ação acrescentada deve ser causada pelo aumento do tempo do trânsito oral. Não há documentação de aumento da freqüência de aspiração ou de aumento de resíduos alimentares na boca ou na faringe com o envelhecimento. Existe, todavia, um aumento na freqüência de penetração em indivíduos idosos, isto é, a presença de alimento ou líquido na entrada do trato respiratório durante a deglutição com a completa limpeza do material do trato respiratório antes que a deglutição se complete. Nos indivíduos normais de 80 anos existe uma clara evidência de a extensão dos movimentos do hióide e da laringe ser reduzida. Isto pode estar relacionado com a freqüência de penetração, porque a redução da elevação pode permitir a ocorrência da mesma. Desafortunadamente, existem poucos estudos do desenvolvimento da fisiologia da deglutição orofaríngea da infância até a fase adulta e poucos estudos da deglutição em adultos normais com mais de 80 anos (8).

Existem abundantes evidências na associação da idade e progressivas dificuldades de deglutição que são fornecidas por relatos documentados de que há a diminuição da abertura do ESE e uma diminuição da excursão anterior do osso hióide e da cartilagem tireóidea em indivíduos idosos normais (9). Essas mudanças estão associadas ao aumento da pressão do bolo alimentar e sugerem uma resistência maior nos idosos que nos jovens.

TIPOS DE DEGLUTIÇÃO

Existem muitos tipos diferentes de deglutição, isto é, variações sistemáticas na fisiologia orofaríngea são usadas para mover o alimento da boca para o esôfago, além daquelas que já foram descritas anteriormente. Esse conjunto de tipos de deglutição resultam da variação no volume e na viscosidade do bolo alimentar e, ainda, do controle voluntário e da idade. Durante a deglutição da saliva, a fase faríngea pode ser iniciada sem nenhuma atividade oral. Se o líquido é sugado em grandes porções, o trato respiratório é fechado, a válvula cricofaríngea é voluntariamente aberta e o líquido é literalmente despejado da boca para a faringe e desta no esôfago em um fluxo contínuo. Na realidade, existem outras variações normais de deglutição que não foram bem documentadas. O entendimento das variações sistemáticas normais na fisiologia da deglutição é importante para o entendimento de pacientes com problemas de disfagia.

Uma pesquisa recente descreve o uso da ressonância magnética funcional para mapear os padrões da ativação cortical associados aos diversos tipos de bolo alimentar, tanto sólido quanto líquido. Os investigadores acharam que a ativação dos córtex motor e somatossensorial primários e outras áreas sensório-motoras podem ser bem documentadas. Eles concluíram que a distribuição diferenciada da ativação do córtex relacionada com diferentes tipos de tarefas de deglutição sugere organização funcional diferenciada dentro do cérebro. Um melhor entendimento desses mecanismos normais pode facilitar melhorias nas nossas intervenções terapêuticas para as disfagias neurogênicas e, ou, pós-cirúrgicas (10).

COORDENAÇÃO DA RESPIRAÇÃO COM A DEGLUTIÇÃO

Nos últimos anos, houve um aumento de interesse nas mudanças temporais e biomecânicas executadas pelo trato digestivo superior entre a respiração e a deglutição. Estudos com indivíduos normais mostraram que na maioria das vezes a coordenação normal envolve a interrupção da fase de expiração com a deglutição e rapidamente a expiração volta depois da deglutição (11). A volta da expiração depois da deglutição foi entendida como uma forma de aumentar a segurança, porque o fluxo aéreo poderia ajudar a limpar os resíduos de comida ou líquido da entrada do trato respiratório. Em contraste, interromper a fase inspiratória com a deglutição foi entendida como sendo menos segura porque o risco de inspirar alimento e líquido residuais poderia aumentar. Alguns dados preliminares indicam que os indivíduos idosos (acima de 60 anos) e pacientes disfágicos engolem mais freqüentemente interrompendo a fase inspiratória do ciclo respiratório.

A coordenação complexa do trato digestivo superior durante a deglutição normal necessita de mais estudos para identificar as modificações sistemáticas e voluntárias que ocorrem. Aumentando o entendimento da fisiologia normal da deglutição e sua coordenação com a respiração e a vocalização através das idades poderá melhorar nosso entendimento das queixas e comportamentos dos pacientes disfágicos e aumentar a eficiência do tratamento de pacientes com alterações de deglutição. Provavelmente compreender as transições fisiológicas entre deglutição, respiração e fala poderão expandir nosso conhecimento do controle neural normal do trato digestivo superior e deverá também influir no diagnóstico de pacientes com doenças neurológicas precoces. A relação entre o trato respiratório superior e inferior e o efeito de sua conexão nos tratamentos de ambas as áreas também necessitam significativamente de maior atenção (12).

PONTOS IMPORTANTES

- A deglutição orofaríngea é composta de uma série de válvulas que são ajustadas para dirigir o fluxo do alimento de forma segura e eficiente da cavidade oral para a faringe e para o esôfago ao mesmo tempo em que a pressão é exercida ativamente contra o bolo alimentar pela língua, na sua parte oral, pela sua base e pelas paredes faríngeas.
- Tanto o fechamento do trato respiratório na altura das pregas vocais quanto na entrada do trato respiratório, com a participação das falsas pregas vocais e da aritenóidea que se inclinam sobre a base da epiglote, são neurologicamente controlados.
- O movimento da epiglote é um resultado biomecânico dos movimentos anteriores e verticais do hióide e da laringe, da pressão do bolo alimentar e da retração da base da língua.
- A abertura do ESE é controlada de forma biomecânica e envolve uma série complexa de movimentos musculares, iniciando-se com o relaxamento do músculo cricofaríngeo, seguido pelos movimentos do hióide e da laringe e a pressão do bolo alimentar.
- O fechamento do trato respiratório e a abertura cricofaríngea têm um tempo certo para acontecer. Este tempo é sempre de 0,03 segundo entre um e outro assim que o bolo alimentar é dirigido para a faringe, sob pressão. Essa relação de tempo permanece igual para todos os volumes de bolo alimentar.
- A pressão na parte posterior do bolo alimentar é gerada pela região oral da língua, pela base da língua e pelas paredes faríngeas.
- Muitos aspectos da fisiologia da deglutição orofaríngea mudam sistematicamente com o aumento do volume, da viscosidade do bolo alimentar e do controle voluntário exercidos sobre componentes selecionados da deglutição.
- A fisiologia normal da deglutição sempre é diferente em crianças quando comparada com adultos jovens, idosos (idade em torno de 60 anos) e adultos senis (idade de 80 anos ou mais).
- A postura da cabeça afeta as dimensões da faringe e a direção do fluxo do alimento.
- Quando pesquisas futuras elucidarem outras mudanças sistemáticas na fisiologia da deglutição normal, o entendimento das queixas e alterações dos pacientes disfágicos será melhorado, assim como a eficácia das estratégias de tratamento.

REFERÊNCIAS

1. Werner JA, Dünne AA, Myers JN. Functional anatomy of the lymphatic drainage system of the upper aerodigestive tracts and its role in metastasis of squamous cell carcinoma. *Head Neck* 2003;25:322-332.
2. Kahrilas PI, Lin S, Logemann JA, et al. Deglutitive tongue action: volume accommodation and bolus propulsion. *Gastroenterology* 1993;104:152-162.
3. Dantas RO, Dodds WJ, Massey BT, et al. Manometric characteristics of the glossopalatal sphincter. *Dig Dis Sci* 1990;35:161-166.
4. Kahrilas PJ, Lin S, Chen J, et al. Oropharyngeal accommodation to swallow volume. *Gastroenterology* 1996;111:297-306.
5. Bisch EM, Logemann JA, Rademaker AW, et al. Pharyngeal effects of bolus volume, viscosity and temperature in patients with dysphagia resulting from neurologic impairment and in normal subjects. *JSHR* 1994;37:1041-1049.
6. Ohmae Y, Logemann JA, Kaiser P, et al. Effects of two-breath holding maneuvers on oropharyngeal swallow. *Ann Otol Rhinol Laryngol* 1996;105:123-131.
7. Logemann JA, Rademaker AW, Pauloski BR, et al. Effects of postural change on aspiration in head and neck surgical patients. *Otolaryngol Head Neck Surg* 1994;110:222-227.
8. Logemann JA, Pauloski BR Rademaker AW, Kahrilas PJ. Oropharyngeal swallow in younger and older women: Videofluoroscopic analysis. *JSHR* 2002;45:434-444.
9. Kern M, Bardan E, Amdorfer R, et al. Comparison of upper esophageal sphincter opening in healthy asymptomatic young and elderly volunteers. *Ann Otol Rhinol Laryngol* 1999;108:982.
10. Mosier K, Patel R, Liu WC, et al. Cortical representation of swallowing in normal adults: functional implications. *Laryngoscope* 1999;109:1417-1423.
11. Martin BJW, Logemann JA, Shaker R, et al. Coordination between respiration and swallowing: Respiratory phase relationships and temporal integration. *J Appl Physiol* 1994;76:714-723.
12. Ferguson B, Powell-Davis A. The link between upper and lower respiratory disease. *Curr Opin Otolaryngol Head Neck Surg* 2003;11:192-195.

CAPÍTULO 2

Anatomia e Fisiologia do Trato Respiratório Superior

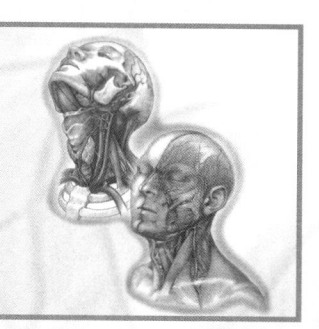

Gayle E. Woodson

O trato respiratório superior inclui as cavidades oral e nasal, a faringe e a laringe. O desenho funcional está longe de ser o ideal porque o alimento e a água ingeridos têm que atravessar a parte superior desse trato para alcançar o trato alimentar. A faringe possui duas funções conflitantes. Ela deve rapidamente se contrair durante a deglutição e ainda manter uma desobstrução durante a geração de pressão negativa pela inspiração. Respiração e fala devem ser interrompidas durante uma deglutição. A organização precária do trato respiratório é produto de sua evolução e embriologia. A traquéia e os pulmões desenvolveram-se como um ramo do trato digestivo e essa origem é refletida no desenvolvimento dos embriões humanos. Os brotos embrionários dos pulmões surgem da faringe inferior.

Em todos os mamíferos não-humanos, a câmara superior para comer e respirar causa pequeno problema, porque existem canais separados para a respiração e para a alimentação, formados pela separação entre a epiglote e o palato mole. O canal central que se estende do nariz até a laringe é para a respiração, com áreas laterais para a deglutição, que se estendem da boca até ao esôfago. Essa configuração persiste nos fetos humanos e explica porque os neonatos experimentam tanto estresse com a obstrução nasal. No segundo ano de vida a laringe desce no pescoço, associada ao alongamento da faringe, de tal forma que o palato mole e a laringe não fiquem mais em contato, mas separadas por um espaço significativo. Isto resulta em um grande espaço da hipofaringe, que confere grande poder vocal e diversidade de articulação. Todavia, a separação entre a úvula e a epiglote retira a separação entre as áreas de respiração e alimentação, o que torna o processo de deglutição muito mais complexo. O propósito desse capítulo é prover as bases de anatomia e a fisiologia para o entendimento dos processos de respiração e fala. Por serem as anatomias nasal e oral descritas em outras partes desse livro, a seção seguinte focará primariamente a laringe e a faringe.

ANATOMIA DA FARINGE

A faringe é uma estrutura tubular irregular, que se estende da base do crânio até a entrada do esôfago (Fig. 2.1). As paredes laterais e posterior da faringe são formadas por 3 músculos constritores presos posteriormente nas vértebras cervicais. A faringe tem aberturas anteriores nas cavidades nasal e oral e inferiormente na laringe e no esôfago. Existem 3 seguimentos: a nasofaringe, a orofaringe e a hipofaringe. A nasofaringe pode ser isolada da orofaringe pela elevação simultânea do palato mole e pela formação de uma prega nas paredes faríngeas, conhecida como anel de Passavant. Um exame físico completo da faringe requer um espelho ou um endoscópio, porque apenas a parede posterior da orofaringe é visível através da inspeção transoral.

O constritor superior está preso na base do crânio, na lâmina medial pterigóidea, no ramo pterigomandibular, na linha milo-hióidea da mandíbula e a na parte lateral da língua. As inserções anteriores do constritor médio são o osso dióide e o ligamento estilo-hióideo. O constritor inferior está ligado às cartilagens cricóidea e tireóidea. A ativação desses músculos constringe a faringe; não há evidência de que possam suportar o conceito de que contribuem para a estabilidade da via aérea. Falência faríngea durante a geração de pressão negativa durante a inspiração é mantida por músculos que dilatam o lúmen através da tração da base da língua ou do osso hióide anteriormente. Esses músculos são o genioglosso, o genio-hióideo e o ventre anterior do músculo digástrico.

FISIOLOGIA DO TRATO RESPIRATÓRIO FARÍNGEO

A manutenção da abertura do trato respiratório superior é um problema humano peculiar. Algum grau de

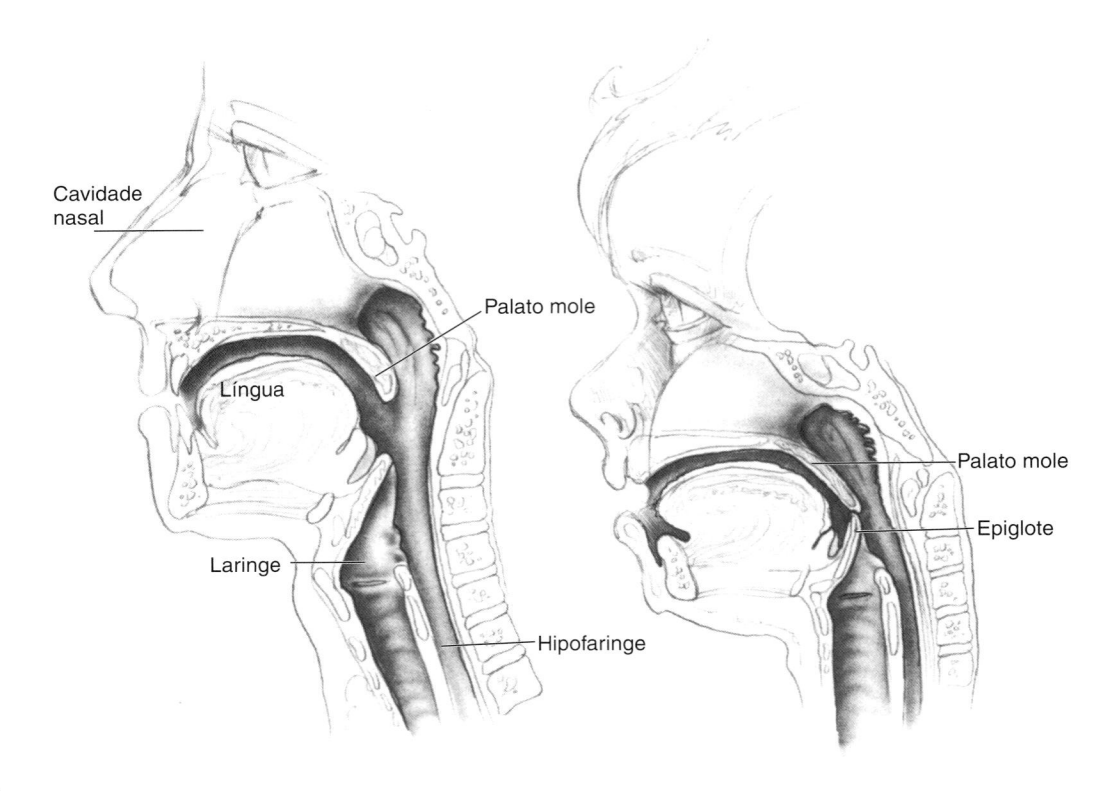

Figura 2.1
Vista sagital do trato respiratório superior.

colapso do trato respiratório ocorre durante o sono em todos os humanos e a apnéia obstrutiva do sono (AOS) é extremamente comum. Todavia, distúrbios respiratórios do sono são extremamente raros em outros animais (1). A instabilidade do trato faríngeo respiratório parece ser conseqüência do deslocamento para baixo da laringe durante o desenvolvimento (2). Como resultado, a flexibilidade das paredes faríngeas ficam com pouco suporte esquelético já que estão presas na base do crânio e na mandíbula. Os músculos genioglosso, gênio-hióideo e o ventre anterior do digástrico são músculos dilatadores faríngeos que são estimulados pela pressão aérea negativa e tornam-se ativos em níveis elevados, durante o sono, em pacientes com obstrução do trato aéreo superior (3). As paredes faríngeas dos pacientes com apnéia do sono parecem ser mais colapsáveis que aquelas dos sujeitos normais. A área de um corte transversal do trato aéreo superior em indivíduos normais não difere significativamente dos indivíduos com AOS. Todavia, durante a manobra de Mueller, que gera pressão negativa na faringe, a área do corte transversal diminui significativamente em pacientes com AOS; e sua dimensão é um fator altamente preditivo de AOS (4).

Devido à colapsabilidade de suas paredes, a faringe atua como um resistor de Starling. O fluxo através de tal resistência não é determinado apenas pela diferença de pressão entre as correntes superior e inferior (*i. e.*, intrapleural), mas é criticamente influenciada pela diferença entre a pressão superior e as forças de colabamento. Em outras palavras, se a pressão do ar inspirado pelo nariz não é alta o suficiente para evitar o colapso da garganta, nenhum ar poderá alcançar os pulmões, não importando o nível de contração dos músculos inspiratórios e isto resulta em apnéia respiratória. O ronco ocorre quando a pressão de colapso é menor que a pressão da corrente superior, mas maior que a pressão da corrente inferior. Os fechamentos intermitentes do canal aéreo ativam a pressão da corrente inferior, mas, depois do fechamento, a pressão da corrente aérea superior abre o segmento colapsável (1). O modelo "coluna de resistência" (*Starling resistor*) também dá conta da piora da AOS por obstrução nasal ou pela hipertrofia de tonsila. Qualquer resistência para inspirar a corrente aérea resulta numa pressão em queda na faringe e, com uma pressão menor de distensão, o colapso é mais evidente.

Pacientes com AOS têm uma atividade maior que a normal da atividade física inspiratória do trato aéreo superior, dilatando os músculos durante o sono e usualmente demonstram uma queda maior das paredes faríngeas que os sujeitos normais no início do sono. Isto sustenta a teoria de que a obstrução da apnéia do sono resulta de uma inadequada força de dilatação durante a obstrução. Todavia, a força do genioglosso pode ser variável; e a apnéia obstrutiva tem sido observada em pacientes com aumento da força do genioglosso (4). Isto suporta a noção de que, na apnéia do sono, o problema não se restringe à manutenção da luz durante a inspiração mas envolve a restauração da luz faríngea no final da expiração. A observação endoscópica de pacientes com apnéia do sono demonstra uma diminuição da área de corte transversal antes da apnéia obstrutiva (3). No final da expiração com nenhum fluxo, a faringe pode entrar em colapso completo e, então, a inspiração é tomada através de um caminho aéreo completamente obstruído. Este pode ser o mais crítico problema da AOS. Uma pressão contínua positiva pode manter aberto o segmento em colapso durante o fim da expiração e isso pode ser um mecanismo pelo qual a terapia da pressão positiva contínua das vias aéreas (CPAP) é efetiva. O uso da CPAP causa uma diminuição na força do músculo genioglosso durante o sono em pacientes com apnéia do sono, mas não a causa em sujeitos normais, sugerindo que o aumento da força nos pacientes despertos com AOS representa uma compensação mecânica para um caminho aéreo obstruído, não reflexos defeituosos (5).

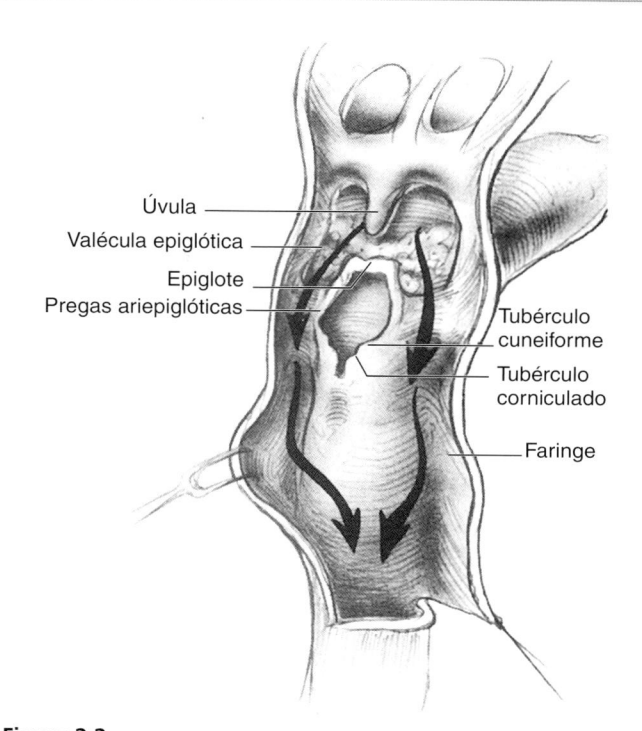

Figura 2.2
Vista posterior do trato aéreo superior.

ANATOMIA DA LARINGE

A porção mais superior da laringe é a epiglote, que se projeta posteriormente dentro da faringe. A valécula é uma depressão entre a base da língua e a epiglote. Interiormente, a glote é vista como um simples triângulo que se abre na expiração e como uma fenda estreita durante a fonação. As pregas vocais verdadeiras representam as bordas anteriores da glote. As falsas pregas vocais estão superiores e lateralmente com relação às pregas vocais verdadeiras. O ventrículo é um espaço estreito entre as pregas vocais verdadeiras e as falsas. A parte posterior da glote é formada pelas duas cartilagens aritenóideas e pela mucosa interveniente. As aritenóideas são as inserções das pregas vocais verdadeiras e falsas. A abertura e o fechamento da glote é possível pela ação dos músculos que movem as aritenóideas. Existe uma ponte de mucosa entre a epiglote e a aritenóidea de cada lado, conhecida como prega ariepiglótica. As pregas são como diques entre os canais de deglutição e de respiração, pela separação das fossas piriformes da glote. As fossas piriformes são espaços de revestimento de mucosa laterais às pregas ariepiglóticas mas mediais ao esqueleto laríngeo (Figs. 2.2-2.4) e são as passagens pelas quais o líquido ou o alimento ingeridos são levados ao esôfago.

Esqueleto

O esqueleto laríngeo é formado por diversas cartilagens e um osso fortemente ligados em série e afastado da base do crânio e da mandíbula (Fig. 2.5). O movimento da laringe pode ser causado tanto pelos músculos intrínsecos, que têm origem e inserção nas cartilagens, quanto pelos músculos extrínsecos que ligam a laringe a outras estruturas. Além disso, a descida da traquéia durante a inspiração produz extensão da glote. Esse fenômeno é resultante das interconexões dos ligamentos do esqueleto laríngeo.

O hióide, que sustenta a laringe e estabiliza a hipofaringe, tem a forma de um U irregular, com suas duas hastes livres projetadas posteriormente como os cornos maiores. Os cornos menores são duas pequenas protuberâncias na face superior anterior. O hióide está conectado à cartilagem tireóidea pela larga membrana tí-

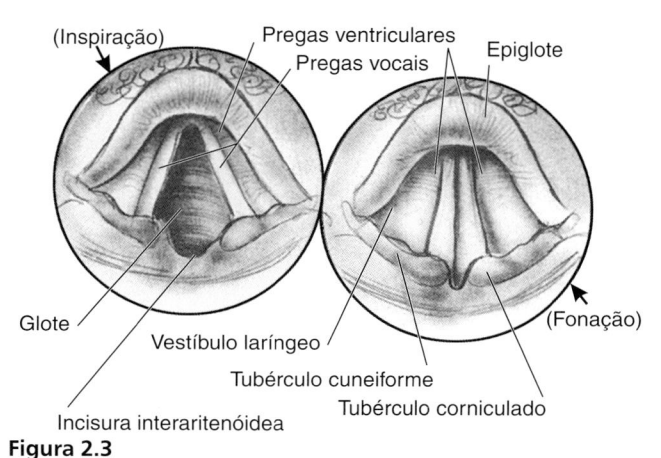

Figura 2.3
Vista endoscópica da laringe.

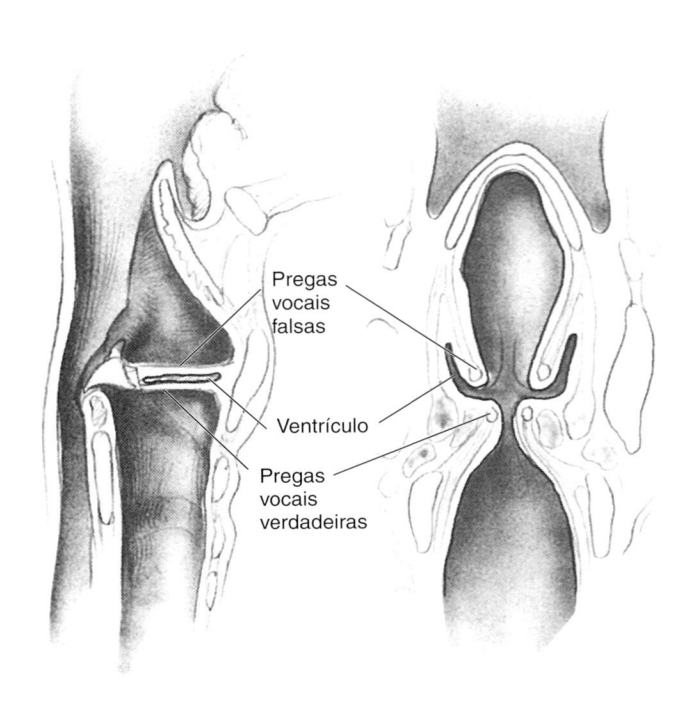

Figura 2.4
Secção vertical através da laringe.

reo-hióidea. Uma bolsa nessa membrana permite a mobilidade vertical da laringe. Lateralmente, as margens da membrana espessam-se para formar os ligamentos tireóideos.

A cartilagem tireóidea é composta de duas partes fundidas anteriormente numa forma de ângulo (90°

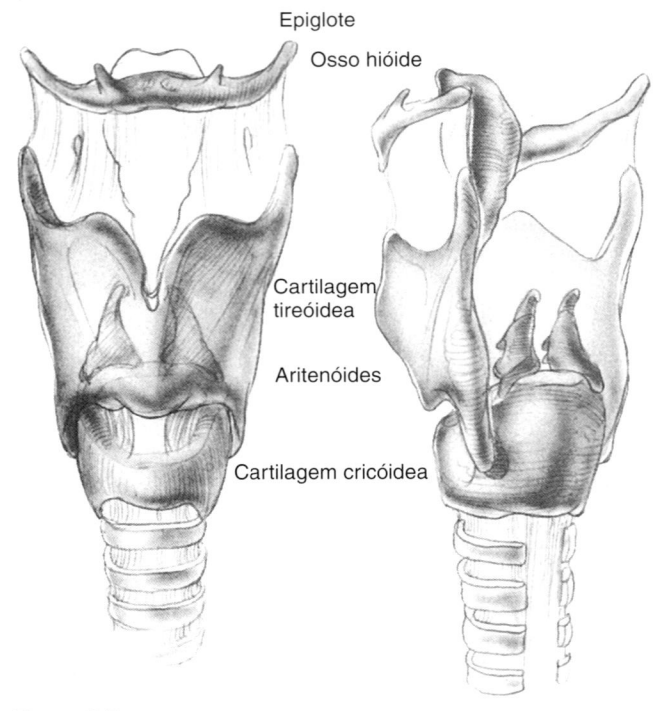

Figura 2.5
Esqueleto laríngeo.

em homens e 120° em mulheres). A borda posterior tem um corno superior e um inferior. O corno superior está preso aos ligamentos tireóideos, enquanto o inferior se articula com a cartilagem cricóidea. A cartilagem tireóidea começa gradualmente a se ossificar depois dos 20 anos. Este processo explica muitos relatos de mudanças vocais tanto em *pitch* quanto em ressonância.

A epiglote é uma cartilagem fibroelástica, presa anteriormente na linha mediana à face interna da cartilagem tireóidea e sustentada pelo ligamento hioepiglótico. A porção superior da epiglote projeta-se na hipofaringe.

A cartilagem cricóidea é o esqueleto de sustentação da subglote, que é a porção da laringe abaixo das pregas vocais. A subglote é o único ponto de diâmetro fixo da via aérea. Ela possui uma área menor que a traquéia, seccionada em cruz, de tal forma que um corpo estranho, pequeno o suficiente para passar pela subglote, não causa a obstrução total do caminho aéreo. A cartilagem cricóidea anteriormente é 1 cm mais alta, com uma superfície lisa curva. Posteriormente, ela é de 2 a 3 cm mais alta e a superfície posterior é achatada na parte central para permitir uma área de articulação para as cartilagens aritenóideas. Em cada um dos lados, posteriormente, a cricóide articula-se com o corno inferior da cartilagem tireóidea para formar um aparato semelhante a uma viseira de elmo, permitindo uma rotação no plano sagital, que abre ou fecha o espaço anterior cricotireóideo.

Cada cartilagem aritenóidea é como uma massa em forma de pêra. A base larga articula-se com a cricóide numa complexa articulação sinovial, que é essencialmente uma articulação rasa e oca, permitindo rotações multiaxiais mas mínimas translações (6). O processo vocal, uma projeção anterior e medial da aritenóidea, é o segmento posterior da prega vocal (Fig. 2.6). Duas outras cartilagens sesamóideas, a corniculada e a cuneiforme, estão localizadas nas aritenóideas e sustentam a prega ariepiglótica.

Duas membranas fibroelásticas são componentes importantes da laringe. O cone elástico dá o suporte para as pregas vocais. Da sua ligação lateral à cricóide, ela se estende anteriormente até a linha média inferior da extremidade da cartilagem tireóidea e posteriormente ao processo vocal da aritenóide. Sua borda livre forma o ligamento vocal. A membrana quadrangular suporta a supraglote. Ela conecta a epiglote com as cartilagens aritenóidea e corniculada. A borda superior livre é recoberta por mucosa para formar a prega ariepiglótica, enquanto a borda inferior é uma parte da falsa prega vocal (Fig. 2.7).

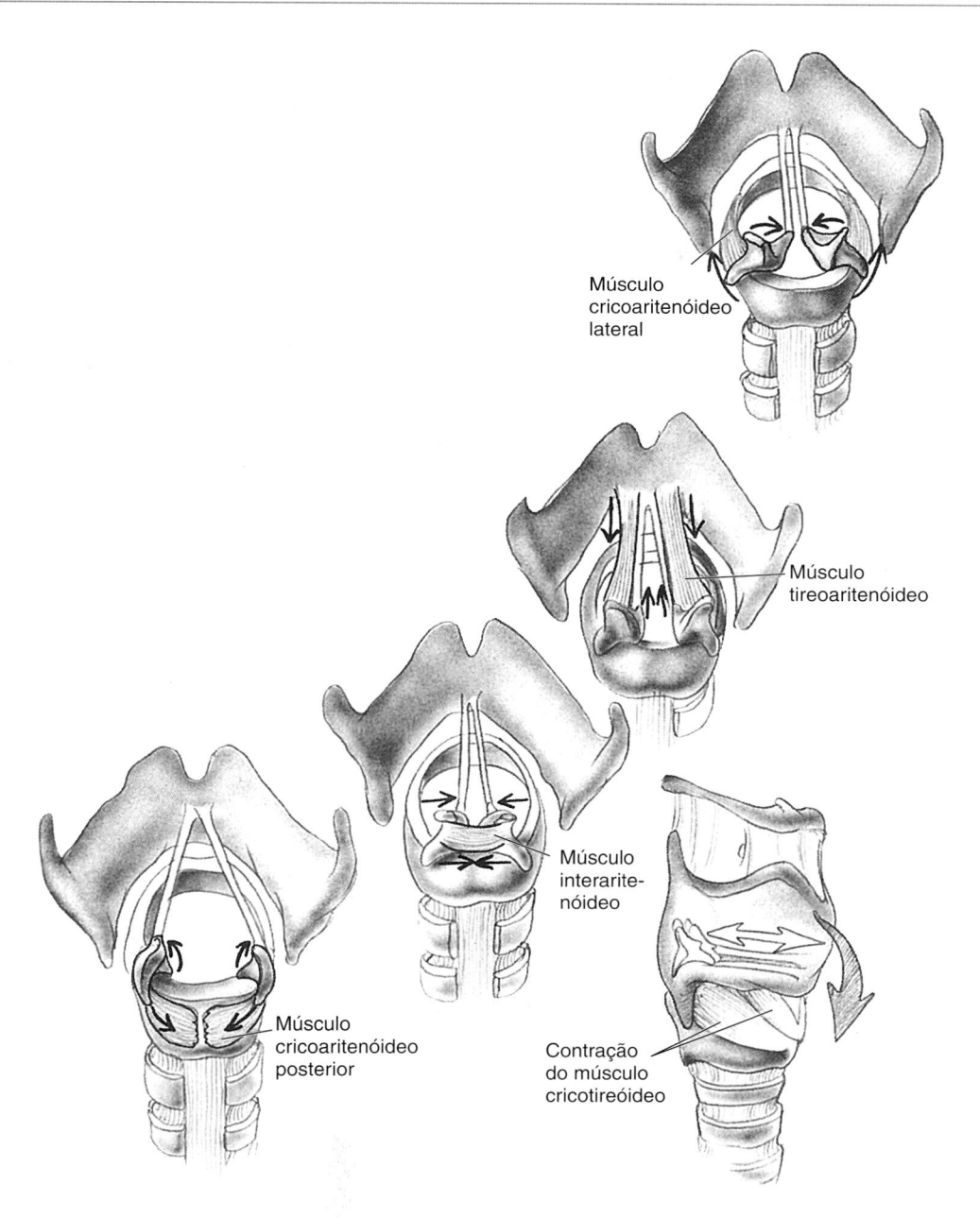

Figura 2.6
Músculos laríngeos.

Músculos

O movimento das pregas vocais é afetado preliminarmente pelos músculos intrínsecos da laringe. O músculo cricoaritenóideo posterior, o único abdutor da glote, origina-se da face posterior da cricóide e insere-se nos processos musculares da aritenóidea. A contração desse músculo roda externamente a aritenóidea, movimentando o processo vocal superiormente e lateralmente, resultando na abdução da glote (6). O músculo cricoaritenóideo lateral é um adutor que se origina na borda lateral da cricóide e insere-se no processo muscular da aritenóidea. Esse músculo empurra o processo muscular para a frente, rodando o processo vocal medialmente. O músculo tireoaritenóideo origina-se da parte interior da cartilagem tireóidea para inserir-se no processo vocal da aritenóidea. Ele exerce uma tração anterior no processo vocal, aumentando a tensão das pregas vocais, esticando-as e afinando-as. Na ausência da contração do músculo cricotireóideo, ele também reduz a tensão na cobertura mucosa. O músculo tireoariteinóideo é freqüentemente dividido em dois músculos separados: o tireoaritenóideo medial (vocal) e o tireoaritenóideo lateral. O músculo cricotireóideo empurra a cricóide e a tireóide juntas para a frente para aumentar o grau de tensão das cordas vocais. O músculo interaritenóideo, o úni-

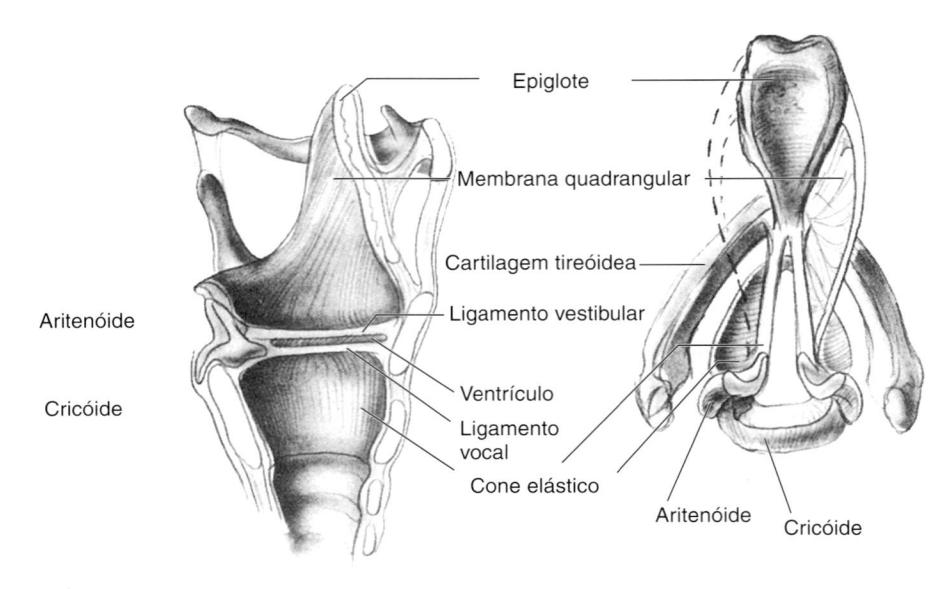

Figura 2.7
Membranas fibroelásticas.

co músculo ímpar da laringe, faz a adução das pregas vocais (Fig. 2.6). O menor músculo laríngeo, com uma pequena porção de fibras musculares entre a epiglote e a aritenóidea, constringe o interior supraglótico.

Evidências recentes de observações sugerem que o controle laríngeo é mais complexo do que se supunha anteriormente. Os músculos cricoaritenóideo, cricotireóideo e tireoaritenóideo parecem funcionar de forma distinta ligados a ramos de inervação separada (7-9). Particularmente, a porção medial do músculo tireoaritenóideo possui um suprimento extremamente complexo de inervação.

Os músculos extrínsecos da laringe incluem o milo-hióideo, o digástrico e os estilo-hióideo que elevam a laringe e os fortes músculos cervicais: o omo-hióideo, o esterno-hióideo, o esternotireóideo e o tíreo-hióideo. Os músculos extrínsecos elevam ou abaixam a laringe ou a movem anteriormente ou posteriormente. A atividade dos músculos extrínsecos pode indiretamente aduzir, abduzir ou tensionar as pregas vocais.

Suprimento de Inervação

O nervo vago supre a laringe através de dois ramos, o ramo laríngeo superior e o nervo laríngeo recorrente. O nervo laríngeo superior origina-se do vago abaixo do gânglio nodoso e ramifica-se em duas divisões. O ramo interno é puramente sensorial, leva diferentes fibras aferentes da supraglote e pregas vocais e entra na laringe lateralmente através da membrana tíreo-hióidea. O ramo externo supre de fibras motoras o músculo cricotireóideo. O nervo laríngeo recorrente inerva outros músculos intrínsecos da laringe e media a sensação da subglote e traquéia. O nervo laríngeo recorrente não vai direto do vago para a laringe, mas desce antes no mediastino superior. O nervo laríngeo recorrente direito curva-se para trás e para cima em torno da artéria subclávia, enquanto o esquerdo desce para o ligamento arterial, uma tira fibrosa conectando o arco aórtico com a artéria pulmonar. O nervo então sobe dentro ou perto da ranhura traqueoesofageal para entrar na laringe. O desenvolvimento do arco branquial arterial e do sistema nervoso é responsável pela rota de posicionamento desses nervos.

Revestimento Mucoso

O revestimento mucoso do sistema respiratório superior é o epitélio respiratório, com numerosas glândulas mucosas (Fig. 2.8). Sobre a borda livre das pregas vocais, todavia, a mucosa é adaptada para vibração periódica com epitélio escamoso e sem glândulas mucosas. Uma lâmina altamente especializada separa a mucosa do músculo (10). Essa lâmina própria serve para absorver os choques ou a competição de impedância, de tal forma que o epitélio pode vibrar livremente sem restrição pela massa muscular inferior. A lâmina própria das pregas vocais apresenta 3 camadas: A superficial, a intermediária e a profunda. Cada uma dessas camadas apresenta propriedades mecânicas singulares por causa da variação de densidade das fibras elásticas e colágenas. A camada profunda, ou ligamento vocal, é mais dura devido à alta concentração das fibras de colágeno. As fibras elásticas são mais numerosas na camada intermediária e elas vão gradualmente decrescendo em direção ao epitélio e ao músculo (11). A camada superficial da lâmina própria é freqüentemente chamada de espaço de Reinke. Embora não seja considerado na atualidade como

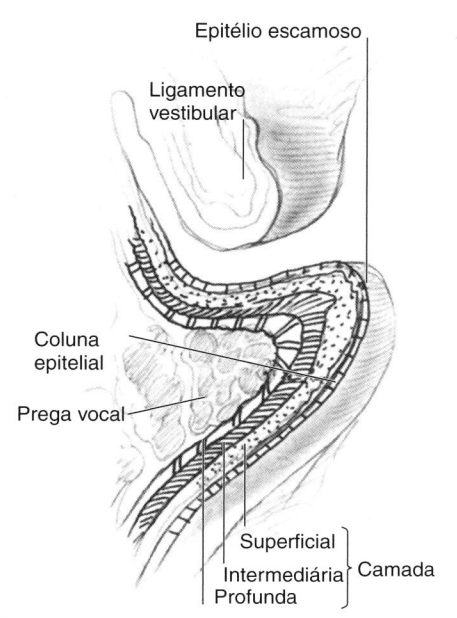

Figura 2.8
Mucosa da prega vocal.

um espaço verdadeiro. Essa camada tem a menor concentração de ambas as fibras elásticas e colagenosas e oferece a menor impedância à vibração.

FISIOLOGIA RESPIRATÓRIA DA LARINGE

A função mais primitiva da laringe é a de um esfíncter, prevenindo o ingresso de qualquer outro elemento que o ar nos pulmões. Outras funções incluem a tosse, a manobra de Valsalva e a regulação do fluxo aéreo nos pulmões. A laringe também serve como um órgão sensorial e contém receptores que influenciam o controle da respiração e, por isso, também afeta a função cardiovascular.

Tosse

A tosse ejeta muco e corpos estranhos dos pulmões e ajuda a manter os alvéolos pulmonares livres. A tosse pode ser voluntária mas na maioria das vezes ocorre em resposta à estimulação dos receptores na laringe ou no baixo trato respiratório. Um estímulo grande é necessário para produzir tosse durante o sono e, no sono profundo, um estímulo primeiramente resulta em passar a um nível mais leve de sono, antes que a tosse ocorra.

A tosse tem 3 fases: inspiratória, compressiva e expulsiva. Em primeiro lugar, a laringe abre largamente para permitir uma rápida e profunda inspiração. Se a tosse é voluntária, o grau de abdução da glote e esforço inspiratório é proporcional à intenção de quão intensa será a tosse. A fase compressiva é produzida por um fechamento da glote esticada e por uma forte ativação dos músculos expiratórios. Durante a fase de expulsão, a laringe repentinamente se abre amplamente, com uma repentina lufada de ar na velocidade de 6 a 10 L por segundo.

Manobra de Valsalva

As pregas vocais oferecem maior resistência ao fluxo de ar inspirado que ao expirado. Todavia, um fechamento bastante tenso das pregas vocais verdadeiras e falsas permite à laringe resistir fortemente a um esforço expiratório. Forçar a expiração contra um fechamento bastante tenso da glote é conhecido como manobra de Valsalva. Isso é importante na defecação porque a pressão é transmitida para a cavidade abdominal. Valsalva também serve para estabilizar o tórax durante o levantamento de peso pelos braços.

Regulação do Fluxo Aéreo

A laringe é idealmente localizada para regular o fluxo aéreo de entrada e saída dos pulmões e mais bem adaptada que qualquer outra parte do trato respiratório para produzir alternâncias repentinas de resistência para o fluxo aéreo. Observações dos movimentos laríngeos demonstraram que a glote se alarga durante a inspiração e estreita-se durante a expiração e esses movimentos variam de acordo com as demandas respiratórias. A abertura, ou abdução da laringe, facilita a respiração pelo decréscimo da resistência ao fluxo aéreo. Duas forças contribuem para a abertura inspiratória da laringe: a tensão longitudinal do esqueleto laríngeo, causada pela descida da traquéia e pela contração do músculo cricoaritenóideo posterior. Essas duas forças aumentam na hiperpnéia. A abdução ativa laríngea é uma ação primária da respiração, porque o músculo cricoaritenóideo posterior começa a contrair-se consistentemente antes do diafragma em cada inspiração. A laringe abre-se mais largamente durante a inspiração com o aumento do esforço respiratório e em resposta à pressão negativa superior do fluxo aéreo.

A expiração é um fenômeno passivo, algumas vezes, mas a atividade abdutora da laringe pode decrescer a velocidade da respiração com o prolongamento da expiração. Com uma demanda respiratória muito forte, o músculo cricoaritenóideo posterior continua contraindo-se durante a expiração, depois que o diafragma se relaxa. Isto resulta no decréscimo da resistência e fluxos aéreos mais rápidos, que diminuem a duração da expiração e aumentam a velocidade da respiração. Durante a maioria das condições de respiração, a velocidade respiratória é controlada pela variação de velocidade da expiração.

Em acréscimo ao dinâmico controle do fluxo aéreo, a laringe estática exerce influências mecânicas no fluxo aéreo. Se nada atrapalhar a abertura glótica, a resistência ao fluxo aéreo é muito maior na direção inspiratória que a resistência na direção expiratória. Em conseqüência disso, condições que causam obstruções laríngeas, como edema, papilomas ou paralisia laríngea, geralmente produzem estridores inspiratórios antes que a expiração seja feita.

Entradas Sensoriais para o Controle Respiratório

A laringe não é somente um órgão efetor: ela é também ricamente suprida com uma variedade de receptores sensoriais que exercem influência na respiração e função cardiovascular. Existem muito mais fibras sensoriais na laringe que nos pulmões; fibras estas que possuem nas suas faces internas um tamanho de muitos metros quadrados. Algumas respostas à estimulação laríngea são apropriadas e benéficas; todavia, algumas respostas como um espasmo laríngeo e um colapso cardiovascular aparecem como mal adaptadas. Estes reflexos podem ser provocados experimentalmente pela estimulação elétrica do nervo laríngeo superior. Tais respostas extremas provavelmente reapresentam uma supersaturação das fibras que servem a uma função benéfica em níveis mais baixos de estimulação. Três tipos maiores de receptores laríngeos são ativados pelo processo de respiração e têm influência no controle central da respiração: receptores de pressão negativa, receptores de fluxo aéreo (frio) e receptores de direção, que são provavelmente proprioceptores que respondem à mobilidade respiratória da laringe (12). Os receptores laríngeos também respondem ao toque e aos estímulos químicos.

Aumento da pressão negativa eleva a ativação inspiratória dos músculos dilatadores da via aérea superior, incluindo o genioglosso, o genio-hióideo, o músculo da asa do nariz e o músculo cricoaritenóideo posterior (13). A sensação de pressão negativa é mediada pelo nervo laríngeo superior e acredita-se ser um estímulo importante para a manutenção da potência do fluxo aéreo superior.

Os receptores do fluxo aéreo foram identificados no nariz e na laringe e acredita-se que modulam o drive respiratório central. Estimulação pode decrescer a freqüência respiratória ou mesmo causar apnéia. Os receptores de fluxo aéreo comportam-se como termostatos, respondendo à temperatura apresentada pelo fluxo aéreo. Porém, os receptores laríngeos do fluxo aéreo não respondem ao ar que tenha sido aquecido e umidificado pelo nariz, mas são ativados pelo ar que entra pela boca, particularmente no clima frio e seco.

Algumas respostas podem ser provocadas pela estimulação mecânica da laringe, incluindo apnéia, espasmo laríngeo e colapso cardiovascular. Porque a laringe está numa posição muito protegida, estas respostas não ocorrem de forma natural. O espasmo laríngeo, o fechamento prolongado e forçado da laringe, é freqüentemente visto na sala de cirurgia em resposta à intubação endotraqueal. Ele é mais freqüente quando o paciente está bem oxigenado e sob anestesia leve. Ele ocorre em estado de consciência em certas condições patológicas como nas infecções respiratórias superiores. Algumas vezes, um decréscimo do limiar do espasmo laríngeo pode persistir por muitos meses após a infecção, resultando em freqüentes episódios de assustadora obstrução total da via aérea. A estimulação mecânica ou química da laringe pode produzir broncoconstrição prolongada.

O reflexo adutor laríngeo é um rápido fechamento das pregas vocais verdadeiras em resposta à estimulação apropriada da mucosa inervada pelo nervo laríngeo superior. Déficits sensoriais na região laringofaríngea podem resultar em disfagia e aspiração. Estudos recentes mostraram a importância de testes sensoriais nesta região, principalmente para a predição de risco de pneumonia em pacientes com acidentes vasculares cerebrais (14).

Apnéia em resposta à estimulação laríngea provavelmente ocorre como forma de prevenção à aspiração do elemento responsável pelo estímulo na via aérea inferior. A apnéia pode ocorrer em resposta a diversos elementos químicos como a amônia, fenil diguanídea e fumaça de cigarro. Água na laringe pode também inibir a inspiração sob certas condições, como na anestesia geral e durante infecções respiratórias. Em bebês, água na laringe pode produzir apnéia prolongada. A resposta típica à água, todavia, em adultos normais conscientes é uma tosse vigorosa. Foi sugerido que os reflexos laríngeos podem estar implicados na patogênese da síndrome da morte súbita infantil, porque as vias dos reflexos respiratórios sofrem um processo de maturação na infância que faz o laringoespasmo e o reflexo de apnéia muito mais prováveis de acontecer durante o intervalo de tempo em que ocorre o pico de incidência da síndrome da morte súbita infantil.

REFLEXOS CIRCULATÓRIOS

Estimulação da laringe pode produzir alterações na freqüência cardíaca e na pressão sanguínea. O efeito pode ser mais notado durante a indução de anestesia geral em resposta à intubação endotraqueal. Esse efeito pode ocorrer também durante a AOS. Quando a desobstrução do fluxo aéreo superior não é mantida durante o sono, isto resulta no aumento da pressão negativa do fluxo aéreo, que pode estimular receptores na laringe tão fortemente que arritmias cardíacas podem ocorrer. O resultado direto da estimulação laríngea na pressão sanguínea é a hipertensão. Todavia, se a estimulação laríngea produz bradicardia significativa ou ectopia, o resultado indireto pode ser hipotensão.

As sinapses responsáveis para mediar as respostas cardiovasculares à estimulação laríngea não estão claramente entendidas. O braço aferente é o nervo laríngeo superior. Uma secção através do nervo laríngeo superior abole as respostas cardiovasculares à estimulação laríngea e a estimulação elétrica desse nervo afeta a freqüência cardíaca e a pressão sanguínea. O braço eferente para a bradicardia é claramente o nervo vago, mas o braço eferente para a elevação da pressão sanguínea não é conhecido. Conexões centrais precisam ainda ser identificadas, porém há evidência de a resposta simpática à estimulação laríngea ser mediada por mecanismos de controle respiratório. Há registros de que as raízes simpáticas cervicais no pescoço têm atividade fásica com a respiração e esta atividade é suprimida pela estimulação elétrica do nervo laríngeo superior.

FALA

A voz humana resulta da interação coordenada da laringe, pulmões, diafragma, músculos abdominais, garganta, músculos do pescoço, lábios, língua, bucinadores e palato mole. A fala compreende três processos básicos: fonação, ressonância e articulação. A fonação é a geração do som pela vibração das pregas vocais. A ressonância é a indução de vibração do resto do trato vocal para modular e amplificar a emissão sonora laríngea. A articulação é a formatação da voz em palavras que caracterizam a fala humana.

Fonação

O som é produzido na laringe quando o fluxo aéreo expiratório induz a vibração das bordas livres das pregas vocais como um resultado de forças aerodinâmicas e mioelásticas. Para uma fonação normal é necessário que hajam 5 condições: aproximação apropriada das pregas vocais, força expiratória adequada, capacidade suficiente de vibração das pregas vocais, contorno favorável das pregas vocais e controle voluntário da extensão e tensão da prega vocal. Logo antes da fonação, as pregas vocais estão aproximadas na linha média. A expiração provoca aumento da pressão subglótica até o ponto em que as pregas vocais são afastadas. Esta separação produz um rápido decréscimo na pressão subglótica. As pregas vocais então retornam para a linha média como um resultado do súbito decréscimo de pressão, das forças elásticas nas pregas vocais e do efeito Bernoulli. A pressão na traquéia aumenta mais uma vez e o ciclo é repetido. Durante a fonação modal, a prega vocal vibra como duas massas, com a borda superior retardada com relação à borda inferior. Isto resulta em uma onda vibrante, de caudal para rostral, conhecida como onda mucosa. No modo de falsete, a prega vocal fica mais fina e vibra como uma massa única; portanto a onda mucosa está ausente.

A posição da prega vocal é um fator crítico na fonação. Quando as pregas vocais estão frouxamente aproximadas, a mucosa pode facilmente vibrar solta produzindo uma grande flutuação de pressão. Se as pregas vocais são comprimidas rigidamente, mais esforço expiratório é requerido para iniciar e manter a fonação. Se existe um espaço entre as pregas vocais, a eficiência é marcadamente reduzida e o fluxo aéreo maior é requerido para induzir a vibração. O resultado é uma voz soprosa e a duração da fonação é encurtada. Com um grande espaço, a necessidade de fluxo de ar excede a capacidade expiratória e a voz pode parecer com um sussurro.

Na fala convencional normal, a força de condução para a fonação é uma exalação passiva, resultando da energia armazenada na caixa torácica e no diafragma. Uma inspiração mais profunda armazena mais energia e portanto permite uma fonação com maior intensidade e duração. A contração abdominal e dos músculos costais permite uma força expiratória adicional durante maiores esforços fonatórios, como o canto e o grito. Um aumento da intensidade percebida na fonação do canto pode ser alcançado por uma técnica conhecida como vibrato. Esforço expiratório geralmente é ciclicamente variado para sobrepor as mudanças de pressão mais lentas durante a produção vocal.

A capacidade das pregas vocais de vibrarem periodicamente depende da homogeneidade e da flexibilidade da mucosa e da integridade da lâmina própria. Edemas, que aumentam a impedância da submucosa impedem a vibração. Traumas, infecções e cirurgias podem produzir cicatrizes que aderem o epitélio ao músculo subjacente e bloqueiam a propagação normal das ondas mucosas.

A superfície de contorno das pregas vocais determina a forma do trato glótico. Para suportar uma fonação normal, as superfícies mediais das porções vibratórias das pregas vocais devem ser simetricamente paralelas. Se o músculo vocal é atrófico, então a superfície medial é mais côncava que convexa, resultando em uma glote convergente, que é desfavorável à fonação.

Mudanças no comprimento da prega vocal e na tensão das pregas vocais influenciam a freqüência fundamental de vibração das pregas vocais para produzir inflexões dinâmicas de voz. A freqüência pode também ser controlada pela mudança de espessura da prega ou pela limitação do comprimento do segmento da prega vocal que participa na vibração. As propriedades físicas da laringe determinam os limiares de *pitches* que ela pode produzir. A pequena laringe de uma criança tem uma faixa mais aguda de *pitch* que um adulto. Rapazes com pregas vocais mais longas e pesadas e uma supraglote mais inferior produzem o mais baixo *pitch* humano. Em rapazes durante a puberdade, o rápido crescimento da laringe freqüentemente desorganiza a capacidade de adaptação, resultando numa freqüente e repentina mudança de *pitch*. O tamanho não é o único determinante da faixa de *pitch*, porque a ossificação da cartilagem tireóidea com o aumento da idade contribui para a elevação do *pitch*.

Muitas tentativas têm sido feitas para modelar como o movimento vibratório da prega vocal se relaciona com o fluxo global de ar e a mudança de pressão. Recentemente tem sido relatado o uso simultâneo de medidas videoestroboscópicas aerodinâmicas e calibradas que permitem que este fenômeno possa ser estudado em pessoas durante a fonação (15). Relatos antigos indicam que esta técnica tem utilidade suficiente para aumentar a nossa compreensão dos padrões vibratórios da prega vocal normal e anormal.

Uma outra nova técnica que mostra grande perspectiva é a videoquimografia (16). Embora a estroboscopia seja útil na observação da vibração das pregas vocais estáveis e regulares, ela não permite o estudo e a confiabilidade da descrição das vibrações irregulares. Videoquimografia proporciona 50 a 60 imagens por segundo em um modelo padrão e 8.000 imagens por segundo em um modelo de alta velocidade. Vibrações da prega vocal em condições patológicas podem ser compreendidas por assimetrias esquerda/direita, diferenças de quocientes de abertura ao longo da glote, ondas anormais e movimentos na mucosa da prega (17).

Ressonância

A emissão isolada do som laríngeo de maneira nenhuma lembra a voz humana. A emissão fonatória é modulada pela ressonância, pela indução da vibração no peito, faringe e cabeça e com a amplificação seletiva de certos componentes de freqüência. A ressonância não somente dá à voz o seu padrão de característica acústica, mas pode amplificá-la também. O treino vocal para o canto e para a representação ou oratória concentra-se fortemente em maximização e refinamento da ressonância, tanto que os sons mais agradáveis e mais altos possam ser produzidos com menor pressão e tensão na laringe. A ressonância é controlada pela alteração da forma e do volume da faringe, pela elevação e abaixamento da laringe, pela movimentação da língua ou da posição da mandíbula, ou pela variação da quantidade de transmissão de som através do nariz e da nasofaringe.

Articulação

A formação de consoantes e vogais é altamente controlada pelos lábios, pela língua, pelo palato e pela faringe. A laringe também participa na articulação pela coordenação de princípios e fins da fonação para coordenar com articuladores superiores produzindo fonemas sonoros e surdos.

Entrada Sensorial do Controle da Fala

Um dos mecanismos primários da emissão do controle fonatório durante a fala é a retroalimentação auditiva. Entretanto, quando nós falamos ou cantamos, simplesmente não fazemos um som aleatório e ajustamos o *pitch* e a qualidade; preparamos o trato vocal para o som pretendido. Esta habilidade, aprendida muito cedo na vida, usa pistas que são largamente inconscientes. Outra evidência para o envolvimento de pistas não-auditivas no controle da voz é a habilidade de os pacientes surdos manterem um padrão razoavelmente normal de fala. Cantores bem treinados são capazes de se apresentar com bom controle de *pitch* e intensidade de som, mesmo quando eles não podem ouvir sua própria voz. A sensação tátil da vibração induzida na face, garganta e peito é importante para o cantor treinado. Em que nível os receptores na laringe influenciam no controle vocal não é conhecido. Estímulos como o contato da superfície das mucosas, pressão de ar, tensão das cápsulas das articulações e tensão muscular são indicadores da postura laríngea e do esforço expiratório e podem ser importantes no controle da fala.

PONTOS IMPORTANTES

- As vias aéreas superiores humanas são distintas de todos os outros mamíferos pela descida precoce da laringe no desenvolvimento que abole a separação dos canais de respiração e deglutição.
- A desobstrução das vias aéreas superiores durante a respiração depende da contração ativa dos músculos que dilatam a faringe e abrem a laringe.
- O movimento das pregas vocais é controlado por músculos que agem na cartilagem aritenóidea.
- O forte fechamento da laringe é necessário para a produção de uma tosse efetiva.
- A laringe controla a freqüência de respiração controlando a quantidade de ar que entra e sai dos pulmões.
- A estimulação da laringe pode resultar em espasmo laríngeo, mudanças na respiração, bradicardia ou hipotensão.
- A fala humana tem 3 componentes: fonação (produção do som), ressonância (amplificação e filtragem do som) e articulação (formação de palavras).
- A cobertura mucosa da prega vocal é altamente especializada para a vibração fonatória.
- O *pitch* da voz é controlado por mudanças no comprimento e tensão das pregas vocais.
- O som da voz humana é grandemente determinado pela ressonância do trato vocal superior.

REFERÊNCIAS

1. Yang C, Woodson BT. Upper airway physiology and obstructive sleep-disordered breathing. *Otol Clin North Am* 2003;36:409-421.
2. Lieberman DE, McCarthy RC. The ontogeny of cranial base angulation in humans and chimpanzees and its implications for reconstructing pharyngeal dimensions. *J Hum Evol* 1999;36:487-517.
3. Mezzanotte WS, Tangle DJ, White DP. Influence of sleep onset on upper-airway muscle activity in apnea patients versus normal controls. *Am Rev Respir Crit Care Med* 1996;153:1880-1887.
4. Morrell MJ, Arabi Y, Zahn B, Badr MS. Progressive retropalatal narrowing preceding obstructive apnea. *Am J Respir Crit Care Med* 1998;158:1974-1981.
5. Deegan PC, Nolan P, Carey M, McNicholas WE Effects of positive airway pressure on upper airway dilator muscle activity and ventilatory timing. *J Appl Physiol* 1996;146:581-585.
6. Bryant NJ, Woodson GE, Kaufman K, et al. Human posterior cricoarytenoid muscle compartments: anatomy and mechanics. *Arch Otolaryngol* 1996;122:1331-1336.
7. Sanders 1, Wu BL, Mu L, et al. The innervation of the human posterior cricoarytenoid muscle: evidence for at least two neuromuscular compartments. *Laryngoscope* 1994;104:880-884.
8. Sanders I, Wu BL, Mu L, et al. The innervation of the human larynx. *Arch Otolaryngol Head Neck Surg* 1993;119:934-939.
9. Sanders I, Rai S, Han Y, et al. Human vocalis contains distinct superior and inferior subcompartments: possible candidates for the two masses of vocal fold vibration. *Ann Otol Rhinol Laryngol* 1998;107[10 Pt 11:826-833.
10. Hirano M. Structure and vibratory behavior of the vocal folds. In: Sawashima M, Cooper FS, eds. *Dynamic aspects of speech production*. Tokyo: University of Tokyo Press, 1977:13.
11. Sato K. Reticular fibers in the vocal fold mucosa. *Ann Otol Rhinol Laryngol* 1998;107:1023-1028.
12. Sant'Ambrogio G, Mathew OP, Fisher JI', et al. Laryngeal receptors responding to transmural pressure, airflow and local muscle activity. *Respir Physiol* 1983;54:317.
13. Sant'Ambrogio FB, Mathew O, Clark WD, et al. Laryngeal influences on breathing pattern and posterior cricoarytenoid muscle activity. *J Appl Physiol* 1985;58:1298-1304.
14. Aviv JE, Martin JH, Kim T, et al. Laryngopharyngeal sensory discriminating testing and the laryngeal adductor reflex. *Ann Otol Rhinol Laryngol* 1999;108:725-730.
15. Kobler JB, Hillman RE, Zeitels SM, et al. Assessment of vocal function using simultaneous aerodynamic and calibrated videostroboscopic measures. *Ann Otol Rhinol Laryngol* 1998;107:477-485.
16. Schutte HK, Svec JG, Sram E First results of clinical application of videokymography. Laryngoscope 1998;108[8 Pt 1]:1206-1210.
17. Sung MW, Kim KH, Koh TY, et al. Videostrobokymography: a new method for the quantitative analysis of vocal fold vibration. *Laryngoscope* 1999;109:1859-1863.

CAPÍTULO 3A

Disfagia – Avaliação

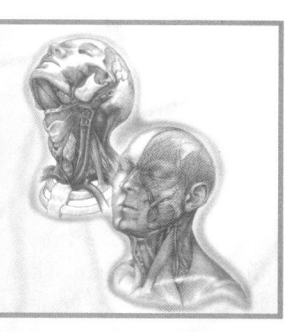

Adrienne L. Perlman ■ Douglas J. Van Daele

A deglutição é vista geralmente como um evento em 3 etapas: oral, faríngea e esofágica. A etapa oral é constituída de 2 fases: preparatória oral e de transporte oral. A relação temporal entre esses 2 eventos tem sido documentada (1) e ficou evidente que muitas observações associadas à passagem do bolo alimentar é o resultado do aumento ou decréscimo de pressão dentro do trato superior. Essas mudanças estão associadas à função de lábios, língua, palato mole, paredes faríngeas, pregas vocais e esfíncter superior do esôfago (ESE), como também com a movimentação da laringe e do osso hióide para a frente e para cima. Conseqüentemente, um grande número de pacientes vistos na clínica otorrinolaringológica queixa-se de dificuldades na etapa oral ou faríngea da deglutição. A causa destas queixas varia desde uma sensação de *globus* até um câncer fulminante; conseqüentemente não é incomum para o otorrinolaringologista ser o primeiro especialista a fazer um diagnóstico clínico em um paciente com queixas de dificuldade de deglutição oral. Geralmente o otorrinolaringologista solicita uma avaliação do fonoaudiólogo (SLP – *speech-language pathologist*). Para muitos pacientes com disfagia, o otorrinolaringologista é o profissional mais indicado para trabalhar com o SLP na determinação do diagnóstico e plano terapêutico.

Para realizar um exame apropriado e fazer recomendações terapêuticas apropriadas, o papel dos sistemas sensorial e motor corticais e as áreas do sistema nervoso associadas à deglutição devem ser entendidos (2–5). Além do mais, uma compreensão da biomecânica da mastigação e da deglutição são importantes na recuperação de indivíduos que serão submetidos à cirurgia ou que estão sendo tratados com radiação nas regiões oral, faríngea e laríngea.

AVALIAÇÃO CLÍNICA

Junto ao conhecimento da anatomia básica da cabeça e do pescoço, o exame clínico deve ser feito com grande conhecimento da fisiologia e da regulação neural do trato aerodigestivo superior assim como suas relações com respiração, deglutição e comunicação. O exame clínico do paciente que sofre de dificuldades com a ingestão oral é essencialmente um exame dos nervos cranianos, entre outras coisas. Um exame apurado vai permitir ao clínico uma diferenciação entre os distúrbios que afetam os neurônios motores superior e inferior na determinação das alterações das entradas sensoriais e na determinação de quais grupos musculares estão contribuindo para perturbar a fala, a voz e/ou a realização da deglutição. O exame clínico não é definitivo, mas importante porque influencia os testes diagnósticos a serem usados, tanto quanto as opções de tratamento.

Muitos dos pacientes vistos em clínica otorrinolaringologista têm sinais ou sintomas relacionados com o sistema periférico. Embora no primeiro ano do estudo médico se esperasse a habilidade para saber quais nervos cranianos e músculos eles inervam, o otorrinolaringologista e o fonoaudiólogo precisam saber o papel de cada músculo durante a fala, a voz, a mastigação e a deglutição, sendo igualmente importante ter conhecimento do sistema sensorial. No momento da avaliação da deglutição, a ênfase deve ser dada aos nervos cranianos (CNs) V, VII, IX, X e XII porque esses nervos contribuem para a função eferente ou aferente de face, boca, laringe e faringe durante a mastigação e a deglutição (3).

Embora poucos médicos continuem a usar a presença do reflexo de vômito como um indicador da deglutição bem-sucedida, o reflexo de vômito não pode e não deve ser usado como tal indicador (6). A ausência do reflexo de vômito deve ser indicativa de disfagia, mas a presença do reflexo de vômito não indica que a deglutição é segura. Ou seja, a presença de um reflexo de vômito não diz nada a cerca da probabilidade da aspiração silenciosa ou sobre a presença de alimento ou líquido residual na faringe após uma deglutição. Conseqüentemente, o médico não deve concordar em alimentar um paciente simplesmente porque o reflexo de vômito está presente.

É bem sabido que um número significante de pacientes com disfagia orofaríngea, têm aspiração silenciosa. Esses pacientes têm um risco crescente de complicações respiratórias. Embora, às vezes, seja difícil comprovar a presença de tosse reflexa, isto não deve ser ignorado. Com efeito, isto pode servir como última barreira de segurança para a proteção da via aérea. Com uma tosse forte, um paciente tem melhor possibilidade de limpeza da via aérea, impedindo a penetração laríngea, que com uma tosse fraca. Entretanto, o médico não deve concluir que uma tosse forte indique limpeza da via aérea.

Observações clínicas negam esta conclusão. A limpeza só pode ser determinada com imagens da via aérea, e uma técnica preliminar usada para essas imagens durante a deglutição é a videofluoroscopia.

Na complementação do exame, o clínico deve ter alguma idéia se o problema é devido a alteração anatômica, desordens neurológicas ou mudanças associadas ao aumento da fragilidade, como aquelas associadas a idade avançada ou doença. O fonoaudiólogo determinará se o paciente exibe dificuldades de voz, fala, linguagem ou cognição. Se as dificuldades incluem uma alteração motora da fala, o fonoaudiólogo então diferencia os diversos tipos de disartria da apraxia. Se a causa indicada da disfagia resulta de anormalidades anatômicas ou mecânicas, o otorrinolaringologista pode determinar se isto é resultado de problemas como uma lesão de massa ou anormalidades maxilofacial ou dental. Para aqueles com problemas otorrinolaringológicos, o médico e o fonoaudiólogo devem trabalhar juntos na formulação de um diagnóstico e de um plano terapêutico.

Técnicas Instrumentais Aplicadas na Avaliação da Função de Deglutição

Técnicas instrumentais podem ser aplicadas em 2 diferentes categorias: imagem e eletrofisiologia. Técnicas eletrofisiológicas são também citadas como técnicas análogas. Cada técnica proporciona informações que irão suplementar àquelas obtidas com a outra. Decisões relativas ao uso devem ser mais bem determinadas com discussão entre o médico e o fonoaudiólogo e devem ser baseadas no índice clínico de suspeita.

Técnicas de Imagens

Estudo Videofluoroscópico de Deglutição

A técnica mais freqüentemente usada e também a mais apropriada é o estudo videofluoroscópico de deglutição (VFSS) (7). Gravações em vídeo foram registradas em videotape, mas assim que os equipamentos evoluíram isto foi mudado para gravação digital, incluindo transmissão via Internet para especialistas distantes (8). Em cada método, a gravação deve incluir informações de data e tempo dos centésimos de segundos e um canal de voz para a notificação de volume e viscosidade do bolo alimentar, bem como as observações relatadas pelo clínico. Muitas vezes, a gravação da voz do paciente, da fala e da linguagem podem ser úteis quando as fitas são revistas em um tempo posterior. Este procedimento é realizado no departamento de radiologia, na maioria dos hospitais, mas, não em todos, o fonoaudiólogo trabalha com um radiologista. Em alguns hospitais o fonoaudiólogo orienta um técnico em radiologia na execução dos exames; desta maneira, um radiologista está na instituição, mas não está presente na hora do exame. Quando está sendo realizado o estudo sem o radiologista, a interpretação é limitada à observação dos aspectos patológicos dos estádios oral e faríngeo da deglutição. Embora a passagem do bolo alimentar pelo esôfago seja geralmente observada e registrada pelo fonoaudiólogo, nenhuma informação de diagnóstico relacionada com o estádio do esôfago é relatada. Quando realizada com um radiologista, o exame deve incluir um esofagograma para verificar uma doença ou uma disfunção do esôfago. Pelas doenças isoladas do esôfago terem sido reconhecidas por apresentarem sintomas orofaríngeos, é importante incluir um *screening* esofágico nos protocolos diagnósticos aplicados a um grupo particular de pacientes. Entretanto, quando o paciente exibe aspiração durante o VFSS não deve ser recomendável realizar o esofagograma porque, para isso, um grande volume de bário é utilizado para completar o exame esofágico. Além do mais, uma vez determinado que a disfagia seja limitada ao estádio oral ou faringeal, exames de acompanhamento não precisam ser incluídos para o componente esofágico.

O VFSS não é realizado para determinar simplesmente se há aspiração. Em vez disso, ele é realizado para identificar as causas patológicas da disfagia, que podem ou não incluir a presença de aspiração. Se presente, o VFSS pode determinar o tempo da aspiração relativo à passagem do bolo alimentar através da faringe. Por exemplo, a aspiração antes da deglutição pode resultar numa prematura perda de alimento na via aérea desprotegida e durante a deglutição pode ser resultado de uma inadequada elevação hióidea-laringeal e inadequado fechamento da laringe. E a aspiração após a deglutição pode ser resultado de resíduos nos seios piriformes devido à inadequada abertura do esfíncter cricofaríngeo, ou de pobre constrição faringeal. Como um rápido exemplo, a inadequada abertura do esfíncter cricofaríngeo pode estar relacionada com a hipertonicidade do músculo e/ou, elevação inadequada do complexo hióideo-laríngeo. Obviamente, o tratamento seria bastante diferente dependendo da causa da abertura inadequada. No caso da abertura cricofaríngea inadequada ser devida a hipertonicidade, a dilatação do ESE deve resolver o problema, ao passo que no caso da abertura inadequada devido à elevação irregular do complexo hióideo-laríngeo, a dilatação pode ser ineficiente. Do mesmo modo, embora a aspiração possa estar presente, a causa ajudará a determinar o procedimento.

O tratamento deve ser cirúrgico, clínico ou comportamental, dependendo do que for determinado pelo processo de exame. Embora a aspiração possa não ser uma conseqüência da disfagia, a ingestão oral inadequada sem aspiração pode, todavia, contribuir para desidratação e má nutrição.

Embora a maior parte do tempo dedicada aos exames de VFSS seja gasto examinando o paciente no plano lateral, é recomendável realizar um mínimo de deglutição no plano ântero-posterior (AP). Com uma vista AP podem ser observadas uma passagem unilateral no esôfago, a extensão da severidade da estase unilateral e a presença de um divertículo de Zenker. Cada uma dessas observações irá influenciar as decisões do tratamento. Além do mais, somente com a vista AP, o clínico pode determinar se a estase é unilateral e se uma postura particular ou uma manobra pode eliminar a estase.

Em muitos casos, a habilidade de determinar a causa da disfagia é mais bem obtida com o VFSS. A passagem do bolo alimentar da boca até ao estômago, tanto quanto os movimentos da maioria das estruturas importantes para a deglutição são visíveis durante o VFSS. A função da prega vocal não é visível no plano lateral e é muito limitada no plano AP. Os movimentos estruturais que podem ser observados durante o VFSS incluem os movimentos dos:

- Lábios
- Língua
- Mandíbula
- Palato mole
- Paredes faríngeas
- Osso hióide
- Epiglote
- Cartilagem tireóidea
- Aritenóide
- ESE

A Figura 3A.1A mostra uma imagem que precede uma deglutição, mas depois que um alimento foi apresentado a um paciente. A Figura 3A.1B mostra o mesmo paciente no processo de deglutição do bolo alimentar e a Figura 3A.1C é uma imagem depois que o paciente completou a deglutição. Note que o bário penetrou

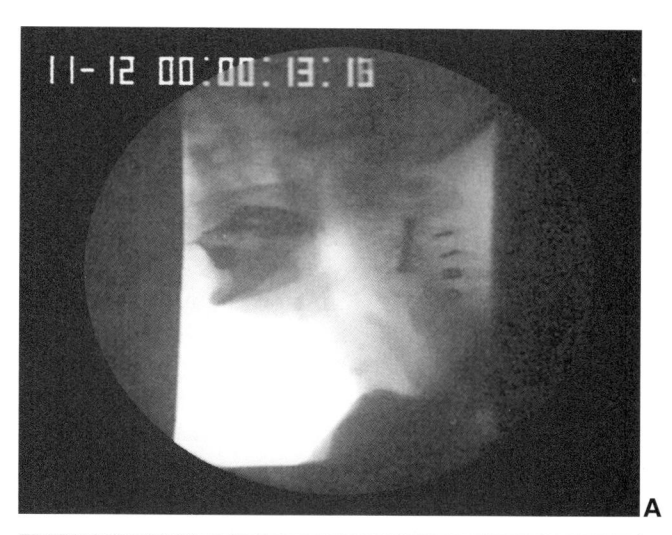

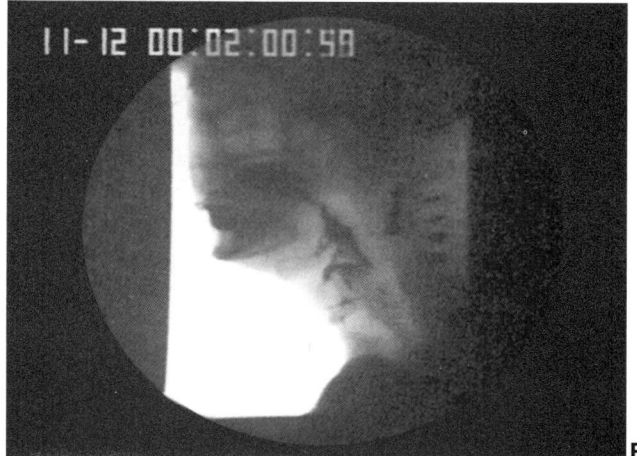

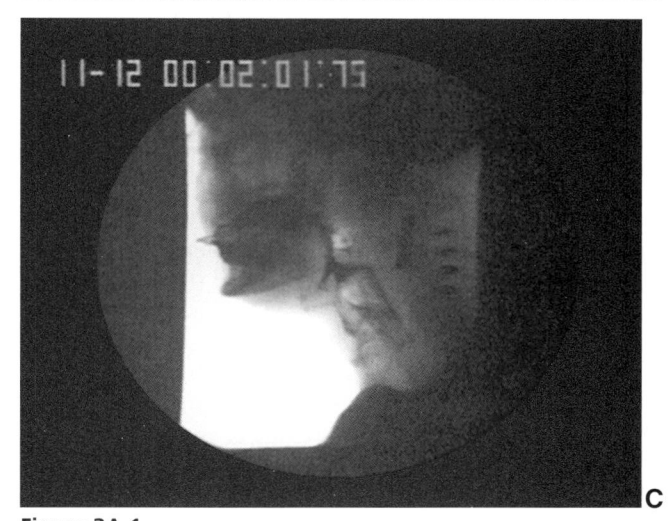

Figura 3A.1

A: Imagem VFSS de um paciente antes da deglutição, mas após o bolo alimentar ter sido apresentado. **B:** Imagem VFSS do paciente da figura anterior durante o ato de deglutição.
C: Imagem VFSS do paciente da primeira figura após a realização da deglutição.

na laringe durante a deglutição e note, também, a presença de resíduos através da cavidade oral e da faringe após a deglutição.

A passagem do bolo alimentar e dos resíduos são facilmente acompanhadas e com técnicas apropriadas, os aspectos temporais da deglutição podem ser obtidos e rastreados (1,9). Uma vez que pequenos volumes de material são oferecidos ao paciente, o risco de aspiração maciça é eliminado; além do mais, as apresentações são similares à ingestão usual oral.

Como em qualquer técnica, há algumas limitações, isto é, um procedimento de radiação, e, portanto, o tempo de exposição deve ser limitado. Com o uso de uma cadeira de exame especificamente apropriada para procedimentos VFSS a maioria dos pacientes podem ser bem acomodados em um razoável curto período de tempo. O limite para essa exposição à radiação foi estabelecido pela American Radiological Association. Quando são examinados indivíduos jovens, o tempo de exposição deverá ser diminuído para reduzir os efeitos somatórios da exposição à radiação. Outras limitações que merecem menção são por exemplo, a que o bário não é um alimento e mesmo que tenham sido testados diversos sabores, o paciente pode não achar nenhum sabor agradável e isto pode influir sobretudo no seu desempenho durante o estádio oral. Adicionalmente, o VFSS permite apenas uma visão muito limitada das pregas vocais e desta forma, outras técnicas como a laringoscopia ou endoscopia por fibra óptica são necessárias para acessar melhor a função laríngea.

Por vezes, o paciente pode ser mais bem atendido com um VFSS inicial seguido de no exame específico dirigido aos achados no VFSS e no exame clínico. Todavia, os fatores de custo, assim como a perícia clínica, podem limitar o uso de técnicas adjuntas. Uma técnica adjunta comumente usada é a endoscopia por fibra óptica da deglutição (FEES). Técnicas menos usadas são, por exemplo, FEES com teste sensorial (FEESST), cintilografia, eletromiografia, respirodeglutometria e medidas de pressão da língua e da faringe. A manometria esofagiana é uma técnica comum para a medida de pressão, mas como ela geralmente é executada por um gastroenterologista ela não será vista neste capítulo.

Exame de Endoscopia por Fibra Óptica

A avaliação endoscópica do trato digestivo superior será apresentada no Capítulo 6. Todavia, como tanto a FEES quanto a FEESST são diagnósticos de imagem usados para o exame da deglutição, é importante relacioná-los neste momento. Como o nome implica, FEES é realizada com um endoscópio flexível para ver a região faríngea e a laríngea antes e depois da deglutição. Os aspectos fisiológicos da deglutição e suas implicações para um melhor teste diagnóstico e tratamento são freqüentemente feitos pelo SLP. Em algumas instituições o otorrinolaringologista executa a endoscopia e o SLP determina os volumes e viscosidades adequadas a serem apresentadas a um determinado paciente. Durante a deglutição, há uma perda de visibilidade da imagem da faringe e da laringe, e então a deglutição não pode ser observada neste importante período de tempo; todavia, podem ser feitas observações antes e após a deglutição. Observações que devem ser feitas antes da apresentação do bolo alimentar incluem as seguintes:

- A posição da velofaringe em repouso, bem como na produção de fonemas nasais e orais.
- As simetrias da faringe e da laringe em repouso e na fonação.
- Ausência ou presença de secreções excessivas.
- Aparência das pregas vocais e das estruturas próximas.
- O movimento das pregas vocais quando o paciente é instruído a fazer uma inspiração profunda.
- O movimento das pregas vocais quando o paciente é instruído a tossir, prender o ar normalmente e prender a respiração por um tempo maior.
- O movimento das pregas vocais quando o paciente é instruído a produzir uma série do fonema /i/ no seu *pitch* habitual, em um mais agudo e em um mais grave.
- Qualquer problema com o controle de saliva.

As observações antes da deglutição podem ser feitas colocando-se alimento colorido na língua. O clínico então observa a possibilidade de passagem de saliva colorida pelos seios piriformes, vestíbulo laríngeo e região subglótica (10). Quando o exame da deglutição é iniciado, alimento ou líquido é apresentado ao paciente e o clínico observa se há perda prematura de qualquer parte do bolo alimentar, antes de ser iniciada a deglutição e nota os pontos onde os resíduos se depositaram, se na valécula ou nos seios piriformes. Por causa da perda de visibilidade da imagem associada a contração faríngea, nenhuma observação pode ser obtida durante a deglutição.

Com o uso de um cronômetro, certos aspectos temporais associados a deglutição podem ser obtidos (11). Seguindo a deglutição, o clínico observa sinais de penetração tardia ou aspiração; nota a extensão e a severidade dos resíduos na valécula, nos seios piriformes e nas paredes faríngeas; e também observa a incidência de tosse, limpeza da garganta ou deglutição vazia. Um grande número de observações importantes podem ser feitas e dessas observações podem ser tomadas decisões sobre a necessidade de novos exames ou a determinação do tratamento. Entretanto, para os pacientes que estão na unidade de terapia intensiva (UTI), a decisão binária de um paciente ser ou não alimentado por via oral pode ser mais bem determinada com o uso de FEES que com todo o departamento de radiologia.

Exame por Endoscopia por Fibra Óptica de Deglutição e Teste Sensorial

Embora muito similar à FEES, a FEEST usa um fibroscópio especialmente desenhado com um canal separado que emite uma pulsação de ar endereçada à mucosa ariepiglótica e piriforme. Essas regiões recebem inervação do ramo interno do nervo laríngeo superior e a estimulação da mucosa desencadeia um reflexo adutor da laringe (LAR); este é um reflexo involuntário que freqüentemente testa a discriminação sensorial. As respostas normais ocorrem em menos de 4 mmHg de pressão aérea, e freqüentemente a necessidade de aumentar a pressão para desencadear o reflexo pode ser indicativo de redução da sensibilidade.

Embora não seja muito usada, a técnica foi descrita como segura e útil para uma grande variedade de pacientes (13). Usar a FEES ou a FEEST pode ser contra-indicado para alguns pacientes com alterações hemorrágicas, arritmias cardíacas, alterações respiratórias recentes, recuperação respiratória ou com perturbações de movimentos. Não obstante, o exame endoscópico pode servir como uma valiosa ferramenta e um excelente adendo à avaliação.

Cintilografia

Embora o exame de cintilografia não seja um método comumente selecionado, ele foi descrito como muito útil em determinadas situações (14-16). O exame de cintilografia da deglutição consiste de um monitoramento externo de alimento ou líquido nos quais elementos radioativos estão presentes. O exame é realizado muitas vezes nos pulmões pelo período necessário depois da ingestão e a quantidade de aspiração pode ser quantificada.

Embora o VFSS permita que o clínico observe deslocamentos de estruturas e a passagem do bolo alimentar, ele não permite uma estimativa precisa da quantidade de material que foi aspirada durante o estudo. Com a cintilografia, o clínico pode obter uma medida mais precisa da quantidade de material que foi aspirada mas não pode apresentar detalhes anatômicos e nem deslocamentos estruturais. Embora a aplicação dessa técnica seja limitada, ela é todavia apropriada para a quantificação de aspiração e, algumas vezes, pode ser uma técnica apropriada para ajudar a decisão do tratamento.

Técnicas Eletrofisiológicas

Eletromiografia

Muito da pesquisa com eletromiografia (EMG) relacionada à deglutição foi usada para entender os padrões de ativação dos músculos associados à deglutição em sujeitos normais (17-20) e as alterações nos padrões de EMG como resultado de uma doença neurológica (21-23). Todavia, EMG pode servir como um importante aditivo para o diagnóstico.

O exame dos músculos laríngeos durante a deglutição não difere muito do exame da função laríngea para a voz. Todavia, o número de músculos que podem ser examinados durante a deglutição é maior. Por exemplo, a observação videofluoroscópica da passagem do bolo alimentar com uma entrada unilateral no esôfago e resíduo no seio piriforme contralateral e valécula é uma grande suspeita de paralisia faríngea. Isto pode ser comprovado com a EMG. A Figura 3A.2 mostra gravações de dados simples de um indivíduo saudável durante a fonação da vogal /a/. A Figura 3A.3 mostra dados simples de um sujeito saudável durante a deglutição de 10 mL de água; o sujeito executou 2 deglutições com esse tipo de apresentação. Embora a Figura 3A.2 inclua a atividade do músculo interaritenóideo (IA), a Figura 3A.3 inclui a atividade do músculo cricofaríngeo (CP). Ambas as figuras mostram a atividade do músculo constritor superior da faringe (SPC), do músculo tireoaritenóideo (TA) e da musculatura submentual (SM). A Figura 3A.4 é um exemplo de uma EMG faríngea retificada de um sujeito com disfagia. O paciente está realizando uma deglutição de água. Naquela figura, eletrodos bipolares são colocados em cada lado do músculo constritor superior da faringe, logo abaixo do nível do palato mole. Os dados garantem a suspeita de paralisia unilateral faríngea, como mostrado no traçado superior.

Como poderia ser esperado, diferentes aspectos da deglutição podem ser observados usando eletrodos na superfície e intramusculares (17,24-27). Relativo ao acesso da função muscular durante a deglutição, eletrodos bipolares de superfície e eletrodos intramusculares são usados para quantificar a atividade temporal de um músculo específico durante uma ação particular assim como poder avaliar a possibilidade de paralisia ou paresia. Os eletrodos de superfície podem ser usados para quantificar a atividade temporal de um grupo de músculos, como aqueles associados à mastigação.

A confirmação de viabilidade muscular, não importa quão fraco o músculo esteja, pode ter um efeito positivo sobre o resultado positivo no longo prazo da terapia. Entretanto, tal possibilidade não tem sido comprovada até esta data.

DADOS DA EMG: Sujeito ZD, fonação alta do "e"

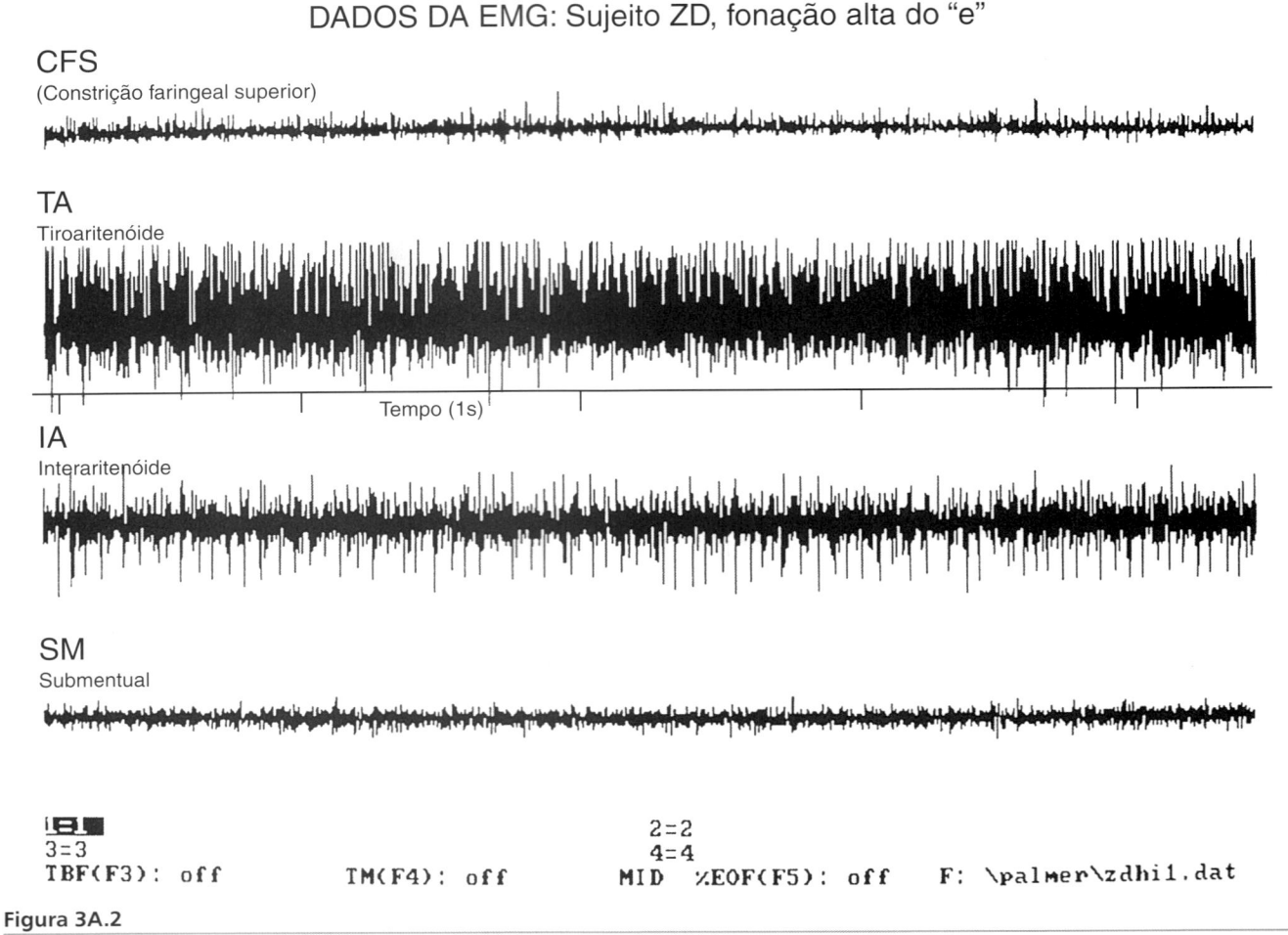

CFS
(Constrição faringeal superior)

TA
Tiroaritenóide

Tempo (1s)

IA
Interaritenóide

SM
Submentual

```
3=3                                    2=2
TBF(F3): off      TM(F4): off     MID  4=4
                                       %EOF(F5): off    F: \palmer\zdhi1.dat
```

Figura 3A.2
Dados da eletromiografia simples de um indivíduo sadio durante a produção da vogal /a/ em inglês.

Respirodeglutometria

Em anos recentes, a duração da apnéia relacionada com a deglutição bem como a direção do fluxo aéreo têm sido estudados com relação à deglutição (9,28). Em alguns laboratórios, relatos têm também incluído investigação da associação dos acontecimentos respiratórios da cinemática da passagem do bolo alimentar através da faringe (1). A investigação dos padrões respiratórios e relações temporais com outros acontecimentos associados à deglutição têm sido denominados respirodeglutometria (RDG).

A RDG contém um canal respiratório capaz de registrar informações relativas a direção e cessação do fluxo respiratório, assim como medidas temporais associadas ao ciclo respiratório. Uma vez que as narinas não estão ocluídas, o volume de ar não pode ser obtido. Outros canais têm sido mencionados para o registro de acontecimentos temporais, inclusive aqueles relacionados com a ativação dos músculos (EMG), deslocamento laríngeo e os sons filtrados produzido pela passagem de um bolo alimentar através da faringe. A Figura 3A.5 mostra uma jovem menina sendo alimentada enquanto conectada a uma RDG.

A Figura 3A.6 é o registro da RDG depois que ele foi conectado a um conversor de corrente (DATAQ) e seu visor (WINDAQ) (1). Esta figura mostra uma série de 2 deglutições com expiração, apnéia, expiração, apnéia, expiração e inspiração, visível na figura. De cima a baixo, os canais mostram o seguinte: (1) um gatilho de preparação que indica o volume e a viscosidade do bolo alimentar que foi apresentado, (2) direção do fluxo respiratório, (3) surgimento da movimentação da laringe através de um transdutor de polivinil de floreto (PVDF) colocado a meio caminho da cartilagem tireóidea, (4) sinal acústico recebido em um microfone no pescoço, (5) superfícies submentuais EMG, (6) sinal acústico retificado e suavizado e (7) sinal suavizado e retificado das superfícies submentuais SEMG.

Embora a informação obtida da RDG esteja ainda primariamente sendo usada na área de pesquisa, aplicações futuras destas informações devem tornar-se um bom aspecto do diagnóstico clínico. A aplicação de pa-

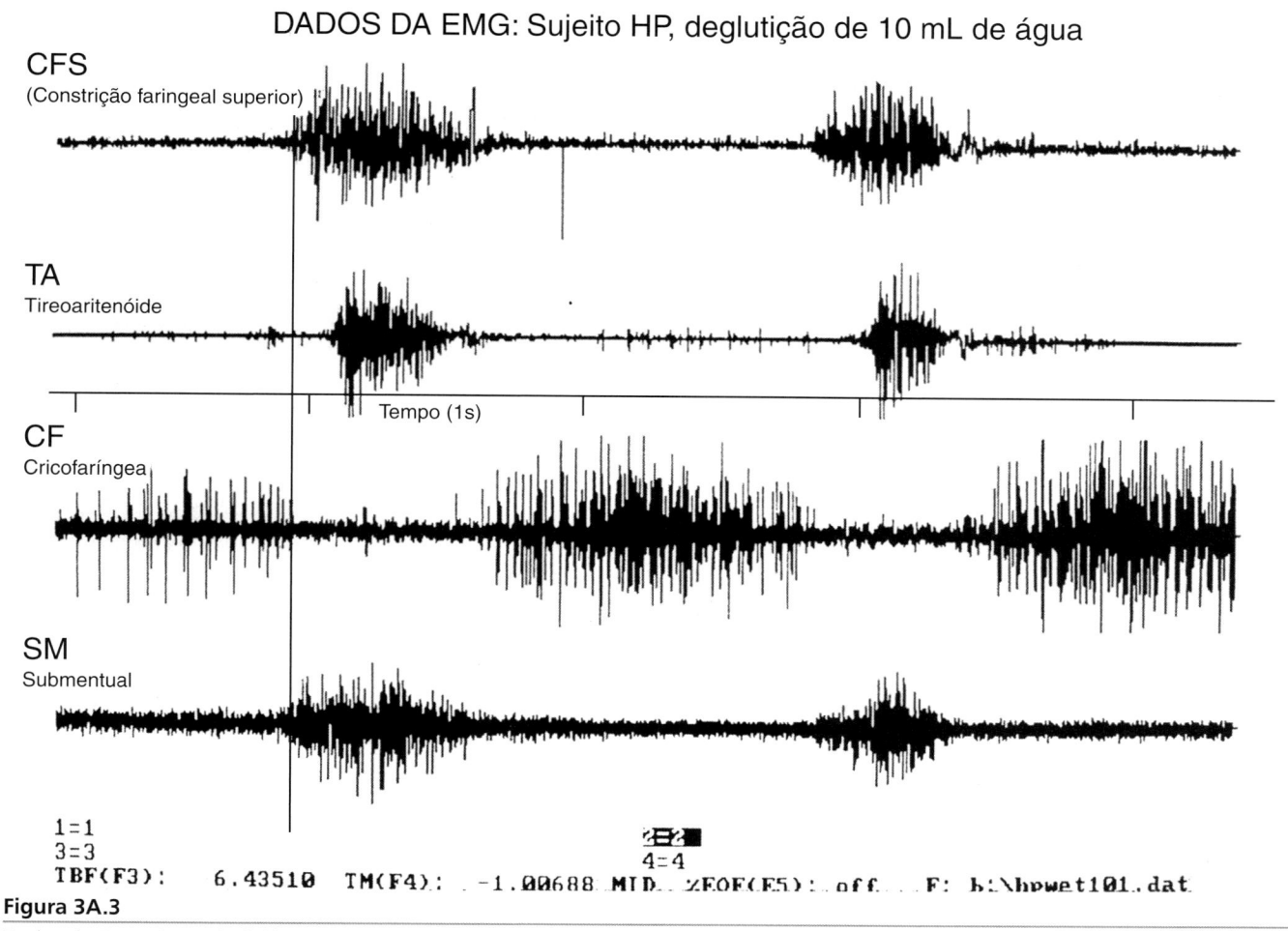

DADOS DA EMG: Sujeito HP, deglutição de 10 mL de água

CFS (Constrição faringeal superior)

TA Tireoaritenóide

Tempo (1s)

CF Cricofaríngea

SM Submentual

```
1=1
3=3                              4=4
TBF(F3):    6.43510   TM(F4):   -1.00688  MID  ZEOF(E5):  off   F: h:\hpwet101.dat
```

Figura 3A.3

Dados da EMG de um indivíduo saudável durante a deglutição de 10 mL de água. O sujeito realizou duas deglutições com esta apresentação.

cientes que sofrem de doenças crônicas obstrutivas pulmonares ou pacientes com traqueotomia são também aspectos futuros de diagnósticos.

Medidas de Pressão

Mudanças de pressão faríngea são consideravelmente mais rápidas que aquelas que ocorrem no esôfago. Conseqüentemente tradicionais manômetros de água não podem ser usados para obter a pressão faríngea. Até os anos 1970 como não foi conseguido o desenvolvimento de manômetros de estado sólido, dados de registro de mudança de pressão válidas da orofaringe e hipofaringe não foram publicados.

Diferentemente da gastroenterologia, onde medidas manométricas são obtidas para o diagnóstico de disfunções do esôfago, a manometria faríngea tem sido usada quase exclusivamente em pesquisa. Muitos desses trabalhos foram originalmente realizados por McConnel nos anos 1980.

Diferenças de pressões orais, em função da idade (29,30), podem ser dados válidos de consideração no momento da estimativa de possibilidade do sucesso da volta da ingestão oral entre alguns pacientes de cabeça e pescoço. Os efeitos da idade na extensão da recuperação da força de ação da língua entre pacientes com câncer bucal não foi estudada. Entretanto, com certos grupos de pacientes com disfagia, a aplicação clínica de *biofeedback* para o aumento da pressão oral tem sido bem-sucedida e resulta em aumento dos níveis de ingestão oral.

SUMÁRIO

A avaliação e o tratamento de pacientes que se queixam de disfagia é freqüentemente realizada por grupos de muito empenho. Alguns pacientes beneficiam-se de um único tipo específico de tratamento de uma especialidade, porém para muitos a combinação de tratamento cirúrgico, clínico e comportamental é necessária.

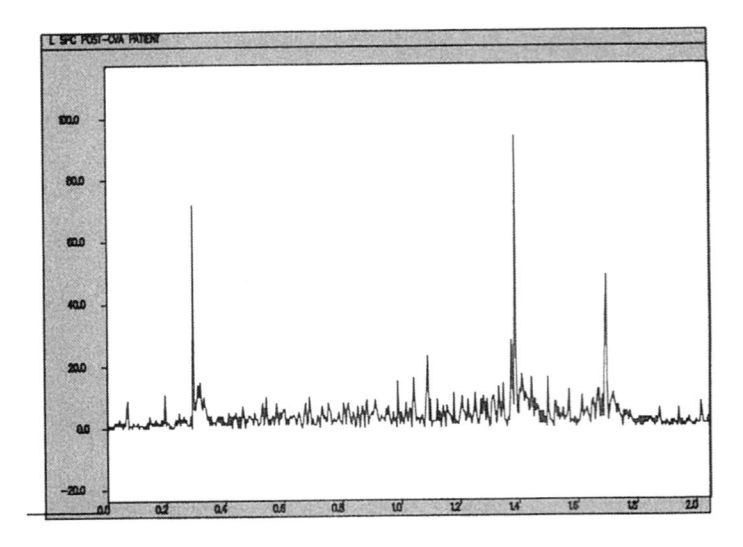

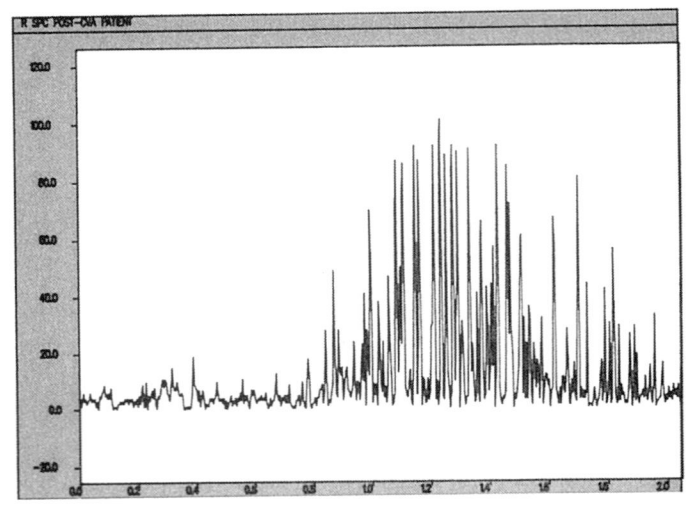

Figura 3A.4
Dados da EMG retificada de um paciente com paralisia unilateral faríngea. A imagem inferior mostra a EMG normal e a imagem superior mostra a imagem do lado contralateral que sugere a suspeita de paralisia faríngea.

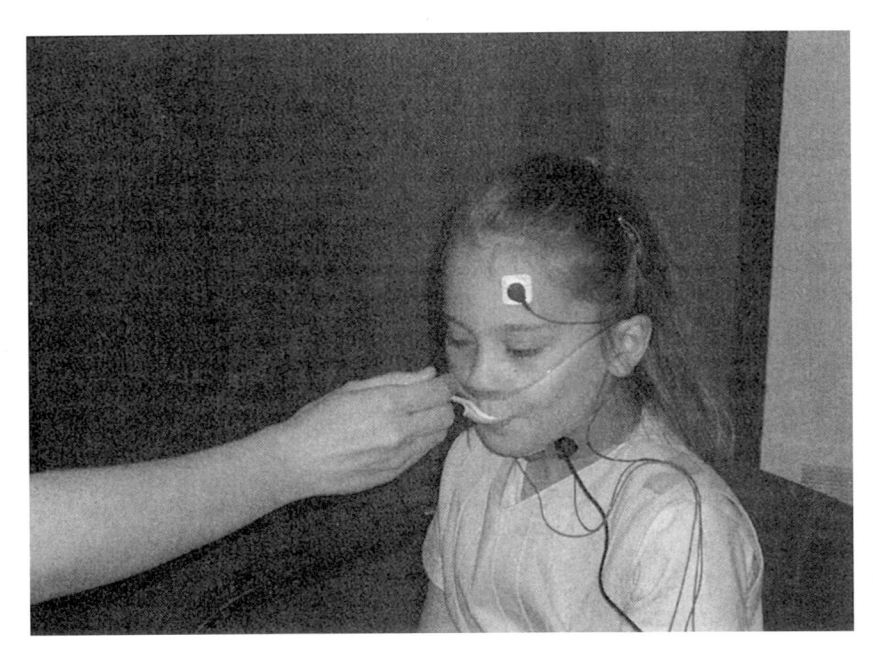

Figura 3A.5
Uma criança recebendo uma colher de pudim, enquanto conectada a um respirodeglutômetro.

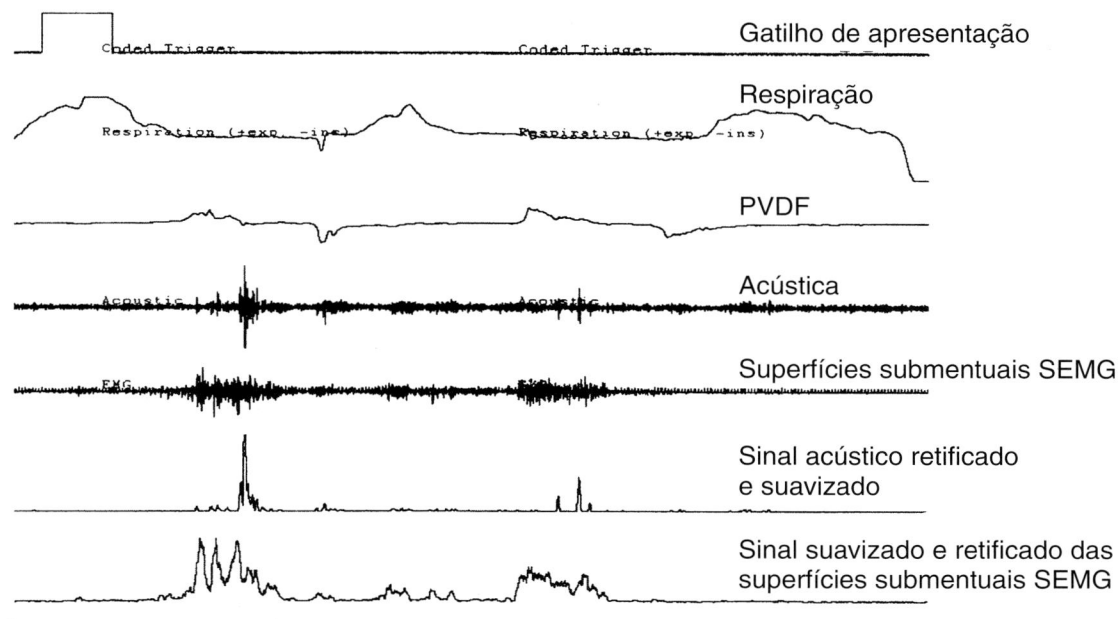

Gatilho de apresentação

Respiração

PVDF

Acústica

Superfícies submentuais SEMG

Sinal acústico retificado e suavizado

Sinal suavizado e retificado das superfícies submentuais SEMG

Figura 3A.6
Dados de saída simples do *display* do respirodeglutômetro com WINDAQ. O canal respiratório mostra uma série de 2 deglutições com expiração, apnéia, expiração, apnéia, expiração e inspiração.

PONTOS IMPORTANTES

- Comece com um exame clínico apurado.
- Prossiga com a visualização da deglutição.
- Embora o estudo videofluoroscópico e o exame de endoscopia por fibra óptica da deglutição se complementem e possam servir para propiciar informações suplementares, eles não substituem um ao outro.
- Com a maioria dos pacientes o estudo de videofluoroscopia da deglutição é a técnica apropriada de imagem para ser usada em primeiro lugar.
- Todos os três estádios da deglutição são observáveis com o estudo videofluoroscópico da deglutição.
- O estudo videofluoroscópico da deglutição fornece informações de como e por que um paciente está sofrendo dificuldades de deglutição.
- Com o estudo videofluoroscópico da deglutição, a duração e a direção da passagem do bolo alimentar podem ser observadas, assim como a duração e as limitações dos deslocamentos estruturais.
- Quando existem questões relacionadas especificamente com a função das pregas vocais, o exame de endoscopia com fibra ótica da deglutição é a técnica apropriada para a avaliação.
- O exame de endoscopia com fibra óptica da deglutição não permite ao clínico observar o estádio oral da deglutição, ele não permite ao clínico observar o deslocamento do osso hióide e da laringe e não permite também a observação do estado faríngeo durante a deglutição. Este exame não permite a observação dos deslocamentos estruturais que quando observados permitem a constatação de limitação de deslocamento que devem ser usados na terapia.
- Com o exame de endoscopia com fibra óptica da deglutição, a função da prega vocal, a duração do retardo do início da deglutição e a severidade e o tamanho do resíduo podem ser observados.
- Com o exame de endoscopia por fibra óptica da deglutição associado ao teste de sensibilidade, são obtidas todas as vantagens oferecidas pelo exame de fibra óptica associada à possibilidade de avaliação da diminuição da sensibilidade laríngea.
- Resultados desses exames podem indicar a necessidade de um acompanhamento com um procedimento eletrofisiológico particular.
- Às vezes, é ingênuo presumir que apenas um procedimento pode fornecer todas as informações necessárias para determinar a cirurgia apropriada ou o tipo de tratamento comportamental.
- Resultados podem também indicar a necessidade de parecer de um outro especialista.
- Pacientes com disfagia são vistos por variedade de especialistas e freqüentemente se beneficiam de consultas interdisciplinares.

REFERÊNCIAS

1. Perlman AL, He X, Barkmeier J, VanLeer E. Bolus location associated with videofluoroscopic and respirodeglutometric events. *J Speech Lang Hear Res* 2005;48(1):21-33.
2. Martin RE, Sessle BJ. The role of the cerebral cortex in swallowing. *Dysphagia* 1993;8(3):195-202.
3. Perlman A, Christensen h eds. *Topography and functional anatomy of the swallowing structures*. San Diego: Singular Publishing Group, 1997.
4. Hamdy S, Mikulis DL Crawley A, et al. Cortical activation during human volitional swallowing: an event-related fMRI study. *Am J Physiol* 1999;277[1 Pt 1]:G219-225.
5. Hamdy S, Rothwell JC, Brooks DJ, et al. Identification of the cerebral loci processing human swallowing with H2(15)O PET activation. *J Neurophysiol* 1999;81:1917-1926.

6. Leder SB. Gag reflex and dysphagia. *Head Neck* 1996;18:138-141.
7. Perlman AL, Lu C, Jones B, eds. *Examination of the oral cavity, pharynx, and esophagus by static and by dynamic x-ray studies.* San Diego: Singular Publishing Group, 1997.
8. Perlman A, Witthawaskul W. Real-time remote telefluoroscopic assessment of patients with dysphagia. Dysphagia 2002;17:162-167.
9. Kendall K, McKenzie S, Leonard R, et al. Timing of events in normal swallowing: a videofluoroscopic study. *Dysphagia* 2000;15:74-83.
10. Langmore SE. *Endoscopic evaluation and treatment of swallowing disorders.* New York: Thieme, 2001.
11. Perlman AL, VanDaele DJ. Simultaneous videoendoscopic and ultrasound measures of swallowing. *J Med Speech Lang Pathol* 1993;1:223-232.
12. Aviv J, Martin J, Kim T, et al. Laryngopharyngeal sensory discrimination testing and the laryngeal adductor reflex. *Ann Otol Rhinol Laryngol* 1999;108:725-730.
13. Aviv J, Kaplan S, Thomson J, et al. The safety of flexible endoscopic evaluation of swallowing with sensory testing (FEESST): an analysis of 500 consecutive evaluations. *Dysphagia* 2000;15:39-44.
14. Silver KH, Van Nostrand D. The use of scintigraphy in the management of patients with pulmonary aspiration. *Dysphagia* 1994;9:107-115.
15. Valenza V, Perotti G, Di Giuda D, et al. Scintigraphic evaluation of Zenkeí s diverticulum. *Eur J Nucl Med Mol Imaging* 2003;30:1657-1664.
16. Argon M, Secil Y, Duygun U, et al. The value of scintigraphy in the evaluation of oropharyngeal dysphagia. Eur 1 Nucl Med Mol Imaging 2004;31:94-98.
17. Perlman A, Palmer P, McCulloch T, VanDaele D. Electromyographic activity from human submental, laryngeal, and pharyngeal muscles during swallowing. *J Appl Physiol* 1999;86:1663-1669.
18. Palmer PM, Luschei ES, Jaffe D, McCulloch TM. Contributions of individual muscles to the submental surface electromyogram during swallowing. *J Speech Lang Hear Res* 1999;42:1378-1391.
19. Ertekin C, Aydogdu I. Neurophysiology of swallowing. *Clin Neurophysiol* 2003;114:2226-2244.
20. Hiraoka K. Fixation of the mandible changes masseter muscle activity associated with swallowing. *Int J Neurosci* 2004;114:947-957.
21. Ertekin C, Aydogdu I, Tarlaci S, et al. Mechanisms of dysphagia in suprabulbar palsy with lacunar infarct. *Stroke* 2000;31:1370-1376.
22. Aydogdu I, Ertekin C, Tarlaci S, et al. Dysphagia in lateral medullary infarction (Wallenberg's syndrome): an acute disconnection syndrome in premotor neurons related to swallowing activity? *Stroke* 2001;32:2081-2087.
23. Ertekin C, Secil Y, Yuceyar N, Aydogdu I. Oropharyngeal dysphagia in polymyositis/dermatomyositis. *Clin Neurol Neurosurg* 2004;107:32-37.
24. Casas MJ, Kenny DI, Macmillan RE. Buccal and lingual activity during mastication and swallowing in typical adults. *J Oral Rehabil* 2003;30:9-16.
25. Ding R, Larson CR, Logemann JA, Rademaker AW. Surface electromyographic and electroglottographic studies in normal subjects under two swallow conditions: normal and during the Mendelsohn maneuver. *Dysphagia* 2002;17:1-12.
26. Ertekin C, Celik M, Secil Y, et al. The electromyographic behavior of the thyroarytenoid muscle during swallowing. *J Clin Gastroenterol* 2000;30:274-280.
27. Vaiman M, Gabriel C, Eviatar E, Segal S. Surface electromyography of continuous drinking in healthy adults. *Laryngoscope* 2005;115:68-73.
28. Klahn MS, Perlman AL. Temporal and durational patterns associating respiration and swallowing. *Dysphagia* 1999;14:131-138.
29. Nicosia MA, Hind JA, Roecker EB, et al. Age effects on the temporal evolution of isometric and swallowing pressure. *J Gerontol A Biol Sci Med Sci* 2000;55:M634-640.
30. Hind JA, Nicosia MA, Roecker EB, et al. Comparison of effortful and noneffortful swallows in healthy middle-aged and older adults. *Arch Phys Med Rehabil* 2001;82:1661-1665.

CAPÍTULO 3B

Disfagia – Tratamento

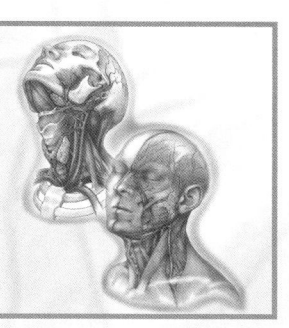

Cathy L. Lazarus

A terapia de deglutição, incluindo procedimentos e diretivas compensatórias, pode melhorar a função da deglutição em pacientes com disfagia orofaríngea, reduzindo o risco de aspiração pulmonar associada a disfagia e melhorando o estado nutricional. O tratamento da disfagia orofaríngea deve-se basear em um instrumental que atinja a deglutição orofaríngea incluindo o procedimento da deglutição modificada com bário (MBS) (1,2). Esse procedimento radiográfico envolve dar ao paciente tipos de bolos alimentares específicos em vários volumes e consistências (bolos alimentares calibrados de líquidos, desde pequenos goles de xícaras, pudim e consistências de mastigação, como for apropriado) e examinar seus efeitos durante a deglutição. O exame radiográfico possibilita a visão da anatomia orofaríngea e permite ao clínico identificar qualquer anormalidade da deglutição nesta região. O estudo radiográfico deve identificar a fisiologia do distúrbio da deglutição do paciente e não apenas os sintomas do distúrbio como a penetração (alimento no trato aéreo), aspiração (alimento abaixo da prega vocal) e resíduos (comida remanescente na cavidade oral na valécula, na parede faríngea e nos seios piriformes). Estratégias apropriadas de tratamento não poderão ser determinadas até que as anormalidades fisiológicas da deglutição sejam determinadas (como uma redução de mobilidade na base da língua, redução na elevação da laringe e deslocamento anterior) tenham sido identificadas.

Uma vez que as alterações anatômicas e/ou fisiológicas tenham sido definidas pelos raios X, o clínico determina os efeitos das estratégias de reabilitação na deglutição do paciente. O objetivo maior das estratégias de reabilitação é promover uma deglutição segura (*i. e.*, eliminação do perigo de aspiração) e eficiente (*i. e.*, aumentando a rapidez de deglutição e reduzindo a quantidade de resíduos dentro da cavidade oral e na faringe). Essas estratégias podem ser naturalmente compensatórias, incluindo posturas e aumento de sensibilidade ou podem ser técnicas diretas para alterar a fisiologia da deglutição, incluindo manobras de deglutição. Alguns pacientes estão aptos a iniciar ou retomar algum tipo de dieta oral usando posturas que foram bem-sucedidas nos raios X. Outros terão que usar manobras durante as refeições. Alguns pacientes, todavia, apresentam a função de deglutição tão prejudicada que a dieta oral fica impedida. As estratégias de tratamento serão baseadas na anatomia orofaríngea do paciente e na alteração fisiológica da deglutição. Além disso, as estratégias serão determinadas pelo diagnóstico médico do paciente, incluindo a condição médica global do paciente, seu estado mental, habilidade cognitiva, nível de motivação e habilidade de fala e linguagem. Então, o tratamento começa ao mesmo tempo que o procedimento diagnóstico. O laudo da avaliação da deglutição através dos raios X deverá identificar os sintomas dos distúrbios de deglutição, a desordem fisiológica da deglutição, as estratégias de reabilitação tentadas durante os raios X e seus efeitos e o plano específico de tratamento.

PROCEDIMENTOS COMPENSATÓRIOS DE TRATAMENTO

As técnicas de tratamento compensatório são direcionadas para redirigir o bolo alimentar através da cavidade oral e da faringe. Elas são técnicas direcionadas a eliminar a aspiração, um dos sintomas da disfagia, mas não são direcionadas a alterar a fisiologia da deglutição. Essas técnicas podem ser implementadas por cuidadores e, então, são benéficas para pacientes de todas as idades. O tratamento compensatório inclui (a) posturas, (b) intensificar a percepção sensorial, (c) modificação do bolo alimentar e velocidade de alimentação, (d) modificação de viscosidade e textura do alimento, (e) próteses intra-orais.

Posturas

Diferentes posturas permitem que o bolo alimentar flua pela cavidade oral e pela faringe (Tabela 3B.1). A

TABELA 3B.1
APLICAÇÃO DE TÉCNICAS DE POSTURAS COMPENSATÓRIAS RACIONAIS PARA MELHORAR A FUNÇÃO DA DEGLUTIÇÃO

Desordem Observada no VFG	Postura/Manobra Aplicada	Solução Racional
Trânsito oral ineficiente (propulsão reduzida do alimento pela base da língua)	Cabeça para trás	Uso da gravidade para limpar a cavidade oral
Retardamento do disparo da fase faríngea	Queixo abaixado	Alarga a valécula, prevenindo a queda do alimento no trato aéreo, posiciona a base da língua mais posteriormente, aumenta a proteção da via aérea, estreita a entrada do trato aéreo (i. e., posiciona as aritenóides mais perto da base da epiglote) aumentando a proteção da via aérea
Redução da mobilidade da base da língua (resíduos na valécula)	Queixo abaixado	Esta posição faz com que a base da língua se posteriorize e aproxime-se mais da parede faríngea
Disfunção unilateral laríngea (aspiração durante a deglutição)	Cabeça voltada para o lado afetado	Coloca pressão extrínseca na cartilagem tireóidea e aumenta a adução
Redução do fechamento laríngeo (aspiração durante a deglutição)	Queixo abaixado e cabeça voltada para o lado afetado	Coloca a epiglote numa posição mais protetora, estreita a entrada da via aérea, aumenta o fechamento glótico pela aplicação da pressão extrínseca
Contração faríngea reduzida (resíduos são espelidos através da faringe)	Deitado para um dos lados	Elimina o efeito gravitacional nos resíduos faríngeos
Paralisia/paresia unilateral da faringe (resíduos em apenas um dos lados da faringe)	Cabeça voltada para o lado afetado	Elimina o lado afetado do caminho do bolo alimentar
Fraqueza unilateral oral e faríngea homolateral (resíduos do mesmo lado na boca e na faringe)	Cabeça inclinada para o lado mais forte	Dirige o alimento para o lado mais forte
Disfunção cricofaríngea (resíduos nos seios piriformes)	Cabeça virada	Empurra a cartilagem cricóide para longe da parede faríngea reduzindo a pressão restante no esfíncter cricofaríngeo, promovendo a abertura do esfíncter

VFG, videofluorografia.
Adaptado de Logemann J. Role of the modified barium swallow in management of patients with dysphagia. *Otolaryngol Head Neck Surg* 1997;116:336, com permissão.

postura de **pescoço dobrado** é usada quando a deglutição faríngea (i. e., resposta motora faríngea) está retardada e a aspiração ocorre antes do disparo da deglutição (1). Essa postura aumenta o espaço valecular, criando um espaço para que alimentos e líquidos sejam retidos na valécula durante o retardo do disparo da deglutição. A postura de pescoço dobrado também estreita a entrada do fluxo aéreo, com grande aproximação das aritenóideas à base da epiglote, e é muito útil para pacientes que mostram deficiência no fechamento no trato aéreo. A base da língua situa-se perto das paredes faríngeas posteriores (PPW) durante a postura de queixo abaixado promovendo uma proteção adicional por jogar o bolo alimentar mais para trás durante a deglutição. Além disso, para esses pacientes com reduzida movimentação posterior de base da língua, resultando em pouca limpeza na passagem do bolo alimentar pela base da língua e deixando resíduos na valécula e na parede faríngea, a postura de pescoço dobrado melhora a limpeza do bolo alimentar nessa região, resultando na redução de resíduos na faringe superior. Esta técnica foi considerada útil para eliminar a aspiração em pacientes com lesões neurológicas e aqueles que sofreram cirurgias de câncer de cabeça e pescoço (3).

A postura de **cabeça para trás** é útil para os pacientes que mostraram dificuldade em propelir o alimento para fora da cavidade oral para dentro da faringe, como é freqüentemente observado em pacientes com câncer e pacientes disártricos com mobilidade de língua prejudicada (2). Essa postura permite que a gravidade propulsione o alimento para a faringe. Essa postura, no entanto, deve ser usada com cuidado, porque os pacientes poderão aspirar com maior facilidade, particularmente, com líquidos finos. As técnicas voluntárias de fechamento do trato aéreo que serão descritas mais tarde, são muito úteis para a proteção do trato aéreo durante esta postura. Pacientes com distúrbios severos razoáveis na fase de deglutição faríngea não devem usar esta postura.

A **postura de rotação de cabeça** é útil para aqueles indivíduos que apresentam disfunções musculares unilaterais. Por exemplo, pacientes com fraqueza unilateral faríngea tipicamente demonstram resíduos no lado fraco da faringe. Pacientes vão-se beneficiar dessa postura para o lado que apresenta fraqueza, porque esta postura retira esse lado do caminho do alimento, permitindo que haja limpeza de resíduos na faringe e nos seios piriformes porque o alimento irá pelo lado sadio da faringe (2). Essa postura também é útil para pacientes com redução de abertura do esfíncter cricofaríngeo, que pode resultar em resíduos nos seios piriformes que podem entrar na via aérea depois da deglutição. Ela também é útil para pacientes que estão aspirando durante a deglutição em decorrência de paralisia laríngea ou por hemilaringectomia. O paciente deverá rodar a cabeça para o lado paralisado/operado, melhorando o fechamento glótico (1). Combinações de posturas são freqüentemente usadas, particularmente cabeça virada e queixo abaixado. Essa combinação é particularmente efetiva para aqueles indivíduos que apresentam uma fraqueza faríngea unilateral e redução de fechamento do caminho aéreo (1).

A **postura deitado para um lado** é usada quando a limpeza faríngea está reduzida, resultando em resíduos que podem entrar na via aérea depois da deglutição (1). Nessa postura, o paciente está deitado de lado com sua cabeça apoiada para cima de forma suave. Os resíduos estarão presentes após a deglutição quando essa manobra é usada, mas eles permanecerão na parede lateral da faringe que será limpa em deglutições secas subseqüentes.

A **postura cabeça inclinada** é útil quando o paciente apresenta fraqueza unilateral oral e/ou faríngea (1). A cabeça é inclinada para o lado sadio ou o lado forte, para permitir que o alimento limpe as cavidades oral e faríngea. Essa postura é útil para depois de uma hemiglossectomia e também para pacientes disártricos com hemiparesia de língua, porque esta postura permite a melhora do controle oral e a propulsão do bolo para a faringe, resultando numa melhora do funcionamento da fase oral da deglutição. Essa postura também é bastante útil para pacientes com paralisia ou paresia unilateral da faringe pois ela é capaz de melhorar a limpeza do bolo alimentar dentro da faringe.

Técnicas de Intensificação Sensorial

Técnicas de terapia que utilizam intensificação sensorial são úteis para pacientes que apresentam redução de atenção sensorial, iniciação retardada da atividade da língua (muitas vezes vista em pacientes com apraxia oral) e disparo retardado da deglutição faríngea. Essas técnicas envolvem prover um pré-estímulo sensorial de deglutição para estimular a iniciação da atividade lingual e/ou o disparo da deglutição faríngea. Essas técnicas podem incluir pressão inclinada para baixo na língua com uma colher, introdução de bolos alimentares com sabores diferentes, como um sabor ácido, ou mudando a textura do alimento (1,4). Bolos alimentares com carbonato foram considerados fatores de melhora para a deglutição orofaríngea, especificamente diminuindo o tempo do trânsito faríngeo e a proporção de resíduos faríngeos e aspiração (5). Outra técnica inclui o uso de estímulos táteis e térmicos para melhorar o disparo da deglutição faríngea. Grandes e suaves bolos alimentares podem promover um aumento da percepção sensorial e podem resultar na melhora da iniciação oral, assim como os alimentos que requerem mastigação. Um bolo alimentar firme e suave (i. e., pastas vs. líquidos) podem ter o mesmo efeito.

Modificando o Volume do Bolo Alimentar e a Velocidade de Alimentação

O volume ideal de alimento ou líquido que irá iniciar o disparo da deglutição faríngea vai variar bastante entre os pacientes. Por outro lado, para aqueles pacientes que demonstraram desordens de mobilidade da fase de deglutição faríngea, resultando em resíduos faríngeos, de 2 a 3 repetições de deglutições secas são freqüentemente necessárias para limpar a faringe. Assim, freqüentemente tomando volumes menores de bolos alimentares e comendo em um tempo mais lento para permitir uma nova deglutição e limpar os resíduos, vai-se reduzir o risco de aspiração nesses pacientes.

Mudança da Consistência do Bolo Alimentar (Dieta)

Eliminar as consistências específicas dos alimentos é o último estádio da dieta compensatória. É freqüentemente desagradável para o paciente ser informado que líquidos finos devem ser eliminados da dieta. Entretanto, se outras terapias compensatórias ou estratégias diretas não eliminam a aspiração ou melhoram a eficiência da deglutição, certas consistências devem ser eliminadas da dieta. Em geral, se um paciente demonstra controle oral da língua reduzido, retardamento do disparo da deglutição faríngea ou reduzido fechamento da via aérea, líquidos finos podem necessitar ser eliminados; por isso, consistências ligeiramente mais espessas devem ser indicadas. Para os pacientes que demonstram força lingual reduzida ou limpeza de bolo alimentar reduzida na faringe, o último prejuízo devido à redução do movimento posterior da base da língua, contração reduzida da parede da faringe, elevação e movimentação anterior reduzida do hióide e da laringe e disfunção cricofaríngea, consistências menos espessas do bolo alimentar são indicadas, como líquidos finos e espessos.

Próteses Intra-Orais

Próteses intra-orais podem ajudar para déficits anatômicos, como ressecção de parte da língua, ressecção de parte ou de todo o palato mole, dano neurológico que resulta em capacidade reduzida de mobilidade da língua ou dano neurológico que resulta em paresia de palato. Um **levantador de palato** ajuda o fechamento velofaríngeo pelo levantamento do palato mole paralisado. Um **obturador palatal** fecha o pórtico velofaríngeo para estes pacientes que sofreram ressecção do véu palatino, prevenindo a entrada de alimento na nasofaringe e melhorando a pressão intra-oral. Uma **prótese aumentadora de palato** abaixa a abóbada palatina para os pacientes que sofreram ressecção oral em decorrência de um câncer. Esta prótese permitirá que o tecido lingual remanescente se contacte com a prótese aumentadora de tal forma que a língua poderá controlar, fechar e propelir o bolo alimentar através da cavidade oral. Uma prótese aumentadora de palato pode beneficiar pacientes que tiveram ressecções de porções significativas da língua, resultando numa melhora do transporte do alimento através da cavidade oral e redução de resíduos orais. O fonoaudiólogo trabalha de forma colaboradora com o prostodontista para construir as próteses. Para pacientes que sofreram cirurgias orais de câncer, a construção das próteses deverá começar 4 a 6 semanas depois da cirurgia. Para aqueles pacientes que estarão fazendo radioterapia, a construção será certamente iniciada depois de 6 a 8 semanas depois de completado o tratamento. Nos pacientes com glossectomia total, a prótese aumentadora de palato é certamente maior porque a porção aumentadora terá que ficar perto dos músculos remanescentes comprimindo o assoalho da boca para ajudar com o controle do bolo alimentar e na limpeza da cavidade oral. Exercícios de deglutição terão que ser acrescentados e devem ser praticados com a prótese no lugar para maximizar seu uso na deglutição e na fala.

PROCEDIMENTOS TERAPÊUTICOS

A terapia direta dirige-se para mudar a fisiologia da deglutição pela alteração dos componentes específicos das fases de deglutição oral e/ou faríngea. Isto pode incluir exercícios para aumentar a força dos músculos, âmbito de mobilidade e controle. Eles podem também aumentar a integração sensório-motora da deglutição ou alterar o tempo e a coordenação de vários aspectos da deglutição (2,6).

Exercícios de Âmbito de Mobilidade, Resistência e Controle

Programas de exercícios são orientados para melhorar a função de um músculo específico ou para um grupo de músculos para melhorar a fisiologia da deglutição. Os exercícios de âmbito de mobilidade são designados para aumentar a mobilidade de um determinado músculo (7,8) e pode incluir os músculos da mandíbula, dos lábios, da parte oral da língua, da base da língua, dos constritores faríngeos, da laringe e do osso hióide. Eles são freqüentemente prescritos para os pacientes com câncer de cabeça e pescoço e pacientes que sofreram AVC e apresentam disartria e disfagia. Eles também são prescritos para aqueles pacientes com disfagia oriunda de fraqueza generalizada e descondicionamento, particularmente pacientes idosos que ficaram hospitalizados por longos períodos. As mudanças no tempo, coordenação e grau de atividade muscular para a deglutição ocorrem normalmente com o envelhecimento e com bolos alimentares de volume e viscosidade (9-12) e podem colocar os pacientes idosos, ou os debilitados por medicação, em risco de desenvolver problemas de deglutição. Os exercícios voltados para o aumento do âmbito de mobilidade da língua foram adotados para melhorar a função da deglutição, especificamente a eficiência orofaríngea (OPSE), em pacientes tratados cirurgicamente de câncer oral (7). Os exercícios voltados para o aumento do âmbito de mobilidade da língua também são prescritos para os pacientes com doenças neurológicas progressivas, como o mal de Parkinson, esclerose múltipla e esclerose lateral amiotrófica. Todavia, é senso comum que exercícios de amplitude de movimento da língua e de fortalecimento não são indicados para esses pacientes, porque programas de exercícios ativos de língua são considerados como agentes fatigadores dos músculos, resultando em menor funcionamento da deglutição e da fala. Existem poucos dados para ratificar ou rejeitar esta teoria.

Os exercícios de aumento de força envolvem resistência ativa para aumentar a força do músculo e, na maioria das vezes, têm como alvo a língua, os lábios, a mandíbula e os músculos supra-hióideos. A força da língua tem sido percebida como reduzida na população sadia mais velha (13) e em pacientes com acidentes vasculares cerebrais, traumatismos cranianos (TBI), esclerose lateral amiotrófica (ELA), mal de Parkinson e câncer oral tratados com radioterapia. Os exercícios de resistência que aumentam a força da língua são feitos em indivíduos sadios jovens e idosos (14,15) e também têm sido bem-sucedidos para aumentar a força da língua e a função de deglutição em pacientes com AVC (16).

Os exercícios de controle podem melhorar o controle do alimento para a mastigação (2). Esses exercícios envolvem material para manipulação, como um pedaço de alcaçuz, dentro da cavidade oral para trabalhar no fechamento do bolo alimentar, no deslocamento lateral do bolo alimentar, na recuperação do bolo alimentar pelos dentes e no fechamento e na propulsão do bolo através da cavidade oral.

Os exercícios de Shaker são um programa de exercícios de força para melhorar a abertura do esfíncter superior do esôfago (ESE) para a deglutição (17,18). Este programa de reabilitação envolve exercícios de elevação de cabeça para fortalecer os músculos supra-hióideos que estão envolvidos na abertura do ESE. Em indivíduos mais velhos saudáveis e assintomáticos, o programa dos exercícios de Shaker resultam em aumentar o diâmetro de abertura do ESE e um decréscimo da pressão intrabolo na hipofaringe (18). Em pacientes disfágicos com abertura reduzida do ESE, o programa de exercícios de Shaker resulta em um significativo aumento da abertura do ESE, aumentando a excursão anterior da laringe, a redução dos resíduos na faringe e a aspiração pós-deglutição (17). Existem evidências de que o treinamento respiratório com aumento de força pode ter um impacto positivo na deglutição pelo treinamento da expiração e dos músculos velares e supra-hióideos. Sapienza (19) descreveu a melhora da deglutição em pacientes disfágicos com Parkinson usando os exercícios de treinamento respiratório com aumento de força. Esses pacientes diminuíram o retardamento da fase faríngea e um aumento de velocidade na mobilidade de extensão do hióide e da laringe na deglutição. Também há evidência de que o treinamento de voz de Lee Silverman (LSVT), um programa de exercícios de voz e fala em pacientes com Parkinson, pode melhorar a deglutição, especialmente por melhorar o tempo dos trânsitos orais, o disparo da deglutição da faringe e reduzir o percentual de resíduos orais (20). Em acréscimo, O programa LSVT tem sido considerado capaz de melhorar a força da língua e a qualidade de vida (21), como medido através do SWAL-QOL, uma medida de qualidade de deglutição e de vida (22).

Procedimento de Integração Motora-Sensorial

A estimulação termo-tátil tem sido usada como um mecanismo de alerta pré-deglutição para o sistema nervoso central. Esta técnica envolve esfregar os arcos anteriores das fauces com um espelho laríngeo tamanho 00 frio e instruir o paciente a engolir (2). Esta manobra tem sido considerada capaz de melhorar o disparo da resposta motora faríngea em pacientes com disparo retardado da deglutição faríngea. A estimulação termo-tátil combinada com um estímulo ácido tem sido considerada capaz de resultar em redução similar no tempo de latência da deglutição (23). Esta técnica tem sido realizada em isolação (*i. e.*, deglutições secas ou com um conteúdo de água de 0,5 mL para aqueles pacientes que não são orais) ou intermitentemente durante refeições, como necessário.

Manobras

As manobras são designadas para alterar a fisiologia da deglutição, especialmente a fase faríngea, estabelecendo aspectos específicos da deglutição faríngea sob controle voluntário (Tabela 3B.2). A **deglutição supraglótica** é recomendada para melhorar o fechamento das vias aéreas antes e durante a deglutição no nível da glote (1,24). Os pacientes são instruídos a segurar a respiração, a deglutição e a tosse. A superdeglutição supraglótica é recomendada para melhora o fechamento das vias aéreas antes e durante a deglutição no nível da entrada das vias aéreas (*i. e.*, vestíbulo laríngeo) e glote (4,25). A **deglutição supersupraglótica** envolve uma suspensão mais forçada da respiração que aquela usada com a deglutição supraglótica e é recomendada para prover o

TABELA 3B.2
ANÁLISE RACIONAL DA APLICAÇÃO DE MANOBRAS DE DEGLUTIÇÃO QUE ALTERAM A FISIOLOGIA PARA MELHORAR O FUNCIONAMENTO DA DEGLUTIÇÃO

Manobra de Deglutição	Distúrbio Observado no VFG	Análise Racional
Deglutição supraglótica	Redução ou fechamento retardo da prega vocal; retardamento da deglutição faríngea	A respiração retida voluntariamente geralmente costuma fechar as pregas vocais antes e durante a deglutição
Deglutição supersupraglótica	Fechamento reduzido da entrada das vias aéreas	A respiração forçada inclina para frente a aritenóidea para encontrar a base da epiglote, fechando a entrada das vias aéreas, antes e durante a deglutição
Deglutição forçada	Movimento posterior da base da língua reduzido	O esforço aumenta o movimento posterior da base da língua
Manobra de Mendelsohn	1. Movimento laríngeo reduzido	O movimento da laringe abre o ESE, aumentando a elevação do deslocamento da laringe e aumentando a largura e duração da abertura do ESE
	2. Deglutição descoordenada	Normaliza o tempo da deglutição faríngea

ESE, esfíncter superior do esôfago; VFG, videofluorografia.
Adaptado de Logemann J. Role of the modified barium swallow in management of patients with dysphagia. *Otolaryngol Head Neck Surg* 1997;116:336, com permissão.

contato da aritenóidea com a base da epiglote para o fechamento do vestíbulo da laringe (24,25). Em pacientes que sofreram laringectomia supraglótica, a deglutição supersupraglótica é recomendada para prover o contato da aritenóidea com a base da língua para o fechamento vestibular. O paciente é instruído a: (a) prender a respiração bem fortemente enquanto aperta para baixo os músculos abdominais, (b) engolir e (c) tossir. Esta manobra tem sido também considerada capaz de aumentar a extensão da elevação laríngea durante a deglutição. Aos pacientes tem sido freqüentemente ensinado a exalar ligeiramente antes de prender a sua respiração fortemente, porque a maioria dos indivíduos engole durante uma exalação, o que pode aumentar a pressão subglótica durante a deglutição e reduzir o risco de aspiração (26). A manobra de deglutição supersupraglótica requer um razoável grau de funcionamento cognitivo, atenção, seqüenciamento e memória.

A **deglutição forçada** é recomendada para melhorar o movimento posterior da base da língua durante a deglutição e melhorar as pressões para a limpeza do bolo alimentar após a base da língua (2,27,28). Esta manobra é muito útil para aqueles pacientes que demonstram movimento posterior reduzido da base da língua, uma disfunção que pode resultar em resíduos sobre a base da língua, valécula e sobre as paredes da faringe. O paciente é instruído durante a deglutição, a apertar fortemente com a língua e os músculos da garganta o bolo alimentar. Esta manobra pode resultar em melhora da limpeza do bolo alimentar na região posterior à base da língua e da parte superior da faringe. Esta manobra é freqüentemente combinada com a postura de queixo abaixado, o último dos quais coloca a língua mais próxima da parede da faringe para maximizar a limpeza do bolo alimentar posterior à base da língua.

A **manobra de Mendelsohn** é recomendada para aumentar a extensão e a duração da elevação e o movimento anterior da laringe durante a deglutição, aumentando com isso a largura e a duração da abertura cricofaríngea durante a deglutição (2). Esta manobra pode também aumentar a coordenação dos acontecimentos faríngeos que ocorrem durante a deglutição faríngea. O paciente é instruído a engolir normalmente e, no meio da deglutição, quando ocorre a sensação da elevação da laringe, o paciente é instruído a manter a laringe elevada por 2 segundos e depois relaxar.

A **manobra de Masako** (i. e., também chamada "segura-língua") é recomendada com a intenção de aumentar a extensão do movimento anterior da parede posterior da faringe (PPW) (29). Essa manobra consiste em ancorar a ponta da língua entre os dentes (ou gengivas em pacientes desdentados) o que coloca a base da língua em uma posição mais anteriorizada. Isto resulta em um aumento da mobilidade anterior da PPW para fazer contato com a base da língua durante a deglutição (29). Esta técnica é útil para aqueles pacientes com contato reduzido da base da língua com a parede faríngea e redução resultante na limpeza do bolo alimentar posterior à base da língua. Este exercício é recomendado para ser um aperfeiçoamento dos exercícios de mobilidade dos constritores da faringe e deve ser praticado com saliva ou pequena quantidade de água (0,5 mL). Esse exercício não deve ser praticado com alimento ou bolos alimentares com alimento e líquido, porque ancorando a ponta da língua pode resultar na redução do controle do bolo alimentar e da aspiração.

Os eletrodos da eletromiografia (EMG) de superfície e a eletroglotografia (EGG) têm sido usadas como ferramentas de *biofeedback* quando no ensino nas manobras de deglutição, propiciando *feedback* visual da atividade muscular durante as tentativas de manobras. Estas manobras incluem a deglutição forçada e a manobra de Mendelsohn recomendadas para melhorar o movimento posterior da base da língua, a elevação da laringe e abertura do ESE para a deglutição. Essas técnicas de *biofeedback* têm resultado em melhora do funcionamento da deglutição, com o aumento da atividade muscular, melhora da coordenação temporal da deglutição e volta da ingestão oral em pacientes com AVC com disfagia crônica e pacientes com esclerose múltipla (30,31). A endoscopia nasal pode propiciar *biofeedback* para pacientes quando estão aprendendo manobras de proteção das vias aéreas, como a deglutição supraglótica e a supersupraglótica, porque o movimento da prega vocal e o contato da aritenóidea com a base da epiglote podem ser facilmente visualizados com esta técnica (24).

Alguns pacientes devem sempre usar manobras de deglutição e posturas durante a alimentação e, portanto, a fadiga durante a execução de manobras deve ser notada através de raios X e no curso da terapia. A função da deglutição deve ser reavaliada com medição instrumental, incluindo exame de raios X ou exame de deglutição de endoscopia com fibra óptica após um curso da terapia da deglutição, para determinar se a função melhorou tanto que algum tipo de dieta oral pode ser implementada ou uma dieta melhor pode ser implementada ou para determinar a necessidade para o uso continuado de posturas ou manobras durante a alimentação (1,32).

A estimulação elétrica neuromuscular (NMES) é uma técnica que tem sido tradicionalmente usada para os membros, mas só recentemente foi introduzida para melhorar a deglutição. Esta técnica envolve o fornecimento de estimulação elétrica terapêutica para facilitar a contração muscular através da colocação de eletrodos de superfície na região dos músculos submentais e tireóideo (33,34). A estimulação de cada uma dessas regiões é considerada capaz de contribuir para a elevação do hióide e da laringe para a deglutição. Alguns estudos examinando os efeitos do NMES na deglutição, entretanto, têm conduzido a uma discussão da sistemática, da quantidade e da metodologia. Burnett *et al.* (35) examinaram sistematicamente a estimulação diferenciada de músculos para o aumento de elevação laríngea e descanso e encontraram que a estimulação combinada dos músculos milo-hióideo e tíreo-hióideo resultou em um maior grau de elevação laríngea que a estimulação de um único músculo. Powers *et al.* (36) descobriram que a estimulação elétrica pode ter um efeito negativo na deglutição, com o aumento do tempo de resposta da deglutição após a estimulação em certas freqüências de estimulação. A NMES para o tratamento da deglutição permanece uma técnica controversa que requer pesquisas adicionais para examinar a base fisiológica para o seu uso para o tratamento da deglutição.

Nem todos os pacientes são candidatos para o tratamento direto da deglutição, como aqueles com severo prejuízo cognitivo. Entretanto, decisões gerenciais devem ser tomadas baseadas nos resultados da avaliação instrumental, incluindo estratégias compensatórias para serem usadas durante a alimentação de pacientes que tomam algum tipo de dieta oral. Estratégias complementares são também tipicamente prescritas com doenças neurológicas progressivas, tais como a ELA, e podem incluir posturas modificadoras, tipos de dieta e volume do bolo alimentar acrescido de intensidade sensorial, como a carbonação.

CONSIDERAÇÕES TERAPÊUTICAS

Efeitos dos Tubos de Traqueotomia

Historicamente, a presença dos tubos de traqueotomia foram acreditados como causadores de prejuízo para a deglutição, incluindo a elevação reduzida da laringe, a redução da sensibilidade da traquéia, a redução da função de sensibilidade e de ação do fechamento da glote, e em tubos fechados de traqueotomia, obstrução esofágica. Além disso, a reduzida habilidade de gerar pressão subglótica positiva tem sido implicada como causadora da aspiração em pacientes traqueotomizados (37). A presença de válvulas de fala, como a válvula de Passy-Muir, foi considerada como capaz de melhorar a função de deglutição, com a melhora do fluxo de ar expiratório, redução nas secreções orofaríngeas e redução da aspiração. A oclusão digital e a cobertura dos tubos de traqueostomia têm sido também consideradas efetivas na melhora da função da deglutição (38). Entretanto, outras pessoas não têm encontrado impactos na função da deglutição com a presença de tubos de traqueotomia, válvulas de fala ou oclusão traqueal, tanto a digital quanto a de cobertura (39). Por outro lado, outros não têm encontrado impacto na deglutição pelo uso da bainha inflada na sonda de traqueotomia (40). Todavia, os tubos de traqueotomia são sempre deixados no lugar durante a avaliação instrumental e a terapia de deglutição. Os balões são desinflados durante a avaliação da deglutição e, se o estado geral clínico permitir, durante a terapia de deglutição, porque a aspiração é possível de ser detida pela via de expectoração de material através do tubo de traqueotomia.

Programa de Exercícios Preventivos

Programas de exercícios ativos são freqüentemente prescritos para pacientes que estão sofrendo quimioterapia com preservação de órgãos (41). Esses programas são designados para a manutenção do funcionamento da deglutição durante e seguindo-se ao tratamento de quimioterapia. Eles também são usados para pacientes que sofrerão em primeiro lugar o tratamento de quimioterapia e radioterapia para depois se submeterem à cirurgia de câncer de cabeça e pescoço. Esses programas incluem exercícios de aumento de mobilidade de mandíbula, porção oral da língua, base da língua, constritores faríngeos e músculos hióideos e laríngeos e exercícios de aumento de força para a porção oral da língua, para a base da língua e para os músculos hióideos e laríngeos. Os pacientes são instruídos a praticar esses exercícios o quanto possível durante o tratamento, porque os problemas de deglutição podem manifestar-se durante ou depois do tratamento de radioterapia antes ou depois da cirurgia e com o tratamento de quimioterapia (42-44). Os pacientes também são instruídos a praticar esses exercícios uma vez por dia seguindo além do final do tratamento, porque as fibroses dos tecidos podem manifestar-se muito tempo depois do final do tratamento de radioterapia, com problemas resultantes de deglutição (45).

PONTOS IMPORTANTES

- As decisões voltadas para o tratamento da disfagia orofaríngea são dependentes de um diagnóstico acurado.
- Um diagnóstico acurado é dependente de um estudo instrumental da deglutição (ver Capítulo 3A – Avaliação).
- As estratégias de tratamento devem ser testadas em tempo real durante a avaliação instrumental.
- As técnicas compensatórias como as alterações nas consistências da dieta, posturas e próteses orais criadas são freqüentemente estratégias iniciais.
- A retirada da cânula ou da válvula do tubo de traqueostomia pode melhorar a função da deglutição em alguns pacientes com traqueostomia.
- A terapia de deglutição pode melhorar a função da deglutição pelo aumento da mobilidade, da força muscular e da coordenação.

- O aprendizado de manobras, como a manobra de deglutição supersupraglótica, pode melhorar a função de deglutição através da alteração voluntária da deglutição.
- *Biofeedback* pode ser benéfico para alguns pacientes.
- A estimulação elétrica neuromuscular pode ser válida para alguns pacientes disfágicos, porém mais estudos são necessários para confirmar as investigações pilotos.
- Os programas de exercícios preventivos podem beneficiar pacientes que estão sofrendo quimioterapia com preservação de órgãos.

REFERÊNCIAS

1. Logemann IA. *Manual for the videofluorographic study of swallowing*, 2nd ed. Austin, TX: Pro Ed, 1993.
2. Logemann JA. *Evaluation and treatment of swallowing disorders*, 2nd ed. Austin, TX: Pro-Ed, 1998.
3. Lewin JS, Herbert TM, Putnam JB, DuBrow RA. Experience with the chin tuck maneuver in postesophagectomy aspirators. *Dysphagia* 2001;16:216-219.
4. Pelletier CA, Lawless HT. Effect of citric acid and citric acid-sucrose mixtures on swallowing in neurogenic oropharyngeal dysphagia. *Dysphagia* 2003;18:231-241.
5. Bülow M, Olsson R, Ekberg O. Videoradiographic analysis of how carbonated thin liquids and thickened liquids affect the physiology of swallowing in subjects with aspiration on thin liquids. *Acta Radiol* 2003;44:366-372.
6. Lazarus C. Effects of radiation therapy and voluntary maneuvers on swallow functioning in head and neck cancer patients. *Clin Commun Dis* 1993;3(4):11-20.
7. Logemann JA, Pauloski BR, Rademaker AW, Colangelo LA. Speech and swallowing rehabilitation for head and neck cancer patients. *Oncology* 1997;5:651-659.
8. Veis S, Logemann JA, Rademaker AW. Effects of three techniques on tongue base posterior motion. *Dysphagia* 2000;15:142-145.
9. Hiss SG, Strauss M, Treole K, *et al*. Effects of age, gender, bolus volume, bolus viscosity and gestation on swallowing apnea onset relative to lingual bolus propulsion onset in normal adults. *J Speech Lang Hear Res* 2004;47:572-583.
10. Logemann JA, Pauloski BR, Rademaker AW, *et al*. Temporal and biomechanical characteristics of oropharyngeal swallow in younger and older men. *J Speech Lang Hear Res* 2000;43:1264-1274.
11. Logemann JA, Pauloski BR, Rademaker AW, Kahrilas PJ. Oropharyngeal swallow in younger and older women: videofluoroscopic analysis. *J Speech Lang Hear Res* 2002;45:434-445.
12. Robbins J, Hamilton JW, Lof GL, Kempster GB. Oropharyngeal swallowing in normal adults of different ages. *Gastroenterology* 1992;103:823-829.
13. Nicosia MA, Hind JA, Roecker EB, *et al*. Age effects on the temporal evolution of isometric and swallowing pressure. *J Gerontol* 2000;55(A):M634-M640.
14. Hind J, Robbins A. The effects of lingual exercise on swallowing in older adults. Poster presented at the American Speech-Language-Hearing Association annual meeting. Philadelphia, November 2004.
15. Lazarus CL, Logemann JA, Huang CH, Rademaker AW. Effects of two types of tongue strengthening exercises in young normals. *Folio Phoniatrica* 2003;55:199-205.
16. Kays S, Hind J, Hewitt A, *et al*. Effects of lingual exercise on swallowing-related outcomes after stroke. Poster presented at the American-Speech-Language-Hearing Association annual meeting, Philadelphia, November 2004.
17. Shaker R, Easterling C, Kern M, *et al*. Rehabilitation of swallowing by exercise in tube-fed patients with pharyngeal dysphagia secondary to abnormal UES opening. *Gastroenterology* 2002;122:1314-1321.
18. Shaker R, Kern M, Bardan E, *et al*. Augmentation of deglutitive upper esophageal sphincter opening in the elderly by exercise. *Am J Physiol Gastrointest Liver Physiol* 1997;272:G1518-G1522.
19. Sapienza C. Role of strength training. Presented at the Dysphagia Research Society Annual Meeting, Montreal Canada, October 2004.
20. Sharkawi AE, Ramig L, Logemann JA, *et al*. Swallowing and voice effects of Lee Silverman Voice Treatment (LSVT): a pilot study. *J Neurol Neurosurg Psychiatry* 2002;72:31-36.
21. Palmer PM, Wohlert AB, Easley E. Oral function and quality of life after LSVT in patients with Parkinson's disease. Poster presented at the American Speech-Language-Hearing Association Annual meeting, Philadelphia, November 2004.
22. McHomey CA, Bricker E, Robbins JA, *et al*. The SWAL-QOL outcomes tool for oropharyngeal dysphagia in adults: IL Item reduction and preliminary scaling. *Dysphagia* 2000;15:122-133.
23. Sciortino KF, Liss JM, Case)L, *et al*. Effects of mechanical, cold, gustatory, and combined stimulation of the human anterior faucial pillars. *Dysphagia* 2003;18:16-26.
24. Martin BJW, Logemann JA, Shaker R, Dodds WJ. Normal laryngeal valving patterns during three breath-hold maneuvers: a pilot investigation. *Dysphagia* 1993;8:11-20.
25. Logemann JA, Kahrilas PJ, Cheng I, *et al*. Closure mechanisms of laryngeal vestibule during swallowing. *Am J Physiol Gastrointest Liver Physiol* 1992;262:G338-G344.
26. Martin B, Brodsky MB, Price CC, *et al*. Temporal coordination of pharyngeal and laryngeal dynamics with breathing during swallowing: single liquid swallows. *J Appl Physiol* 2003;94:1735-1743.
27. Hind JA, Nicosia MA, Roecker EB, *et al*. Comparison of effortful and noneffortful swallows in healthy middle-aged and older adults. *Arch Phys Med Rehabil* 2001;82:1661-1665.
28. Lazarus C, Logemann JA, Song CW *et al*. Effects of voluntary maneuvers on tongue base function for swallowing. *Folia Phoniatrica* 2002;54:171-176.
29. Fujiu M, Logemann JA. Effect of a tongue-holding maneuver on posterior pharyngeal wall movement during deglutition. *Am J Speech Lang Pathol* 1996;5:23-30.
30. Huckabee ML, Cannito MP. Outcomes of swallowing rehabilitation in chronic brainstem dysphagia: a retrospective evaluation. *Dysphagia* 1999;14:93-109.
31. Perlman AL. The successful treatment of challenging cases. *Clin Commun Dis* 1993;3:37-44.

32. Langmore SE, Schatz K Olson N. Fiberoptic endoscopic examination of swallowing safety: a new procedure. *Dysphagia* 1988;2:216-219.
33. Freed ML, Freed L, Chatburn NF, McCall GN. Electrical stimulation for swallowing disorders caused by stroke. *Respir Care* 2001;46:466-474.
34. Leelamanit V, Limsakul C, Geater A. Synchronized electrical stimulation in treating pharyngeal dysphagia. *Laryngoscope* 2002; 112:2204-2210.
35. Burnett TA, Mann EA, Cornell SA, Ludlow CL. Neuromuscular electrical stimulation for laryngeal elevation in humans. *J Appl Physiol* 2003;94:128-134.
36. Powers M, Fraser C, Hobson A, et al. Changes in pharyngeal corticobulbar excitability and swallowing behavior after oral stimulation. *Am J Physiol Gastrointest Liver Physiol* 2004;286:G45-G50.
37. Gross RD, Atwood CW, Grayhack JP, Shaiman S. Lung volume effects on pharyngeal swallowing physiology. *J Appl Physiol* 2003;95:2211-2217.
38. Logemann JA, Pauloski BR, Colangelo L. Light digital occlusion of the tracheostomy tube: a pilot study of effects on aspiration and biomechanics of the swallow. *Head Neck* 1998;20:52-57.
39. Leder S, Ross DA, Burrell MI, Sasaki CI'. Tracheotomy tube occlusion status and aspiration in early postsurgical head and neck cancer patients. *Dysphagia* 1998;13:167-171.
40. Suiter DM, McCullough GH, Powell PW. Effects of cuff deflation and one-way tracheostomy speaking valve placement on swallow physiology. *Dysphagia* 2003;18:284-292.
41. Lazarus CL. Management of swallowing disorders in head and neck cancer patients: Optimal patterns of care. *Semin Speech Lang* 2000;31:293-309.
42. Carrara-de Angelis E, Feher O, Barros APB, et al. Voice and swallowing in patients enrolled in a larynx preservation trial. *Arch Otolaryngol Head Neck Surg* 2003;129:733-738.
43. Lazarus CL, Logemann JA, Pauloski BR, et al. Swallowing disorders in head and neck cancer patients treated with radiotherapy and adjuvant chemotherapy. *Laryngoscope* 1996;106:1157-1166.
44. Pauloski BR, Logemann JA, Rademaker AW, et al. Speech and swallowing function after oral and oropharyngeal resections: one-year follow-up. *Head Neck* 1994;16:313-322.
45. Smith RV, Kotz T, Beitler JJ Wadler S. Long-term swallowing problems after organ preservation therapy with concomitant radiation therapy and intravenous hydroxyurea. *Arch Otolaryngol Head Neck Surg* 2000;126:384-389.

CAPÍTULO 4

Exame Radiológico do Trato Aerodigestivo Superior

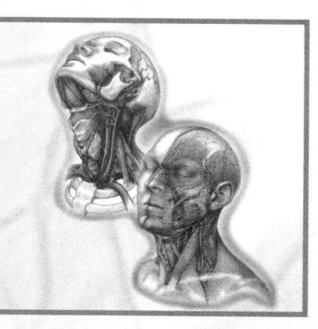

Barton F. Branstetter IV

Muitas técnicas radiológicas podem ser usadas para avaliar pacientes com disfagia, odinofagia e aspiração. Isto é importante para que os clínicos possam entender os méritos relativos destes testes para assegurar que o mais apropriado está sendo feito e que aquele exame está de acordo com as necessidades daquele determinado paciente. Na avaliação da deglutição, a técnica radiológica mais útil é a fluoroscopia que utiliza suspensões de bário. Apesar de as técnicas de imagens de secção cruzada como a tomografia computadorizada (TC) serem ser úteis para determinar a extensão da doença fora do trato aerodigestivo, nos tecidos moles, elas trazem poucas informações sobre as superfícies mucosas e não analisam a fisiologia do trato aerodigestivo.

As técnicas endoscópicas são complementares às radiológicas na avaliação da deglutição. As radiologias têm a vantagem de um exame mais fisiológico (nenhum endoscópio interferindo com a fisiologia normal) e uma melhor avaliação da superfície mucosa, especialmente lados e superfícies inferiores.

Existem dois exames fluoroscópicos mais importantes que são usados para avaliar o trato aerodigestivo superior: o faringoesofagograma e a deglutição modificada com bário (MBS). Estes dois exames são muito diferentes nos seus focos e na informação que apresentam sobre o processo patológico. Quando se escolhe entre esses dois exames, é essencial que os clínicos entendam qual teste é mais apropriado para a questão clínica do momento.

O faringoesofagograma tem a vantagem de avaliar o esôfago torácico, que é a fonte da maior parte das doenças esofágicas, mesmo quando os pacientes referem sintomas no pescoço. Todavia, neste capítulo sobre a radiologia da deglutição, a ênfase será sobre a MBS, que é a mais indicada para a fisiologia da deglutição.

TÉCNICAS FLUOROSCÓPICAS

A fluoroscopia é a aplicação continuada de raios X para um paciente, vendo as imagens resultantes em um monitor de vídeo. Toda avaliação fluoroscópica inclui tanto um videofluorógrafo (no qual as imagens são capturadas em baixa resolução com uma alta velocidade de quadros (*frames*) quanto um cinerradiógrafo (de do qual são capturadas imagens em alta resolução, com uma velocidade mais lenta de quadros).

Na radiografia tradicional, objetos radiodensos, como os ossos e os agentes de contraste, são mostrados brancos em um fundo preto. Na fluoroscopia, esta convenção é algumas vezes reversa, com os objetos densos aparecendo pretos na imagem.

A terminologia das técnicas de fluoroscopia merece algum esclarecimento. O termo "deglutição de bário" foi por muito tempo usado para se referir a um esofagrama comum. Desafortunadamente, esse termo é confundido com "deglutição modificada com bário", que é um exame completamente diferente. Então, os termos "esofagograma" e "faringoesofagograma" são preferidos. O termo preciso varia de instituição a instituição; em alguns lugares, um "esofagograma-cervical" ou "faringoesofagograma" deve ser especificamente ordenado caso seja a faringe a estrutura a ser avaliada, ao passo que em outras localidades, um "esofagograma" automaticamente inclui todo o trato digestivo superior.

FARINGOESOFAGOGRAMA

O propósito de um faringoesofagograma é avaliar as mucosas da faringe e do esôfago. O estudo é realizado por um radiologista e todos os achados são documentados tanto quanto possível com imagens paradas; muito da interpretação recai sobre a avaliação do radiologista enquanto o exame está sendo realizado.

A ênfase de um esofagograma comum é sobre o esôfago torácico porque é a maior causa da sintomalogia. Todavia, as superfícies mucosas da orofaringe, hipofaringe e esôfago cervical podem também ser avaliadas.

Uma completa avaliação da mucosa faríngea inclui tanto a técnica de toda a coluna (*full-column technique*) quanto a técnica de contraste duplo, respectivamente (Fig. 4.1). A técnica de toda a coluna usa uma suspensão de bário fina para encher toda a faringe durante a deglutição. A técnica de contraste aéreo usa formações de cristais gasosos para encher a faringe com ar, enquanto uma grossa suspensão de bário cobre as mucosas. A manobra de Valsalva é uma alternativa para encher a faringe de ar.

A avaliação da contratilidade de esôfago e faringe é um importante elemento desse estudo. O refluxo gastresofágico é especificamente avaliado com manobras destinadas a diagnosticar essa doença.

DEGLUTIÇÃO MODIFICADA COM BÁRIO

Diferente do faringoesofagograma a MBS é realizada por um fonoaudiólogo. O propósito desse exame é avaliar a função de deglutição e determinar especificamente a causa da aspiração.

O fonoaudiólogo entrega a suspensão de bário com diversas consistências. A consistência precisa varia de instituição para instituição, mas usualmente inclui um líquido fino, um líquido grosso ou um néctar, e uma pasta. Biscoitos de bário são, algumas vezes, incluídos, para avaliar a deglutição de alimento sólido.

Todo o exame é feito numa projeção lateral e é gravado em videofluorografia. Enquanto um faringoesofagograma está voltado para os detalhes anatômicos da mucosa, uma MBS está voltada para a fisiologia da deglutição.

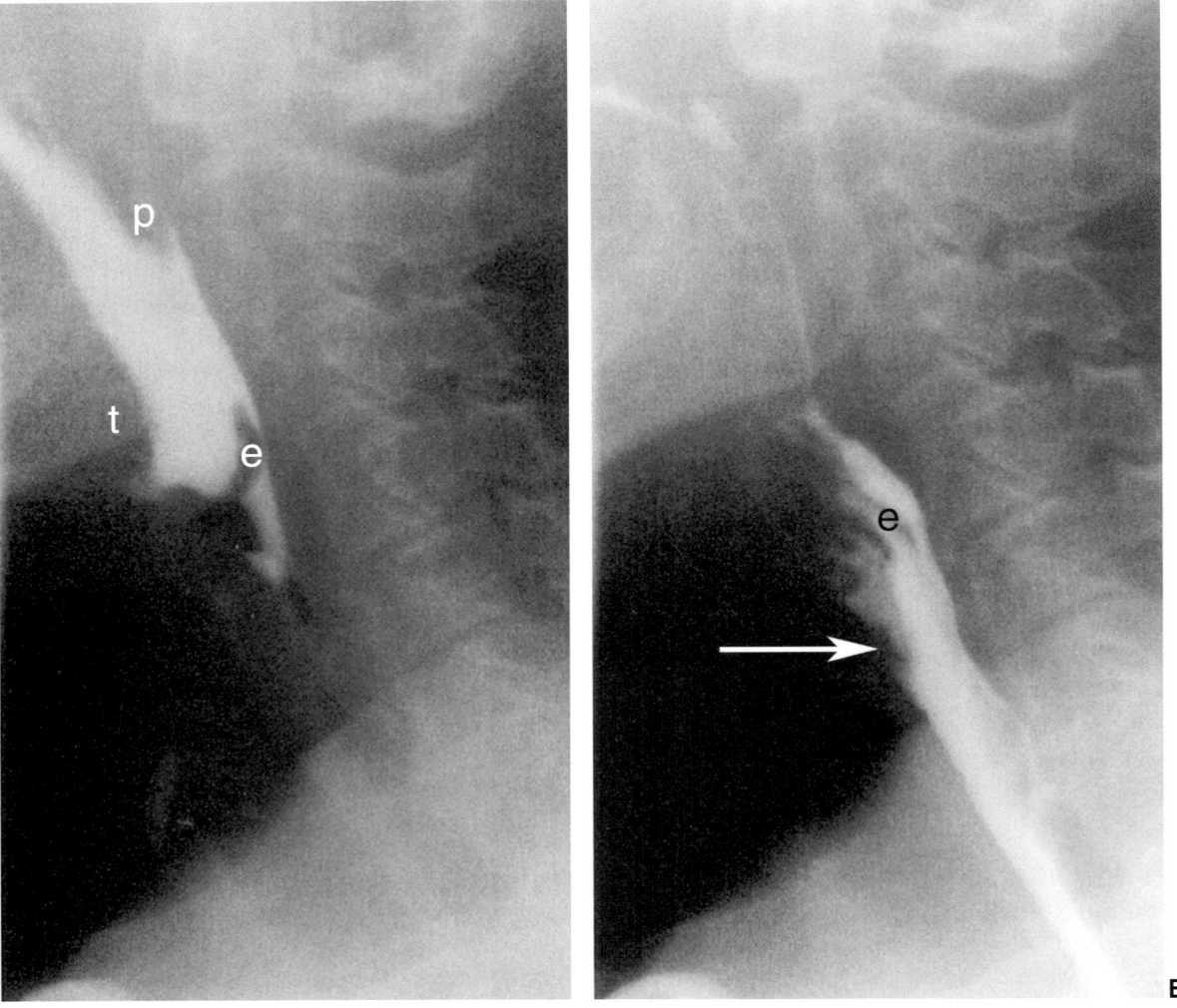

Figura 4.1

Radiografia anatômica normal. **A:** Vista lateral oblíqua durante um início de deglutição demonstrando o palato mole (*p*), a base da língua (*t*) e a epiglote (*e*). Note que a mucosa da base da língua está levemente irregular por causa da tonsila lingual. **B:** Uma imagem posterior mostra a progressão do bolo alimentar na hipofaringe e no esôfago. A epiglote (*e*) agora está invertida. Existe uma leve irregularidade da mucosa (*seta*) atrás da cartilagem cricóidea; isto representa o plexo venoso pós-cricóide.

Figura 4.1

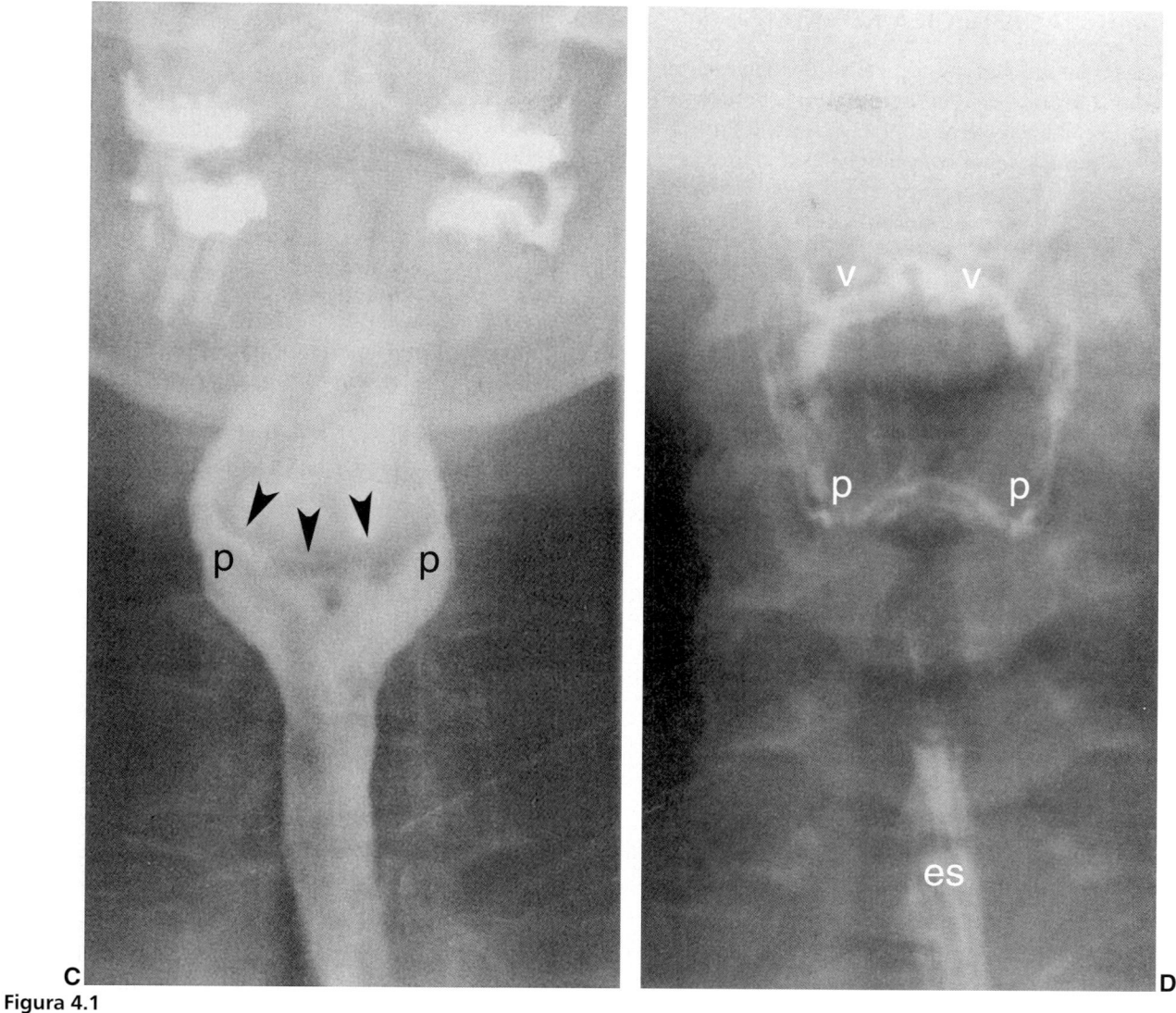

(Continuação) **C:** A projeção frontal é útil para analisar os seios piriformes (*p*). A epiglote invertida aparece como um vago defeito adicional (*cabeças de setas*). **D:** As técnicas de ar-contraste mostram a mucosa em relevo. Esta projeção frontal mostra nitidamente a valécula (*v*), os seios piriformes (*p*) e as pregas mucosas do esôfago cervical(*is*).

É essencial que o radiologista e o fonoaudiólogo tenham uma boa relação de trabalho. Esses dois profissionais deverão discutir a avaliação da MBS enquanto ela está sendo realizada para que um ótimo exame seja feito. Os detalhes da interpretação deverão ser discutidos ao final do exame para assegurar que os dois pontos de vista estão em consenso. O radiologista deve ter um papel importante na interpretação dos achados anatômicos, bem como na avaliação dos resultados funcionais.

AGENTES DE CONTRASTE ORAL

O melhor contraste oral conhecido é a suspensão de bário, porém esta não é a melhor escolha para todos os pacientes. Se a suspensão de bário é aspirada, ela se solidificará nos pulmões e nunca será reabsorvida. Similarmente, o que se deposita nos tecidos moles poderá não ser reabsorvido (1).

Agentes de contraste hidrossolúveis são usados quando o bário é considerado um risco. A principal desvantagem dos agentes hidrossolúveis é que eles são menos densos que o bário e portanto menos sensíveis para a detecção da doença. Todavia, os agentes de contraste água-solúveis serão reabsorvidos quando aspirados ou quando caírem em fendas dos tecidos moles.

Alguns agentes de contraste hidrossolúveis podem causar uma pneumonite quando aspirados, então muito cuidado deve ser tomado ao escolher um contraste para um estudo fluorográfico.

ANATOMIA RADIOLÓGICA NORMAL

A anatomia normal fluoroscópica da faringe está demonstrada na Figura 4.1. A epiglote é mais bem avaliada em imagens laterais, embora os seios piriformes e a valécula sejam mais bem observados nas imagens frontais. A imagem oblíqua é ocasionalmente útil com o objetivo de delinear lesões ou definir precisamente o local de uma perfuração. Em geral, as mucosas da superfície da faringe são lisas e sem formas definidas, diferentes das do esôfago, onde as pregas mucosas são geralmente visíveis.

Existe um pequeno número de achados radiográficos que são confundidos com doenças. A assimetria dos seios piriformes é um achado normal, embora uma completa ausência de enchimento mucoso dos seios piriformes esteja relacionada com a malignidade (2). A assimetria da tonsila lingual também pode ser vista como normalidade.

O plexo venoso posterior da cricóide não deve ser confundido com irregularidades da mucosa. O músculo cricofaríngeo é freqüentemente não observado em sujeitos normais ou pode ser visto como uma fina e suave indentação na projeção posterior da faringe no nível do corpo da 6ª vértebra cervical. Artefatos dinâmicos podem imitar defeitos de preenchimento numa única imagem, mas sua verdadeira natureza fica geralmente evidente na videofluorografia.

FISIOLOGIA NORMAL DA DEGLUTIÇÃO

A MBS é o exame radiológico que deve ser escolhido para a avaliação da deglutição (3). Diferente de um faringoesofagograma, a MBS usa agentes de contrastes de consistências diferentes e é realizado concomitantemente com o parecer de um fonoaudiólogo; isto permite que uma avaliação mais completa da fisiologia da deglutição possa ser obtida (4).

A avaliação com endoscópico flexível (FEES) é uma alternativa possível para a avaliação da deglutição (5). Todavia, a MBS apresenta diversas vantagens sobre as técnicas endoscópicas na avaliação das fases da deglutição. Numa MBS não há nenhum endoscópio interferindo com a função da deglutição. A MBS avalia as fases superiores da deglutição em maiores detalhes do que a FEES consegue. Porções de mucosa que podem estar inacessíveis a um endoscópio, são mais facilmente avaliadas radiologicamente. Na maioria das instituições, a MBS e a FEES são considerados exames complementares.

Existem 3 fases distintas na deglutição: a fase oral, a fase faríngea e a fase esofágica. A fase oral está sob o controle voluntário, enquanto as fases faríngea e esofágica são reflexos involuntários. Uma discussão mais detalhada pode ser encontrada em outros capítulos, mas é importante enfatizar que nosso entendimento da deglutição repousa nos estudos radiográficos feitos nos anos 1980 e a terminologia da deglutição reflete esta histórica inclinação (3).

A fase oral inicia-se com a formação do bolo alimentar pela língua, inclui a mastigação e a lubrificação do bolo. O segundo evento na fase oral é o transporte do alimento para a faringe. Isto termina a parte voluntária da deglutição e os reflexos da deglutição iniciam-se.

O primeiro evento da fase faríngea é a elevação do palato mole, o qual, em combinação com o músculo constritor superior da faringe, fecha a nasofaringe para prevenir o refluxo nasofaríngeo (Fig. 4.2). Em seguida, o osso hióide eleva-se, levantando a laringe junto com ele. Isto causa a retroflexão da epiglote e ela cobre o vestíbulo da laringe. Ao mesmo tempo as pregas vocais fecham-se, mas este evento (já esperado) não é evidente radiograficamente. O próximo passo da fase faríngea é a contração dos constritores da faringe numa onda peristáltica que força o bolo alimentar através da faringe, lateralmente pelos seios piriformes, para dentro do esôfago.

A fase esofágica inicia-se com o relaxamento do músculo cricofaríngeo para permitir a passagem do alimento. A onda peristáltica então progride através do esôfago cervical e torácico.

As duas primeiras fases da deglutição podem ser avaliadas com a MBS (6). A formação do bolo oral é avaliada pela certeza de que o contraste não vai escorrer para dentro da valécula, antes que a língua formalmente faça a transferência do bolo. Os movimentos do palato mole e do osso hióide podem ser observados, até mesmo, sem o uso do contraste oral, mas observar o tempo relativo ao transporte do bolo é importante. A inversão da epiglote é um evento muito rápido. Muitas vezes é necessário retroceder o vídeo da fluorografia, para poder apreciar a inversão da epiglote.

Pequenas quantidades de contraste podem ser vistas penetrando no ventrículo da laringe durante a fase faríngea da deglutição. Essa penetração não é considerada anormal, desde que haja logo depois dela uma limpeza da região do ventrículo. Pequenas porções de contraste podem permanecer na valécula e nos seios piriformes.

O músculo cricofaríngeo deve estar completamente relaxado quando o alimento o alcança, isto também não é evidente radiograficamente. Todavia, pode ser visto ocasionalmente como uma suave imagem posterior no nível da C6. Esta imagem suave não é preditiva de sintomatologia (7).

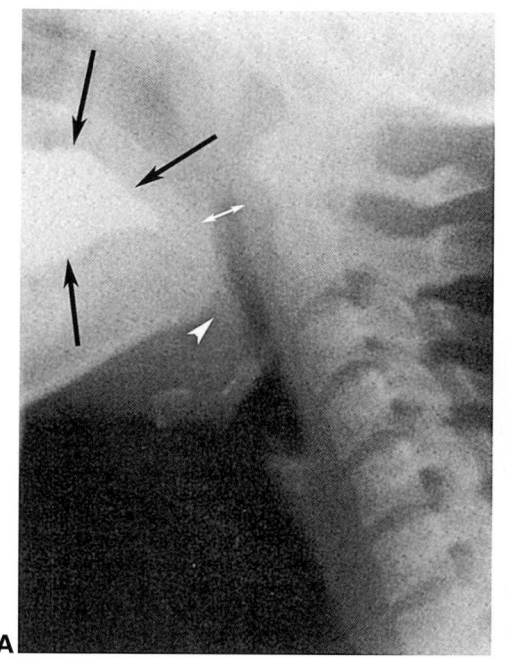

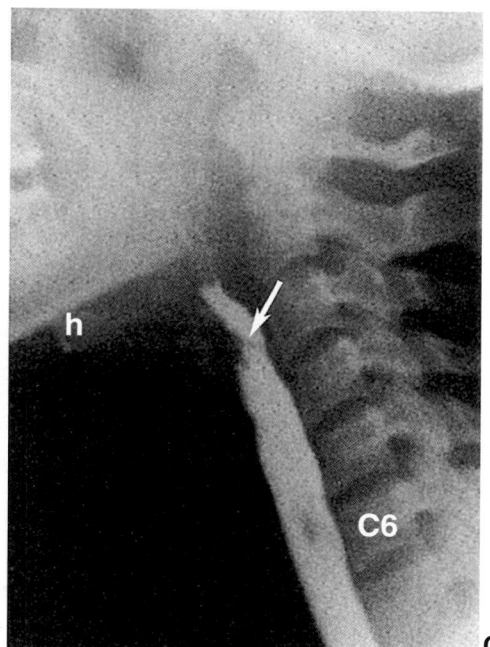

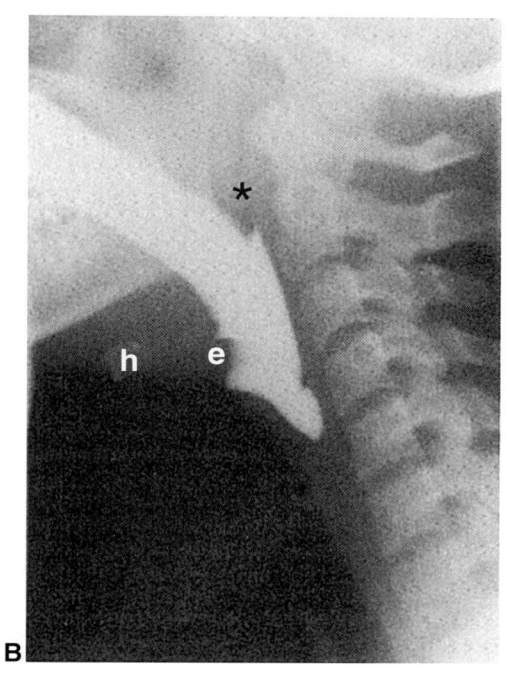

Figura 4.2

As fases da deglutição. **A:** A fase oral demonstra bom controle do bolo oral (*setas*) sem derramar dentro da valécula colapsada (*cabeça da seta*). O palato mole ainda não está elevado contra a nasofaringe (*seta dupla*). **B:** Fase faríngea inicial. O palato mole agora oclui a nasofaringe inferior (*). A epiglote (*e*) está começando a se inverter. O osso hióide (*h*) está começando a ascender. **C:** Fase faríngea final/esôfago inicial. O osso hióide (*h*) está agora completamente elevado. A epiglote (*seta*) inverteu-se. A coluna de contraste em frente à sexta vértebra cervical (*C6*) está plana, sem uma imagem cricofaríngea. Note que a qualidade da imagem na Figura 4.2 é um tanto quanto degradada quando comparada com a Figura 4.1. Isto porque a Figura 4.2 foi capturada de uma videofluorografia, que enfatiza a informação fisiológica à custa do detalhe anatômico. A Figura 4.1, ao contrário, é capturada de uma cinerradiografia, que enfatiza a anatomia.

AVALIANDO A DEGLUTIÇÃO ANORMAL

A penetração laríngea é diferenciada da aspiração traqueal, pelo envolvimento das pregas vocais verdadeiras (Fig. 4.3). O contraste que contata as pregas vocais verdadeiras, quando não é removido imediatamente por um reflexo de tosse, é considerado aspiração.

Quando avaliar a penetração da laringe e da aspiração traqueal, é crítico verificar o tempo da anormalidade relativa ao reflexo de deglutição. Por exemplo, o pobre controle do bolo oral conduzirá a um precoce escape para as valéculas. Se a valécula se encher, o contraste vai-se derramar no vestíbulo da laringe e, eventualmente, entrar em contato com as pregas vocais. Uma vez que este tipo de aspiração ocorre durante a fase oral, antes da iniciação do reflexo de deglutição, é denominado "aspiração pré-alimentar".

Se a epiglote falhar em se inverter, ou a laringe, por outro lado, está desprotegida, o bolo de contraste pode entrar no vestíbulo da laringe durante a fase faríngea da deglutição. Este tipo de aspiração é denominado "aspiração alimentar".

Se há uma falha da contratilidade faríngea, ou se o músculo cricofaríngeo falha em relaxar, o contraste pode ser retido na faringe, após o final da deglutição. Este contraste pode então, pingar na laringe causando

Figura 4.3

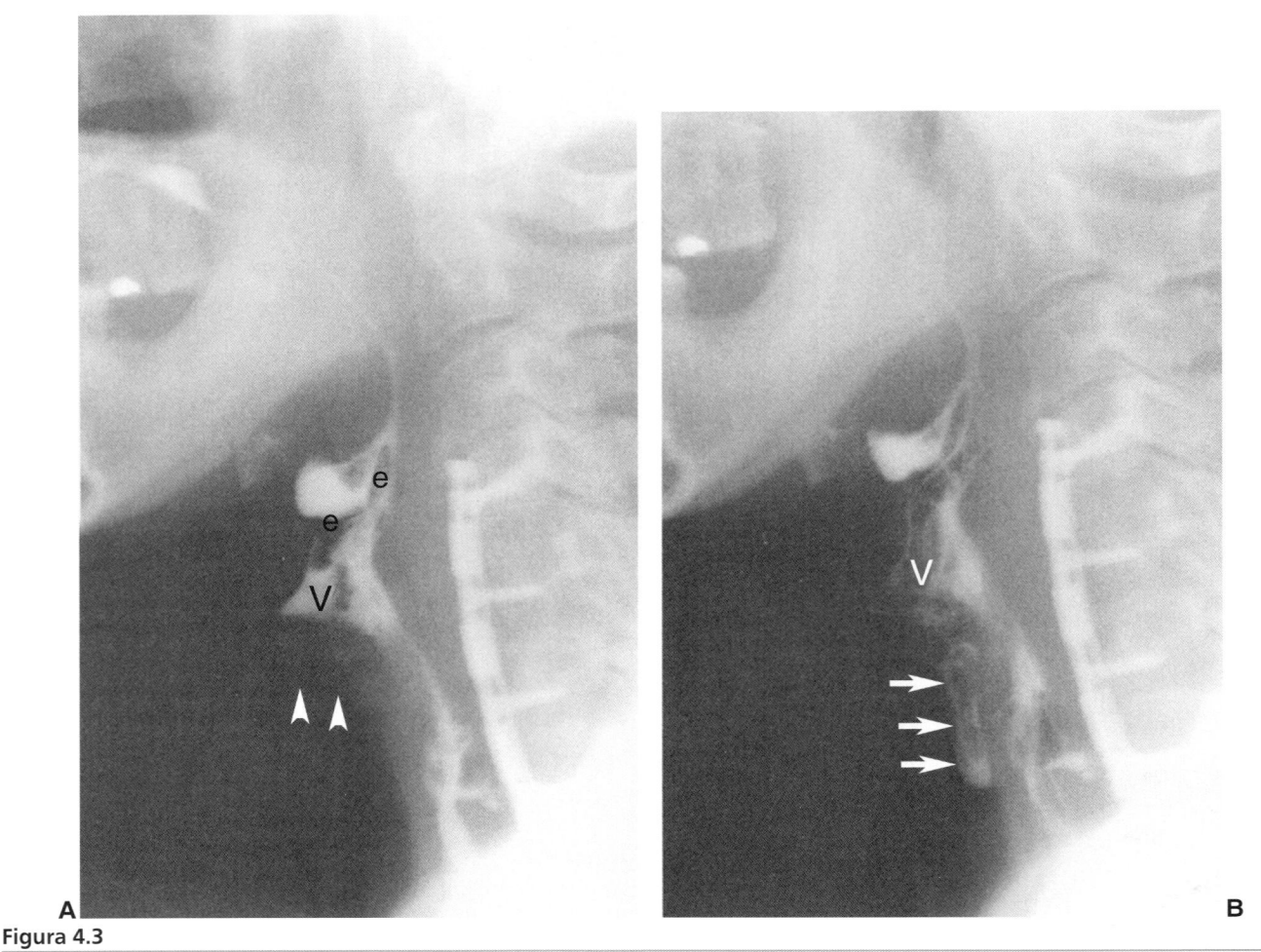

Penetração *versus* aspiração. **A:** Penetração da laringe. O vestíbulo da laringe (*V*) está cheio de bário e a superfície inferior da epiglote (*e*) está revestida de bário. Entretanto, não há contraste abaixo do nível das pregas vocais verdadeiras (*cabeças das setas*). **B:** Aspiração da traquéia. Não somente o vestíbulo (*V*) está cheio, mas há contraste (*setas*) pingando para fora da parede posterior da traquéia.

"aspiração pós-alimentar". Um diagnóstico da aspiração pós-alimentar é, às vezes, aplicado presuntivamente, quando o contraste é visto mais tarde durante o exame, na traquéia, mas o paciente não tenha sido visto aspirando durante as partes videofluorográficas da deglutição.

Sempre que a penetração da laringe ou a aspiração na traquéia é identificada, um comentário deve ser feito à cerca da presença ou da ausência de um reflexo de tosse. Pacientes com sensação normal tossirão para remover o material aspirado. A aspiração silenciosa (aspiração sem um reflexo de tosse) é um acontecimento particularmente preocupante, mas se ele é identificado, pode ser atacado com manobras específicas de deglutição. A aspiração silenciosa é um diagnóstico radiográfico.

Durante a MBS, o fonoaudiólogo deve querer ter o paciente atento para as manobras protetivas, para determinar se a aspiração pode ser minimizada ou prevenida. Tais manobras incluem "queixo abaixado" e "rotação de pescoço". Em geral, as imagens radiográficas obtidas com o paciente usando as manobras protetivas não serão diagnosticadas, por causa da sobreposição das estruturas, mas o grau de aspiração pode normalmente ser avaliado.

Uma vez que a suspensão de bário pode solidificar-se no pulmão e determinar um foco para infecção, os pacientes com aspiração copiosa devem ter seus estudos interrompidos assim que a aspiração é identificada. Então é importante que a primeira deglutição seja filmada apropriadamente para o caso em que nenhuma outra deglutição possa ser realizada.

DOENÇAS COMUNS

A disfagia é o sintoma mais freqüente para merecer uma avaliação fluoroscópica da deglutição. Um faringoesofagrama é o exame de escolha nesta situação. A causa mais comum da disfagia é a doença do refluxo gastroesofágico (GERD) e suas complicações, assim um faringoesofagrama para disfagia deve incluir uma avaliação da competência do esfíncter inferior do esôfago. Mesmo com o uso de manobras eliciantes, entretanto, somente metade dos pacientes com GERD irão demonstrar refluxo durante um esofagrama. A endoscopia e o monitoramento do PH são mais confiáveis para esse diagnóstico (8).

A fluoroscopia desempenha um importante papel em pacientes que se apresentam com globo (*globus*). Cerca de metade desses pacientes podem ser identificados com GERD numa endoscopia ou pelo monitoramento de PH durante 24 horas. Embora um esofagrama comumente seja normal, ocasionalmente, uma lesão da mucosa ou uma massa extrínseca poderá ser identificada como a fonte da sensação de globo (Fig. 4.4). Tais lesões podem ser observadas através de endoscopia ou por monitoramento de PH, na avaliação do globo.

A GERD tradicionalmente causa inflamação no esôfago torácico, mas em casos severos a faringe pode ser envolvida. O refluxo laringofarígeo, no qual mudanças inflamatórias se estendem para o tecido da laringe, é mais bem avaliado com endoscopia que com fluoroscopia.

Um freqüente achado em estudos de deglutição em indivíduos idosos é uma configuração ondulante na faringe posterior causada por osteófitos anteriores da coluna cervical (Fig. 4.5). Embora esta pesquisa não seja freqüentemente associada a sintomatologia, os osteófitos podem interferir com a inversão da epiglote resultando em aspiração alimentar. Grandes osteófitos podem deslocar o esôfago e simular uma massa extrínseca (Fig. 4.6).

A acalasia do esfíncter cricofaríngeo é uma falha do músculo cricofaríngeo em relaxar em resposta a um bolo alimentar. Ela aparece como uma imagem suave na faringe posterior no nível do corpo da vértebra C6 (Fig. 4.7). Diferente da maioria das massas retrofaríngeas, o músculo cricofaríngeo é raramente maior que 1 cm em dimensão superior e inferior.

Há muitas causas para a acalasia cricofaríngea, incluindo a esclerose lateral amiotrófica, a poliomielite, a paralisia pseudobulbar, o carcinoma nasofaringeal, a miopatia tireoidiana, a vagotomia cirúrgica, a dermatomiosite e a hérnia de hiato. Entretanto, a maioria dos pacientes não tem uma causa identificável (9).

Outras disfunções cricofaríngeas podem também ser diagnosticadas radiograficamente. A acalasia cricofaríngea é uma incompetência completa do músculo cricofaríngeo e é vista numa distrofia miotônica (10). A disautonomia familiar (síndrome de Riley-Day, 1949) manifesta uma abertura retardada do músculo cricofaríngeo (Fig. 4.8).

Há vários tipos de divertículos protuberantes que surgem na faringe. O mais conhecido é o divertículo de Zenker, que surge da parede posterior da faringe logo acima do músculo cricofaríngeo. Estas lesões são consideradas divertículos de pulsão resultantes da acalasia cricofaríngea.

Radiograficamente, um divertículo de Zenker aparece como uma protuberância em bolsa na parede posterior da faringe (Fig. 4.9). O divertículo pode reter o contraste entre as deglutições, ou pode verter completamente o contraste retido. O tamanho do divertículo e o calibre de seu pescoço podem ser avaliados na fluoroscopia. Grandes divertículos de Zenker podem comprimir a hipofaringe.

As bolsas faríngeas são o resultado do aumento crônico da pressão faríngea, como nos tocadores de trompete e nos sopradores de vidro. Essas bolsas sur-

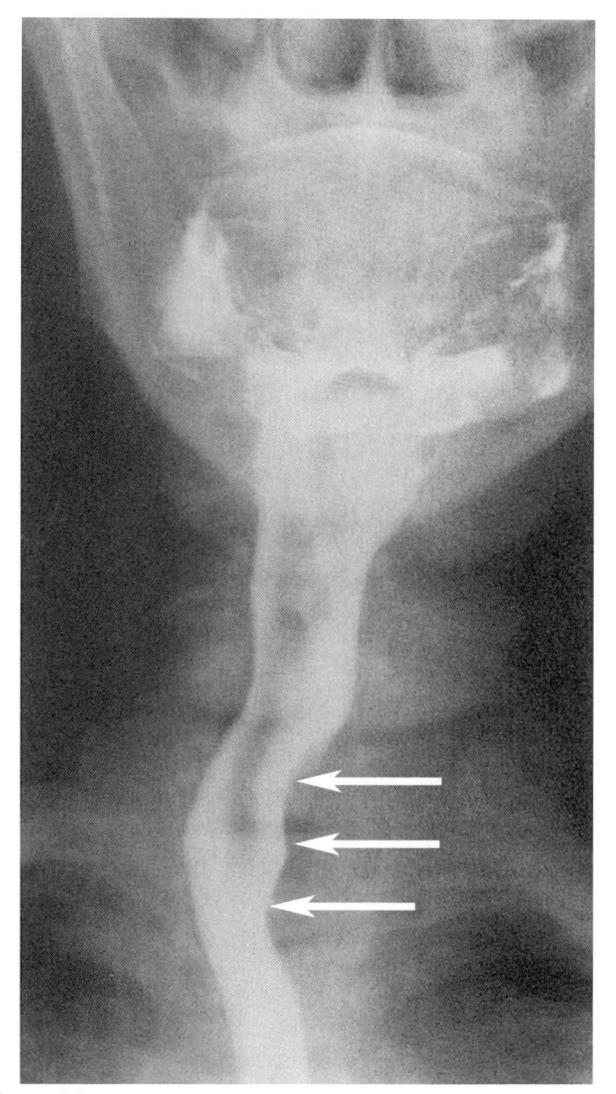

Figura 4.4

Compressão extrínseca. A imagem frontal mostra desvio do esôfago (*setas*) na junção cervicotorácica. Um bócio tireóideo foi responsável pelo efeito de massa. Esse paciente apresenta globo histérico.

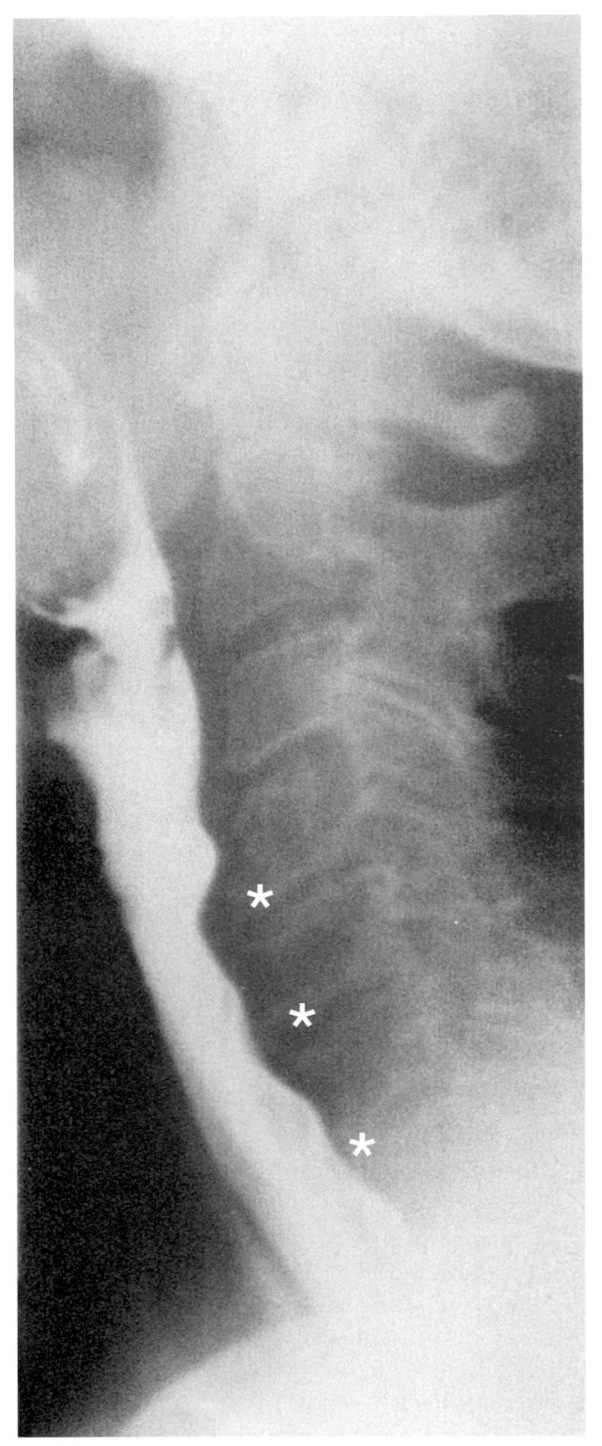

Figura 4.5
Osteofitose. Osteófitos vertebrais anteriores (*) causam uma impressão ondulante sobre a faringe posterior e o esôfago.

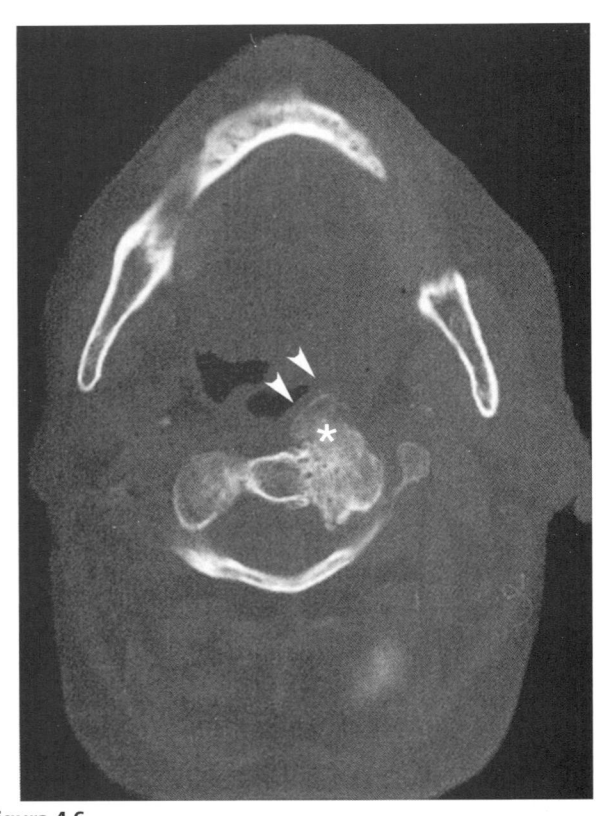

Figura 4.6
Osteofitose. A tomografia axial computadorizada da parte superior da coluna vertebral, mostrada numa janela óssea, demonstra um grande osteófito (*) atlantoaxial deslocando a mucosa da faringe (setas) e simulando uma massa orofaríngea submucosa.

gem na superfície da parede lateral da orofaringe e são mais bem vistas na imagem frontal (Fig. 4.10) (11). As bolsas faríngeas são geralmente assintomáticas, porém quando são grandes podem causar disfagia.

A hipocontratilidade faríngea é um achado comum nos pacientes idosos. Ela é, na maioria das vezes, idiopática, mas doenças do sistema nervoso (p. ex., AVC, dismielinização), disfunções dos pares cranianos (particularmente IX e X) e doenças das junções neuromusculares ou da musculatura faríngea têm sido implicadas.

As doenças que afetam os constritores faríngeos incluem miastenia grave, dermatomiosite, lúpus eritematoso sistêmico, distrofia miotônica, esclerose sistêmica e miopatia oculofaríngea. Essas doenças não são distinguíveis radiograficamente, exceto a miastenia grave, que se caracteriza pela piora dos achados através de deglutições consecutivas.

A hipocontratilidade faríngea unilateral pode ser um achado radiográfico confuso. A assimetria nos seios piriformes, com fluxo preferencial no seio afetado, pode ser confundida com obstrução do seio piriforme contralateral (Fig. 4.11). A distinção pode comumente ser feita com uma cuidadosa análise de múltiplas deglutições em imagens frontal e lateral (2).

Embora as modalidades de secções cruzadas (cross-sectional, TC e ressonância magnética) sejam os melhores exames de imagens para o pré-tratamento do câncer, a fluoroscopia também é indicada em pou-

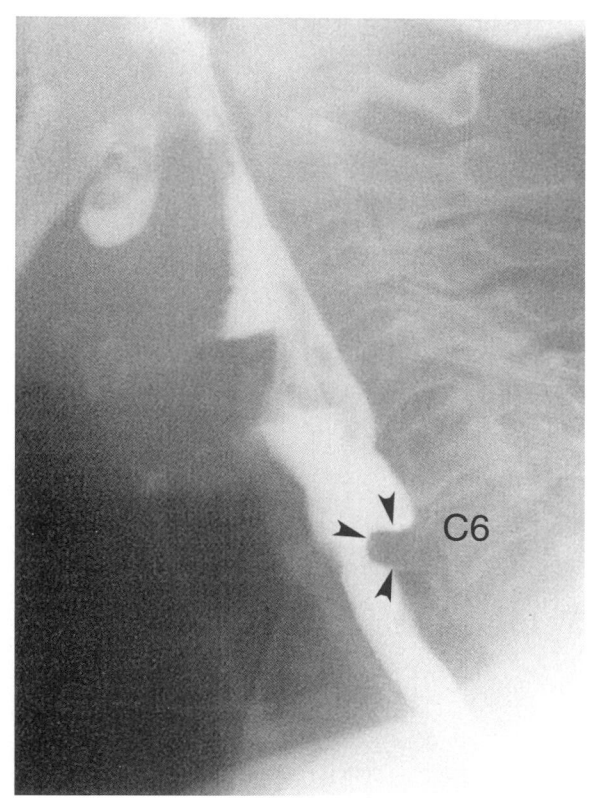

Figura 4.7
Acalasia cricofaríngea. No nível do corpo da sexta vértebra cervical (C6), há uma suave e bem definida imagem (*cabeças das setas*) da faringe posterior. Esta imagem é do músculo cricofaríngeo que falhou em relaxar.

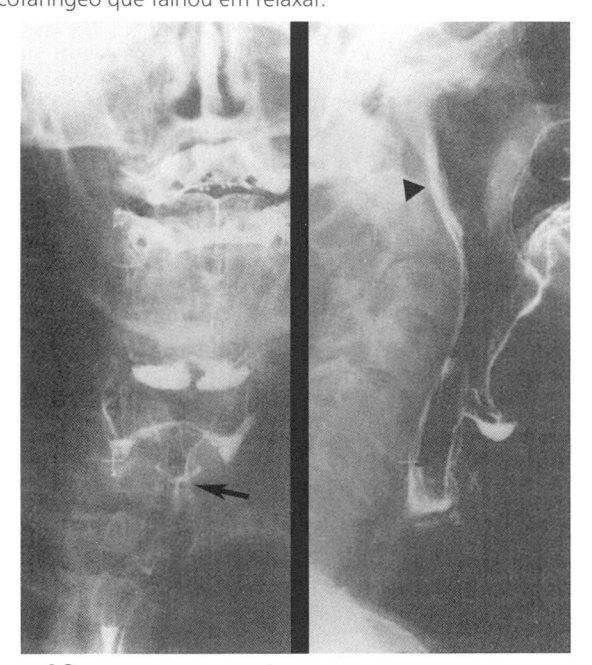

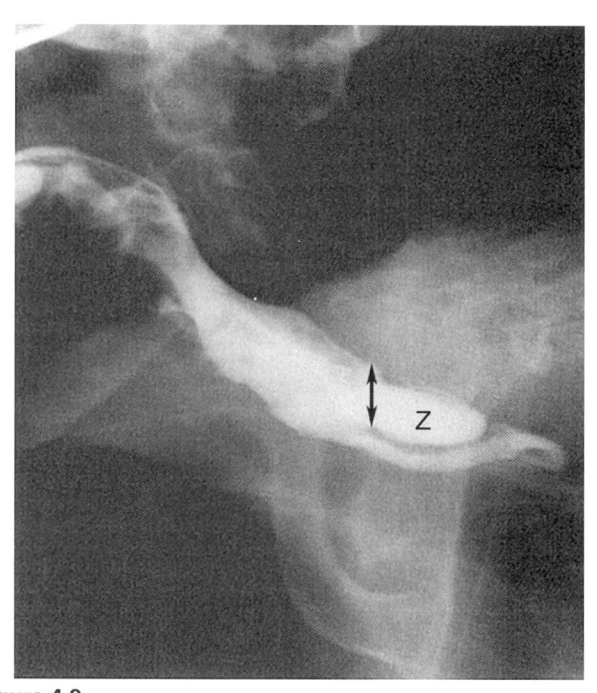

Figura 4.9
Divertículo de Zenker. A imagem oblíqua lateral demonstra uma bolsa (Z) estendo-se da hipofaringe posterior. (O ângulo da faringe é incomum por causa da severa cifose do paciente.) A fluoroscopia é útil para definir o tamanho do divertículo e o diâmetro do pescoço do divertículo (*seta dupla*). A fluoroscopia é usada para avaliar o divertículo residual após o reparo cirúrgico.

Figura 4.8
Distonia familiar. A porção superior da coluna cervical tem uma curva lordótica; a porção inferior é reta. Há um estreitamento do disco em C5-6 e C6-7 com esporões. O palato mole é fraco e há um escape nasofaríngeo (*cabeça de seta*) durante a deglutição. A incoordenação da faringe permite a aspiração com cobertura de bário. As pregas vocais (*seta*) são recobertas com bário aspirado.

cos e específicos casos. Quando há desconfiança da invasão da fáscia pré-vertebral de um tumor hipofaríngeo, um esofagrama pode documentar a diminuição da movimentação laríngea para indicar uma invasão pré-vertebral (12). A esofagografia faríngea pode também documentar a extensão de tumores através da cricóide posterior na hipofaringe.

A fluoroscopia representa um papel específico na avaliação do pescoço tratado. O radiologista deve estar familiarizado com a aparência esperada da faringe após a cirurgia. Por exemplo, após a laringectomia é natural haver uma prega do tecido mole para separar a bolsa anterior do tecido remanescente da faringe. Este tecido é chamado de "pseudo-epiglote" por causa da sua aparência radiográfica (Fig. 4.12).

A interposição do enxerto jejunal pode criar uma aparência incomum porque a prega circular do jejuno é identificada no pescoço (Fig. 4.13). O segmento interposto pode inclusive apresentar peristaltismo no pescoço.

O esofagrama é um estudo essencial na avaliação pós-operatória de fendas. Mesmo finas porções de contraste extravasado podem ser identificadas (Fig. 4.14). A seleção de contraste oral é crítica em pacientes com suspeita de terem vazamentos pós-operatórios,

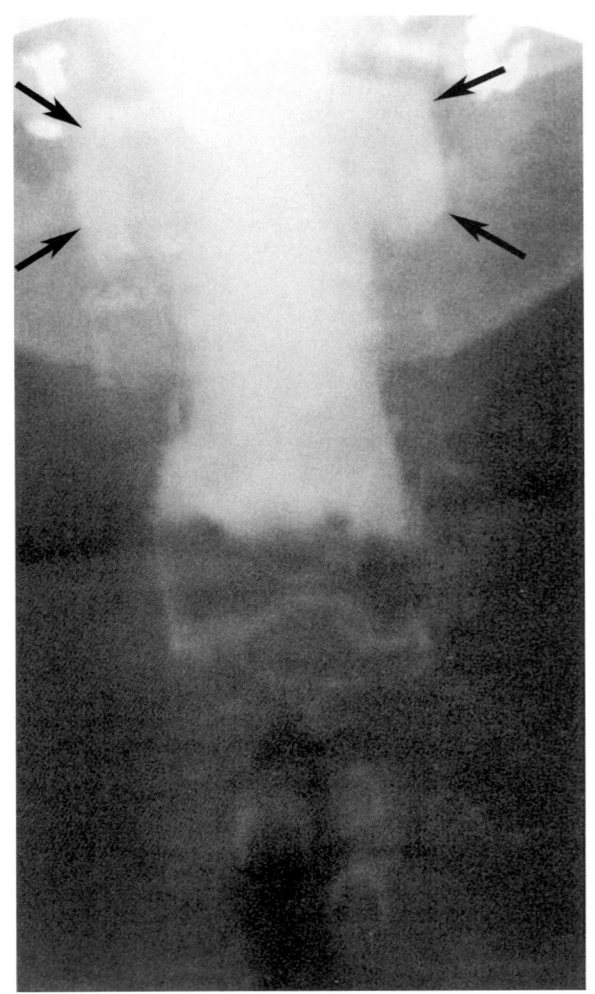

Figura 4.10
Bolsas da faringe. A imagem frontal define melhor as bolsas da faringe (*setas*) surgindo do aspecto lateral da orofaringe. Estas bolsas são normalmente simétricas.

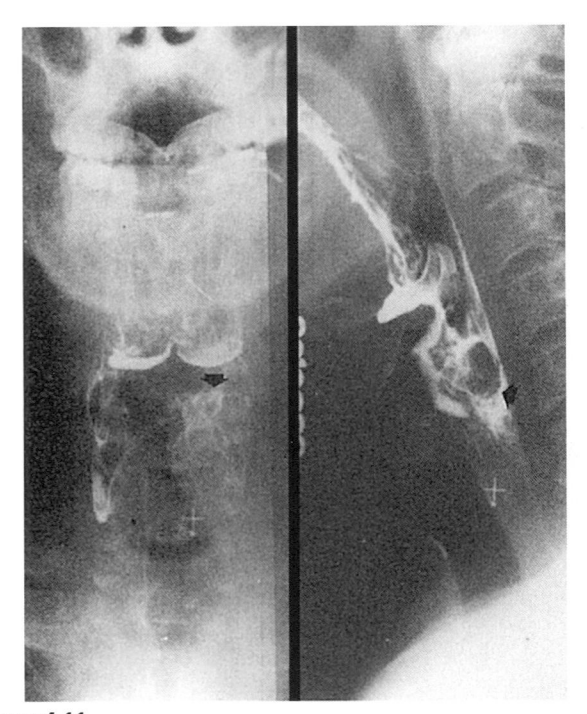

Figura 4.11
Carcinoma escamoso de seios piriformes. Na imagem frontal, a flecha indica a porção superior da massa. Na imagem lateral, a flecha indica a porção inferior da massa.

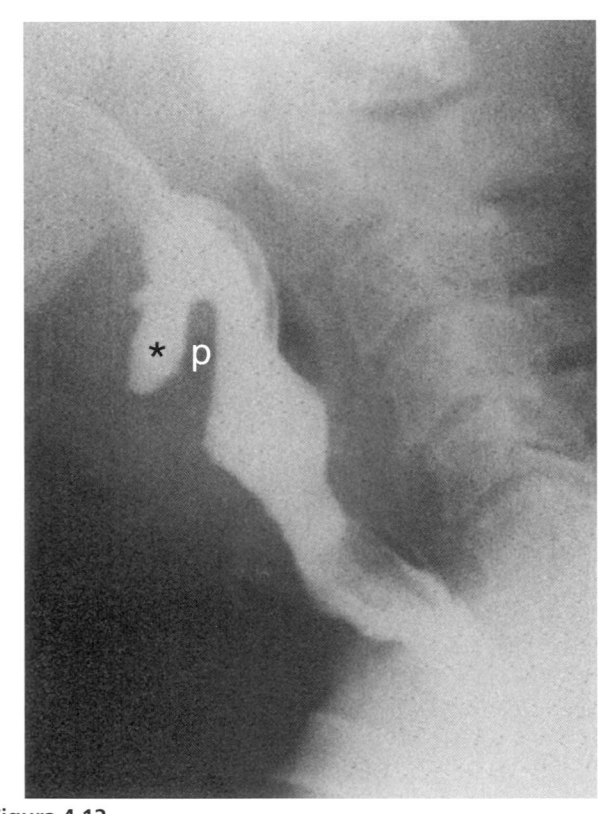

Figura 4.12
Pseudo-epiglote. A imagem lateral da videofluorografia em um paciente com laringectomia mostra uma dobra de tecido (*p*) com a localização esperada e a configuração da epiglote. Esta pseudo-epiglote separa a bolsa anterior (*) da faringe.

assim o radiologista deve ser informado desta possibilidade.

As constrições benignas são uma complicação comum da cirurgia faríngea. Essas constrições tendem a ocorrer em lugares de anastomoses e são rapidamente avaliados com fluoroscopia (Fig. 4.15). As constrições que resultam de radioterapia tendem a afetar um segmento mais longo do trato alimentar. As constrições geralmente se tornam sintomáticas quando têm menos que 13 mm de diâmetro transversal. Se o preciso calibre da constrição está em questão, o radiologista deve administrar um tablete de bário de 13 mm para ver se esse limiar crítico foi rompido.

Os pacientes que estão sofrendo radioterapia freqüentemente se apresentam com distúrbios de mobilidade. O edema epiglótico pode impedir a inversão epiglótica ou os músculos constritores podem ter contratibilidade reduzida.

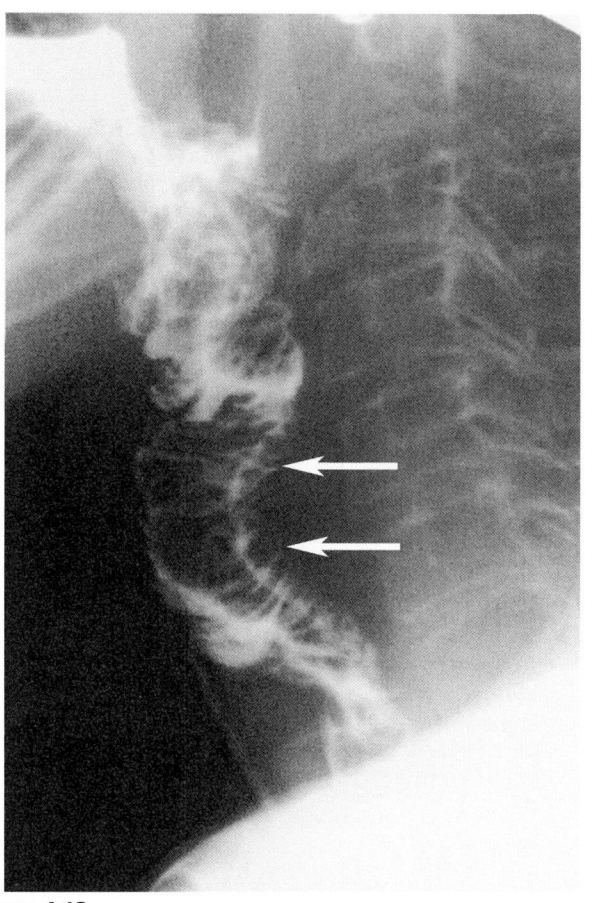

Capítulo 4 ■ EXAME RADIOLÓGICO DO TRATO AERODIGESTIVO SUPERIOR | 53

Figura 4.13
Interposição do enxerto jejunal. O padrão de mucosa da neofaringe demonstra as pregas circulares (*setas*) que são características do jejuno.

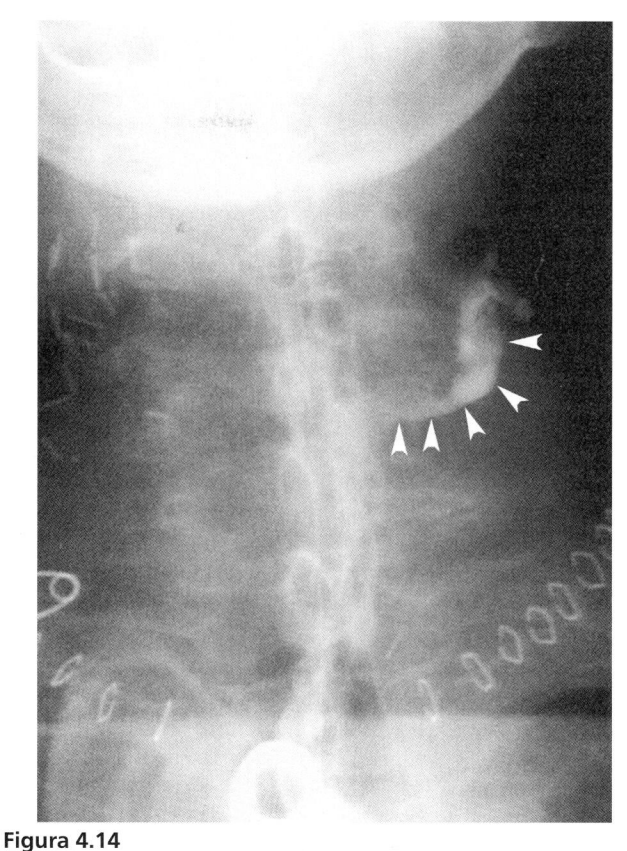

Figura 4.14
Vazamento contido. A imagem frontal de um paciente cirúrgico demonstra o extravasamento do contraste (*cabeças de setas*) em um tecido mole do lado esquerdo do pescoço.

CONCLUSÃO

A radiologia representa um papel crítico na avaliação da deglutição. A técnica radiográfica mais importante é a MBS, que é realizada em conjunto com um fonoaudiólogo. A deglutição modificada provê informação extensiva a respeito do reflexo da deglutição e é complementar das técnicas de endoscopia.

Existem algumas situações clínicas nas quais um faringoesofagograma é o exame mais apropriado. Os mais notáveis entre esses são a avaliação da disfagia e a avaliação de complicações cirúrgicas.

PONTOS IMPORTANTES

- O termo "deglutição de bário" é impreciso. Use um faringoesofagograma para avaliar a mucosa e um exame de deglutição modificada com bário para avaliar a função da deglutição.
- A terminologia varia de uma instituição para outra. Esteja certo de clarificar quais termos são significativos para o radiologista na sua instituição, especialmente se você deseja que o exame focalize a faringe, em vez de o esôfago.

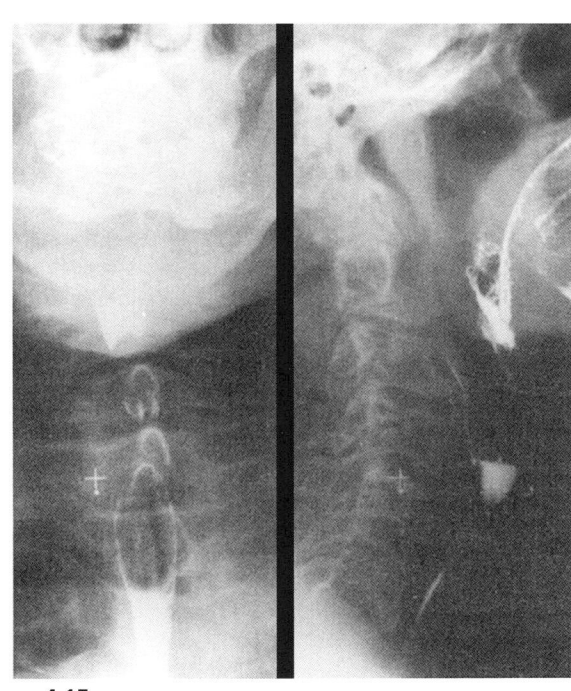

Continua

Figura 4.15
Pós-laringectomia. Há um estreitamento cônico anterior a C-5.

- O exame fluoroscópico provê tanto os dados anatômicos, como os funcionais; ambos devem ser comentados em relatórios.
- Uma estreita relação de trabalho entre o radiologista e o fonoaudiólogo é essencial para realizar uma MBS.
- A escolha do agente de contraste oral depende profundamente do cenário clínico. Assegure-se em suprir um histórico completo para garantir a segurança do paciente.
- Os estudos de deglutição radiográfico e endoscópico são exames complementares.
- Os estudos fluoroscópicos são mais freqüentemente usados na avaliação da aspiração e da disfagia e na avaliação e monitoramento pós-operatório.

REFERÊNCIAS

1. Levine MS. What is the best oral contrast material to use for the fluoroscopic diagnosis of esophageal rupture? *AJR Am J Roentgenol* 1994;162:1243.
2. Ekberg O. Functional abnormalities of the pharynx. In: Freeny PC, Stevenson GW, eds. *Margulis and Burhenne's alimentary tract radiology*. St. Louis: Mosby-Year Book, 1994.
3. Gustafson-Yoshida N, Maglinte DD, Hamaker RC, *et al.* Evaluation of swallowing disorders: the modified barium swallow. *Indiana Med* 1990;83:892-895.
4. Ekberg O, Olsson R. Dynamic radiology of swallowing disorders. *Endoscopy* 1997;29:439-446.
5. Aviv JE. Prospective, randomized outcome study of endoscopy versus modified barium swallow in patients with dysphagia. *Laryngoscope* 2000;110:563-574.
6. Jones B, Donner MW. *Normal and abnormal swallowing: imaging in diagnosis and therapy.* New York: Springer-Verlag, 1991:xvi, 235.
7. Leonard R, Kendall K, McKenzie S. UES opening and cricopharyngeal bar in nondysphagic elderly and nonelderly adults.*Dysphagia* 2004;19:182-191.
8. Richter JE. Typical and atypical presentations of gastroesophageal reflux disease. The role of esophageal testing in diagnosis andmanagement. *Gastroenterol Clin North Am* 1996;25:75-102.
9. Eisenberg RL. Gastrointestinal radiology: a pattern approach. Philadelphia: Lippincott-Raven Publishers, 1996:xiv, 1194.
10. Marcon M, Briani C, Ermani M, *et al.* Positive correlation of CTG expansion and pharyngoesophageal alterations in myotonic dystrophy patients. *Ital J Neurol Sci* 1998;19:75-80.
11. Rubesin SE, Yousem DM. Structural abnormalities of the pharynx. In: Levine MS, Gore RM, eds. *Textbook of gastrointestinal radiology*. Philadelphia: WB. Saunders, 2000.
12. Weissman IL, Holliday RA. Hypopharynx. In: Som PM, Curtin HD, eds. *Head and neck imaging*. St. Louis: Mosby, 1996.

CAPÍTULO 5

Manejo da Aspiração Intratrável

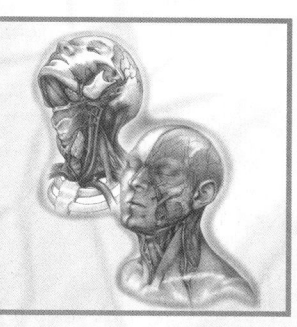

David E. Eibling

A pneumonia de aspiração representa a maior comorbidade em uma larga variedade de doenças e é reconhecida como a causa mais provável de morte para muitos pacientes. Entretanto, a avaliação e a administração da aspiração permanecem como um enigma para a maioria dos médicos e profissionais da área de saúde. A aspiração intratável pode ser administrada por uma variedade de técnicas reduzindo a morbidade e a mortalidade associadas a ela.

A aspiração é uma das seqüelas da disfunção da deglutição; por esta razão, o entendimento da aspiração tem crescido drasticamente com o aumento do conhecimento das patofisiologias da disfagia. A especialização com a administração da disfagia é um foco proeminente dentro de um grupo multidisciplinar de laringologistas, gastroenterologista e fonoaudiólogos. Este capítulo relaciona muito dos pontos importantes em torno da avaliação e do gerenciamento da aspiração mórbida e apresenta escolhas terapêuticas e um algoritmo para o tratamento desses pacientes.

IDENTIFICAÇÃO DA ASPIRAÇÃO

Dever-se-ia se pensar que a aspiração clinicamente significante seria prontamente identificável por um provedor de primeiros cuidados. Isto não acontece sempre, porque os sinais clínicos da aspiração podem ser atribuídos ingenuamente para a doença primária. A aspiração nem sempre é reconhecida como um acontecimento patológico, até a morte do paciente. Doenças neurológicas freqüentemente mascaram os sintomas usuais da aspiração. A Tabela 5.1 lista muitas das manifestações comuns de aspiração. Essa faixa vai de sintomas específicos da faringe até sintomas constitucionais de pneumonia recorrente e perda de peso. Um dos sintomas mais comuns é a secreção excessiva da traquéia, após uma traqueotomia. Não é incomum estas secreções serem atribuídas à broncorréia quando a drenagem da traquéia é de fato uma aspiração de secreções orofaríngeas.

TABELA 5.1 DIAGNÓSTICO

Pneumonia de aspiração
Pneumonia recorrente de causa desconhecida
"Broncorréia" após a traqueotomia
Tosse, sufocação com a alimentação
Disfagia e tempo muito prolongado para comer
Perda de peso

ETIOLOGIA DA ASPIRAÇÃO

A causa mais comum de uma aspiração grave é a disfunção neuromuscular. Uma revisão retrospectiva na Universidade de Pittsburgh de pacientes que sofreram separação laringotraqueal (LTS) por aspiração intratável revelou que mais de dois terços deles tinham alguma forma de doença neurológica devastadora, como esclerose lateral amiotrófica, esclerose múltipla ou seqüelas de AVC (1). Pacientes com perda de processamento central, perda de força muscular faríngea, ou perda de sensação faríngea têm alto risco de aspiração e uma intervenção é requerida para prevenir as seqüelas da aspiração, pneumonia induzida e possivelmente a morte.

A aspiração ocorre entre uma grande porcentagem de pacientes que tiveram AVC ou traumatismo craniano (2). Pacientes com mal de Parkinson ou outros distúrbios de movimento ou ainda déficits específicos dos pares cranianos, especialmente dos pares cranianos IX e X, podem também desenvolver aspiração (Fig. 5.1). Doenças ou procedimentos cirúrgicos que interrompem os pares cranianos inferiores contribuem para a aspiração. Um cuidado médico para esses pacientes deve ser oferecido na vigência desta eventualidade.

Procedimentos cirúrgicos que removem, modificam ou desnervam estruturas entre cavidade oral, orofaringe, hipofaringe ou laringe são também passíveis de causar aspiração. A aspiração clinicamente significativa é esperada após a glossectomia ou laringectomia

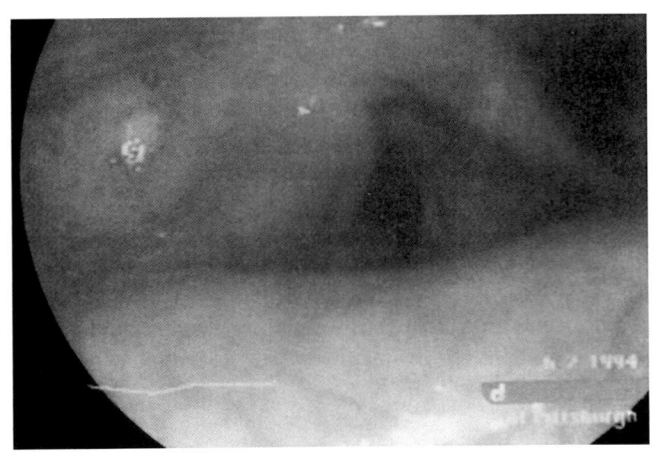

Figura 5.1
Prega vocal e faringe ipsolateral com paralisia causam rouquidão em um paciente com um grande tumor glômico jugular. A saliva enche o seio piriforme direito. A medialização tireoplástica foi feita antes da extirpação do tumor, para facilitar a higiene pulmonar no período pós-operatório.

supraglótica, mas também pode haver sérias morbidades pós-operatórias entre pacientes que tenham sofrido procedimentos cirúrgicos dentro da cavidade oral, palato, hipofaringe ou laringe (3). Um alto grau de prevenção é necessário e uma avaliação prospectiva deve ser feita, antes que a alimentação oral pós-operatória seja iniciada. A aspiração pode continuar por muito tempo, como foi mostrado por um estudo de sobrevida em torno de 5 anos, no qual 44% de pacientes tiveram aspiração persistente com reduzida qualidade de vida (4).

O tratamento de cânceres avançados de cabeça e pescoço em pacientes de protocolos de preservação de órgãos e que fazem uso de combinações de quimioterapia e radioterapia geralmente mostra que eles são levados a grave disfagia e aspiração (5). A estenose, ou mesmo a obliteração da luz faríngea, resulta em sobrefluxo dentro da laringe e uma aspiração resultante. A aspiração também pode ocorrer como um resultado da fibrose e da imobilidade dos tecidos, acarretando deglutição retardada, retenção prolongada do bolo alimentar faríngeo, retardo e decréscimo do fechamento da laringe. Contudo, alguns pesquisadores têm demonstrado que a qualidade de vida desses pacientes pode ainda ser melhor que a daqueles tratados com cirurgia convencional e irradiação (6).

FISIOLOGIA DA DEGLUTIÇÃO

Um conhecimento básico do mecanismo fisiológico da deglutição normal é necessário para entender o mecanismo patofisiológico da aspiração e isto está coberto em detalhes nos Capítulos 1 e 2. O leitor deve recorrer a esses capítulos e as referências clássicas sobre o tópico (7). A locação caudal da laringe mamífera a coloca em risco de aspiração durante a deglutição, a menos que o bolo alimentar possa ser movido rapidamente e completamente após o fechamento da glote. A falha em fechar a glote adequadamente, o vazamento prematuro do bolo alimentar na faringe e, por isso, dentro da laringe, ou o retardo em movimentar o bolo alimentar através da faringe de tal forma que o material possa ser aspirado quando a glote se abre. A pneumonia da aspiração é, portanto, o resultado final da disfunção laringofaríngea.

Fechamento Glótico

O fechamento glótico ocorre imediatamente antes da deglutição e previne a entrada de alimentos e outros materiais na árvore traqueobrônquica. O fechamento glótico também facilita o desenvolvimento da pressão de ar subglótica, que pode ser crítico para uma efetiva deglutição. O fechamento glótico ocorre rapidamente (o reflexo do fechamento glótico tem uma duração menor que 25 milissegundos) e é reflexamente disparado pela presença do bolo alimentar na faringe. A interrupção do ramo aferente traz perda de sensação à faringe e à laringe, causando a perda deste reflexo. Receptores altamente sensíveis à água se apresentam sobre a superfície laríngea da epiglote e receptores táteis na mucosa da supraglote e da faringe, sendo importantes no disparo do reflexo. A falha do fechamento glótico resultante de dano central ou periférico neurológico, geralmente, causa aspiração clinicamente significativa.

A aspiração é, às vezes, associada a paralisia da prega vocal ou fechamento glótico inadequado, como ocorre após uma laringectomia parcial ou com dano neurológico na laringe. Posto que o fechamento glótico seja essencial para prevenir a aspiração, a perda de outras estruturas ou a perda da função dos pares cranianos, devem ser buscadas antes que o paciente com aspiração por incompetência glótica sofra morbidade substancial. Numa série de 35 pacientes que iriam sofrer LTS por causa de aspiração intratável, somente 2 operações foram realizadas, por causa do déficit dos pares cranianos (1). Os procedimentos cirúrgicos destinados a melhorar o fechamento glótico podem ter um efeito dramático no cuidado com alguns pacientes (8).

Relaxamento do Esfíncter Superior do Esôfago

O relaxamento do músculo cricofaríngeo permite a abertura do esfíncter superior do esôfago (ESE), facilitando a passagem do bolo alimentar da faringe para o esôfago. Parece que o ESE, ou mais adequadamente o "segmento faringoesofágico", dilata-se imediatamente antes da chegada do bolo alimentar em resposta à elevação da laringe, muito mais que em resposta à pressão do bolo alimentar. A manometria no nível do segmento faringoesofágico durante a deglutição, tem detectado pressões subatmosféricas imediatamente antes da chegada do bolo alimentar. Esta descoberta sugere que a dilatação do ESE é um processo muito mais ativo que passivo (9). A falha da abertura do ESE, como resultado do relaxamento inadequado cricofaringiano, ou da elevação inadequada da laringe (ou ambos), leva à retenção do bolo alimentar na faringe, podendo por isso o paciente ter risco de aspiração na próxima inspiração.

TRAQUEOTOMIA E ASPIRAÇÃO

A presença de uma traqueotomia, já há muito tempo, tem sido associada a aspiração (10). Sasaki *et al.* (11) observaram perda de reflexo de fechamento glótico na presença da traqueotomia. Eibling e Gross notaram evidência de elevação da pressão subglótica durante a deglutição (12). Colocando uma válvula inspiratória no tubo de traqueotomia, a pressão foi restaurada e beneficiou a deglutição. Muz *et al.* (13), Dettelbach *et al.* (14), e Stackler *et al.* (15) independentemente descobriram que colocando uma válvula expiratória de fala em um tubo de traqueotomia diminuiu e eliminou a aspiração durante a deglutição para alguns pacientes. Leder e outros pesquisadores não conseguiram duplicar estas descobertas, sugerindo que a aspiração em presença da traqueotomia ocorre como um resultado de co-morbidades do paciente, idade e doença de base, mais que pela abertura da via aérea subglótica (16,17). Não obstante, remover, fechar ou colocar válvulas em um tubo de traqueotomia parece ter um efeito drástico na deglutição para alguns pacientes. Fechar ou colocar válvulas em um tubo de traqueotomia deve ser considerado um passo inicial no gerenciamento da disfagia em determinados pacientes que estão apresentando aspiração, mas que apresentam adequada função glótica.

PERDA SENSORIAL

Aviv *et al.* (18) descobriram que pacientes que tiveram um AVC têm uma marcante anormalidade de sensibilidade faríngea e supraglótica. Eles introduziram um laringoscópio de fibra óptica com um canal, através do qual um jato de ar é projetado para quantificar a sensação faríngea. A perda sensorial correlaciona-se com o risco de pneumonia de aspiração, entre pacientes que tenham tido um AVC. O teste sensorial de pulso de ar é uma medida confiável de risco de aspiração e é padrão em muitos centros que tratam de pacientes com doenças neurológicas que sofrem de disfagia e aspiração. A presença de uma laringe insensível em pacientes que estão aspirando implica que as estratégias para reduzir a aspiração nestes pacientes devem incluir alguma forma de separação anatômica entre a via aérea e o trato digestivo.

AVALIAÇÃO DE UM PACIENTE COM ASPIRAÇÃO

Uma vez que a aspiração tenha sido identificada como uma fonte de morbidade para um paciente particular, uma avaliação adicional é necessária para achar a causa e a extensão da aspiração, para avaliar o risco à saúde do paciente e para selecionar o curso de uma terapêutica otimizada. Uma avaliação da disfagia é requisitada sendo este tópico discutido com detalhes no Capítulo 3. A avaliação deve-se iniciar com o histórico e o exame físico, que incluem a avaliação detalhada de laringe e faringe, geralmente realizada em conjunto com a avaliação endoscópica flexível da deglutição (FESS) (19,20). Esta técnica é discutida em maiores detalhes no Capítulo 6.

Um corante azul administrado via oral ou colocado no tubo de alimentação tem sido bastante usado para detectar e quantificar a aspiração com traqueotomia (21). Infelizmente, há evidência de que o corante azul (Blue No.1) comumente usado pode ser absorvido pelo intestino em pacientes enfermos e levar à toxidade sistêmica (22). Por isso, esta técnica é usada menos rotineiramente que antigamente e cuidados devem ser recomendados. Não obstante, o uso do corante azul em pequenas quantidades (poucas gotas) numa aplicação única (ao menos que preencha todo o tubo de alimentação), é uma técnica provavelmente com risco mínimo.

O exame de ingestão de bário é o método tradicional para a avaliação de disfagia e demonstrará se a aspiração estiver presente (Fig. 5.2). Modificações da deglutição básica padrão foram descritas por Logemann (23) e estão discutidas em maiores detalhes no Capítulo 4. Um benefício adicional dos estudos com bário é que as estratégias compensatórias e a modificação da dieta podem ser testadas em tempo real e sobretudo o risco de aspiração ser avaliado apuradamente.

TOMADA DE DECISÃO

A tomada de decisão no gerenciamento da aspiração geralmente é a parte mais complexa da terapia. O efeito clínico da aspiração varia dramaticamente de paciente para paciente. A reserva pulmonar, o nível de atividade e a doença subjacente devem ser considerados em conjunto com a presença e a extensão da aspiração. A avaliação dos objetivos totais do paciente e os desejos e expectativas de sua família, assim como a relação da aspiração com o estado geral do paciente devem ser considerados. Por exemplo, deve ser inadequado realizar LTS em um paciente sofrendo aspiração, que tenha

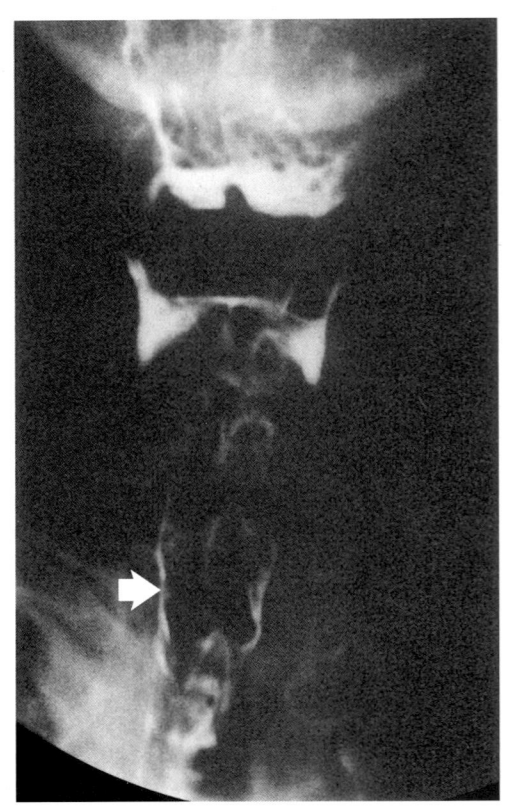

Figura 5.2
A fotografia mostra aspiração traqueal (*seta*) durante uma MBS.

TABELA 5.2
MANEJO INICIAL DA ASPIRAÇÃO
Dieta oral zero
Tubo nasogástrico ou de gastrostomia
Intubação para falha de respiração
Traqueotomia com tubo com *cuff*
Stent laríngeo em algumas condições

câncer de pulmão terminal e esteja sendo tratado em um hospital. A eliminação da aspiração em um paciente em estado vegetativo crônico e estando sob cuidados de longo termo (provavelmente UTI), pode ser extremamente eficaz e facilitar a remoção desse paciente para um local de cuidados menos intensivos, possivelmente economizando centenas de milhares de dólares, considerando-se o tempo de vida do paciente. A realização rápida de uma tireoplastia medializadora para um paciente que apresenta uma paralisia de prega vocal e sofre de aspiração pode apressar a retirada da cânula, a reintrodução da dieta oral, a melhora do uso da voz e da qualidade de vida. A colocação, em curto prazo, de um *stent* na laringe, em um paciente que teve um AVC, pode reduzir drasticamente a morbidade da doença durante a fase aguda e permitir uma rápida transferência para uma enfermaria. A compreensão do mecanismo patofisiológico da aspiração e o conhecimento do longo alcance das soluções possíveis é essencial na seleção do curso terapêutico otimizado.

OPÇÕES TERAPÊUTICAS

Manejo Inicial

O tratamento inicial de um paciente sofrendo aspiração é não-cirúrgico (Tabela 5.2). O estabelecimento do *status* de dieta zero, a alimentação feita por meio de tubo nasogástrico ou gastrostomia, gerenciamento da falha respiratória e controle do refluxo gastroesofágico são passos críticos iniciais terapêuticos. O risco de pneumonia de aspiração, entretanto, não é eliminado com alimentação não-oral. Langmore *et al.* (24) descobriram um risco crescente de pneumonia em pacientes submetidos à alimentação tubular. Cuidados orais têm sido demonstrados para minimizar o risco de pneumonia de aspiração em pacientes que estão hospitalizados e deveria ser padrão em todos os pacientes hospitalizados (25,26). O estado pulmonar deve ser avaliado. Pacientes com falhas respiratórias precisam de intubação e ventilação mecânica. A traqueotomia e a inserção de um tubo com *cuff* inflável facilita a higiene pulmonar. Embora a presença de um tubo inflável de traqueotomia reduza a aspiração, ele não a impede. Após a resolução de um processo acurado, a diminuição, a remoção ou o bloqueio do tubo de traqueotomia pode reduzir a aspiração. O efeito dessas manobras podem ser avaliadas com fluoroscopia (deglutição modificada com bário) ou com o FEES. A sucção das secreções presas acima do tubo inflado de traqueotomia pode ser benéfica para pacientes que estejam intubados há longo tempo. A sucção das secreções presas acima do tubo inflado deve ser considerada benéfica para pacientes que serão submetidos à intubação de longa duração e que podem ser considerados com pneumonia por aspiração persistente a despeito de usarem um tubo de traqueotomia com *cuff*. (27)

Colocação de uma Válvula Expiratória de Fala em um Tubo de Traqueotomia

Quando a descanulação é impossível, o uso de uma válvula expiratória de fala pode reduzir a aspiração (Fig. 5.3). Esta estratégia é condenada a falhar quando o tubo de traqueotomia é muito largo ou quando o *cuff* não foi completamente desinsuflado. É necessário que o paciente expire em torno do tubo de traqueotomia e do *cuff*. O tubo de traqueotomia deve ser ocluído com um dedo para avaliar a via aérea antes da válvula expiratória de fala ser colocada. Esta estratégia tem um drástico efeito benéfico para alguns pacientes e facilita a alimentação oral para aqueles que dependem de uma traqueotomia (13,14). As secreções traqueais devem ser cuidadosamente observadas e o uso da válvula deve

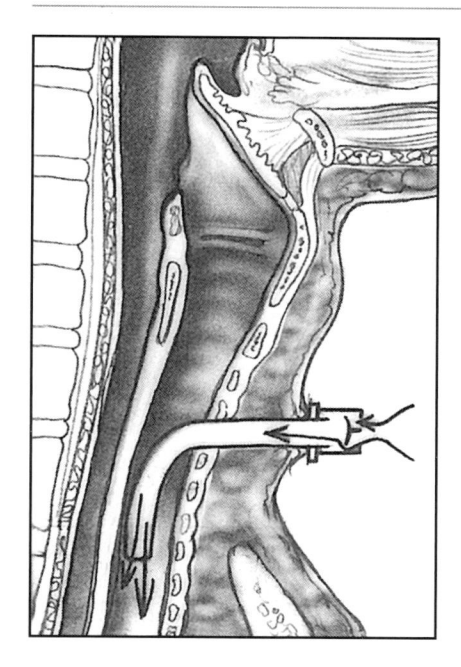

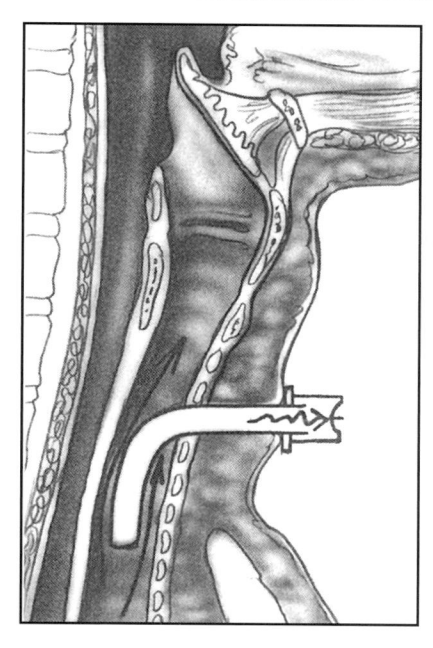

Figura 5.3
Função da válvula expiratória de fala. A válvula abre-se para permitir a inspiração, mas fecha-se imediatamente para dirigir o ar inspirado para fora através da laringe, permitindo a vocalização. O uso dessa válvula reduz a aspiração para alguns pacientes com traqueotomia (10).

ser descontínuo ou modificado se for notada aspiração dentro da árvore traqueobrônquica.

Outras Opções Não-Cirúrgicas

Alguns pacientes que aspiram podem ter um gerenciamento de sucesso com a modificação da dieta e com técnicas específicas de compensação. Estas estratégias podem ser mais bem planejadas e ensinadas por um fonoaudiólogo que é versado no manejo das desordens da deglutição. A maioria das modificações da dieta e das manobras compensatórias podem ser testadas em tempo real e em um exame de MBS ou em um exame de FEES. O paciente e o terapeuta devem exercer esforço considerável para assegurar que estas manobras e as estratégias de dieta possam ser executadas rotineiramente. Essas técnicas são discutidas no Capítulo 3B, que o leitor poderá consultar. Desafortunadamente, os pacientes que sofrem de aspiração intratável são, por definição, incapazes de compensar suas desordens de deglutição e devem, por isso, ser gerenciados por outros meios.

Opções Cirúrgicas

Em uma consulta inicial com um otorrinolaringologista, muitos pacientes já interromperam a alimentação oral e muitos já sofreram gastrotomia ou traqueotomia. Se a descanulização ou valvulação do tubo de traqueotomia não é factível ou não resultaram em uma melhora considerável, ou se o paciente tem uma doença neurológica devastadora, o gerenciamento de estratégias alternativas deve ser usado (Tabela 5.3). Essas estratégias de procedimentos foram divididas arbitraria-

TABELA 5.3 — ESTRATÉGIAS ALTERNATIVAS DE ADMINISTRAÇÃO DE TRATAMENTO

Manobras adjuntivas
- Técnicas alternativas de alimentação
- Retirar ou fechar ou colocar válvulas no tubo de traqueotomia
- Redução do regurgitamento gastrofaríngeo
- Redução da salivação

Procedimentos cirúrgicos adjuntivos
- Medialização das pregas vocais
- Suspensão laríngea
- Miotomia cricofaríngea
- Esofagostomia cervical
- Traqueotomia
- Fechamento parcial supraglótico

Procedimentos definitivos cirúrgicos
- Extensão da laringe
- Laringectomia total
- Fechamento glótico
- Divisão traqueoesofágica
- Separação laringotraqueal

mente em "auxiliares" e "definitivas" e são discutidas de acordo com essa nomenclatura.

Procedimentos Auxiliares

As técnicas cirúrgicas utilizadas nas cirurgias oncológicas de cabeça e pescoço podem ter um efeito marcante na deglutição depois da recuperação e da reabilitação. Anormalidades estruturais resultantes de perda de estruturas ou de impossibilidade de sua movimentação resultam em aspiração depois da cirurgia. O uso de técnicas reconstrutoras para a facilitação da deglutição é um componente aceito das cirurgias oncológicas de cabeça e pescoço, mas estão fora do escopo deste capítulo. A traqueotomia é uma técnica muito útil para o manejo da aspiração mórbida porque permite a higiene traqueal pelos provedores de cuidados e reduz a probabilidade de complicações oriundas da aspiração. Um paciente que tem uma aspiração grave e uma traqueotomia necessita de cuidados intensivos de enfermagem constantes, apresentando alto custo.

Procedimentos para Alcançar o Fechamento Glótico

Procedimentos cirúrgicos voltados para alcançar o fechamento glótico são importantes no gerenciamento da aspiração. Os procedimentos mais comumente usados são o aumento da prega vocal com gelatina esponjosa, derme acelular, gordura ou outras substâncias; e a medialização da prega vocal por meio da cirurgia do arcabouço laríngeo. A injeção de gelatina esponjosa na prega vocal verdadeira causa um edema por aproximadamente 6 semanas; por esta razão, ele é mais bem usado no manejo da aspiração quando se acredita que a aspiração seja resultado de uma paralisia temporária da prega vocal (28). A medialização permanente pode ser conseguida pela injeção de outras substâncias, algumas das quais estão sendo investigadas em inúmeras instituições. A medialização de prega vocal com tireoplastia para paralisia permanente de prega vocal é a técnica mais usada pela maioria dos otorrinolaringologistas. A medialização de prega vocal pode ser feita com a colocação de uma prótese colocada dentro do arcabouço da laringe (tireoplastia), com a rotação da aritenóidea (procedimento aritenóideo) ou com a combinação dos 2 procedimentos (8).

Desde sua apresentação em 1975 por Isshik *et al.* (29), esta técnica de eleição passou a ser amplamente adotada. Uma janela é feita na cartilagem tireóidea, através da qual uma prótese em forma de cunha é inserida medializando a prega vocal para uma posição paramediana ou mediana. A execução desse procedimento envolve muitas nuances, e muitos autores têm publicado descrições detalhadas dessa técnica cirúrgica; o leitor poderá procurar em outros capítulos destas referências neste texto. Os pontos principais do procedimento cirúrgico estão listados na Tabela 5.4.

Ocasionalmente, um paciente experimenta aspiração grave em consequência de um grave dano neurológico e poderá ser beneficiado com medialização bilateral e traqueotomia. Esta técnica pode diminuir grandemente a aspiração, enquanto mantém a vocalização, mas ela necessita de uma traqueotomia permanente.

Miotomia Cricofaríngea

A miotomia cricofaríngea é considerada um procedimento de eleição com relação a muitos procedimentos otorrinolaringológicos cirúrgicos para reduzir a obstrução no segmento faringoesofágico, embora a evidência de que ela é benéfica seja indefinida. A miotomia cricofaríngea pode ser eficaz para alguns pacientes que tenham mostrado evidências radiológicas de restrição do músculo cricofaríngeo, particularmente quando a elevação da laringe não foi afetada pelo processo patológico. O músculo cricofaríngeo é abordado através de uma pequena incisão circular com dissecação no plano pré-vertebral exatamente anterior aos grandes vasos. Cuidados devem ser tomados para evitar a desnervação da laringe, enquanto o procedimento está sendo executado. O músculo cricofaríngeo é facilmente definido quando primeiramente um reparo é colocado dentro da luz do esôfago e depois palpa-se o músculo sobre o reparo, imediatamente posterior à cartilagem cricóidea. O músculo cricofaríngeo e as fibras superiores do esôfago são divididos abaixo da mucosa da faringe e do esôfago (Fig. 5.4). Muito cuidado deve ser tomado para não entrar na luz do esôfago.

Fechamento Parcial Supraglótico

O fechamento parcial supraglótica reduz a aspiração, enquanto mantém uma abertura para a fonação. Ela foi primeiramente descrita por Biller *et al.* (30), e uma modificação foi apresentada por Sato e Nakashima (31). Todos os três pacientes de Sato haviam sofrido doença neurológica devastadora. O procedimento controlou a aspiração em todos, e somente 1 dos 3 ficou apto para falar, depois do procedimento. Não obstante, este procedimento é tecnicamente difícil, a seleção de casos é difícil e ele é benéfico para muito poucos pacientes com aspiração intratável.

Procedimentos Cirúrgicos Definitivos

Quando um paciente tem uma doença neurológica devastadora ou é insensível, tem uma laringe não-funcional ou não é esperado seu restabelecimento, um proce-

---

TABELA 5.4

PONTOS PRINCIPAIS DA MEDIALIZAÇÃO TIREOPLÁSTICA

Administre anestesia local com sedação para otimizar os resultados

Tenha uma vista endoscópica durante o procedimento

Faça uma incisão na pele transversa e execute uma dissecação subpericondreal para expor a asa ipsolateral da cartilagem tireóide

Faça uma janela com 4 mm × 8 mm com a parte superior no nível das pregas vocais verdadeiras

Preserve uma margem inferior de pelo menos 3 mm

Acerte a localização da janela inserindo agulhas dentro das pregas vocais verdadeiras através da cartilagem tireóidea

Coloque a prótese posterior para anterior com um máximo de 4 a 7 mm de medialização

Desenvolva experiência em esculpir próteses e esteja preparado para fazer alterações de ajuste para melhorar a voz

Capítulo 5 ■ MANEJO DA ASPIRAÇÃO INTRATRÁVEL

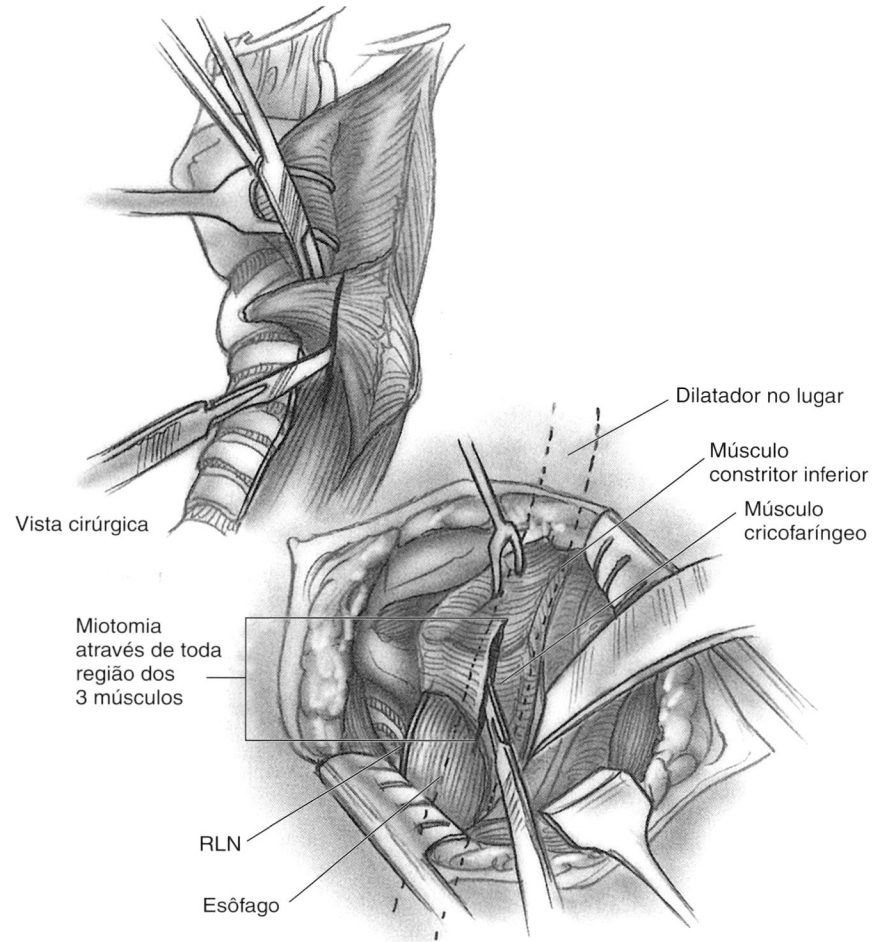

Figura 5.4

Divisão das fibras do músculo cricofaríngeo. Um reparo deve ser colocado dentro da luz para facilitar a identificação das fibras musculares. A incisão é colocada o mais afastada posteriormente, o quanto seja factível. (Modificado de *Understanding and treatment of aspiration*. SIPAC, American Academy of Otolaryngology – Head and Neck Surgery, Alexandria, VA 1993, com permissão.)

dimento cirúrgico definitivo deve ser considerado para eliminar a aspiração (Tabela 5.5). Os procedimentos definitivos separam a via aérea da via de alimentação, obviamente o que era feito pela função neurológica intacta. Uma técnica bastante útil é a colocação de um *stent* na laringe quando a aspiração parece ser problemática por um período restrito e a recuperação é esperada. Eliachar *et al.* (32) demonstraram sucesso no controle da aspiração com a colocação prolongada de *stent* na laringe (Fig. 5.5). A experiência clínica sugere 2 a 3 meses como tempo máximo para o uso do *stent*. Vários tipos de *stent* são encontrados e vários meios de mantê-los seguros são possíveis.

A aspiração intratável pode ser manejada com sucesso com a laringectomia total. A eficácia desse procedimento no cuidado com um paciente que tenha aspiração intratável depois da laringectomia parcial ou glossectomia é aceitável. O procedimento é inaceitá-

TABELA 5.5 — COMPLICAÇÕES SEPARAÇÃO LARINGOTRAQUEAL

Complicação	Sinais	Tratamento
Fístula transcutânea do coto fechado	Drenagem de saliva dentro do estoma da traquéia	Prevenção através do meticuloso fechamento do coto, administração de antibióticos antes da cirurgia, interrupção da dieta oral, reoperação se for persistente
Infecção do ferimento	Inchação e eritema da pele, drenagem purulenta oriunda da fechamento	Prevenção com drenagem pós-operatória da ferida, administração de antibióticos pré-operatórios, abrir e drenar a ferida
Problemas com a intubação oral	Tentativas fracassadas de passar o tubo endotraqueal dentro da via aérea	Prevenção com a educação da observação dos cuidadores sobre as mudanças anatômicas pós-operatórias; considere pôr um diagrama ao lado do leito

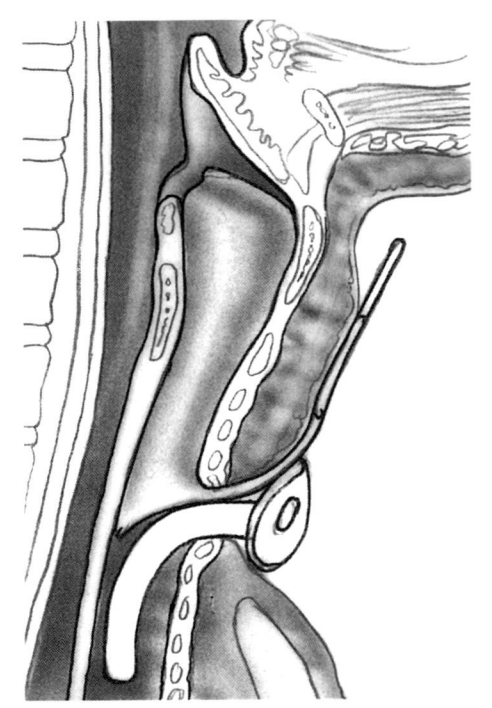

Figura 5.5

Stent de Eliachar no lugar. O *stent* é mantido em posição por um retalho que passa através da traqueostomia em cima do tubo de traqueostomia. (Retirado de *Understanding and treatment of aspiration*. SIPAC, American Academy of Otolaryngology – Head and Neck Surgery, Alexandria, VA 1993, com permissão.)

vel, todavia, para pacientes com doenças neurológicas, mesmo quando não há mais esperança sobre a situação e a morbidade da aspiração é continuada. O risco do fechamento da faringe no tratamento de um paciente debilitado pode ser maior que na maioria dos pacientes com câncer de cabeça e pescoço, mesmo quando a laringectomia foi feita de uma maneira meticulosa com antibióticos antes da cirurgia. Por essas razões, e por experiência cirúrgica, formas de fechamento laríngeo tornaram-se populares. Várias técnicas de fechamento supraglótico e glótico foram descritas. A experiência clínica, contudo, sugere que estes procedimentos são difíceis de executar e não são seguros.

Divisão Traqueoesofágica e Separação Laringotraqueal

Lindeman (33) em 1975 descreveu o uso da divisão traqueoesofágica para o tratamento de aspiração intratável. A traquéia é dividida e a porção distal do coto proximal é anastomosada à parede anterior do esôfago, ao passo que o coto distal é exteriorizado para a pele como em uma laringectomia total (Fig. 5.6). Um ano depois, Lindeman (34) descreveu o mais simples procedimento de separação traqueoesofágica, no qual o coto traqueal proximal é fechado em bolsa em vez de desviado para o esôfago (Fig. 5.7). O procedimento é tecnicamente simples, e pode ser feito depois de uma traqueotomia, sendo teoricamente reversível. Ele se tornou um procedimento clássico na maioria das instituições para o tratamento da aspiração sem resposta a procedimentos menos invasivos ou técnicas cirúrgicas auxiliares. Tomita *et al.* recentemente compararam a LTS com a laringectomia total num pequeno grupo de pacientes que estavam aspirando e notou redução no tempo da cirurgia e de perda sanguínea, mas nenhuma diferença na incidência de complicações do grupo submetido à LTS (35).

LTS é realizada através de excisão do sítio pérvio da traqueostomia, dissecando a traquéia dos tecidos ao redor. A identificação dos nervos recorrentes não é necessária, visto que a dissecação fica diretamente na superfície externa da traquéia. A mucosa da traquéia proximal é libertada dos anéis, e 1 ou 2 anéis cartilaginosos são removidos para facilitar o fechamento da mucosa traqueal. O anel traqueal remanescente é dividido e comprimido para permitir a aproximação das porções do anel para reforço do fechamento. A mucosa é fechada de uma forma impermeável, geralmente numa direção de posterior para anterior com sutura contínua invertida. As metades do anel traqueal dividido são suturadas juntas, para um segundo plano de fechamento. Alguns cirurgiões, rotineiramente, reforçam o fechamento com um retalho de músculo, que pode ser suturado à musculatura anterior do esôfago. A traquéia distal é suturada à pele como na laringectomia total.

Antes da cirurgia são administrados antibióticos e a ferida é drenada por 24 horas. Sondas de alimentação são comumente administradas por 3 a 4 dias antes que a alimentação oral seja iniciada, embora alguns cirurgiões iniciem a alimentação oral imediatamente depois da cirurgia. Vazamento temporário do coto de fechamento ocorre em mais de um terço dos pacientes (1), mas a maioria dos vazamentos resolve-se em alguns dias apenas com terapia conservadora isolada. Podem ocorrer complicações, mas elas em geral são autolimitadas (ver Tabela 5.5).

Uma vez que a laringe continua no lugar e não é afetada pelo procedimento, a reanastomose da traquéia é factível para os raros pacientes em que as funções neurológicas retornam. A reanastomose da traquéia é relatada por muitos autores, embora, o procedimento possa ser tecnicamente desafiador, especialmente na presença de um coto proximal curto.

Uma dificuldade potencial no procedimento é aquela em que outros provedores de cuidados podem não entender como manejar a via aérea depois da cirurgia. Os pacientes que sofreram LTS muitas vezes são confundidos como tendo sofrido uma traqueotomia típica. Os provedores de cuidados podem

Capítulo 5 ■ MANEJO DA ASPIRAÇÃO INTRATRÁVEL | 63

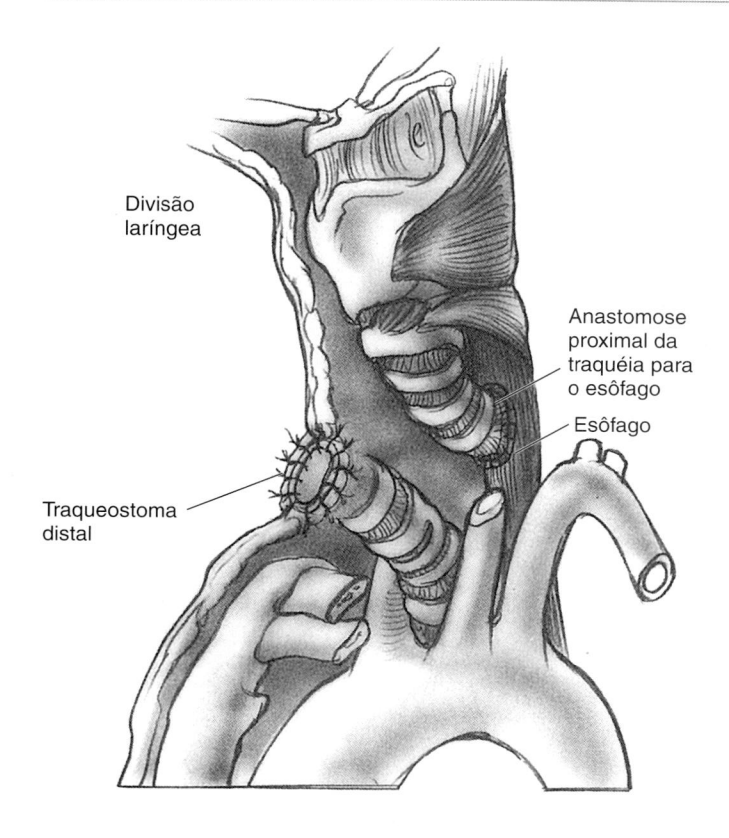

Figura 5.6
Divisão traqueoesofágica (procedimento de Lindeman). O segmento proximal da traquéia é anastomosado ao esôfago anterior num modo oblíquo depois da divisão traqueal. A traquéia distal é suturada na pele, como numa laringectomia total. Por causa da cicatriz e da fibrose, este procedimento é tecnicamente desafiador depois da traqueostomia.

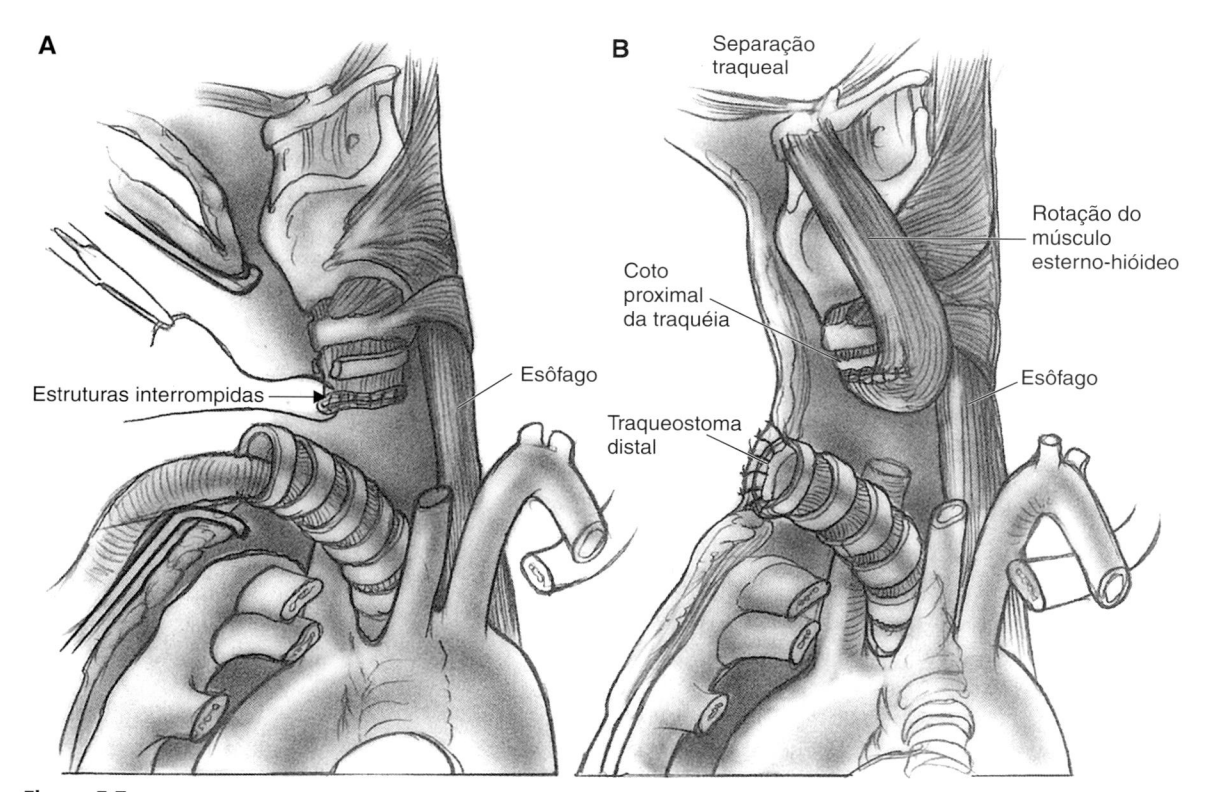

Figura 5.7
A, B: Separação laringotraqueal. A traquéia foi dividida e o coto proximal fechado em duas camadas para formar uma bolsa subglótica confiável. O final distal da traquéia é suturado à pele como numa laringectomia total. (Modificado de *Understanding and treatment of aspiration*. SIPAC, American Academy of Otolaryngology – Head and Neck Surgery, Alexandria, VA 1993, com permissão.)

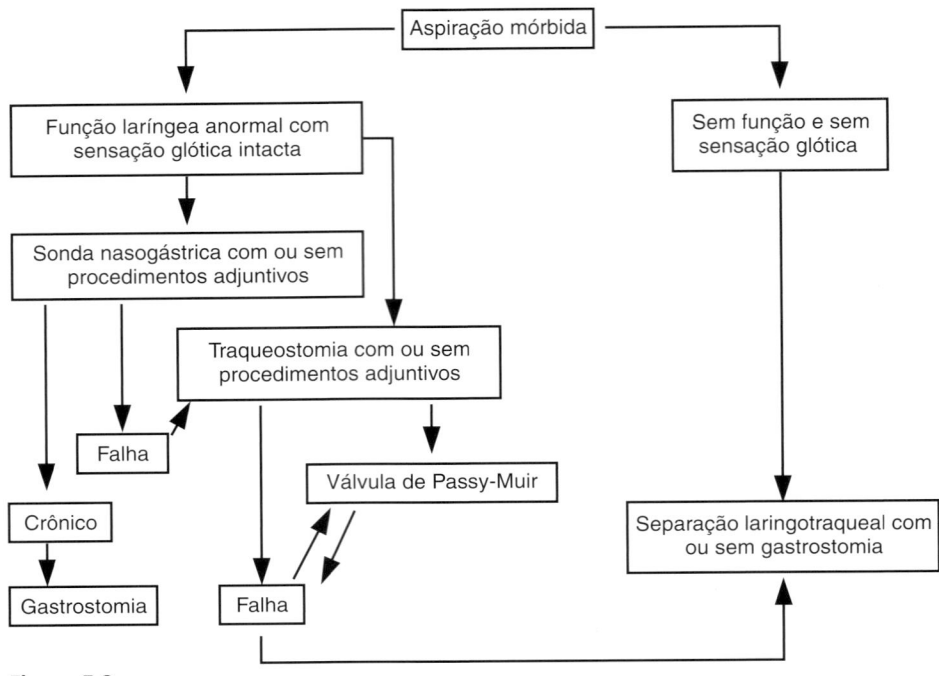

Figura 5.8

Algoritmo para o manejo da aspiração. Procedimentos auxiliares e tireoplastia, ou a valvulação do tubo da traqueotomia, são usados apenas no tratamento de pacientes que têm a sensação funcional na laringe. É mais indicado proceder diretamente a separação laringotraqueal quando o laringe não é funcional. (De Snyderman CH, Johnson JT, Eibling DE. Laryngotracheal diversion and separation in the treatment of massive aspiration. *Curr Opin Otolaryngol* 1994;2:63-67, com permissão.)

fazer ações imprudentes sobre a decanulação ou sobre a emergência da intubação endotraqueal oral. A primeira equipe encarregada de cuidar do paciente deve ser avisada sobre o procedimento que foi executado. Isto pode ser facilitado pela colocação de um diagrama no prontuário médico ou, até mesmo, na parede junto ao leito do paciente.

CONCLUSÕES

Um algoritmo útil para o tratamento da aspiração é baseado no tempo em que é esperada a volta da função glótica ou faríngea (Fig. 5.8) (36). Se a função não é esperada em retornar, é provavelmente melhor recorrer imediatamente ao LTS. Por outro lado, em muitos casos, estratégias alternativas são tentadas primeiro recorrendo-se ao procedimento de LTS apenas após a falha de certos esforços. A decanulação ou a valvulação de um tubo de traqueotomia para os pacientes submetidos a traqueotomia e medialização tireoplástica para pacientes com paralisia de pregas vocais são manobras valiosas e podem ocasionalmente eliminar a necessidade da LTS.

O cirurgião de cabeça e pescoço otorrinolaingologista está numa situação única para tratar de pacientes que tenham aspiração intratável. O conhecimento do mecanismo fisiológico da deglutição, do mecanismo patofisiológico da aspiração e das técnicas úteis na avaliação da aspiração, além da escolha de alternativas terapêuticas, pode beneficiar os pacientes que têm aspiração. A participação ativa do otorrinolaringologista na avaliação da disfagia freqüentemente é inestimável para o tratamento de pacientes e para a facilitação de cuidados no longo prazo para aqueles que têm disfagia e aspiração (37). As estratégias para reduzir ou eliminar aspiração podem melhorar a qualidade de vida e reduzir os gastos nos cuidados com a saúde.

PONTOS IMPORTANTES

- A aspiração é uma importante fonte de morbidade entre os pacientes com doenças neurológicas e naqueles que precisam de facilidades de tratamento em longo prazo.
- A aspiração e doenças associadas são freqüentemente não reconhecidas pela equipe que cuida do paciente.
- Embora a traqueotomia facilite a higiene da traquéia, ela contribui freqüentemente para a aspiração. A descanulização e a valvulação podem reduzir a aspiração para alguns pacientes.
- Um fonoaudiólogo com especialização em deglutição é um membro essencial na equipe que trata de um paciente que esteja experimentando aspiração.
- O exame da laringe é indicado para todos os pacientes que podem ter aspiração.

> - Um número de estudos de diagnósticos pode ser usado para confirmar e quantificar a extensão da aspiração suspeitada. Os estudos mais específicos usados para isso são a MBS e a FEES.
> - A medialização da prega vocal paralisada é muitas vezes eficaz para prevenir a aspiração.
> - A extensão da laringe é uma técnica efetiva para a eliminação da aspiração quando se espera que a função glótica retorne.
> - O procedimento do fechamento glótico e supraglótico são difíceis de executar e não são seguros.
> - A laringectomia total é um meio efetivo de eliminar a aspiração mórbida, mas a LTS é mais recomendável e mais fácil de ser aceito pelo paciente, pela família do paciente e pelo médico.

REFERÊNCIAS

1. Eibling DE, Snyderman CH, Eibling C. Laryngotracheal separation for intractable aspiration: a review of 34 patients. *Laryngoscope* 1995;105:83-85.
2. Scmidt EV, Smirnov VE, Ryabova US. Results of the seven year prospective study of stroke patients. *Stroke* 1988;19:942-949.
3. Logemann JA. Aspiration in head and neck surgical patients. *Ann Otol Rhinol Laryngol* 1985;94:373-376.
4. Campbell BH, Spinelli K, Marbella AM, *et al.* Aspiration, weight loss, and quality of life in head and neck cancer survivors. *Arch Otolaryngol Head Neck Surg* 2004;130(9):1100-1103.
5. Kotz T, Costello R, Li Y, *et al.* Swallowing dysfunction after chemoradiation for advanced squamous cell carcinoma of the head and neck. *Head Neck* 2004;26(4):365-372.
6. Gillespie MB, Brodsky MB, Day TA, *et al.* Swallowing-related quality of life after head and neck cancer treatment. *Laryngoscope* 2004;114(8):1362-1367.
7. Logemann J. Swallowing physiology and pathophysiology. *Otolaryngol Clin North Am* 1988;21:613-622.
8. Pou AM, Carrau RL, Eibling DE. Laryngeal framework surgery for the management of aspiration in high vagal lesions. *Am J Otolaryngol* 1998;19:1-7.
9. McConnel FM, Griffin TN, Danko C, *et al.* The effects of bolus flow on vertical pharyngeal pressure measurement in the pharyngoesophageal segment: clinical significance. *Otolaryngol Head Neck Surg* 1992;106:169-174.
10. Feldman SA, Deal CW, Urquhart W. Disturbance of swallowing after tracheostomy. *Lancet* 1966;1:954-955.
11. Sasaki CL Suzuki M, Horiuchi M, *et al.* The effect of tracheostomy on the laryngeal closure reflex. *Laryngoscope* 1977;87:1428-1433.
12. Eibling DE, Gross RD. Subglottic air pressure: a key component of swallowing efficiency. *Ann Otol Rhinol Laryngol* 199G;105:253-258.
13. Muz J, Mathog REH, Miller PR, *et al.* Detection and quantification of laryngotracheopulmonary aspiration with scintigraphy. *Laryngoscope* 1987;94:1185-1190.
14. Dettelbach MA, Gross RD, Mahlmann J, *et al.* The effect of the Passy-Muir valve on aspiration in patients with tracheostomy. *Head Neck* 1995;17:297-302.
15. Stackler RJ, Hamlet SL, Choi J, *et al.* Scintigraphic quantification of aspiration reduction with the Passy-Muir valve. *Laryngoscope* 1996;106:231-234.
16. Leder SB, Ross DA. Investigation of the causal relationship between tracheotomy and aspiration in the acute care setting. *Laryngoscope* 2000;110(4):641-644.
17. Leder SB. Incidence and type of aspiration in acute care patients requiring mechanical ventilation via a new tracheotomy. *Chest* 2002;122(5):1721-1726.
18. Aviv J, Martin JH, Keen MS, *et al.* Air pulse quantification of supraglottic and pharyngeal sensation: a new technique. *Ann Otol* 1993;102:777-780.
19. Bastian RW. Videoendoscopic evaluation of patients with dysphagia: an adjunct to the modified barium swallow. *Otolaryngol Head Neck Surg* 1991;104:339-350.
20. Langmore SE, Schatz K, Olson N. Endoscopic and videofluoroscopic evaluations of swallowing and aspiration. *Ann Otol Rhinol Laryngol* 1991;100:678-681.
21. Belafsky PC, Blumenfeld L, LePage A, *et al.* The accuracy of the modified evan's blue dye test in predicting aspiration. *Laryngoscope* 2003;113(11):1969-1972.
22. Lucarelli MR, Shirk MB, Julian MW, *et al.* Toxicity of food drug and cosmetic blue no. 1 dye in critically ill patients. *Chest* 2004;125(2):793-795.
23. Logemann J. *Evaluation and treatment of swallowing disorders.* San Diego: College-Hill Press, 1983.
24. Langmore SE, Terpenning MS, Schork A, *et al.* Predictors of aspiration pneumonia: how important is dysphagia? *Dysphagia* 1998;13:69-81.
25. van Nieuwenhoven C, Buskens E, Bergmans D, *et al.* Oral decontamination is cost-saving in the prevention of ventilatorassociated pneumonia in intensive care units. *Crit Care Med* 2004;32(1):126-130.
26. Marik PE, Kaplan DMA. Aspiration pneumonia and dysphagia in the elderly. *Chest* 2003;124(l):328-336.
27. Mahul P, Auboyer C, Jospe R, *et al.* Prevention of nosocomial pneumonia in intubated patients: respective role of mechanical subglottic secretions, drainage and stress ulcer prophylaxis. *Intensive Care Med* 1992;18:20-25.
28. Schramm VL, May M, Lavorato AS. Gelfoam paste injection for vocal cord paralysis: temporary rehabilitation of glottic competence. *Laryngoscope* 1978;88:1268-1273.
29. Isshiki N, Okamura H, Ishikawa T. Thyroplasty type I (lateral compression) for dysphonia due to vocal cord paralysis or atrophy. *Acta Otolaryngol (Stockh)* 1975;80:465-473.
30. Biller HF, Lawson W, Baek S. Total glossectomy: A technique of reconstruction eliminating laryngectomy. *Arch Otolaryngol Head Neck Surg* 1983;109:69-73.
31. Sato K, Nakashima T. Surgical closure of the larynx for intractable aspiration: surgical technique using closure of the posterior glottis. *Laryngoscope* 2003;113(1):177-179.
32. Eliachar I, Roberts JK, Hayes JD, *et al.* A vented laryngeal stent with phonatory and pressure relief capability. *Laryngoscope* 1987;97:1264-1268.
33. Lindeman RC. Diverting the paralyzed larynx: a reversible procedure for intractable aspiration. *Laryngoscope* 1975;85:157-180.

34. Lindeman RC, Yarington Cl' Jr, Sutton D. Clinical experience with the tracheoesophageal anastomosis for intractable aspiration. *Ann Otol Rhinol Laryngol* 1976;85:609-612.
35. Tomita T, Tanaka K, Shinden S, *et al*. Tracheoesophageal diversion versus total laryngectomy for intractable aspiration. *J Laryngol Otol* 2004;118(1):15-18.
36. Syndermes CH, Johnson)T, Sibling DE. Laryngotracheal diversion and separation in the treatment of massive aspiration. *Curr Opin Otolaryngol* 1994;2:63-67.
37. Eibling DE, Carrau RL. Detection, evaluation, and management of aspiration in rehabilitation hospitals: the role of the otolaryngologist-head and neck surgeon *J Otolaryngol* 2001;30(4):235-241.

CAPÍTULO 6

Avaliação Endoscópica do Trato Aerodigestivo Superior

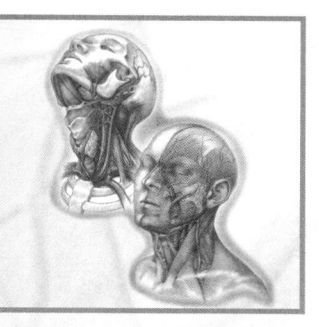

Gregory N. Postma ▪ Peter C. Belafsky ▪ Milan R. Amin ▪ Stacey L. Halum ▪ Jamie A. Koufman

A avaliação endoscópica do trato aerodigestivo superior sofreu uma evolução marcante na última década. Isto ocorreu preliminarmente pela alta qualidade, pequeno diâmetro, *chips* distais dos sistemas ópticos. Os novos endoscópios permitiram aos otorrinolaringologistas realizarem avaliações transnasais do trato aerodigestivo superior no consultório, sem data prévia agendada, com um mínimo de desconforto para o paciente. Outros refinamentos da técnica permitiram aos cirurgiões de cabeça e pescoço realizarem biopsias através desses equipamentos, e bem como vários tipos de procedimentos clínicos como dilatações, injeções de botox e procedimentos com *laser* no consultório de uma maneira segura e eficaz. Como a tecnologia continua a evoluir, esse capítulo poderá ficar ultrapassado antes de ser publicado.

A ênfase crescente no paciente não-hospitalizado e a clínica baseada em procedimentos acelerou esta evolução. O uso de procedimentos clínicos sem sedação é mais seguro para o paciente e também mais barato. Em acréscimo, a informação pode ser obtida de uma maneira mais fisiológica em comparação com a obtida, geralmente, sob anestesia geral ou com sedação de consciência. Este capítulo enfatiza a avaliação do trato aerodigestivo superior, com endoscópio flexível, feita em consultório. É preciso esclarecer, no entanto, que as inovações não estão limitadas à instrumentação flexível. A utilização de jatos de ventilação no local da cirurgia permite realçar a visualização e a manipulação da via aérea superior e do esôfago. Novas combinações de numerosas tecnologias podem ser usadas na sala de cirurgia para realçar a visualização e melhorar os resultados cirúrgicos. O uso de telescópios angulares rígidos através de laringoscópios cirúrgicos permite a visualização da anatomia e da patologia que não é vista sob a visualização direta. Isto inclui o ventrículo laríngeo, assim como a região infraglótica

imediata. Em alguns pacientes, em que é difícil a visualização usando laringoscópios rígidos, o uso de telescópios com ângulos de 30° e 70° pode permitir uma boa visualização da comissura anterior e a extensão de várias lesões benignas e/ou malignas. O uso de laringoscópios, broncoscópios, esofagoscópios flexíveis através de um endoscópio cirúrgico ou de um broncoscópio de ventilação rígido permite melhorar a visualização de lesões em qualquer parte do trato aerodigestivo inferior para obter biopsias e culturas e para o uso de *lasers* flexíveis. Em acréscimo, o desenvolvimento de endoscópios de contato que usam fluorescência podem realçar nossa habilidade para diagnosticar lesões laríngeas suspeitas (1).

As áreas primárias que serão revistas envolvem o uso do esofagoscópio transnasal (TNE) na avaliação endoscópica do trato aerodigestivo superior, bem como a avaliação por fibra óptica da deglutição (FEES) e a avaliação por fibra óptica da deglutição com teste sensorial (FEESST) para a avaliação de disfagia, aspiração e globos.

ESOFAGOSCOPIA TRANSNASAL

Desde os tempos de Chevalier Jackson, a esofagoscopia sofreu diversas modificações. Recentemente, com a introdução da câmera com *chip* distal de alta resolução, o esofagoscópio pode ser introduzido pelo nariz na posição vertical, somente com anestesia tópica, sem o uso de medicamentos intravenosos ou por via oral (Fig. 6.1). Isto permite ao otorrinolaringologista tornar a esofagoscopia um procedimento de consultório e, como resultado, TNE vem-se tornando cada vez mais popular entre os otorrinolaringologistas. O endoscópio TNE permite insuflação de ar, irrigação, capacidade de biopsia e pesquisa de todo o trato aerodigestivo, desde o vestíbulo nasal até a junção gastroesofágea (GEJ),

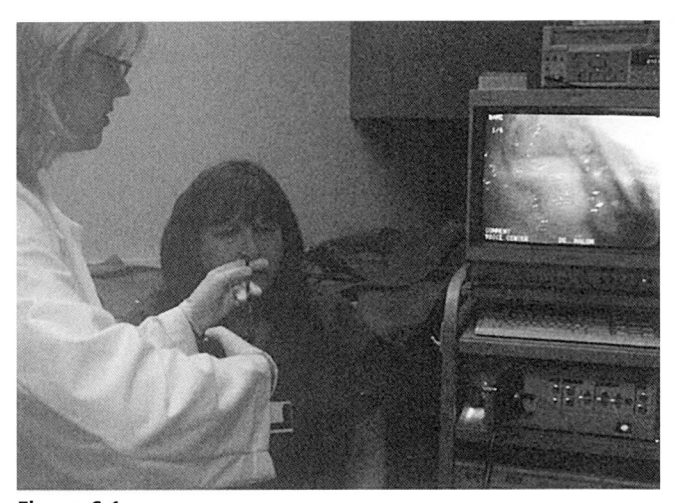

Figura 6.1
Esofagoscopia transnasal sendo realizada. (Ver também *Prancha em Cores*.)

de forma fácil e segura (2-4). TNE é particularmente útil para pacientes com refluxo, distúrbios de deglutição, estreitamentos, alterações actínicas, ingestões cáusticas e malignidades do trato aerodigestivo e esofágico (5). Em acréscimo, ainda permite a avaliação da integridade da mucosa, a visualização de anormalidades estruturais, como a hérnia de hiato, divertículos e lesões submucosas. Esta visualização agregada à capacidade de fazer biopsias permite a confirmação de doenças esofágicas, como esofagite de refluxo, infecção por fungos, hérnia de hiato e esôfago de Barrett (Fig. 6.2).

Tecnologia de Esofagoscopia Transnasal

Vários vendedores provêem esofagoscópios (VE 1530; Pentax Precision Instrument Corporation, Orangeburg, NY; ou Olympus América Inc., Melville, NY). O aspecto mais importante é que o endoscópio seja de um tamanho adequado para permitir uma visão retrograda da GEJ e da cárdia gástrica (pelo menos 60 cm). Em compensação, o diâmetro deve ser suficientemente pequeno para permitir uma passagem nasal confortável. Para executar uma esofagoscopia, o endoscópio deve ter uma saída para a insuflação de ar. Um lado ou um canal de trabalho para biopsia e sucção, caso seja necessário, e uma saída para irrigação, caso isso seja benéfico. Uma opção menos cara para um endoscópio com câmera com *chip* distal é o uso do esofagoscópio com fibróptica agregado à uma câmera endoscópica comum. Embora esses endoscópios não tenham saída para insuflação de ar ou biopsia, coberturas protetoras podem ser colocadas sobre o endoscópio com canais de trabalho externos (Vision Sciences, Inc., Natick, MA, distribuído por Medtronic-Xomed: Vision Sciences, TNE-2000D slide-on TNE sheath). A vantagem desses endoscópios inclui o decréscimo do preço e a diminuição do tempo para limpar os instrumentos. A qualidade atual da imagem, todavia, não é igual àquela produzida pelos endoscópios com *chips* distais. O efeito da pior qualidade de imagem dos endoscópios com coberturas protetoras recai sobre a sensibilidade e a especificidade do exame, tornando-o incerto.

Técnica de Esofagoscopia Transnasal

Idealmente, o paciente não deve comer ou beber por 3 horas antes do exame. Isto assegura que o estômago estará vazio. Caso uma endoscopia seja imediatamente necessária, todavia, uma ingestão recente de alimento não é uma contra-indicação para o exame. A chave para o sucesso de um TNE é a anestesia tópica adequada e vasoconstrição nasal. Nossa técnica coloca o paciente sentado numa cadeira de exame, perto do endoscopista. A cavidade nasal com maior potência é inicialmente banhada com uma solução constituída por partes iguais (1:1) de oximetazolina a 0,05%, e lidocaína 4% e posteriormente tamponada com algodão embebido na mesma solução. Um ou dois *sprays* de benzocaína a 20% podem ser administrados à orofaringe, mas normalmente não é necessário. Nos casos em que um longo procedimento de biopsia será necessário, 100 mg de benzonatato (Tessalon Perle) podem ser utilizados. O paciente é instruído a manter o comprimido de Tessalon na parte de trás da boca, até que ele se dissolva completamente. O endoscópio então é lubrificado e introduzido pela cavidade nasal. Deve ser observado o fechamento nasofaríngeo, a base da língua, a hipofaringe, o movimento das pregas vocais e possíveis acúmulos de secreções orofaríngeas. A cabeça do paciente é então fletida sobre o tórax enquanto o endoscópio é introduzido através do músculo cricofaríngeo. O paciente é instruí-

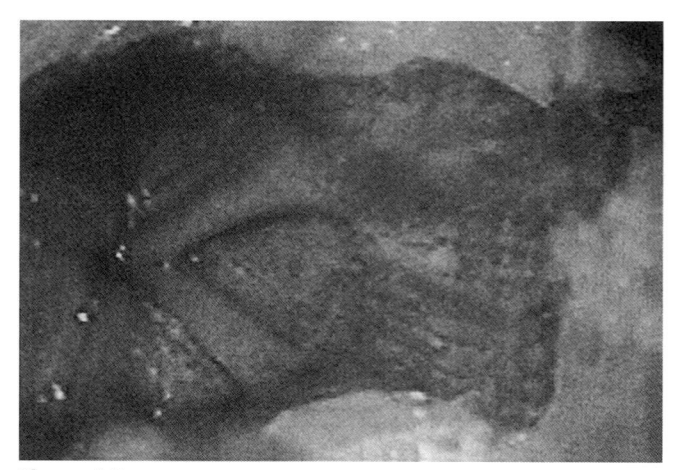

Figura 6.2
Esôfago de Barrett; note o formato de "língua" irregular na junção escamocolunar. Uma grande hérnia hiatal com uma prega rugosa proeminente também podem ser facilmente vista.

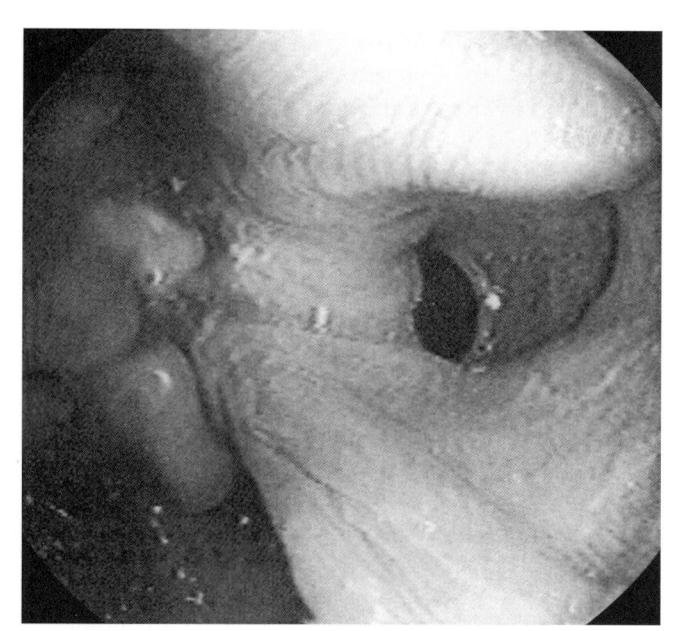

Figura 6.3
Um paciente com disfagia e perda de peso. O esofagoscópio transnasal revela um divertículo secundário para um refluxo induzido por estreitamento. Um grão de cereal é visto no divertículo. (Ver também *Prancha* em *Cores*.)

do a engolir e o instrumento desliza suavemente. Dificuldade em passar pelo ESE deve alertar o examinador da possibilidade de hipertonia do ESE ou de um divertículo de Zenker. O aumento do acúmulo de secreções ou alimentos vistos no esôfaso sempre devem alertar o examinador para o grande nível de suspeição para a presença de divertículo (Fig. 6.3). Sucção cuidadosa e avanço apenas quando o lúmen for visualizado são realizados. Quando o endoscopista se encontra em um divertículo, faz uma sucção, insufla ar e depois realiza uma rotação gentil do endoscópio para achar a luz, antes que o exame seja continuado. Pode ocorrer perfuração se a ponta do endoscópio entrar em um divertículo e se uma pressão significante for realizada.

A presença de um esôfago dilatado ou a retenção de material deglutido deve alertar sempre o examinador para uma potencial alteração de mobilidade esofágica, constrição ou anel, corpo estranho, divertículo ou acalasia. A função do LES deve ser avaliada com o esofagoscópio afastado alguns centímetros dele. Deve ser determinado se ele está aberto e se fecha imediatamente após a deglutição. A seqüência dos acontecimentos deveria ser como se segue: LES fechado que abre na deglutição seguido por uma perda de visualização, como quando há uma contração peristáltica, seguida pelo fechamento do LES (6).

A determinação da mobilidade do esôfago normal ou anormal é obtida através da experiência. Por vezes, é usual a perda repetida de visualização, pelo avanço da saliva seguida pelo "clarão", como quando a luz é fechada pela contração do esôfago. Deve ser lembrado que um número de deglutições individuais não produzem contração e que essas contrações não-peristálticas são freqüentes. O suco de maçã com corante ou mesmo uma pequena quantidade de alimento sólido podem ser oferecidos ao paciente quando o esofagoscópio transnasal está posicionado. Esta observação guiada da deglutição e da mobilidade do esôfago (GOOSEM) pode ajudar na determinação se uma pequena constrição ou anel são de significância funcional e se a peristalse normal está presente em uma dada porção do esôfago (comunicação pessoal com P.C. Belafsky, 2004).

Em acréscimo, na avaliação da mobilidade do esôfago é também essencial visualizar cuidadosamente a junção da mucosa gástrica e esofágica, ou linha Z (Fig. 6.4). A avaliação próxima dessa área pode detectar doenças do esôfago, como a esofagite de Barrett (ver Fig. 6.2) ou adenocarcinoma do esôfago (Fig. 6.5). Finalmente, o endoscópio é avançado e a retroflexão é realizada para verificar a totalidade da cárdia gástrica para determinar qualquer lesão de massa. A retroflexão é também a melhor maneira de identificar pequenas ou médias hérnias hiatais (Fig. 6.6). A insuflação de ar e a irrigação são então usadas para examinar a mucosa do esôfago total, enquanto se vai retirando o endoscópio.

Um erro comum é a insuflação excessiva de ar durante o exame. Isto pode resultar em um significante desconforto do paciente. O ar deve ser suavemente insuflado para obter a completa visualização de toda a superfície da mucosa e, então, aspirado quando possível. Se lesões da mucosa ou irregularidades são nota-

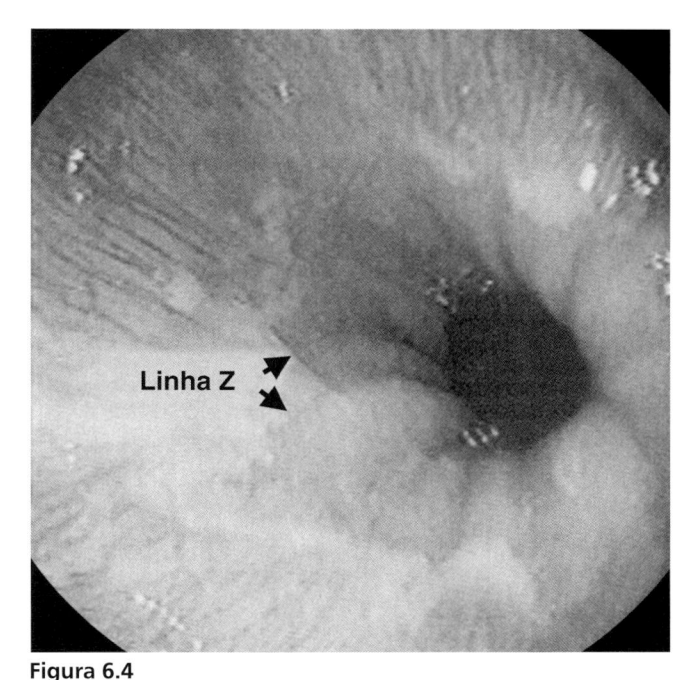

Figura 6.4
Junção escamocolunar normal, também conhecida como a linha Z (*setas*). (Ver também *Prancha* em *Cores*.)

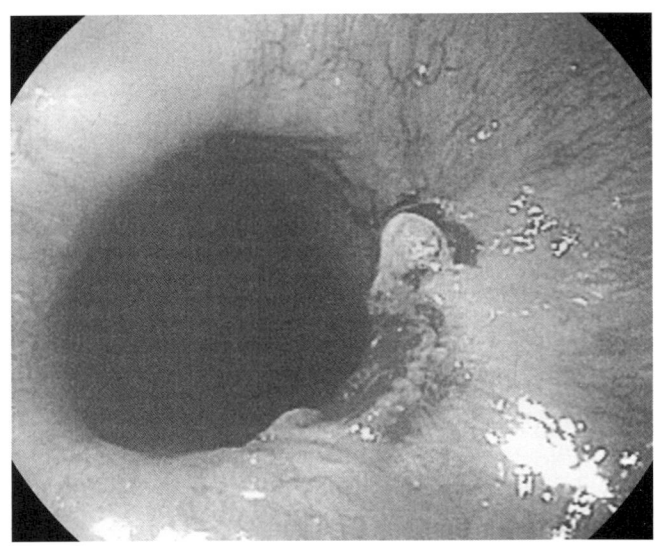

Figura 6.5
Junção gastroesofágica demonstrando uma lesão friável confirmada numa esofagoscopia transnasal guiada para uma biopsia de adenocarcinoma do esôfago.

das, as pinças de biopsia são passadas pelo canal de trabalho e múltiplas biopsias são obtidas.

Indicações de Esofagoscopia Transnasal

As indicações para TNE não são universalmente aceitos. Os estudos disponíveis não delineiam claramente quais pacientes devem ser submetidos a exame esofagiano, e também nossa prática clínica é baseada em nossa própria experiência e na dos gastroenterologistas. As indicações relativas para o procedimento do TNE podem ser divididas em esofagianas e extraesofagianas. As indicações relativas ao esôfago promulgadas pela Associação Americana para Endoscopia Gastrointestinal (ASGE) e o Colégio Americano de Gastroenterologia (ACG) são: disfagia, hemorragia, asfixia, dor torácica, perda de peso, odinofagia, sintomas esofágicos persistentes apesar da tentativa adequada de terapia, avaliação do esôfago após deglutição cáustica, avaliação de corpo estranho, para possível biopsia de lesões radiologicamente demonstráveis, e para pessoas necessitando de terapia anti-refluxo crônico (7,8). Embora as indicações da ASGE predigam alterações endoscópicas e sirvam como uma útil diretriz, diagnósticos endoscópicos significativos têm sido apresentados em aproximadamente 28% das endoscopias que não seguiram os critérios da ASGE. Portanto, a adesão estrita a essas diretrizes pode levar ao não-diagnóstico de doenças importantes, devendo a decisão para a realização do exame de endoscopia ser tomada mediante a análise individual de cada paciente.

Embora as indicações extra-esofágicas para TNE estejam ainda sendo definidas, nossas indicações incluem globo faríngeo, tosse crônica, disfagia cervical, doenças pulmonares não controladas, *screening* em pacientes com câncer de cabeça e pescoço, odinofagia e refluxo laringofaríngeo (LPR). Embora o custo-benefício da panendoscopia em pacientes com câncer de cabeça e do pescoço tenha sido debatida, rotineiramente, o TNE é utilizado para a realização de biopsia de lesões e qualquer ponto da cabeça e do pescoço acessíveis ao exame seguido por esofagoscopia eficientemente, aumentando a efetividade com relação ao custo no momento da biopsia. Esta técnica pode provar ser especialmente útil em tumores da laringe e da hipofaringe, que têm mostrado alta prevalência de sincronismo com os tumores primários do esôfago (5,9).

Um certo grupo de indivíduos com globo, disfagia, tosse crônica e odinofagia que não respondem a uma terapia tradicional podem ter doenças no seu esôfago, que são as responsáveis pelos seus sintomas, como metaplasia de Barrett (Fig. 6.2), candidíase esofagiana (Fig. 6.7) e refluxo ácido ou não-ácido. Embora o risco do esôfago de Barrett, nos pacientes com tosse crônica, não tenha sido bem determinado, rotineiramente detalhamos o esôfago dos indivíduos nestas

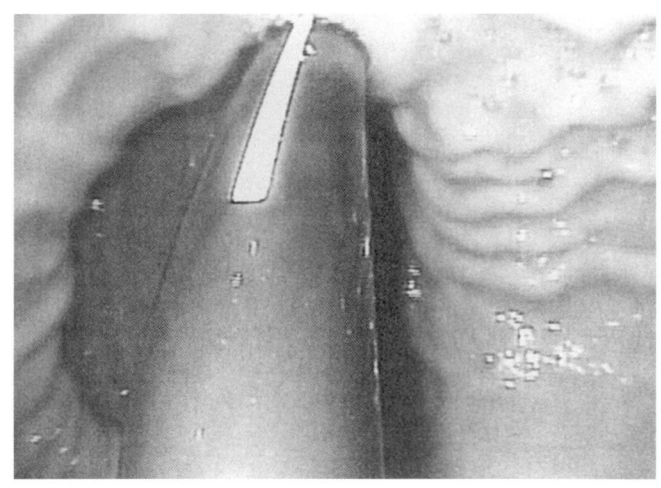

Figura 6.6
Uma visão retroflexa de uma hérnia hiatal.

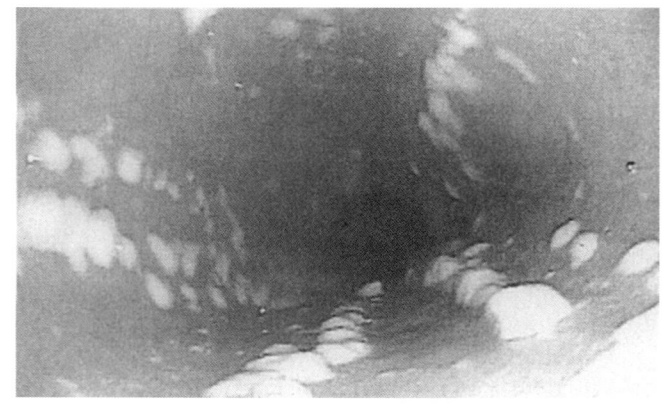

Figura 6.7
Esofagite cândida grave em um paciente sem fatores de risco.

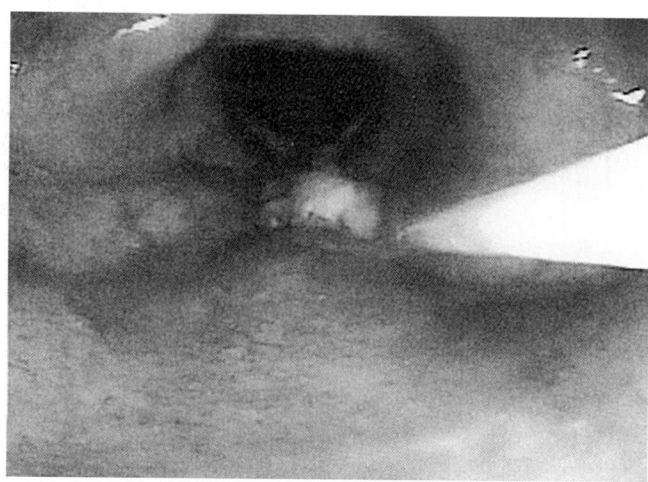

Figura 6.8
O esofagoscópio transnasal está aqui sendo usado para emitir um facho de *laser* flexível para tratar um paciente com papilomatose respiratória da laringe. Note o embranquecimento causado pelo pulso de *laser* de tintura *(pulsed-dye laser)*.
(Ver também *Prancha* em *Cores*.)

condições. A prevalência da metaplasia de Barrett com LPR tem sido relatada em 7% (10). Isto não parece ser diferente da prevalência do esôfago de Barrett entre voluntários submetidos à colonoscopia. Esses dados sugerem que o TNE para pessoas com LPR não-complicado pode não ser indicado. Reavis *et al.* (11), entretanto relataram que sintomas de LPR foram significativamente mais prevalentes que os típicos sintomas do refluxo gastroesofágico em pessoas com displasia e adenocarcinoma do esôfago. Os seus dados sugerem que sintomas de LPR podem ser a única indicação de displasia do esôfago ou malignidade. Pacientes com LPR que respondem à terapia do refluxo podem ter patologia de esôfago encoberta, que fica mascarada, uma vez que o tratamento anti-refluxo é iniciado. Assim até que as indicações para o TNE para pessoas com LTR possam ser mais bem definidas, o *screening* destes pacientes é razoável. O papel da biopsia de citologia esfoliativa para o detalhamento de indivíduos com potencial de esôfago de Barrett é desconhecido. Os primeiros dados sugerem que devem ser mais sensíveis que as técnicas padrão de biopsia (12).

Indicações terapêuticas não são cobertas neste capítulo, mas incluem a punção traqueoesofágica secundária (13), a passagem de guia para dilatadores Savary-Miller, remoção de corpo estranho, colocação de sondas de alimentação com visão direta, colocação de cápsulas para medição de PH sem fio (14), injeção de toxina botulínica (botox) no LES e expedição de *lasers* flexíveis (15) (Fig. 6.8).

Complicações de Esofagoscopia Transnasal

A taxa de complicação para o TNE é muito baixa. Embora os gastroenterologistas tenham relatado uma alta incidência de dor e epistaxe com a técnica transnasal (16), aos cuidados dos otorrinolaringologistas, tem sido relatado que esse índice é menor que 3% (17). Isto é semelhante ao padrão da epistaxe da laringoscopia transnasal por fibra óptica sozinha (2,4). Nossa recente revisão de 700 procedimentos de TNE revelaram apenas seis casos de epistaxe autolimitada e dois episódios de alteração vasovagal. Não existem casos de perfuração de esôfago relatados por otorrinolaringologistas usando TNE.

Conclusão

TNE é um procedimento seguro e efetivo que pode ser realizado em consultório. A introdução do TNE ampliou a faixa do diagnóstico e da terapêutica do otorrinolaringologista no consultório na avaliação de disfagia, refluxo e câncer de cabeça e pescoço. O TNE mantém todas as vantagens das técnicas endoscópicas previamente relatadas com relação a segurança e *screening*, enquanto oferece a vantagem distinta de sua realização em consultório sem sedação.

AVALIAÇÃO ENDOSCÓPICA COM FIBRA ÓPTICA DA DEGLUTIÇÃO E AVALIAÇÃO ENDOSCÓPICA COM FIBRA ÓPTICA DA DEGLUTIÇÃO COM TESTE SENSORIAL

Pacientes com disfagia são comumente examinados por otorrinolaringologistas. Uma anamnese de rotina e um exame físico são incapazes de distinguir apuradamente pacientes com uma deglutição saudável daqueles que estão aspirando. Portanto, o clínico deve usar métodos de diagnóstico alternativos quando estiver avaliando pessoas com distúrbios de deglutição. A compreensão do instrumental de avaliação para um indivíduo com disfagia, aspiração, globo ou a combinação destes é o FEES (18,19). O FEES pode também ser combinado com testes sensoriais (FEESST) para prover informações melhores com relação ao *status* de sensação da laringe. Hoje o FEES e o FEESST são comumente usados na avaliação de pacientes com distúrbios de deglutição. Com melhoras na tecnologia e nas técnicas o FEES e o FEESST tornaram-se iguais ou superiores ao MBS, na avaliação da disfagia/aspiração.

O FEES é idealmente realizado por dois indivíduos, um otorrinolaringologista e um fonoaudiólogo. O cenário típico inclui laringoscópio flexível padrão, fonte de luz e sistema de vídeo. Uma torre de vídeo é essencial por várias razões. Primeiro, ela dá a cada um dos envolvidos nos cuidados com o paciente (médico, fonoaudiólogo e membros da família) a habilidade de observar a avaliação e permite a documentação de vídeo, que é necessária por objetivos de documentação. Finalmente, ela permite ao médico rever o exame e comparar com avaliações prévias, quando avaliações seqüenciais estão sendo usadas.

Técnica de Avaliação Endoscópica com Fibra Óptica da Deglutição

Para o estudo do FEES, o paciente é posicionado ereto numa cadeira confortável. Embora, no hospital, o FEES seja realizado com o paciente reclinado ou deitado em um leito de UTI, esforço deve ser feito para obter uma postura ereta durante o exame. Se o paciente é incapaz de manter uma postura ereta durante o exame, deve ser usada uma posição em que o indivíduo possa alimentar-se. Embora a anestesia tópica nasal não seja tipicamente usada, um estudo recente de Johnson et al. (20) não demonstrou efeito mensurável sobre a sensação da laringe com o uso da anestesia tópica nasal.

O endoscópio é lubrificado e inserido transnasalmente. As estruturas da faringe e da laringe são então avaliadas. Atenção deve ser voltada para a presença de acúmulos de secreções que foram associadas ao risco crescente de aspiração (21). A função das pregas vocais deve ser avaliada. De particular importância é a presença de paralisia ou paresia de prega vocal. Em seguida, é pedido ao paciente que faça uma deglutição seca. Durante esta, a faringe estreita-se, a epiglote inverte-se e são avaliados os movimentos dos acúmulos de secreções. Em seguida, é solicitado ao paciente que engula uma série de bolos alimentares coloridos de várias consistências. A seqüência é tipicamente um líquido com textura de mel, purê, sólido, líquidos espessos como néctar e líquidos finos. Os líquidos espessos são testados em primeiro lugar porque eles tendem a trazer menos riscos de aspiração. Os líquidos finos têm o mais alto risco de aspiração e são testados por último.

Vários parâmetros são avaliados durante a alimentação: tempo de deglutição, penetração, aspiração, presença de resíduos e se o paciente requer múltiplas deglutições para limpar o bolo alimentar. A penetração representa a entrada de uma porção do bolo alimentar na entrada da laringe. A aspiração é a entrada de uma porção do bolo alimentar abaixo do nível das pregas vocais (Fig. 6.9).

A laringe deve ser cuidadosamente observada após a deglutição, porque porções do bolo alimentar podem acumular-se nos seios piriformes e, conseqüentemente, cair dentro da laringe. Além do mais, o bolo alimentar pode ser observado reentrando na faringe após passar pelo esôfago. Este geralmente é um sinal que o divertículo de Zenker está presente.

Uma breve traqueoscopia é realizada na conclusão do FEES. Isto permite uma confirmação posterior se a aspiração ocorreu, ou não. Freqüentemente, por causa do período de pouco contraste, aspiração súbita que ocorre durante a deglutição pode ser negligenciada.

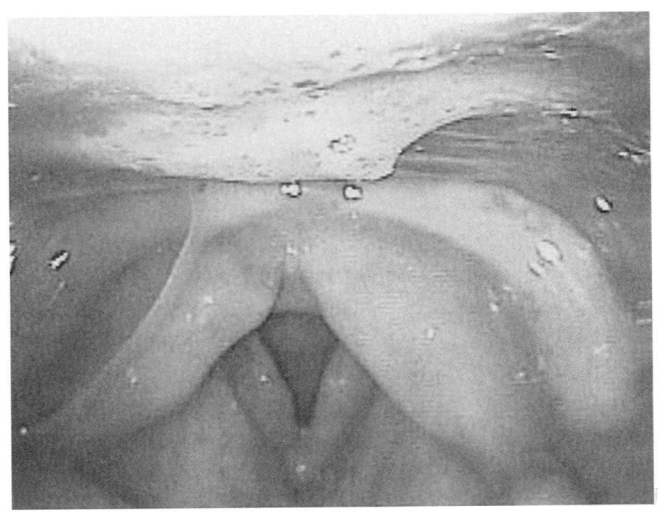

Figura 6.9

A aspiração está confirmada durante a avaliação da deglutição com endoscopia de fibróptica pela visualização do bolo líquido na subglote após a tentativa de deglutição. O resíduo hipofaríngeo extenso também está presente. (Figura por cortesia de Susan Butler, PhD, CCC-SLP.) (Ver também *Prancha* em *Cores*.)

Após a conclusão do diagnóstico através do exame de FEES, técnicas compensatórias podem ser testadas. O endoscópio permanece no lugar, enquanto várias técnicas, incluindo uma deglutição supraglótica, uma ingestão cíclica, um giro de cabeça, uma dupla deglutição e um abaixamento de cabeça são tentados. Isto ajuda a estabelecer a melhor estratégia de dieta e reforçar as técnicas de deglutição para o paciente e os membros da família.

AVALIAÇÃO ENDOSCÓPICA COM FIBRA ÓPTICA DA DEGLUTIÇÃO COM TESTE SENSORIAL

O FEESST foi descrito em primeiro lugar por Aviv *et al.* (22). Ele combina o FEES com uma avaliação sensorial da laringe. O teste usa um pulso de ar calibrado, que é emitido para a mucosa da laringe. A sensação é transmitida através do nervo laríngeo superior e, num nível superior liminar, resulta em um reflexo de adução das pregas vocais através do nervo laríngeo recorrente. Esse arco reflexo é conhecido como o reflexo adutor da laringe (LAR). O LAR é um importante mecanismo protetor que impede a aspiração. Portanto, avaliando o LAR, o teste sensorial prové informação adicional com respeito ao mecanismo de proteção da deglutição do paciente.

Em acréscimo, ao equipamento padrão do FEES, dois itens adicionais são necessários para realizar o FEESST: um estimulador sensorial de pulso de ar calibrado (Pentax Inc.), um endoscópio flexível ou uma cobertura com um canal lateral para a emissão de um pulso de ar.

Técnica e Interpretação da Avaliação Endoscópica com Fibra Óptica da Deglutição com Teste Sensorial

O teste sensorial é usualmente realizado antes da parte FEES do exame para avaliar a proteção da via aérea. O endoscópio é posicionado sobre a aritenóidea ipsolateral/junção da prega ariepiglótica. O endoscópio é considerado em boa posição se um escurecimento de imagem é visto (aproximadamente a 2 mm da mucosa). Um pulso calibrado de ar é então emitido e o endoscópio é puxado para trás, para visualizar a laringe e a presença, ou a ausência, do LAR. Uma resposta positiva (reflexo de fechamento laríngeo) indica a estimulação do vestíbulo laríngeo. Várias pressões diferentes são testadas até que um limiar é determinado e confirmado. O lado contralateral é então testado. Os valores obtidos são então comparados com os valores normais estabelecidos; menos que 4 mmHg é normal, de 4 a 6 representa um déficit sensorial moderado e maior do que 6 mmHg é déficit sensorial grave.

Benefícios da Avaliação Endoscópica com Fibra Óptica da Deglutição e da Avaliação Endoscópica com Fibra Óptica da Deglutição com Teste Sensorial

O FEES e o FEESST oferecem muitas vantagens sobre os métodos tradicionais de avaliação da disfagia. A maior vantagem para o otorrinolaringologista é que estes testes podem ser feitos, com segurança, no consultório, ou no leito hospitalar com pequeno equipamento adicional. Outro benefício é que estes testes provêem imediato *feedback* visual para o médico.

Quando comparado com o MBS, o FEES provê melhor informação anatômica, incluindo a presença ou a ausência de acúmulo de secreções. O FEES também é igual ou mais sensível que o MBS para a avaliação de penetração, aspiração e resíduos faringianos (18,23). Em um amplo estudo prospectivo, Aviv (24) comparou o gerenciamento da disfagia com o FEESST e o MBS na sua capacidade de prevenir a pneumonia de aspiração. O estudo demonstrou que não existiam diferenças estatísticas significantes em termo de incidência de pneumonia entre os dois grupos.

Estes estudos recentes têm demonstrado a importância e o valor comparativo do FEES e do FEESST como instrumentos de avaliação na disfagia.

TRAQUEOBRONCOSCOPIA NO CONSULTÓRIO

Parte da popularidade do endoscópio flexível, particularmente na avaliação da árvore traqueobronquial, é referida a sua capacidade de realizar uma avaliação sem anestesia geral. Freqüentemente, dependendo da indicação, a avaliação desta região pode ser feita com apenas anestesia tópica.

Seleção e Indicação de Pacientes para a Traqueobroncoscopia no Consultório

A traqueobroncoscopia no consultório pode ser realizada rotineiramente e com segurança na maioria dos adultos. Um estudo recente sugere que ela pode também ser realizada com segurança e eficiência em crianças (25). Indicações comuns incluem a avaliação de pacientes com estenoses conhecidas ou suspeitas da via aérea, hemoptises e tosse crônica. Seu uso, entretanto, deve ser limitado em pacientes com doenças cardíacas e reativas das vias aéreas, em conseqüência do aumento do risco de complicações, em razão das mudanças hemodinâmicas significativas que são associadas a emissões anestésicas tópicas, passagem do endoscópio através da laringe e sucção (26). O efeito da broncoscopia sobre a função pulmonar também foi estudado. Peacock *et al.* concluíram que, a broncoscopia não afeta a função pulmonar. A aplicação de lidocaína tópica, entretanto, pode causar significantes decréscimos em FEV1, capacidade vital forçada, pico de fluxo expiratório e pico de fluxo inspiratório (27). Estes estudos sugerem vigilância e cuidado no uso de broncoscopia no consultório, em pacientes com doença cardiopulmonar.

Anestesia Tópica para Traqueobroncoscopia

A avaliação rotineira superficial da traquéia superior requer pouca, ou nenhuma, anestesia adicional, comparada com aquela que é usada na laringoscopia flexível padrão. Se uma avaliação mais detalhada ou mais distal é necessária, a anestesia adicional deve ser utilizada. Vários métodos diferentes podem ser usados. Estes incluem: (a) o uso de um *spray* tópico de lidocaína, comumente aplicado através do canal lateral do endoscópio ou oralmente via uma cânula de Abraão; (b) o uso de lidocaína nebulizada e (c) o uso de perfuração da cricotireóide com instilação de lidocaína na via aérea subglótica.

Em nossa experiência, nós temos achado que a técnica do *spray* tópico através do endoscópio seja a mais fácil. A técnica percutânea transcricóidea, entretanto, também se tem mostrado bem tolerada e pode requerer menor quantidade de anestésico tópico (28).

Usando a nossa técnica preferida, o nariz é aspergido do modo padrão para a nasolaringoscopia (lidocaína e neosinefrina). Depois disso, o endoscópio é introduzido e posicionado sobre a laringe. Aproximadamente de 2 a 3 mL de lidocaína a 4% são aplicados enquanto o paciente está fonando/i/. Isto pode ter que ser repetido até que o paciente demonstre pequena ou nenhuma resposta à presença de lidocaína na laringe. O endoscópio é então avançado através da glote e uma quantidade de lidocaína tópica adicional é aplicada, se necessário. A dose de lidocaína total recomendada é de 300 a 400 mg (de 7 a 10 mL de lidocaína a 4%). Se um exame prolongado é antecipado ou uma biopsia extensiva é planejada, a lidocaína pode ser diluída para 2%, permitindo um uso de maior volume do anestésico (14 a 20 mL).

Em pacientes com uma traqueotomia ou um permanente traqueostoma, o anestésico tópico é aplicado diretamente via um nebulizador na mucosa traqueal. Estes pacientes toleram a traqueobroncoscopia extremamente bem e requerem pouca, ou nenhuma, anestesia.

Equipamento

Se só a traquéia proximal deve ser examinada, um laringoscópio flexível padrão deve ser usado. Se for necessário um exame prolongado ou uma biopsia é planejada, um endoscópio flexível com um canal lateral é necessário. Se ele não for disponível, uma alternativa é usar uma cobertura com canais laterais. Se a traquéia distal ou as vias aéreas inferiores tiverem que ser examinadas, um endoscópio flexível mais longo, como um broncoscópio ou um esofagoscópio transnasal, será necessário. Um canal lateral é necessário para a aplicação do anestésico tópico, para a biopsia e para a sucção.

Técnica Traqueobroncoscópica

Somente Traqueoscopia

O paciente é primeiramente advertido que vai experimentar uma tosse, ou uma sensação de sufocamento, ou ambos, por poucos segundos. O endoscópio é então posicionado até, logo acima das pregas vocais. O dispositivo da gravação em vídeo é acionado e o paciente é solicitado a inalar através do nariz. Quando a prega vocal é abduzida, o endoscópio é rapidamente avançado através da entrada da laringe e dentro da traquéia superior. A lesão, ou a área concernente, é então visualizada e o endoscópio é recuado por cerca de 2 a 3 segundos, quando o paciente tosse. O exame gravado pode então ser revisto em câmera lenta ou quadro a quadro, para posterior avaliação dos achados.

Broncoscopia

Para este procedimento, anestesia adicional é geralmente necessária. Como o endoscópio é introduzido através da via aérea inferior, deve-se prestar atenção para as marcações de áreas do broncoscópio, porque é fácil ficar desorientado. É também importante evitar excesso de sucção, pois isto foi mostrado capaz de causar dessaturação de oxigênio (26).

Considerações Práticas

A traqueobroncoscopia no consultório utilizando anestesia tópica é uma técnica segura e efetiva e tem sido usada freqüentemente com um índice muito pequeno de complicações. Além disso, esta técnica oferece uma significativa diminuição de custos sobre a broncoscopia feita sob sedação, uma vez que diminui custos associados aos serviços de suporte associados ao procedimento e à sala de recuperação.

Certas precauções devem ser mantidas. Como ressaltado anteriormente, pacientes devem ser selecionados, devendo ser excluídos os que apresentem doenças cardíacas e broncoconstritivas. Em acréscimo, deve ser dada consideração para a rotina do uso de monitoramento quando estão sendo feitos grandes procedimentos na árvore traqueobrônquica. Muitos estudos têm recomendado o uso de oxímetro, mas a necessidade de monitoramento cardíaco é menos clara (29).

Na nossa prática, traqueobroncoscopia é usada como uma ferramenta de seleção, para avaliar pacientes com estenoses aéreas, e para o uso de *lasers* flexíveis em lesões de via aérea como o papiloma traqueal (Fig. 6.10). Com usos de níveis apropriados de aneste-

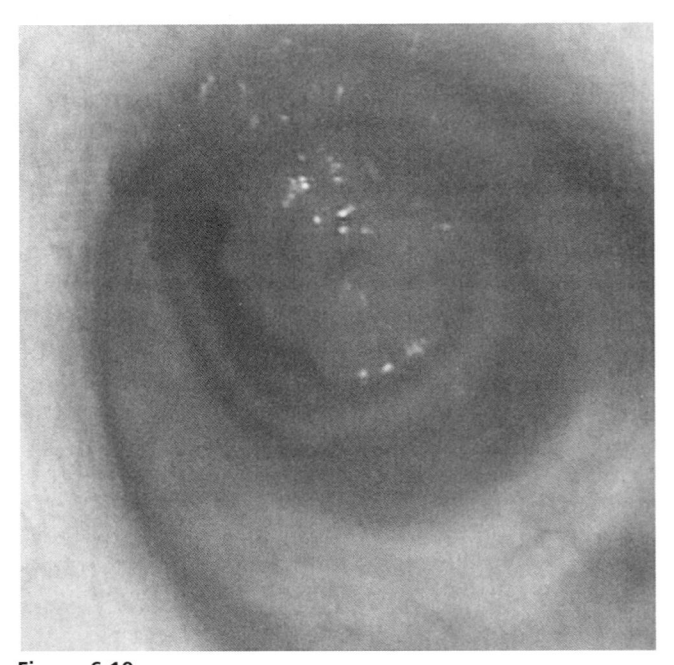

Figura 6.10

Traqueobroncoscopia sendo realizada em um paciente com um estridor bifásico. Um grande papiloma obstrutivo é visto na traquéia intermediária.

sia, ele é bem tolerado virtualmente por todos os pacientes. Não temos experimentado complicações.

CONCLUSÕES

É a esperança dos autores que este capítulo tenha apresentado uma revisão de "estado de arte" das tecnologias atuais de avaliação endoscópica do trato aerodigestivo superior. Esta é uma área de grandes desenvolvimentos, expandindo o papel e as capacidades do otorrinolaringologista, particularmente na avaliação e no gerenciamento da disfagia e aspiração. As novas tecnologias melhoraram a qualidade do tratamento que nós somos capazes de prover para os nossos pacientes e tem permitido desenvolver um espírito de equipe para lidar com cada um desses pacientes. O desenvolvimento de nossos esquemas e experiência na área do TNE aumentou nossas relações com nossos colegas gastroenterologistas nas muitas dificuldades de administração de tratamento de pacientes que dividimos. Numa forma análoga, desfrutando de uma equipe interessada em FEES e FEESST a relação com nossos colegas fonoaudiólogos teve grande acréscimo na nossa habilidade de tratar pacientes com desordens de deglutição. Esta é nossa crença que o aumento da utilização em consultório do endoscópio com essas tecnologias nos permitirão dar melhor qualidade de tratamento para nossos pacientes numa maneira segura e mais barata.

PONTOS IMPORTANTES

- Todos os procedimentos descritos neste capítulo podem ser executados de forma segura e fácil apenas com anestesia tópica.
- A esofagoscopia transnasal pode demonstrar anormalidades esofágicas em um número significativo de pacientes com refluxo laringofaríngeo.
- Excesso de secreções ou resíduos de comida no esôfago podem sugerir a presença de uma desordem da mobilidade do esôfago, estreitamento ou anel, corpo estranho, divertículo ou acalasia.
- Durante a esofagoscopia transnasal, a retroflexão é a melhor forma para identificar hérnias hiatais pequenas ou médias.
- A junção gastroesofágea deve ser visualizada cuidadosamente durante a esofagoscopia transnasal para avaliar a possível presença de doenças como esôfago de Barrett ou adenocarcinoma esofágico.
- A avaliação da deglutição com endoscópio flexível, associada ou não ao teste de sensibilidade é uma ferramenta valiosa na avaliação e no manuseio de pacientes com disfagia.
- Uma equipe para o estudo e o diagnóstico de pacientes com disfagia é enormemente incentivada.
- Usando-se endoscópios flexíveis e anestesia tópica, a traqueobroncoscopia pode ser realizada em consultório na maioria dos adultos.

REFERÊNCIAS

1. Arens C, Glanz H, Dreyer T, et al. Compact endoscopy of the larynx. Ann Otol Rhinol Laryngol 2003;112:113-119.
2. Aviv JE, Takoudes T, Ma G, et al. Office-based esophagoscopy: a preliminary report. Otolaryngol Head Neck Surg 2001;125:170-175.
3. Belafsky PC, Postma GN, Daniels E, et al. Transnasal esophagoscopy. Otolaryngol Head Neck Surg 2001;125:588-589.
4. Postma GN, Amin MR, Simpson CB, et al. Office procedures for the esophagus. ENT J Suppl 2004;83:17-21.
5. Postma GN, Bach KK, Belafsky PC, et al. The role of transnasal esophagoscopy in head and neck oncology. Laryngoscope 2002;112:2242-2243.
6. Enriquez PS, Cohen)T, Postma GN, et al. Functional abnormalities of the LES found by TNE. ENT J 2003;82:498-500.
7. DeVault KR, Castell DO. Updated guidelines for the diagnosis and treatment of gastroesophageal reflux disease: the Practice Parameters Committee of the American College of Gastroenterology. Am J Gastroenterol 1999;94:1434-1442.
8. American Society for Gastrointestinal Endoscopy. Appropriate use of gastrointestinal endoscopy. Gastrointest Endosc 2000;52:831-837.
9. Guardiola E, Pivot X, Dassonville O, et al. Is routine triple endoscopy for head and neck carcinoma patients necessary in light of a negative chest computer tomography scan? Cancer 2004;101:2028-2033.
10. Koufman JA, Belafsky PC, Bach KK, et al. Prevalence of esophagitis in patients with pH-documented laryngopharyngeal reflux.Laryngoscope 2002;112:1606-1609
11. Reavis KM, Morris CD, Gopal DV, et al. Laryngopharyngeal reflux symptoms better predict the presence of esophageal adenocarcinoma than typical gastroesophageal reflux symptoms. Ann Surg 2004;239:849-856; discussion 856-858.
12. Saeian K, Staff D, Berger W, et al. Detection rate of dysplastic Barrett's mucosa by unsedated transnasal endoscopy (T-EGD) is comparable to conventional endoscopy. Gastroenterology 2000;118:A228.
13. Bach KK, Postma GN, Koufman JA. In-office tracheoesophageal puncture using transnasal esophagoscopy. Laryngoscope 2003;113:173-176.
14. Belafsky PC, Allen K, Castro-Del Rosario L, Roseman D. Wireless pH testing as an adjunct to unsedated transnasal esophagoscopy: the safety and efficacy of transnasal telemetry capsule placement. Otolaryngol Head Neck Surg 2004;131:26-28.
15. Clyne SB, Halum SL, Koufman, JA, Postma GN. Pulsed-dye laser (PDL) treatment of laryngeal granulomas. Ann Otol Rhinol Laryngol 114:198-201.
16. Craig A, Hanlon J, Dent J, et al. A comparison of transnasal and transoral endoscopy with small-diameter endoscopes in unsedated patients. Gastrointest Endosc 1999;49:292-296.
17. Postma GN, Cohen JT, Belafsky PC, et al. Transnasal esophagoscopy: Revisited (over 700 consecutive cases). Laryngoscope 2005;115:321-323.
18. Langmore SE, Schatz K, Olson N. Endoscopic and videofluoroscopic evaluations of swallowing and

aspiration. *Ann Otol Rhinol Laryngol* 1991;100:678-681.
19. Hiss SG, Postma GN. Fiberoptic endoscopic evaluation of swallowing. *Laryngoscope* 2003;113:1386-1393.
20. Johnson PE, Belafsky PC, Postma GN. Topical nasal anesthesia and laryngopharyngeal sensory testing: a prospective, doubleblind crossover study. *Ann Otol Rhinol Laryngol* 2003;112:14-16.
21. Murray J, Langmore SE, Ginsberg S, *et al.* The significance of accumulated oropharyngeal secretions and swallowing frequency in predicting aspiration. *Dysphagia* 1996;11:99-103.
22. Aviv JE, Kim T, Sacco RL, *et al.* FEESST: a new bedside endoscopic test of the motor and sensory components of swallowing. *Ann Otol Rhinol Laryngol* 1998;107:378-387.
23. Leder SB, Sasaki CT, Burrell MI. Fiberoptic endoscopic evaluation of dysphagia to identify silent aspiration. *Dysphagia* 1998;13:19-21.
24. Aviv JE. Prospective, randomized outcome study of endoscopy versus modified barium swallow in patients with dysphagia. *Laryngoscope* 2000;110:563-574.
25. Lindstrom DR 3rd, Book DT, Conley SF, *et al.* Office-based lower airway endoscopy in pediatric patients. *Arch Otolaryngol Head Neck Surg* 2003;129:847-853.
26. Lundgren R, Haggmark S, Reiz S. Hemodynamic effects of flexible fiberoptic bronchoscopy performed under topical anesthesia. *Chest* 1982;82:295-299.
27. Peacock A), Benson-Mitchell R, Godfrey R. Effect of fibreoptic bronchoscopy on pulmonary function. *Thorax* 1990;45:38-41.
28. Webb AR, Fernando SS, Dalton HR, *et al.* Local anesthesia for fiberoptic bronchoscopy: transcricoid injection or the "spray as you go" technique? *Thorax* 1990;45:474-477.
29. Colt HG, Morris JE Fiberoptic bronchoscopy without premedication: a retrospective study. *Chest* 1990;98:1327-1330.

CAPÍTULO 7

Distúrbios Esofágicos

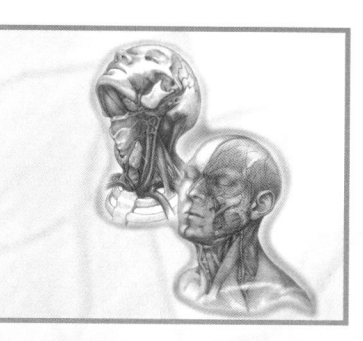

William W. Shockley ■ Subinoy Das

O propósito desse capítulo é fazer uma breve revisão da anatomia e da fisiologia do esôfago e discutir a avaliação, o diagnóstico e o tratamento do notável conjunto de doenças esofágicas.

FORMA E FUNÇÃO ESOFÁGICA

Anatomia

O esôfago é um tubo neuromuscular linear recoberto por mucosa que propele o alimento da boca e da faringe para o estômago, enquanto minimiza o refluxo de ácido e de leite. Ele é o tubo mais estreito do trato gastrointestinal, e dentro do esôfago existem três regiões de constrição natural: o cricofaríngeo, o ponto onde a aorta e o brônquio esquerdo cruzam anteriormente, e o esfíncter inferior do esôfago (LES). O cricofaríngeo é o ponto mais estreito de todo o trato gastrointestinal e é um lugar comum de achado de resíduos de alimentos, corpos estranhos e perfurações oriundas de instrumentação local.

O esôfago é composto por uma camada muscular externa, uma camada média submucosa e uma camada circular mucosa. O esôfago carece de uma camada serosa, uma importante barreira anatômica para conter infecções e doenças neoplásicas. Sem uma camada serosa, o esôfago é mais suscetível de perfurações e tem menos integridade estrutural para cicatrização em reparos cirúrgicos ou anastomoses. O um terço superior da camada muscular é estriada, enquanto os dois terços inferiores são de musculatura lisa. A camada muscular de fibras circulares pode ser dividida em externa, longitudinal e interna. A maior parte do esôfago é revestido de epitélio escamoso estratificado, e somente 1 a 3 cm é revestido de epitélio colunar.

O suprimento sanguíneo do esôfago segue uma organização segmentar (Tabela 7.1), embora variações significantes existam. Em acréscimo, o esôfago mantém uma completa rede de vasos em sua parede, permitindo a mobilização em longa distância. A drenagem linfática não segue esse modelo segmentar. O esôfago cervical e sua parte mediana tendem a drenar a linfa para os linfonodos paraesofágicos cervicais e destes para os linfonodos jugulares inferiores. Os canais linfáticos do esôfago torácico drenam para os linfonodos mediastinais superiores, peribrônquicos, hilares e paraesofágicos. A porção abdominal do esôfago drena para os linfonodos gástricos esquerdos e celíacos. Existe uma ausência de vasos linfáticos dentro da camada mucosa superficial, o que pode explicar porque o início do câncer ocorre primariamente dentro da camada submucosa e porque o câncer esofágico tem uma grande recorrência pós-operatória na linha de ressecção.

O esôfago é inervado pelo nervo vago (sistema parassimpático) e pela cadeia simpática. O esôfago cervical recebe inervação dos nervos laríngeos recorrentes. No mediastino superior, o nervo vago ramifica-se para formar o plexo esofágico. Essas fibras então coalescem, formando dois troncos vagais: o vago esquerdo anterior e o vago direito posterior. A função motora está sobre o controle do vago, os nervos simpáticos relaxam a parede muscular, contraem os esfíncteres e aumentam a função glandular e a função peristáltica. Os músculos estriados têm conexões de sinapses diretas com as placas terminais motoras, enquanto os músculos lisos fazem sinapse com o gânglio mioentérico.

Fisiologia

Em acréscimo à prevenção de regurgitação e ventilação excessiva de gases vindos do estômago, a primeira função do esôfago é o transporte de nutrientes durante a fase esofágica da deglutição. Assim que os constritores faríngeos se contraem, o esfíncter superior do esôfago (ESE) relaxa, impelindo o alimento para dentro do esôfago e iniciando uma onda peristáltica. Isto é conhecido como peristaltismo primário, e a contração prossegue distalmente por toda a extensão do esôfago numa velocidade de 5 a 10 cm por segundo. O peristaltismo secundário limpa qualquer alimento remanes-

TABELA 7.1
SUPRIMENTO SANGUÍNEO PARA O ESÔFAGO

Secção Esofágica	Suprimento Arterial	Suprimento Venoso
Terço superior	Tireóidea inferior	Tireóidea inferior
Terço médio	Aorta torácica	Plexo venoso, ázigo
Terço inferior	Gástrica e frênica esquerda	Esofágica

cente e esse peristaltismo é iniciado pela distensão do esôfago ou pelo refluxo gastroesofágico. As contrações terciárias não são peristálticas e podem ocorrer espontaneamente ou após a deglutição. A deglutição normal é uma seqüência coordenada de eventos orquestrada através do centro da deglutição na medula e requer colaboração dos pares cranianos V, VII, IX, X e XII. Papéis menores são desempenhados pela gravidade e pela pressão relativa negativa do esôfago inferior.

Esfíncter Superior do Esôfago

O entendimento da anatomia e da fisiologia do ESE e do LES é essencial para compreender o refluxo e as desordens de mobilidade que afetam o esôfago. O músculo constritor inferior é constituído de duas partes: o músculo tireofaríngeo oblíquo e o músculo cricofaríngeo transverso, que formam a borda inferior do constritor inferior. Essa configuração compreende uma grande área esparsa de musculatura conhecida como triângulo de Killian. O músculo cricofaríngeo origina-se dos aspectos póstero-laterais da cartilagem cricóidea. É o menor e o mais forte dos constritores faríngeos e forma o ESE. A coordenação do relaxamento e da contração do cricofaríngeo ocorre com a deglutição normal, permitindo a passagem do alimento da faringe para o esôfago superior. O ESE é mantido em um estado permanente de contração. A manometria confirmou a assimetria radial do ESE; as pressões de descanso na orientação ântero-posterior medem 100 mmHg, enquanto na orientação lateral é menos que 50 mmHg. A alta pressão de repouso do ESE é importante porque o corpo do esôfago mantém uma pressão de repouso de -5 mmHg como resultado de sua posição intratorácica. O estado de repouso contraído do ESE previne o influxo aéreo durante o ciclo respiratório normal. Se o corpo do esôfago é exposto ao ácido ou se ocorrem mudanças de volumes (i. e. bolos fluídos ou distensão aérea) a pressão do ESE aumenta significantemente. Esses reflexos previnem regurgitação e possível aspiração.

Esfíncter Inferior do Esôfago

A verdadeira natureza do LES continua sendo estudada e debatida. Ele não é considerado como uma estrutura anatômica verdadeira; sendo uma zona de aumento de pressão em um espaço de 2 a 4 cm de comprimento. As funções do LES através de uma combinação de anatomia e fatores fisiológicos previne o refluxo do conteúdo gástrico no esôfago inferior. Durante a deglutição, o LES relaxa, permitindo ao material ingerido chegar ao estômago. Incompetência do LES pode levar à doença do refluxo gastroesofágico (GERD) e às suas complicações associadas. Se o LES falha em relaxar de maneira apropriada, resulta em disfagia e a mobilidade do esôfago é adversamente afetada.

AVALIAÇÃO E DIAGNÓSTICO

O esôfago apresenta quatro funções primárias: propulsão do alimento e líquido da faringe para o estômago, defesa da via aérea e da mucosa faríngea do refluxo, vedamento do gás gástrico e permissão da capacidade de vomitar. Como outros órgãos neuromusculares complexos do corpo, o esôfago é suscetível de uma larga variedade de condições benignas ou malignas. O diagnóstico dos distúrbios do esôfago é também composto pela falta relativa de inervação sensorial e sintomatologias vagais. Felizmente, nas décadas recentes tem sido visto o advento de uma larga faixa de tecnologias para ajudar no diagnóstico desses distúrbios. Um sumário de diagnóstico e tratamento de vários distúrbios de esôfago é fornecido nas Tabelas 7.2 e 7.3, respectivamente.

Sintomas

Uma história apurada permanece sendo o componente mais importante na avaliação dos distúrbios do esôfago. Pacientes com problemas de mobilidade ou lesões obstrutivas, comumente relatam dificuldades subjetivas na deglutição. Distinguir o tipo preciso e o curso temporal da disfagia é importante. Odinofagia ou dores com a deglutição denotam mudanças inflamatória da mucosa do esôfago. Azia e regurgitação são sintomas de refluxo. Embora incomum, a hematêmese e a melena podem indicar um sério distúrbio do esôfago. Algumas doenças do esôfago podem ser assintomáticas até que alcancem um estádio avançado, portanto mesmo reclamações triviais de sensações recentes devem ser tratadas seriamente.

Exame Físico

O exame físico deve incluir a avaliação completa de cabeça, pescoço, tórax e abdome. Mudanças nasais e otológicas vistas em exame de rotina, podem ser sintomas de distúrbios do esôfago. A laringoscopia com espelho indireto, a laringoscopia de fibra óptica flexível, ou

TABELA 7.2 DIAGNÓSTICO
DISTÚRBIOS ESOFÁGICOS

Diagnóstico	Sintomas	Testes
Acalásia	Disfagia, regurgitação, tosse, aspiração	Esofagrama de contraste, esofagoscopia
Tumores benignos ou cistos	Assintomáticos até alcançarem tamanhos grandes causando então disfagia	Deglutição de bário, esofagoscopia
Carcinoma	Disfagia indolor, perda de peso	Radiografia de tórax, esofagograma, esofagoscopia, EUS, TC
Espasmo difuso esofágico	Disfagia com sólidos e/ou líquidos dolorosa	Deglutição de bário, esofagoscopia
Divertículo	Disfagia de longo tempo ou de início insidioso	Deglutição de bário, esofagoscopia
Esofagites	Febre, disfagia muito dolorosa, doença sistêmica	Esofagoscopia
GERD	Azia, refluxo, disfagia, rouquidão	Monitoração de pH, deglutição de bário, esofagoscopia
Perfuração ou ruptura	Febre, taquicardia, dor no peito, disfagia, alterações respiratórias	Esofagoscopia, esofagografia contrastada
Bandas e anéis	Disfagia preferencialmente com sólidos	Deglutição de bário, esofagoscopia

EUS, endoscopia ultra-sonográfica; TC, tomografia computadorizada; GERD, doença do refluxo gastroesofágico.

ambas, permitem a visualização da laringofaringe, que freqüentemente ajuda no diagnóstico de distúrbios do esôfago. Lesões obstrutivas do esôfago podem-se manifestar como acúmulos de secreção na hipofaringe. A adenopatia cervical inferior e paratraqueal podem ser associadas a neoplasia cervical do esôfago.

Testes de Laboratório

Estudos laboratoriais são geralmente de valor limitado na avaliação dos distúrbios do esôfago, embora eles sejam úteis ocasionalmente. A anemia de deficiência de ferro pode ser associada a malignidade ou síndrome de Plummer-Vinson. Estudos imunológicos apropria-

TABELA 7.3 TRATAMENTO
DISTÚRBIOS ESOFÁGICOS

Distúrbios	Tratamento
Acalasia	Hábitos de dieta
	Tratamento medicamentoso
	Dilatação pneumática
	Miotomia modificada de Heller
Tumores benignos ou cistos	Remoção endoscópica
	Excisão cirúrgica
Carcinoma	
Lesões ressecáveis	Radioterapia, quimioterapia, esofagectomia
Lesões irressecáveis	Radiação química, endoscopia de mitigação
Espasmo difuso esofágico	Tratamento medicamentoso
	Miotomia esofágica
Divertículo	
Assintomático	Observação
Zenker	Miotomia endoscópica
	Diverticulectomia aberta (para pacientes com anatomia difícil)
Esofágico médio ou hepifrênicos	Diverticulectomia
Esofagites	Tratamento dos processos de doenças subjacentes (p. ex., refluxo, candidíase)
Doença do refluxo gastroesofágico	Medidas de conservação
	Tratamento medicamentoso
	Cirurgia anti-refluxo
Perfuração ou ruptura	Tratamento de choque
	Cobertura com antibióticos + observação (pequenas rupturas ou perfurações)
	Exploração e reparo (grandes rupturas ou perfurações)
Bandas e anéis	Recolocação de ferro (Plummer-Vinson)
	Tratamento endoscópico
	Dilatação

dos são indicados se a doença de colágeno vascular é suspeitada. Um nível de uréia elevado no sangue pode apontar para uma hemorragia oculta no esôfago. Outros estudos dirigidos podem ser úteis para avaliar distúrbios específicos do esôfago.

Estudos Radiológicos

A avaliação radiológica do esôfago é extremamente útil par o diagnóstico de distúrbios do esôfago. A avaliação radiológica do trato digestivo superior é discutida no Capítulo 4. Abreviadamente a deglutição de bário (esofagografia de coluna total) permanece uma das úteis ferramentas em detalhar problemas do esôfago. Para distúrbios sutis de deglutição orofaríngea, videofluoroscopia (comumente referida como deglutição modificada com bário) pode ser realizada, provendo informação útil ao radiologista e ao fonoaudiólogo. Estudos com contraste de bário e fluxos de ar podem demonstrar pequenas lesões no esôfago e irregularidades sutis na mucosa, como aquelas vistas nas esofagites. A radiografia do relevo da mucosa é útil para a avaliação das varizes do esôfago. A tomografia computadorizada é um estudo importante na avaliação de neoplasias e compreensão extrínseca afetando o esôfago. O papel da imagem de ressonância magnética nas doenças do esôfago tem sido o motivo do prosseguimento das pesquisas.

Manometria Esofágica

Estudos manométricos são utilizados na avaliação dos distúrbios da mobilidade esofagiana. Um fino cateter é introduzido no esôfago e pode ser utilizado para mensurar a pressão em vários segmentos ao longo do seu comprimento. Um traçado de manometria pode então ser gravado demonstrando a amplitude e a velocidade da onda peristáltica, assim como a contração e o relaxamento do ESE e do LES.

Monitoramento do pH

O monitoramento do pH por 24 horas pode fornecer informação significante sobre um paciente que apresenta suspeita de refluxo. Um eletrodo de pH é introduzido através do nariz e colocado 5 cm acima do LES. O refluxo é definido pela redução do pH para valor inferior a 4. O tempo total de refluxo deve ser inferior a uma hora, durante um período de 24 horas. Monitores com sensores múltiplos de pH também têm sido utilizado para demonstrar refluxo laringofaríngeo (LPR). Em acréscimo, o monitoramento combinado da impedância intraluminal (MII-pH) e do pH através de múltiplos canais está evoluindo como uma nova modalidade, com a habilidade de identificar refluxos gastroesofágicos não-ácidos.

Exame Endoscópico

O esôfago pode ser examinado diretamente pelo esofagoscópio. Existe instrumentação tanto rígida, quanto flexível, cada uma com capacidades inerentes. As vantagens relativas e a desvantagens das duas técnicas descritas na Tabela 7.4. O esofagoscópio rígido fornece um portal para biopsias, algumas vezes, mais informativas, maiores e mais profundas e permite uma remoção mais fácil da maioria dos corpos estranhos. O próprio endoscópio é mais durável, mais barato e de mais fácil manutenção. Endoscópios flexíveis são ligeiramente mais seguros para introduzir, são mais bem toleráveis quando é utilizada anestesia tópica, são capazes de passar através de anatomias mais tortuosas e podem ser introduzidos através de todo o esôfago, permitindo a avaliação do esôfago, do estômago e do duodeno proximal. O sistema óptico provê uma visão mais detalhada das anormalidades da mucosa e uma fácil documentação com a fotografia endoscópica. Além disso, novos esofagoscópios transnasais ultrafinos permitem a ava-

TABELA 7.4
COMPARAÇÃO DOS DIVERSOS TIPOS DE ESOFAGOSCOPIA

Esofagoscópio Rígido	Esofagoscópio Flexível Transoral	Esofagoscópio Flexível Transnasal
Requer anestesia geral	Requer anestesia geral ou sedação da consciência	Requer apenas anestesia local
Melhor visualização da faringe e esfíncter superior	Permite também a avaliação do estômago e do duodeno	Permite também a avaliação do estômago e do duodeno
Fácil remoção de corpos estranhos	Permite remover ou desalojar alguns corpos estranhos	Sem habilitação para remover corpos estranhos
Direto, visualização não magnificada; é possível adir um endoscópio rígido para magnificação	Exame magnificado de lesões de mucosa	Exame magnificado de lesões de mucosa
Visão direta binocular permite melhor visão da profundidade das lesões	Permite a fotografia endoscópica e o videotape	Permite a fotografia endoscópica e o videotape
Capaz de pegar grandes biopsias	Capaz de pegar pequenas biopsias	Sem habilitação para biopsias
Capaz de usar endoscopia com técnicas de *laser*	Mais flexibilidade em anatomias difíceis com menor risco de perfuração	Pode ser realizado em um procedimento em consultório

liação do esôfago sem a necessidade da sedação da consciência, possivelmente tornando óbvia a necessidade de endoscopia cirúrgica em muitas situações (1).

DOENÇA DO REFLUXO GASTROESOFÁGICO

Avaliação

O refluxo gastroesofágico é um fenômeno normal sentido pela maioria das pessoas intermitentemente. É muito comum em 61 milhões de americanos, ou 44% da população adulta dos EUA, que sente azia ao menos uma vez por mês (2). A GERD refere-se a sintomas crônicos ou danos na mucosa produzidos pelo refluxo anormal de conteúdo gástrico no esôfago. Entretanto, a prevalência da GERD é obscura e difícil de calcular como um resultado de definições diferentes da GERD e o número de pessoas que sofrem desta doença.

Sintomas de refluxo são azia (pirose), regurgitação ou ambos, especialmente após refeições copiosas e gordurosas. Os sintomas normalmente ocorrem após as refeições de 20 minutos a 2 horas. Com o progresso da doença, a disfagia pode tornar-se um aspecto clínico dominante, com um terço dos pacientes com GERD sofrendo de disfagia. A disfagia lentamente progressiva para sólidos sugere o desenvolvimento de um estreitamento péptico, sendo que a disfagia tanto para líquidos, quanto para sólidos sugere uma disfunção de motilidade relacionada com a GERD.

O dano da mucosa não é o resultado da superprodução de ácido pelo estômago; ele resulta da perda da defesa do esôfago contra o contato de ácido-pepsina com o epitélio esofágico. Isto ocorre por causa do crescimento do volume e da freqüência do refluxo entrando no esôfago, o clareamento deficitário e o crescimento da duração da exposição ao refluxo e o decréscimo da resistência do tecido aos danos epiteliais (3).

O início da terapia empírica é justificado no paciente com sintomas clássicos de GERD. As modificações do estilo de vida são o componente mais importante da terapia inicial. Estes incluem o seguinte: dormir virado para o lado esquerdo, elevação da cabeceira da cama com blocos; evitar a alimentação tardia ou a posição recostada menos do que 3 horas após as refeições; alimentar com refeições menores e comer lentamente; evitar refeições muito gordurosas, minimizando o uso de drogas antiinflamatórias não-esteróides; usar agentes de estimulação de saliva (balas duras e chicletes); usar roupas folgadas; iniciando parar de fumar; perder peso; e restringir o consumo de álcool, hortelã, café e chocolate. O tratamento farmacológico da GERD inclui o uso de antagonista dos receptores 2 da histamina (h2RA) e inibidores de bomba de próton (PPI). Os h2RA suprimem imediatamente a produção de ácido e são úteis para GERD suave e GERD noturno. O máximo de cura de esofagite foi de 60% a 80% após 12 semanas de terapia. Os PPI são superiores aos

TABELA 7.5

DOENÇA DO REFLUXO GASTROESOFÁGICO: INDICAÇÕES PARA OS TESTES DE DIAGNÓSTICO

Diagnóstico incerto
Sintomas recorrentes
Resposta inadequada à terapia
Sintomas atípicos (dor no peito, rouquidão, tosse, asma)
Sintomas associados a complicações (hemorragia gastrointestinal, perda de peso sem explicação, disfagia e odinofagia)

h2RA com cura de esofagite entre 71% e 96% dos pacientes após 8 semanas de terapia (4).

Os testes de diagnósticos devem ser limitados a pacientes com sintomas persistentes, apesar da terapia empírica, ou a pacientes com complicações associadas. Indicações para testes diagnósticos são listadas na Tabela 7.5. O monitoramento ambulatorial do pH por 24 horas e o teste diagnóstico padrão-ouro para GERD permitem a quantificação do refluxo e a correlação com os sintomas. A monitoração MII-pH está sendo sugerida para substituição do sistema de monitoramento convencional do pH, em razão de sua habilidade de identificar o refluxo gastroesofágico não-ácido. A deglutição de bário é o melhor estudo diagnóstico inicial para pacientes que têm disfagia e sintomas de refluxo e é particularmente útil na identificação das lesões anatômicas como a hérnia hiatal ou os estreitamentos. A esofagoscopia é útil na avaliação de injúrias na mucosa e é o método preferido para identificar a esofagite ou o esôfago de Barrett.

A cirurgia é reservada para pacientes cuidadosamente selecionados. A preparação pré-operatória inclui a esofagoscopia, o monitoramento do pH, manometria (para excluir a concomitante disfunção de mobilidade), a deglutição de bário e estudos de esvaziamento gástrico. Os pacientes ideais são jovens e têm resultados de estudos do monitoramento do pH anormal. Um estudo randomizado, mostrou relações de sucesso similares com os PPI e a cirurgia, por um período superior a 5 anos (5).

Novas técnicas endoscópicas têm sido descritas capazes de tratar a GERD. A ablação por radiofreqüência do LES (procedimento de Stretta) atenta para gerar fibrose tecidual para diminuir os relaxamentos transientes do LES. Outro procedimento conhecido como a técnica de Endocinch coloca suturas abaixo da junção gastroesofágica para melhorar a sua função. Os resultados desses procedimentos são preliminares, porém promissores (6,7).

Complicações do Refluxo

Complicações em pacientes com GERD felizmente são incomuns, mas aquelas que ocorrem podem ser graves. A esofagite de refluxo de longa duração pode levar a uma constrição do esôfago, que pode requere dilatação periódica e possivelmente intervenção cirúrgica. A

TABELA 7.6
DIFERENÇAS ENTRE A DOENÇA DO REFLUXO GASTROESOFÁGICO (GERD) E REFLUXO LARINGOFARÍNGEO (LPR)

GERD	LPR
Sintomas	
Azia	Rouquidão
Regurgitação	Disfonia
Dor no peito	Excessiva limpeza de garganta
Disfagia	Globo
Sintomas noturnos	Sintomas matinais
Sinais	
Esofagite	Edema interaritenóideo
Hérnia hiatal	Estreitamento faríngeo
Esôfago de Barrett (grave)	Úlceras nas pregas vocais, pólipos, nódulos
Tratamento	
Terapia conservadora inicial	Terapia inicial mais agressiva
Terapia com inibidores da bomba de prótons (QD)	Terapia com inibidores da bomba de prótons (BID)
Tratamento por muitos meses na maioria dos casos	Mínimo de 6 meses de terapia medicamentosa

ulceração do esôfago pode resultar em hemorragia do esôfago e dor que é constante e grave e não aliviadas com antiácidos. Muitas condições respiratórias são associadas à GERD com aspiração secundária, incluindo tosse crônica, bronquite, pneumonia de aspiração, bronquiectasia, dispnéia noturna e asma. Uma complicação séria da GERD é o desenvolvimento do esôfago de Barrett, um precursor do adenocarcinoma do esôfago, que pode desenvolver-se em 5% a 15% dos pacientes com GERD (8).

Refluxo Laringofaríngeo

LPR também chamado de refluxo extra-esofágico, laringite de refluxo e laringite posterior, ocorre em 4% a 10% dos pacientes com GERD. Os sintomas são vários incluindo tosse crônica, freqüente limpeza da garganta, rouquidão, disfonia e uma sensação de dor ou queimação na garganta. Pode também haver um vago desconforto da garganta ou uma sensação intermitente de asfixia. Menos de 40% dos pacientes com LPR têm os sinais típicos de GERD, incluindo azia e regurgitação. Encontros recentes de exame físico incluem o edema da laringe posterior. Sinais posteriores incluem a ulceração e hiperqueratose, particularmente na área interaritenóidea. Úlceras de contato, edema de Reinke, granulomas da laringe e estenose subglótica são todas condições associadas a LPR (9,10).

Os mecanismos para LPR não estão claros; entretanto, diferenças significantes existem entre GERD e LPR (Tabela 7.6). Os pacientes que têm LPR geralmente sofrem de refluxo durante o dia, diferente dos que sofrem de GERD, que comumente sofrem de refluxo supino noturno. Supõe-se que o GERD é resultado da disfunção do LES, enquanto a disfunção do ESE deve ser importante para o LPR. O LPR pode ser diagnosticado pelo histórico e pelo laringoscópio flexível. O monitoramento do pH com eletrodo duplo (simultaneamente faríngeo e esofágico) é usado quando o diagnóstico está em questão.

Assim como com a GERD, os PPI são a terapia inicial preferida para o LPR. Entretanto a terapia para o LPR necessita de duração e freqüência maiores que para pacientes com GERD. Exceto para pacientes com sintomas leves, o LPR usualmente é tratado com a dosagem de PPI duas vezes ao dia, por uma duração mínima de 6 meses. Terapias cirúrgicas podem ser benéficas para casos graves.

DISFUNÇÕES DA MOBILIDADE ESOFÁGICA

A disfunção da mobilidade esofágica conduz à disfagia não explicada por estenoses, ou por inflamação do esôfago, ou por dor torácica recorrente não-cardíaca. A manometria do esôfago é muito útil para identificar disfunções específicas da mobilidade que são caracterizadas como relaxamento inadequado do LES (acalasia e disfunções atípicas), contração não coordenada (espasmo difuso do esôfago), hipercontração (esôfago quebra-nozes) e hipocontração (esclerose sistêmica progressiva, mobilidade insuficiente do esôfago).

Acalasia

A acalasia, um termo grego significando "não relaxa", é uma disfunção neuromuscular degenerativa com perda preferencial de células ganglionares inibitórias do plexo de Auerbach responsável pelo relaxamento dos músculos lisos. Os sintomas incluem uma disfagia intermitente vagarosamente progressiva associada a dor torácica ou epigástrica. Eventualmente ocorre regurgitação, levando a tosse, aspiração, pneumonites e

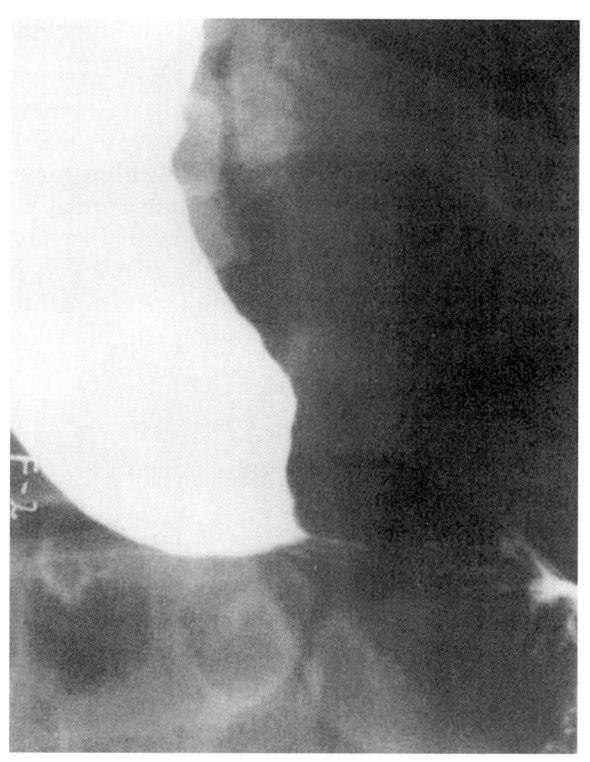

Figura 7.1
Esofagrama de contraste demonstra dilatação massiva com acalasia.

abscessos dos pulmões. A acalasia tende a afetar igualmente homens e mulheres e é mais comum entre as idades de 30 e 70 anos. Sintomas tardios também podem incluir anemia, hemorragia, perda de peso e mudanças psicológicas relacionadas com disfagia crônica.

O problema patológico primário na acalasia é a obstrução funcional causada pelo não relaxamento do LES e a hipertrofia das fibras do músculo liso, na camada circular exterior dos dois terços inferiores do esôfago. À medida que a doença progride, as contrações tornam-se assíncronas e não-peristálticas. Em estádios avançados, o músculo torna-se fibrótico e atrófico. Esta combinação de fatores leva a retenção e estagnação crônica dos alimentos. O resultado é a esofagite de retenção, caracterizada pelas descobertas endoscópicas de hiperemia da mucosa, espessamento e nodularidade.

Achados radiológicos de acalasia incluem distensão do esôfago, um nível fluído-aéreo, aperistalse, falha do relaxamento do LES e retenção de bário (Fig. 7.1). O achado de "bico de pássaro" é indicativo do estreitamento da junção gastroesofágica. A administração de um relaxante dos músculos lisos (p. ex., metacolina ou nitroglicerina) pode permitir ao LES relaxar e ajudar a diferenciar entre constrição esofágica distal e LES contraído. Estudos manométricos revelam uma diferença de pressão superior a 8 mmHg, acima da pressão gástrica e aperistalse. A esofagoscopia é recomendada para todos os pacientes com acalasia, para determinar a presença e a gravidade da esofagite de retenção, para documentar a natureza funcional da obstrução e para excluir qualquer evidência de malignidade.

O tratamento inicial envolve a orientação para pequenas refeições e o uso irrestrito de líquidos para ajudar no descenso dos alimentos ingeridos. Os pacientes com disfagia leve a moderada são tratados farmacologicamente com bloqueadores de canal de cálcio e de nitratos de longa duração usados para diminuir a pressão do LES. A acalasia é também tratada nas fases iniciais com dilatação pneumática do LES. A maioria dos pacientes experimentará imediato alívio da disfagia, embora os sintomas tornem a ocorrer em até 50% das vezes. A complicação mais séria é a perfuração que ocorre em 1% a 3% das dilatações e parecem ser mais prováveis em pacientes submetidos à sua primeira dilatação. A cirurgia é reservada para pacientes nos quais as dilatações pneumáticas repetidas têm falhado ou se a dilatação é julgada capaz de impor risco crescente. Contra-indicações da dilatação, incluem um histórico anterior de perfuração do esôfago, um divertículo epifrênico e aneurisma aórtico adjacente. Cerca de 10% a 15% dos pacientes eventualmente requerem terapia cirúrgica consistindo de uma miotomia aberta ou de miotomia endoscópica de Heller. O desenvolvimento do refluxo é um risco do procedimento e muitos cirurgiões recomendam a realização de uma simultânea fundoplicação modificada. A terapia da toxina botulínica tem sido também efetivamente usada para o tratamento da acalasia (11).

Espasmo Esofágico Difuso

O espasmo esofágico difuso (DES) é uma disfunção de motilidade incomum encontrado em somente 3% a 5% dos pacientes submetidos a testes de motilidade para disfagia (12). Ele é caracterizado pela disfagia recorrente e dor torácica, comumente em adultos com mais de 50 anos. Usualmente esses sintomas são intermitentes e variam em gravidade. Diferente dos sintomas de lesões obstrutivas, a disfagia de DES pode ser tão grave para líquidos quanto para sólidos. A exacerbação dos sintomas por estresse emocional é também comum. Diferente da acalásia, há um relaxamento normal do LES durante a deglutição.

A deglutição de bário mostra um padrão do tipo "saca-rolha" (Fig. 7.2). Esses anéis de contração afetam o esôfago inferior, mas ocasionalmente são encontrados na região supra-aórtica. Se o estudo é realizado durante um período único, ele pode parecer normal; estudos seqüenciais podem ser necessários para confirmar o diagnóstico.

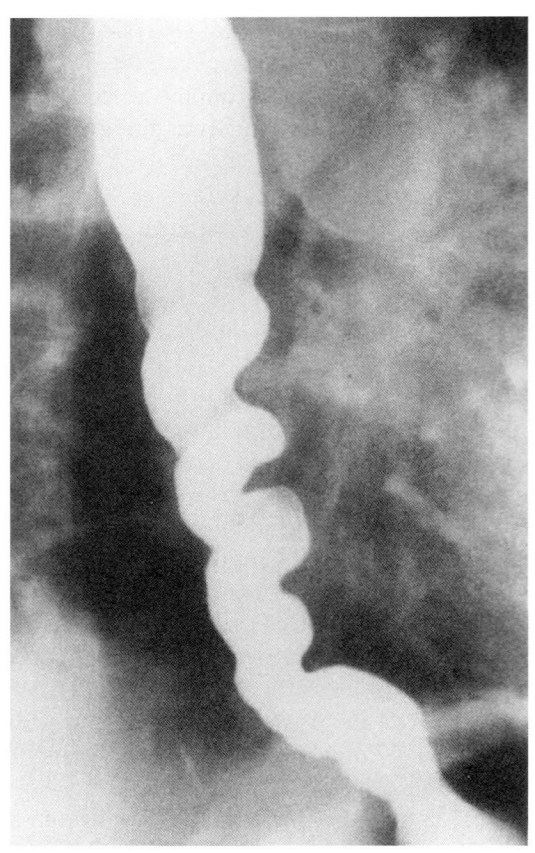

Figura 7.2
Esofagrama de bário em um paciente com espasmo esofágico.

A endoscopia ajuda a confirmar o diagnóstico, pela documentação das contrações musculares não propulsivas e detectando evidência de esofagite de refluxo, contratura ou ambas. A manometria demonstra as figuras características do DES: a presença de 20% ou mais de contrações simultâneas no esôfago distal com peristalse normal. Estas descobertas são quase sempre vistas no esôfago infra-aórtico. As altas pressões intraluz são características e são responsáveis pelo desenvolvimento de divertículos tipo pulsão, embora o relaxamento normal do LES durante a deglutição seja geralmente observado.

Muitos pacientes com DES respondem bem à garantia de que sua dor não é de origem cardíaca. O refluxo pode ser tratado agressivamente. Os espasmos musculares graves são tratados farmacologicamente com nitratos de longa ação, bloqueadores de canais de cálcio ou anticolinérgicos, embora a eliminação total dos sintomas seja raramente alcançada. A cirurgia é reservada para aqueles pacientes com dor torácica grave e recorrente; disfagia incapacitante ou secundária ao divertículo de pulsão. Miotomia transtorácica é geralmente vista como o procedimento de escolha para este grupo de pacientes e a manometria intra-operatória pode servir como um útil adjuvante. A toxina botulínica ajuda alguns pacientes com retardos documentados do esvaziamento esofágico.

Esôfago Quebra-Nozes

O esôfago quebra-nozes (NE) é uma síndrome rara que pode causar uma grave dor torácica não-cardíaca; disfagia ou ambos. Diferente do DES, que é caracterizado pelas contrações não coordenadas de pressão normal, o NE é definido como uma hipercontração do esôfago, com pressões de contração do esôfago distal maior do que dois desvios-padrões da média, ou 180 mmHg de manometria. A causa do NE é desconhecida, mas a terapia empírica do refluxo ácido é recomendada para mais de 76% dos pacientes tendo os sintomas melhorado em um estudo (13).

Esclerose Progressiva Sistêmica

A esclerose progressiva sistêmica (PSS) formalmente conhecida como esclerodermia, é uma doença do colágeno vascular na qual 80% dos pacientes desenvolvem sintomas esofágicos. Defeitos na angiogênese levam à fibrose sistêmica e à obliteração vascular dos músculos lisos. Essa progressiva fraqueza muscular leva o esôfago à hipocontração. Estudos manométricos demonstram diminuição do peristaltismo e moderada redução da pressão de descanso do LES e dos dois terços distais do esôfago (14). Uma vez que o ESE é composto de músculos estriados, a contração é usualmente normal. Embora a disfagia ocorra, o refluxo gastroesofágico é o sintoma mais proeminente porque o tônus do LES está atenuado. Com o comprometimento do LES, a esofagite de refluxo e suas associadas complicações podem-se desenvolver.

Radiologicamente, o paciente com PSS usualmente apresenta um esôfago dilatado com mobilidade diminuída. Diferente da acalasia, existe uma persistente junção gastroesofágica patente e nenhum nível fluído aéreo. Os achados radiográficos de esofagite de refluxo são também comumente observados. Atualmente, não há nenhuma terapia efetiva para a obscura causa do PSS. A terapia é então dirigida para a resultante GERD.

Disfunção Cricofaríngea

Vários termos têm sido usados para descrever a disfagia relacionada com a disfunção do ESE, incluindo disfunção cricofaríngea, disfagia cricofaríngea, espasmo cricofaríngeo, acalasia cricofaríngea e incoordenação cricofaríngea. A disfunção cricofaríngea é categorizada como primária ou secundária. Os distúrbios primários referem-se à disfunção especificamente associada ao músculo cricofaríngeo (p. ex., LPR, polimiosite, distrofia muscular, hipotireoidismo, miosite por corpos de inclusão e causas idiopáticas). A disfunção secundária é resultante de doenças sistêmicas neurológicas como um AVC, esclerose lateral amiotrófica, parkinsonismo e neuropatia diabética. Pesquisas indicam que o LPR é a causa mais provável da disfunção cricofaríngea, como um resultado do aumento de pressão do ESE, possivelmente por reflexos neurais mediados pela exposição crônica ácida (15).

Os sintomas da disfunção cricofaríngea são variáveis e incluem globo e sensação de alimento preso no terço inferior do pescoço. Pacientes freqüentemente apontam a região da cricóide e podem também se queixar de queimação, asfixia, odinofagia. Os sintomas geralmente são crônicos e os pacientes devem ser questionados a cerca de disfunções neurológicas subjacentes. Entretanto, o diagnóstico da disfunção cricofaríngea pode anteceder o acontecimento ou o diagnóstico neurológico por vários meses ou anos.

A deglutição modificada de bário é o estudo radiológico mais efetivo para auxiliar no diagnóstico da disfunção cricofaríngea. Ele pode demonstrar a clássica barreira cricofaríngea com obstrução parcial transiente (Fig. 7.3), embora esta descoberta não seja específica. O problema subjacente é com freqüência falta de coordenação entre a contração faríngea e o relaxamento cricofaríngeo, que pode ser difícil de observar em estudos de contraste de rotina. Os registros monométricos de pressão auxiliam no diagnóstico. Entretanto, o próprio manômetro pode estimular espasmos e dificuldades técnicas nas medidas simultâneas das forças. Ântero-posterior, radial e lateral do cricofaríngeo, têm limitado a utilidade da manometria. As anormalidades que podem ser documentadas com manometria incluem fracas pressões geradas com contração da faringe, um retardo no relaxamento do esfíncter, altas pressões de repouso do cricofaríngeo (i. e., > 50 mmHg), relaxamento incompleto do cricofaríngeo e contração prematura do cricofaríngeo.

A disfunção cricofaríngea geralmente é refratária à terapia médica, embora relaxantes musculares tenham sido tentados no passado. A miotomia cricofaríngea é um tratamento efetivo em 75% dos pacientes com disfunção cricofaríngea primária, notando-se significantes melhoras nos seus sintomas. O refluxo associado deve ser dirigido para este procedimento. A miotonia é indicada para pacientes com disfagia moderada a grave, àqueles com aspiração e problemas pulmonares associados e evidências recentes de formação diverticular. Os resultados variam para miotomia realizada com disfunção secundária associada a anormalidades neurológicas. Se a contração faríngea é impedida, a miotomia cricofaríngea provavelmente falhará para melhorar a deglutição.

A toxina botulínica tem-se mostrado efetiva no tratamento da disfunção cricofaríngea em curto prazo, em numerosos pequenos estudos (16). A melhora na deglutição dura de dois a 14 meses com um mínimo desconforto ou morbidade; entretanto freqüentemente injeções precisam ser repetidas.

BANDAS E ANÉIS ESOFÁGICOS

As bandas e os anéis são as mais comuns anormalidades anatômicas no esôfago. Enquanto as bandas são finas membranas formadas por mucosa e submucosas, os anéis são espessos e compostos de mucosa, submucosa e músculos. Os anéis e as bandas devem ser diferenciados das constrições pépticas benignas do esôfago, tumores malignos anelares e contrações musculares. As margens das bandas e anéis são comumente afiladas comparadas com as longas e cônicas afiladas margens das estruturas benignas ou às assimetrias axiais e angulares vistas em estruturas malignas.

A síndrome de Plummer-Vinson* (deficiência de ferro, anemia, glossites, quilose, coiloníquia, esplenomegalia) tem sido associada às bandas pós-cricóideas e

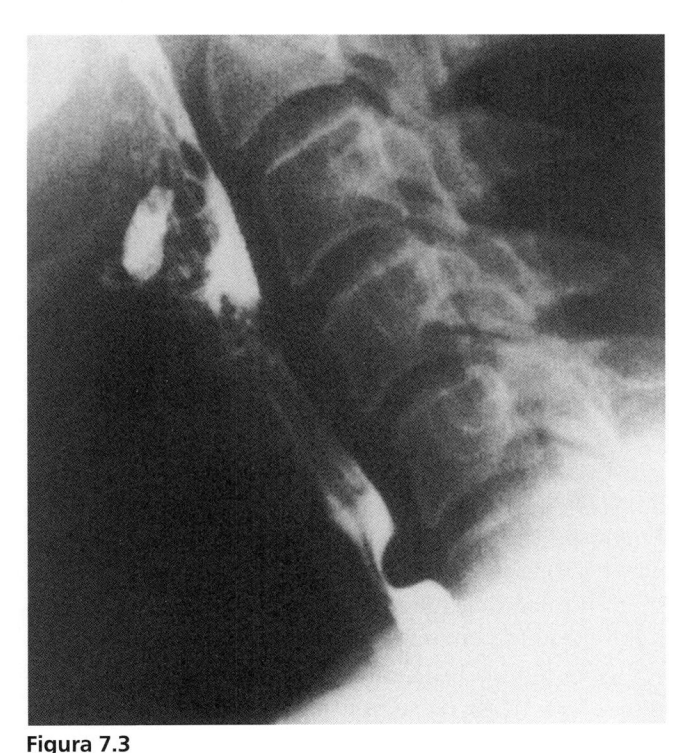

Figura 7.3
Esofagrama mostra uma indentação típica na coluna de contraste, indicando um obstáculo cricofaríngeo.

---

*N. do T.: A síndrome de Plummer-Vinson: variedade de anemia é uma anemia ferropênica crônica, com dificuldade para deglutir, membranas esofágicas e outras anomalias menos comuns. As membranas esofágicas são crescimentos de tecidos pequenos e delgados que bloqueiam parcialmente o esôfago. Estas membranas causam dificuldade para deglutir e tendem a localizar-se na parte média ou superior do esôfago. Fonte: Internet Enciclopédia Médica.

aumentam a incidência de carcinoma hipofaríngeo (particularmente nas mulheres). Os anéis são classificados como tipos A, B e C. Os tipo A são incomuns e ficam vários centímetros proximais à junção escamocolunar. Os tipo B ou anéis de Schatzki (Fig. 7.4) são tecnicamente bandas, porque não têm a camada muscular. Ocorrem na junção escamocolunar e comumente causam dificuldade para a passagem de sólidos, principalmente de carne. Os anéis tipo C são raros, sendo causados pela indentação da crura diafragmática.

A deglutição de bário é o método mais sensível disponível para a detecção, embora uma teia possa ser perdida com radiografia convencional. O tratamento das teias consiste de ruptura endoscópica, tratamento de qualquer refluxo associado e reposição de ferro por anemia, e normalmente propicia grande alívio dos sintomas.

Raramente, repetir dilatações ou intervenção cirúrgica, podem ser necessárias para sintomas refratários de disfagia ou recorrência. O tratamento de anéis geralmente não é necessário porque a maioria deles são assintomáticos. Os anéis sintomáticos podem ser tratados com dieta caso os sintomas sejam leves. A dilatação mecânica, ou a incisão com eletrocautério é reservada para casos graves.

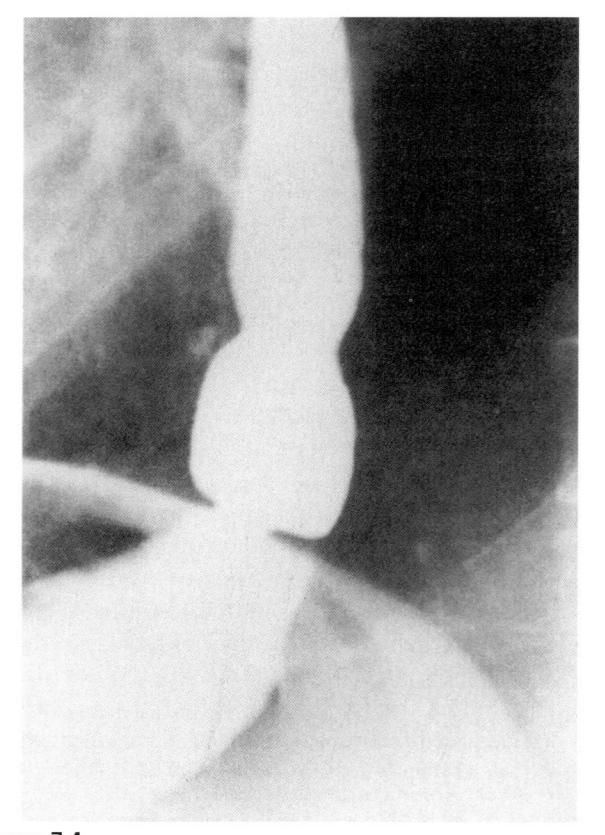

Figura 7.4
Um estudo de contraste mostra uma suave e fina saliência no esôfago inferior (anel de Schatzki).

DIVERTÍCULO

Um divertículo do esôfago é uma bolsa ou saco, criado pela herniação do revestimento da membrana mucosa, através da parede muscular. Um divertículo verdadeiro existe se todas as camadas das paredes do esôfago são representadas dentro do divertículo. Um pseudo, ou falso divertículo, consiste somente de mucosa e submucosa. Normalmente os divertículos são classificados pela localização anatômica: faringoesofágico, meio esofágico ou meio torácico e hepifrênico. Em acréscimo, eles devem ser caracterizados por sua patofisiologia, como divertículos de pulsão ou tração. Os divertículos de pulsão são associados à pressão elevada intraluminal, enquanto os divertículos de tração elevam-se por tração extraluminal, pelas áreas adjacentes de inflamação e fibrose.

O divertículo de Zenker é um pseudodivertículo faringoesofágico do tipo de pulsão. Ele representa uma herniação através de uma área de fraqueza, entre as fibras do músculo constritor inferior da faringe e o músculo cricofaríngeo. A região desta fraqueza muscular é conhecida como uma deiscência ou triângulo de Killian. O mecanismo de desenvolvimento para este divertículo tem sido objeto de debates consideráveis. As hipóteses incluem aumento da pressão intraluminal, aumento do tônus cricofaríngeo e incoordenação da contração e relaxamento do ESE. Ele pode também ser resultado de refluxo crônico.

Os divertículos de Zenker são mais freqüentemente vistos da sexta à nona décadas de vida. Os homens são afetados de duas a três vezes mais que as mulheres. Um histórico de disfagia de longa duração, com estabelecimento insidioso, é típico. A retenção no divertículo pode levar a regurgitação espontânea e pode ser acompanhada por sintomas de aspiração. Com o progressivo crescimento, o divertículo pode, eventualmente, comprimir a luz normal do esôfago, aumentando a disfagia e produzindo sintomas de obstrução. O exame físico é usualmente não digno de nota, embora a compressão manual do pescoço possa levar a uma sensação de crepitação, em alguns pacientes.

O diagnóstico é facilmente confirmado com deglutição de bário. Geralmente quando um divertículo de Zenker aumenta, estende-se inferiormente entre o esôfago e a coluna vertebral, geralmente para a esquerda. Defeitos radiográficos dentro da bolsa representam material alimentar retido, embora um tumor seja raramente encontrado.

Divertículos pequenos assintomáticos não requerem intervenção. Existem numerosa opções cirúrgicas para aqueles que necessitam de tratamento como resultado de doença sintomática. O tratamento endoscópico do divertículo de Zenker tem-se tornado a base do tratamento cirúrgico (17). Esta técnica envolve o uso de um laringoscópio bivalvulado, com uma lâmina colocada no divertículo e uma outra no esôfago. Uma sonda nasogástrica é utilizada para confirmar a existência do divertículo e a colocação adequada da lâmina no esôfago. Suturas retráteis são então colocadas bilateralmente na localização paramediana na parede comum (que contém o cricofaríngeo) entre o divertículo e o esôfago. Um grampeador endoscópico é então usado para criar uma esofagodiverticulostomia. As suturas retráteis são usadas para ajudar a prender toda a parede comum com o grampeador. As suturas são então removidas. Esta técnica endoscópica tem reduzido a morbidade cirúrgica associada a este procedimento, particularmente com poucos pacientes, entretanto complicações ocasionais podem ocorrer (Fig. 7.5).

Alguns cirurgiões de cabeça e pescoço preferem uma aproximação transcervical aberta para o tratamento do divertículo de Zenker. Muitas reservam o procedimento aberto para os pacientes nos quais o tratamento endoscópico é impedido por dificuldades anatômicas. Embalar o divertículo endoscopicamente com gaze é benéfico na identificação da bolsa durante a cirurgia. Divertículos pequenos (< 2 cm) podem ser tratados adequadamente com a miotomia cricofaríngea apenas, minimizando as complicações e a morbi-

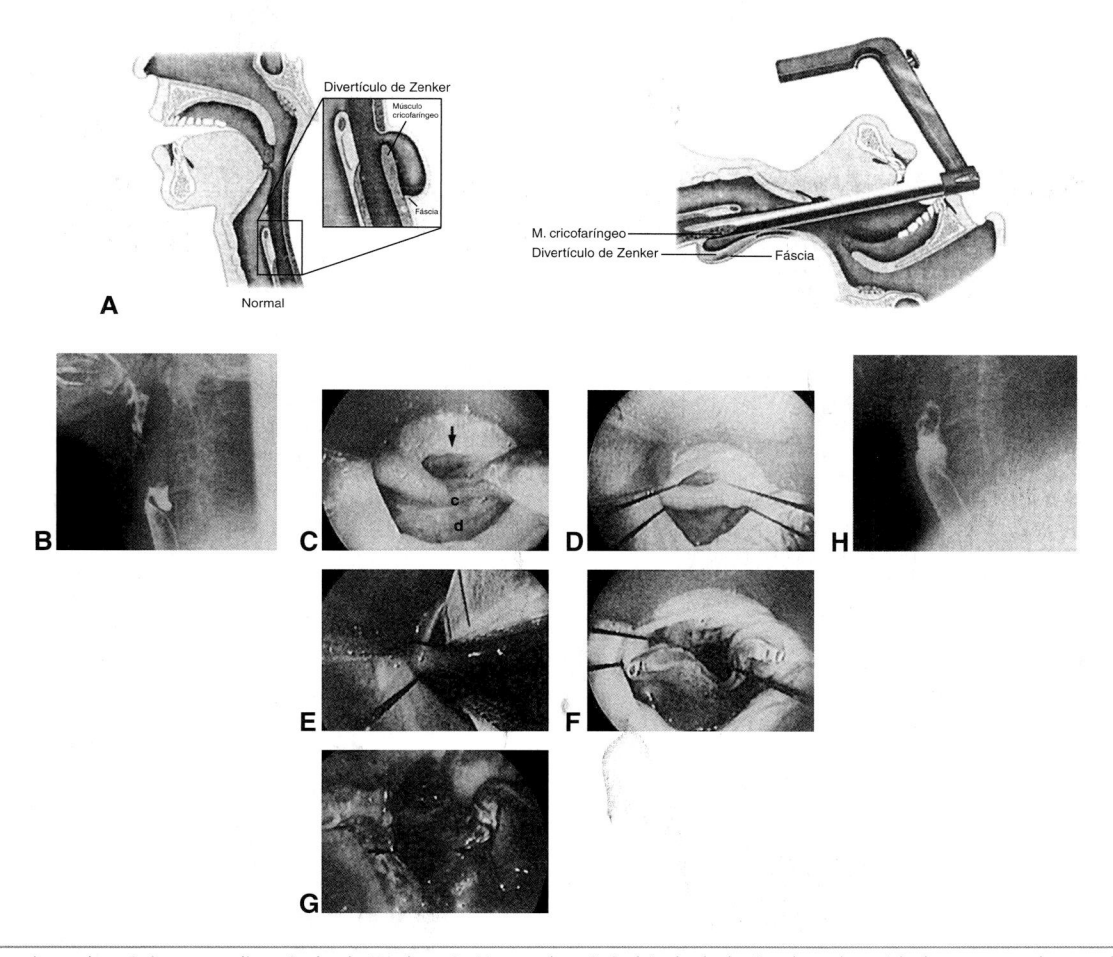

Figura 7.5

Diverticulotomia endoscópica para divertículo de Zenker. **A:** Um endoscópio bivalvulado é colocado cuidadosamente dentro do divertículo. A borda superior é colocada no esôfago e a borda inferior, dentro da bolsa do divertículo. A passagem de uma sonda nasogástrica pode ajudar na confirmação, identificação e localização do esôfago nativo e do divertículo. **B:** Deglutição de bário pré-operatória mostrando o divertículo de Zenker. **C:** Vista inicial de um divertículo (d); parede comum (c) e uma seta indicando o esôfago. **D:** Suturas de retração colocadas através da parede comum. **E:** Lâmina de grampos colocada em volta da parede comum com a ajuda da sutura de retração. **F:** Diverticulostomia criada depois da divisão e grampeamento da parede comum. A sutura de retração permanece no lugar para ajudar na retração e lateralização da parede comum dividida para o segundo corte. **G:** Segunda divisão completada. Setas apontam para as margens da mucosa grampeada resultando numa comunicação de abertura larga entre a bolsa e a luz do esôfago. **H:** Deglutição de bário pós-operatória mostrando o reparo. (Adaptado de Cook RD, Huang PC, Richstmeier WJ et al. Endoscopic staple-assisted esophagodiverticulostomy: an excellent treatment of choice for Zenker's diverticulum. *Laryngoscope* 2000;110(12):2020-2025; e Chang CW; Burkey BB; Netterville JL et al. Carbon dioxide laser endoscopic diverticulotomy *versus* open diverticulectomy for Zenker's diverticulum. *Laryngoscope* 2004;114(3)519-527; fotos cortesia de MC Weissler, com permissão.)

dade pós-operatória. A incisão muscular deve ser feita na linha média posterior para evitar injúria do nervo laríngeo recorrente. Divertículos maiores requerem remoção combinada a miotomia. As complicações cirúrgicas incluem: hematoma, infecções da ferida, vazamento, fístulas, mediastinites e injúria do nervo laríngeo recorrente. Estenose e divertículos recorrentes podem também ocorrer. Diverticulopexia pode ser preferível em pacientes idosos para quem um procedimento mais extenso aumentaria significantemente o risco operatório. Com o paciente sob anestesia local o saco pode ser identificado e fixado à fáscia pré-vertebral, prevenindo a retenção de produtos alimentares e as seqüelas associadas.

Os divertículos do esôfago médio são divertículos de tração, associados a processos inflamatórios na região peribrônquica. Eles são divertículos verdadeiros, pequenos e assintomáticos. As complicações associadas incluem diverticulite, perfuração, hemorragia e formação de fístula. A deglutição de bário demonstra um divertículo de boca larga na porção média do esôfago. A cirurgia é reservada para pacientes com complicações e consiste em uma toracotomia direita com excisão do divertículo.

Divertículos hepifrênicos representam um tipo incomum de divertículo de pulsão que se elevam do esôfago inferior, geralmente no segmento mais distal de 5 a 10 cm. Eles comumente se elevam próximos a uma obstrução mecânica ou funcional. Eles se situam numa faixa de tamanho de menos de 1 cm a mais que 10 cm. Há uma freqüente associação a outras condições, hérnia hiatal com esofagite de refluxo, espasmo difuso do esôfago, acalasia e carcinoma do esôfago. Algumas pesquisas sugerem que há uma área de fraqueza congênita na parede do esôfago distal, que produz extrusão em resposta ao prolongado aumento da pressão intraluminal. Os sintomas predominantes são disfagia e regurgitação, embora uma obstrução possa ocorrer com divertículos grandes. A endoscopia pode ser útil na avaliação das condições associadas, mas ela deve ser realizada com extremo cuidado para evitar perfuração da fina parede do divertículo. Em pacientes que são sintomáticos, a cirurgia consiste de diverticulotomia e correção de qualquer disfunção não evidente do esôfago.

CONDIÇÕES INFLAMATÓRIAS E INFECCIOSAS

A esofagite pode ser causada por numerosos agentes físicos, químicos e infecciosos. A causa mais comum da esofagite, como discutido anteriormente, é a GERD. Em pacientes com imunossupressão oriunda de doenças ou medicações, infecções oportunistas podem ocorrer. *Candida albicans* é o organismo infeccioso mais comum do esôfago. Nos primeiros estádios, pequenos defeitos com aspecto de placa na mucosa são vistos em radiografias de contraste. Em casos mais avançados, uma lesão arredondada com aparência felpuda é observada. O mais comum dos sintomas da odinofagia é a disfagia. Pressão oral está presente em 75% dos casos. Quando a esofagite por cândida é encontrada, a possibilidade da infecção por vírus da imunodeficiência humana (HIV) deve ser considerada. Embora agentes tópicos (nistatina) e oral (fluconazol, cetoconazol) sejam geralmente bem-sucedidos em pacientes que são imunocompetentes, para os que têm imunocomprometimento agentes antifúngicos sistêmicos como fluconazol intravenoso ou anfotericina B podem ser necessários para erradicar a doença.

A esofagite por herpes é vista menos comumente, mas também ocorre em pacientes com imunossupressão. Os sintomas clínicos e os achados radiológicos são similares à candidíase. Discretas e múltiplas úlceras mucosas nos esofagramas com contraste de ar são características de esofagite viral. O exame citológico de esfregaço endoscópico ou biopsia de lesões demonstra células multinucleadas contendo corpos de inclusão intranuclear.

A esofagite por citomegalovírus, também é vista em pacientes com HIV, produz achados similares e pode estar presente em outros órgãos. HIV sozinho pode também produzir esofagite, manifestando-se com úlceras gigantes e disfagia grave.

A esofagite actínica ocorre em pacientes submetidos à radiação cervical ou de mediastino, particularmente naqueles que também estão recebendo quimioterapia. Usualmente, existe disfunção motora sem anormalidades de mucosa, mas ulceração difusa pode ser encontrada em alguns pacientes de forma aguda. Isto pode exigir repetidas dilatações esofagianas, colocação de tubo de gastrostomia, ou ambos.

Medicamentos podem causar esofagites se o tempo de contato com a mucosa for suficiente. A esofagite induzida por droga é mais vista em pacientes que tomam a medicação na hora de deitar. Qualquer problema subjacente causando uma obstrução funcional, pode prolongar o contato do medicamento com a mucosa. Os medicamentos mais comumente implicados por esse problema são tetraciclina, doxiciclina, quinidina e potássio. A localização da úlcera mais comum, nestes casos, é no esôfago médio.

Dermatites bolhosas podem afetar o esôfago. Esse grupo de doenças inclui penfigóide, epidermólise bolhosa, necroses epidérmicas tóxicas e síndrome de Stevens-Johnson. Penfigóide é uma doença crônica bolhosa que envolve o epitélio mucoso, afetando o esôfago em 5% dos pacientes. Pacientes que têm esta doença e queixam-se de disfagia, devem ser estudados em primeiro lugar radiologicamente. Os achados radiológicos variam de acordo com o estádio da doença e podem incluir edema da mucosa, espasmos, aderências, bandas e constrições envolvendo geralmente o esôfago cervical. Até mesmo o fechamento total tem sido reportado destas vesículas rompidas e com o resultado de aderências. Histologicamente, o penfigóide é caracterizado por ruptura subepitelial e um padrão linear de imunoglobulina G na membrana basal visto pelo método de imunofluorescência direta. A epidermólise bolhosa compreende um grupo de distúrbios hereditários de pele no qual há a perda da coesão entre a derme e a epiderme. Isto resulta em formação de bolhas, ulceração e cicatrizes nas superfícies da pele e das mucosas. O envolvimento esofágico é visto em pacientes com epidermólise bolhosa distrófica. Os achados radiológicos incluem pequenos defeitos nodulares de preenchimento (i. e., bolhas), ulcerações, espasmos, mobilidade disfuncional, bandas e constrições. A esofagoscopia e a dilatação com vela* deverão ser feitas somente quando absolutamente necessário porque a instrumentação pode agravar ou iniciar bolhas em ulceração.

TUMORES BENIGNOS E CISTOS

Tumores benignos e cistos do esôfago são relativamente raros, ocorrendo menos que os tumores malignos. As lesões do esôfago podem ser classificadas em intraluminais, intramural ou extramural. Os tumores intramurais são geralmente assintomáticos até que venham a ficar significativamente grandes. Uma vez que são recobertos de mucosa, é raro estes tumores associarem-se a ulcerações e hemorragia. Leiomioma é o tumor benigno mais comum do esôfago, sendo um tumor intramural que surge da camada muscular mucosa (Fig. 7.6). Em 90% dos pacientes ocorre no meio ou no terço inferior do esôfago. Os pacientes geralmente se apresentam com disfagia, embora muitos leiomiomas sejam encontrados radiograficamente em pacientes que são assintomáticos. Estes tumores geralmente são únicos, porém podem ser múltiplos. Geralmente benignos, podem ser confundidos com leiomiossarcoma. A excisão cirúrgica é reservada para os pacientes que são sintomáticos ou naqueles em que a confirmação histológica é recomendável. Os tumores são bem encapsulados e têm uma baixa taxa de recorrência, após toracotomia e enucleação. Os tumores intramurais menos freqüentes incluem miomas, fibromas, lipomas, neurofibromas e tumores de células granulares. Os cistos benignos do esôfago podem ser intramurais ou extramurais.

*N. do T.: Bougienage é um exame ou tratamento do interior de qualquer canal através da passagem de uma vela ou cânula.

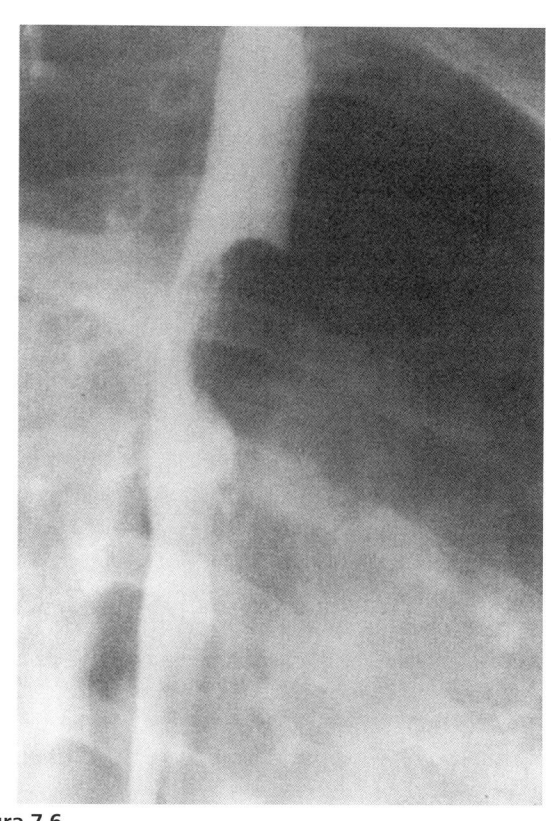

Figura 7.6
Esta mancha, bem demarcada, de massa intramural do esôfago é um leiomioma.

Os pólipos são as lesões intramurais mais comuns, embora possam ocorrer papilomas, adenomas e hemangiomas. Os pólipos fibrovasculares podem crescer até um grande tamanho e têm sido relatados prolapsos dentro da hipofaringe, causando asfixia e morte. A maioria dos pólipos ocorre no esôfago cervical, causando disfagia e regurgitação. A deglutição de bário demonstra uma massa intraluminal pediculada. Muitos deles podem ser extraídos endoscopicamente laçando-se a base do pólipo.

CARCINOMAS ESOFÁGICO

O carcinoma esofágico totaliza aproximadamente 1% de todos os novos casos de câncer. Ele causa, aproximadamente, 13.000 mortes por ano. O adenocarcinoma esofágico (EAC) é o câncer de mais rápido crescimento em incidência nos EUA. Até 1970, o carcinoma de células escamosas totalizava 90% dos cânceres esofágicos. Agora, o EAC totaliza mais que 50% dos casos. O EAC é mais comum em homens (7:1) e mais comumente visto na sexta e sétima décadas de vida.

A razão para esta mudança marcante na epidemiologia tem sido ligada à GERD e ao desenvolvimento do esôfago de Barrett. O carcinoma de célula escamosa é freqüentemente encontrado no esôfago torácico e afeta preponderantemente os homens afro-americanos e aqueles com um histórico de consumo alto de tabaco e álcool. O adenocarcinoma é agora o tipo histológico mais comum e desenvolve-se em até 15% dos pacientes com esôfago de Barrett. Homens brancos idosos são mais comumente afetados. Outros fatores de risco para o câncer de esôfago incluem injúria cáustica ou estase do esôfago, como visto em pacientes com a doença de Plummer-Vinson ou bandas do esôfago. Alguns pesquisadores relatam um dramático aumento no câncer do esôfago com acalasia, embora outros tenham falhado em encontrar uma associação. A ingestão crônica de líquidos quentes, a presença do papilomavírus humano, fraca higiene oral, exposição a nitrosaminas, deficiências vitamínicas e erros genéticos em células sinalizantes também podem causar câncer do esôfago.

Os sintomas mais comuns de uma malignidade no esôfago são disfagia indolor e perda de peso. A disfagia é comumente progressiva e ocorre inicialmente com sólidos. Outros sintomas e achados podem incluir odinofagia, anemia, hemorragia, pneumonia de aspiração, dor epigástrica, paralisia da prega vocal ou adenopatia cervical.

O câncer de esôfago é classificado pelo sistema TNM de classificação pelo American Joint Committee on Cancer. Infelizmente, a classificação de fases para esta doença não é bem correlacionada com prognósticos e é difícil de se determinar clinicamente. O T1 invade a lâmina própria ou a lâmina submucosa; o T2 invade a lâmina própria muscular; o T3 invade a adventícia; o T4 invade as estruturas adjacentes; e o N1 tem metástases regionais nos nódulos linfáticos. A classificação M1A e M1B é dependente do nível do tumor e do envolvimento dos linfonodos não-regionais, das metástases a distância, ou ambos.

A avaliação do câncer de esôfago (18) inclui histórico e exame físico, esofagogastroduodenoscopia com esfregaço citológico ou biopsia, exame da deglutição de bário opcionalmente, hemograma completo, incluindo contagem de células sanguíneas e elementos químicos presentes, TC de tórax e abdome. A broncoscopia deve ser feita se o tumor está acima da carena e não há evidência de metástase. Ultra-sonografia endoscópica com aspiração por agulha tem emergido como a melhor técnica para estadiamento do câncer esofágico.

Uma avaliação pré-operatória do local da infiltração do tumor é essencial porque tumores limitados ao epitélio e à lâmina própria da mucosa não têm sido associados a metástases de nódulos linfáticos, embora a expansão para os nódulos linfáticos regionais seja vista em 50% dos pacientes com infiltração da submucosa. A ultrassonografia endoscópica pode determinar o nível de infiltração do tumor e avaliar o envolvimento nodal, mas é tecnicamente difícil, dependente do operador e limitada na sua disponibilidade. O escaneamento da TC é relativamente insensível, mas pode prover informação acerca da infiltração extra-esofágica e das metástases. Alguns centros também advogam a laparoscopia para a fase pré-operatória para cânceres na junção gastroesofágica. Experiências recentes com tomografia com emissão de prótons (PET), mostra-se promissora para o estadiamento do câncer de esôfago.

Infelizmente, a vasta maioria dos pacientes nos países ocidentais que não tenham programas nacionais de prevenção, apresentam-se em uma fase avançada. Uma sobrevivência superior a 5 anos para câncer do esôfago é menor que 25%; os pacientes com estádio IV de câncer têm menos que 5% de chance de sobrevida de 5 anos.

O tratamento do carcinoma do esôfago continua a evoluir. Os pacientes são estratificados naqueles com cânceres operáveis (fase I a fase III) e os cânceres não-operáveis (fase IV). Para cânceres locorregionais (fases I a III) o manejo multidisciplinar é encorajado, particularmente para pacientes com doença celíaca. O acesso nutricional deve ser realizado através de uma sonda nasogástrica ou sonda de jejunostomia (sondas de gastromias percutânea devem ser evitadas). PET *scan* pode oferecer informação útil no planejamento do tratamento. A terapia curativa é então iniciada ou com a quimioterapia e a radioterapia de forma conjunta (geralmente com 50 Gy, 5 fluorouracil e cisplatina) ou esofagectomia. As técnicas cirúrgicas para câncer de esôfago são várias e têm tido um desenvolvimento marcante em morbidade e mortalidade cirúrgica com melhor estadiamento, seleção dos pacientes e cuidados de suporte. A quimioterapia e a radioterapia são as modalidades preferidas para cânceres do esôfago cervical. Terapias adjuvantes para respostas parciais ou doença residual/linfonodos positivos incluem observação, quimioterapia, radioterapia, cirurgia de recuperação e a terapias paliativas. Os cânceres no estádio IV são inicialmente tratados com concomitante quimioterapia/radioterapia curativas ou cuidados de suporte (paliação).

A paliação é um importante aspecto no cuidado do câncer de esôfago, sendo a disfagia grave, o mais comum dos sintomas. Historicamente, a esofagectomia era recomendada como uma técnica de paliação, mas ela foi substituída por métodos menos invasivos de desenvolvimento tecnológico. As técnicas endoscópicas com *stents*, *lasers*, terapia fotodinâmica e radioterapia paliativa são atualmente utilizadas.

Infelizmente, a maioria das terapias para câncer do esôfago atuais, permanecem paliativas. Entretanto, o desenvolvimento do *screening* e novos agentes terapêuticos, como a terapia genética, vacinas e agentes anti-receptores, mantém a promessa de desenvolver o tratamento do câncer do esôfago no futuro.

TABELA 7.7 — COMPLICAÇÕES
DISTÚRBIOS ESOFÁGICOS

Complicação	Causa	Tratamento
Perfuração	Hiatrogênicas, diverticulites, neoplasmas, síndrome de Boerhaave	Antibióticos, observação próxima, reparo ou recolocação do esôfago
Hemorragia	Varizes esofágicas, neoplasias, esofagites com erosão, laceração de Mallory-Weiss	Tratamento da hipovolemia, manobras conservadoras, tratamento endoscópico *laser*, embolização angiográfica, cirurgia
Mediastinites	Perfuração com derrame ou formação de abscesso, erosão tumoral	Antibióticos intravenosos, exploração e drenagem
Obstrução	Tumor, corpo estranho, constrição, acalasia	Retirada do corpo estranho, dilatação, cirurgia, recolocação do esôfago, gastrostomia

COMPLICAÇÕES E EMERGÊNCIAS

As complicações e as emergências associadas às doenças do esôfago estão na Tabela 7.8, respectivamente. Muitas das complicações descritas são riscos das endoscopias e tratamentos cirúrgicos destas disfunções.

Perfuração e Ruptura

Rupturas esofagianas e perfurações podem resultar de traumas abruptos ou penetrantes, de doenças neoplásicas ou inflamatórias de longa duração, ou de injúria durante uma esofagoscopia rígida ou flexível, ou elas podem acontecer espontaneamente. O aspecto clínico de um paciente com perfuração de esôfago depende do local e da causa da injúria, tanto quanto a duração da perfuração para o diagnóstico. O vazamento de saliva, ácido gástrico e bílis inicialmente cria uma inflamação química no mediastino ou pleura. Assim que a contaminação bacteriana ocorre, esses acontecimentos podem levar ao rápido desenvolvimento de mediastinite e septicemia. Em pacientes, com risco de perfuração no esôfago, uma taquicardia inexplicável com queixas de dor torácica ou abdominal, disfagia, odinofagia ou encurtamento da respiração, deveria ser avaliado posteriormente. A taquicardia é o primeiro sinal de uma perfuração do esôfago, precedendo febre e dor. Um enfisema subcutâneo pode estar presente no pescoço e um enfisema mediastinal pode-se manifestar como um som crepitante na auscultação (*i. e.* um sinal de Hamman). Outros achados físicos incluem febre, taquipnéia e taquicardia. Uma radiografia do tórax ou uma TC *scan* podem demonstrar pneumodiastino ou pneumotórax, um processo inflamatório ou um abscesso.

A causa mais comum de perfuração do esôfago é a instrumentação cirúrgica. Os procedimentos de endoscopia são as causas principais destas injúrias com uma incidência de perfuração hiatrogênica de aproximadamente 1%. O lugar mais comum de perfuração durante a endoscopia é a parede posterior do esôfago cervical. Outros lugares comuns incluem o estreitamento no nível do arco aórtico e a junção gastroesofágica.

Injúrias do esôfago espontâneas ocorrem na síndrome Mallory-Weiss e na síndrome de Boerhaave. Na síndrome de Mallory-Weiss o paciente apresenta-se com hemorragia gastrointestinal superior após vômitos, ânsias de vômito ou tosse. A pressão intra-abdominal causa uma laceração não penetrante da mucosa, no esôfago inferior ou na cárdia gástrica. Esta laceração é associada a uma lesão das artérias submucosas e pode resultar em hemorragia intermitente ou maciça. Em 50% dos casos o choque hipovolêmico ocorre e o primeiro passo do tratamento é a adequada reposição fluida e transfusão, se necessária. Na maioria dos pacientes ocorre parada espontânea da hemorragia. O diagnóstico é confirmado endoscopicamente, revelando uma laceração linear da mucosa do esôfago distal ou logo abaixo da junção gastroesofágica. Em pacien-

TABELA 7.8 — EMERGÊNCIAS
DISTÚRBIOS DO ESÔFAGO

Emergência	Resposta
Hemorragia	Tratamento do choque
	Esofagogastroscopia, se possível
	Arteriografia (casos selecionados)
	Processo de tratamento das doenças subjacentes
	Exploração cirúrgica emergencial
Perfuração	Estudo de contraste esofágico
	Tratamento medicamentoso para pequenos rasgos "não ameaçadores"
	Exploração cirúrgica e reparo (ou drenagem)
Obstrução	Remoção do corpo estranho
	Identificação de disfunção subjacente
	Manuseio endoscópico
	Dilatação
	Manuseio cirúrgico
Ingestão cáustica	Manuseio conservador
	Esofagoscopia
	Manuseio de complicações de longo termo

tes com hemorragia persistente o tratamento endoscópico com injeção de epinefrina (1:10.000) ou eletrocoagulação do ponto de hemorragia é geralmente eficiente. A intervenção operativa pode ser necessária para a hemorragia severa e consiste de gastrotomia com sutura da área de laceração.

A síndrome de Boerhaave é caracterizada pela ruptura espontânea do esôfago, quase sempre na sua região póstero-lateral esquerda do terço inferior. Os eventos precipitadores incluem vômito, tosse vigorosa, levantamento de peso e tensão. A ruptura do esôfago também tem sido relatada no caso da esofagite e obstrução do esôfago distal. A radiografia do tórax demonstrará um alargamento mediastinal e pneumodiastino. Um pneumotórax ou efusão pleural também pode ser visto. Os sintomas incluem dor severa subesternal ou epigástrica, dor torácica pleurítica, dispnéia, febre e creptação cervical. Um esofagograma de contraste solúvel em água confirma o diagnóstico (Fig. 7.7).

O diagnóstico diferencial para a perfuração do esôfago deve incluir úlcera péptica perfurada e infarto agudo do miocárdio, por causa das suas similaridades na sua apresentação. Embora seja difícil, o diagnóstico rápido de uma perfuração esofágica é crucial uma vez que os riscos cirúrgicos aumentam significativamente após as primeiras 24 horas. A terapia cirúrgica inclui a drenagem do mediastino e da pleura, a eliminação da fonte de contaminação e o apropriado suporte nutricional. A toracotomia ou a exploração transcervical podem ser indicadas como drenagem cirúrgica adequada e, em muitos casos, a laceração do esôfago pode ser identificada e reparada durante a cirurgia.

Hemorragia

A hemorragia do esôfago pode acontecer por diferentes doenças ou estádios de uma mesma doença. Um divertículo do esôfago pode tornar-se inflamado e ulcerado ou perfurado, causando hemorragia. Constrições pépticas de longa duração podem ulcerar e resultar em sangramento significante. Doenças malignas podem causar sangramentos por erosão na maioria dos vasos levando a uma hemorragia severa ou letal. Uma laceração de Mallory-Weiss pode resultar em hemorragia espontânea como descrito anteriormente. A hemorragia hiatrogênica é uma complicação rara, mas possível de endoscopia ou terapias endoscópicas. Varizes esofágicas podem-se desenvolver em pacientes com hipertensão portal subjacente e são também associadas a hemorragias intensas, às vezes, incontroláveis. Os pacientes podem ser tratados com escleroterapia endoscópica ou ligadura das varizes. Em casos difíceis, uma sonda de Sengstaken-Blakemore é, às vezes, usada para o tamponamento do sangramento.

Mediastinites

A mediastinite ocorre depois da contaminação do tecido mediastinal por meio da perfuração do esôfago e extravazamento. As lacerações menores fecham espontaneamente sem infecção mediastinal significante. Perfurações mais séria, entretanto, são associadas a extravazamento contínuo, resultando em resposta mediastinal inflamatória e infecção. Infelizmente, o diagnóstico precoce da perfuração do esôfago é difícil como um resultado do retardo no desenvolvimento dos sintomas associados.

Obstrução

A obstrução do esôfago é freqüentemente precedida de um longo histórico de disfagia. A obstrução aguda sem um histórico anterior de disfagia sugere a presença de um corpo estranho. Um corpo estranho pode ser radiopaco ou radiolúcido, dependendo da sua constituição, e o diagnóstico pode depender fortemente do histórico do paciente. Após a remoção do corpo estra-

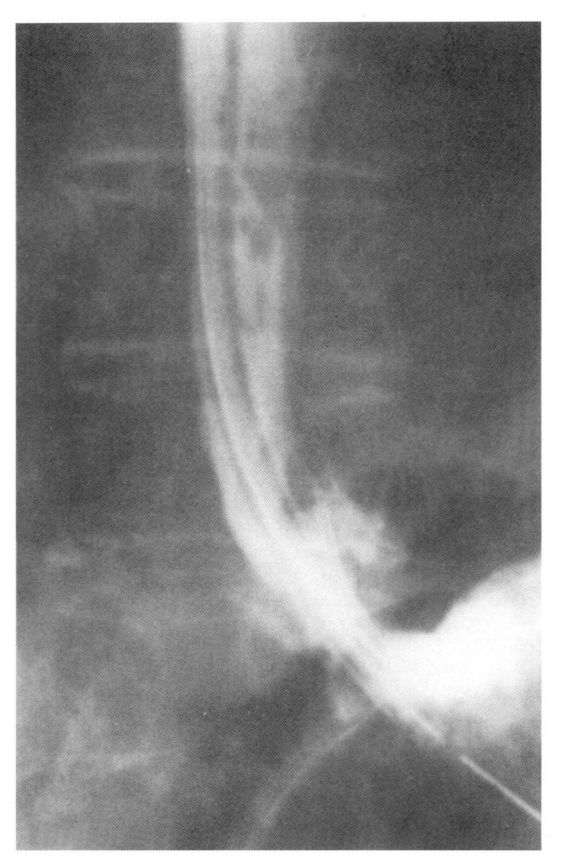

Figura 7.7
Descobertas em um paciente com a síndrome de Boerhaave, demonstrando perfuração e extravazamento no esôfago inferior.

nho, é necessário um exame endoscópico cuidadoso para excluir uma banda, uma constrição ou uma neoplasia subjacentes.

A obstrução pode ocorrer como uma exacerbação de acalasia ou pode representar uma obstrução luminal por doença neoplásica intrínseca ou extrínseca. A esofagite de refluxo crônico pode levar a uma formação de constrição péptica produzindo, finalmente, uma obstrução.

O tratamento da obstrução do esôfago depende da sua causa. Tumores benignos, pólipos ou divertículos podem ser removidos cirurgicamente. A dilatação por vela ou pneumática podem ser usadas para bandas, anéis, constrições ou acalasia grave. No entanto doenças benignas, como constrição péptica, podem ser recidivantes, podendo eventualmente requere esofagetomia e reconstrução com levantamento gástrico, pela interposição do cólon ou com a transferência de tecido livre microvascular. Em algumas circunstâncias, uma gastrostomia ou jejunostomia para nutrição de longo tempo pode ser apropriada. Os cânceres do esôfago são tratados como descrito anteriormente com combinações apropriadas de cirurgia, radioterapia e quimioterapia.

As maiores emergências relacionadas com o esôfago incluem hemorragia, perfuração, obstrução e ingestão cáustica. A Tabela 7.8 sumariza o tratamento dessas emergências. O diagnóstico e o tratamento de ingestão cáustica são descritos em maiores detalhes no Capítulo 9 do Volume III.

Ingestão Cáustica

As ingestões cáusticas são, infelizmente, um acontecimento relativamente comum com várias centenas de milhares de ingestões, a maioria em crianças, ocorrendo anualmente. Ingestões de álcalis são mais prejudiciais que ingestões de ácido. Elas causam uma necrose de liquefação com maior profundidade e injúria, comparadas com ingestões de ácido, que causam uma necrose de coagulação. O coágulo nas ingestões de ácido ajuda a limitar a profundidade da penetração e a mucosa do esôfago é mais resistente a condições ácidas. A esofagoscopia flexível é recomendável dentro das primeiras 24 horas em pacientes sintomáticos para documentar a extensão do dano do tecido e o possível envolvimento da laringe e da traquéia. Imagina-se que o esofagoscópio flexível seja seguro e muito útil na documentação da injúria, e dirigindo o tratamento das lesões graves. Entretanto, ele pode não ser necessário nas exposições assintomáticas. Os pacientes requerem um acompanhamento de longo tempo; eles podem desenvolver constrições, bandas, fístulas traqueoesofágicas, câncer ou outros problemas esofágicos.

PONTOS IMPORTANTES

- O problema mais comum do esôfago é o refluxo gastroesofágico. Os maiores mecanismos envolvidos incluem incompetência do LES, diminuição do clareamento esofágico, volume gástrico crescente, esvaziamento retardado e diminuição da resistência tecidual.
- O GERD é tratado com modificação do estilo de vida e dieta, h2RA, PPI e procedimentos cirúrgicos anti-refluxo.
- O LPR ocorre em 4% a 10% dos pacientes com GERD, e 40% dos pacientes com LPR não terão sintomas típicos de GERD. Os pacientes podem apresentar-se com tosse crônica, irritação na garganta, sensação de globo, úlceras de contato na laringe, sintomas de aspiração e outras queixas. O laringoscópio de fibra óptica flexível e o monitoramento do pH por 24 horas podem ser úteis para fazer o diagnóstico.
- Os sinais da acalasia são aperistalsias, dilatação do esôfago e falha do LES em relaxar.
- Bandas e anéis no esôfago usualmente aparecem como áreas de estreitamento em estudos de contraste, com contornos agudos e finos. Eles são tratados com sucesso pela dilatação do esôfago.
- A disfunção cricofaríngea pode ser ligada a uma disfunção subjacente e pode ser idiopática. Descobertas manométricas no ESE incluem retardo no relaxamento, altas pressões de repouso, relaxamento incompleto ou contração prematura.
- O divertículo de Zenker é geralmente associado a disfunção cricofaringiana. As opções de tratamento incluem observação, tratamento endoscópico, diverticulotomia aberta com miotomia cricofaríngea, miotomia cricofaríngea sozinha ou diverticulopexia.
- O carcinoma do esôfago permanece um câncer letal, parcialmente por causa do seu usual estádio avançado ao tempo da descoberta.
- Atenção aos sinais e sintomas associados a perfuração do esôfago porque um tratamento imediato é indicado.

REFERÊNCIAS

1. Belafsky PC, Postma GN, Daniel E, et al. Transnasal esophagoscopy. *Otolaryngol Head Neck Surg* 2001;125(6):588-589.
2. Shaheen N, Provenzale D. The epidemiology of gastroesophageal reflux disease. *Am J Med Sci* 2003;326(5):264-273.
3. Orlando RC. Pathogenesis of gastroesophageal reflux disease. *Am J Med Sci* 2003;326(5):274-278.
4. Tutuian R, Castell DO. Management of gastroesophageal reflux disease. *Am J Med Sci* 2003;326(5):309-318.
5. Lundell L, Miettinen P, Myrvold HE, et al. Continued (5-year) follow-up of a andomized clinical study comparing antireflux surgery and omeprazole in gastroesophageal reflux disease. *J Am Coll Surg* 2001;192:172-179.
6. Triadafilopoulos G, DiBaise JK, Nostrant TT, et al. The Stretta procedure for the treatment of GERD: 6 and 12 month followup of the U. S. open label trial. *Gastrointest Endosc* 2002;55:149-156.
7. Mahmood Z, McMahon BP, Arfin Q, et al. Endocinch therapy for gastro-oesophageal reflux disease: a one year prospective follow up. *Gut* 2003;52:34-39.

8. Chang T, Katzka DA. Gastroesophageal reflux disease, Barrett esophagus, and esophageal adenocarcinoma. *Arch Intern Med* 2004;164(14):1482-1488.
9. Tutuian R, Castell DO. Diagnosis of laryngopharyngeal reflux. *Curr Opin Otolaryngol Head Neck Surg* 2004;12(3):174-179.
10. Koufman JA, Aviv JE, Casiano RR *et al.* Laryngopharyngeal reflux: position statement of the committee on speech, voice, and swallowing disorders of the American Academy of Otolaryngology-Head and Neck Surgery. *Otolaryngol Head Neck Surg* 2002;127(1):32-35.
11. Friedenberg F, Gollamudi S, Parkman HP. The use of botulinum toxin for the treatment of gastrointestinal motility disorders. *Dig Dis Sci* 2004;49(2):165-175.
12. Richter JE. Oesophageal motility disorders. *Lancet* 2001;358:823-828.
13. Fang J, Bjorkman D. Nutcracker esophagus: GERD or an esophageal motility disorder. *Am J Gastroenterol* 2002;97(6):1556-1557.
14. Weston S, Thumshim M, Wiste J, *et al.* Clinical and upper gastrointestinal motility features in systemic sclerosis and related disorders. *Am J Gastroenterol* 1998;93(7):1085-1089.
15. Veenker EA, Andersen PE, Cohen JI. Cricopharyngeal spasm and Zenker's iverticulum. *Head Neck* 2003;25(8):681-694.
16. Blitzer A, Sluice L. Botulism toxin: basic science and clinical uses in otolaryngology. *Laryngoscope* 2001;111(2):218-226.
17. Richtsmeier WJ. Endoscopic management of Zenker diverticulum: the staple-assisted approach. *Am J Med* 2003 Aug 18;115 Suppl 3A:175S-178S.
18. Esophageal Cancer. In: *National Comprehensive Cancer Network Practice Guidelines in Oncology.* NCCN, Inc. 2004.
19. Cook RD, Huang PC, Richstmeier WJ, et al. Endoscopic staple-assisted esophagodiverticulostomy: an excellent treatment of choice for Zenker's diverticulum. *Laryngoscope* 2000;110(12):2020-2025.
20. Chang CW, Burkey BB, Netterville JL, *et al.* Carbon dioxide laser endoscopic diverticulotomy versus open diverticulectomy for Zenker' s diverticulum. *Laryngoscope* 2004;114(3):519-527.

CAPÍTULO 8

Problemas Complexos da Via Aérea Superior

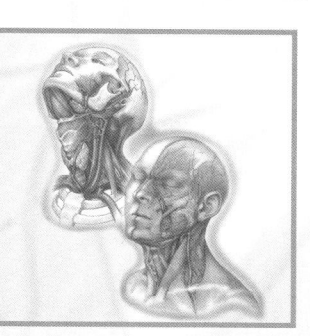

Robert A. Sofferman ■ Christopher M. Greene

A avaliação e o manejo de uma via aérea estreita são uns dos problemas mais desafiadores em medicina clínica, com pequena margem de erro. O usual processo ordenado, desde pré-oxigenação com máscara até sedação parenteral e intubação endotraqueal final, pode ser alterado de muitas maneiras no paciente com uma via aérea difícil. O paciente pode chegar ao centro cirúrgico em uma emergência aguda da via aérea ou em uma circunstância eletiva com potenciais armadilhas e perigos em evolução. A redução dos riscos do paciente ao mínimo absoluto exige padronização das manobras básicas e uma abordagem em equipe com diálogo aberto entre cirurgião, anestesiologista e equipe de enfermagem. O reconhecimento da magnitude deste problema gerou numerosos aparelhos de manejo da via aérea e sociedades acadêmicas, como a Society for Airway Management (samhq.homestead.com) e a European Airway Management Society (www.eams.eu.com).

Cada problema da via aérea tem suas causas e nuances especiais. As considerações gerais a seguir são críticas para a orientação adequada do tratamento: (a) paciente com estômago vazio ou cheio; (b) paciente é adulto, criança ou lactente; (c) estado cardiorrespiratório subjacente e tempo ou margem de hipoxia relativa; (d) tolerância à posição supina; (e) estado da coluna cervical; (f) estabilidade da mandíbula; (g) desobstrução orofaríngea; (h) presença de sangramento orofaríngeo; (i) nível de ansiedade do paciente; (j) gravidade da obstrução; e (k) probabilidade de ventilação eficaz por máscara caso o paciente se torne apnéico. O local da obstrução da via aérea e a causa da obstrução podem exigir considerações de intubação vastamente diferentes. Cada uma destas condições pode alterar o caminho básico para assegurar a via aérea. A disponibilidade de várias opções tecnológicas dentro de um limite razoavelmente prático deve maximizar a segurança dos pacientes.

Muitos pacientes com permeabilidade limítrofe de vias aéreas chegam à sala cirúrgica com um nível aumentado de ansiedade. Se o tempo permitir, a administração de um anti-sialagogo, como atropina ou B-escopolamina, pode melhorar a visualização durante a laringoscopia. Durante a fixação dos aparelhos de monitoramento, nas discussões com a equipe de residentes e cirurgião, e colocação da máscara facial, o anestesiologista pode observar um alto nível de ansiedade. Às vezes uma infusão limitada de um sedativo melhora a situação, mas a sedação também pode diminuir a cooperação do paciente ou causar depressão respiratória. O cenário demasiado familiar de obstrução progressiva da via aérea superior amplificado por uma posição semideitada ou supina pode causar uma seqüência rápida de eventos de emergência. Como em qualquer situação perigosa, a prevenção deve ser o foco inicial. O anestesiologista pode reduzir a probabilidade de precipitar a descompensação da via aérea, através da técnica de intubação acordada, geralmente usando um broncoscópio flexível (1). Este é o mais comum método não-cirúrgico de ganhar entrada na via aérea quando a excursão mandibular é limitada ou há incerteza a respeito das características anatômicas da laringe e do acesso. Apesar da segurança presumida deste método, a descompensação da via aérea pode evoluir. O broncoscópio flexível tem como fatores importantes a presença de saliva ou sangue, e as técnicas de manipulação exigem perícia mesmo no mais simples contexto eletivo. Alternativas à endoscopia flexível outras que não o acesso cirúrgico à via aérea aumentam a margem de segurança.

MÉTODOS

A finalidade deste capítulo é introduzir quatro classes de aparelhos que podem ser usados no manejo de uma via aérea problemática: estiletes ou introdutores de tubo endotraqueal, máscaras laríngeas (MLs), obturadores esofágicos e laringoscópios de fibra óptica rígidos. Os anestesiologistas e intensivistas têm um conhecimento prático de um, dois ou todos os aparelhos, e pode parecer que o cirurgião deva ser excluído do uso

Figura 8.1

Introdutores de Eschmann e de ponta curva comparados com o comprimento do tubo endotraqueal.

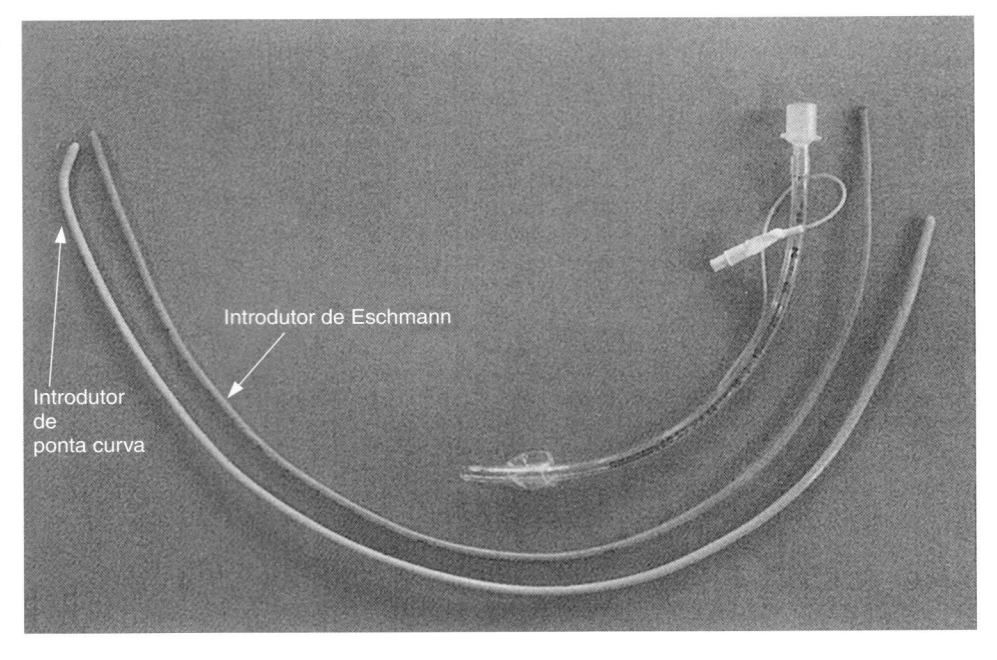

destes sistemas. Contudo, dificuldade do manejo da via aérea torna-se um problema compartilhado que exige cooperação e confiança entre o anestesiologista e o cirurgião. Se o cirurgião compreender a tecnologia, observar sua aplicação prática e confiar nela para preservar a via aérea com velocidade e eficiência, traqueotomia ou cricotirotomia de emergência podem não ser a primeira opção em circunstâncias desesperadas. Os sistemas de estilete exigem freqüentemente a participação ativa do cirurgião e o uso de técnicas endoscópicas familiares apenas para os cirurgiões.

O introdutor de Eschmann (também conhecido como "vela elástica de borracha") (2) é a essência da simplicidade. Ele tem 60 cm de comprimento, rombo em ambas as extremidades e suficiente rigidez para servir como um guia que não se encurva, para um tubo endotraqueal. O introdutor Sun Med é similar em construção mas difere como um tubo de fio de poliéster revestido de resina com uma extremidade curvada a 35°, que permite dirigir o aparelho. Ambos os introdutores são excelentes ferramentas de primeira linha no manejo de emergência de uma via aérea difícil (Fig. 8.1). Em muitos casos, mesmo os laringoscopistas mais experientes, não conseguem visualizar a glote enquanto usam um laringoscópio de lâmina, podem visualizar a epiglote. A extremidade do introdutor de ponta curva é aplicada à superfície posterior da epiglote e avançada para dentro da traquéia. Um sinal tranqüilizador é a sensação de múltiplos "estalidos" quando a ponta colide ao longo dos anéis traqueais.

O tubo introdutor endotraqueal de Eschmann talvez funcione melhor em conjunto com um laringoscópio de comissura anterior fechada comumente usado para laringoscopia direta (Fig. 8.2). Um cirurgião experiente geralmente é capaz de avançar um laringoscópio de comissura anterior de Holinger pelo menos até a glote posterior e usá-lo como guia para a intubação orotraqueal. Este laringoscópio tem melhores capacidades de alavancagem que um laringoscópio de lâmina. Comprimento adequado, iluminação recuada, dilatação anterior no extremo distal, e uma opção para a microaspiração rígida concomitante durante a laringoscopia tornam este instrumento uma adaptação superior para contornar tumores obstrutivos friáveis (Fig. 8.3). Talvez a maior vantagem do laringoscópio de comissura anterior sobre a lâmina de Miller ou Macintosh do laringoscópio de um anestesiologista

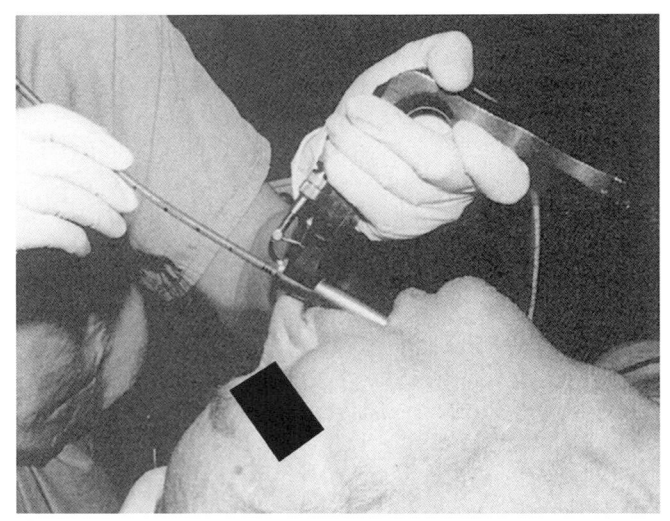

Figura 8.2

Introdutor vela de borracha elástica inserido na laringe e na traquéia através de um laringoscópio de Holinger. (De Sofferman RA, Johnson DL, Spencer RF. Lost airway during anesthesia induction: alternatives for management. *Laryngoscope* 1997;107:1476-1482, com permissão.)

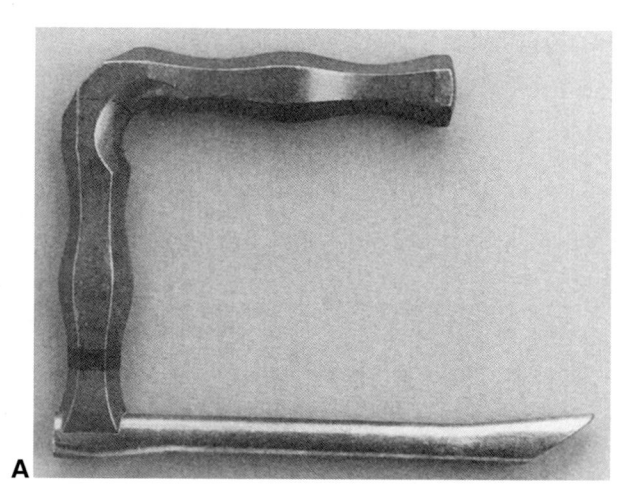

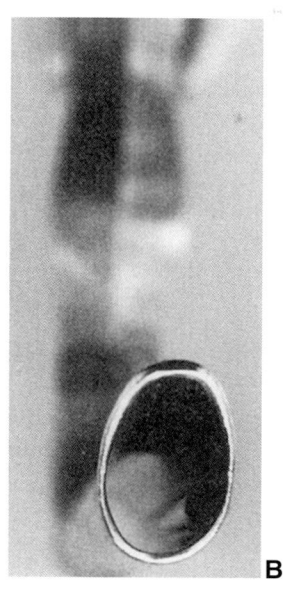

Figura 8.3
A: Laringoscópio de comissura anterior com dilatação anterior ou ponta.
B: Abertura distal oval estreita com canal de luz recuado. (De Sofferman RA, Johnson DL, Spencer RF. Lost airway during anesthesia induction: alternatives for management. *Laryngoscope* 1997;107:1476-1482, com permissão.)

seja a oportunidade de ter acesso à endolaringe a partir de um perfil baixo. Quando a excursão mandibular é limitada, a dentição superior é inusitadamente longa ou difícil de superar, ou a laringe está em uma posição anterior exagerada, um laringoscópio de comissura anterior pode ser inserido e avançado a partir de uma direção posterior extrema. É possível inserir o laringoscópio em uma posição anterior aos últimos molares mandibulares e maxilares e ganhar um acesso mais direto à laringe difícil.

O introdutor deve ser longo e estar bem fora da cavidade oral de modo que um tubo endotraqueal (TET) possa ser passado sobre ele enquanto a ponta externa é mantida nos dedos. Ele deve ser semi-rígido para manter sua forma, e suficientemente grande em diâmetro para evitar o encurvamento. Alguns clínicos preferem refrigerar os introdutores de Eschmann para dar-lhes uma certa rigidez, enquanto outros departamentos acham mais útil pregar um na parede em toda a sala de operações para assegurar a disponibilidade em emergência. As extremidades são arredondadas e lisas, mas o aparelho deve ser lubrificado para facilitar o deslizamento do TET. Um TET de cloreto de polivinila de tamanho padrão pode passar sobre um introdutor médio (Fig. 8.4); o TET seguirá mais facilmente o introdutor se o diâmetro externo deste se aproximar do diâmetro interno do TET. Se o TET for demasiadamente grande, sua ponta pode prender-se em estruturas periglóticas, geralmente as aritenóideas, quando se tenta a progressão do TET para dentro da traquéia. Uma variedade de tamanhos de introdutor é disponível. A questão mais importante para o uso desta técnica de intubação é o planejamento cuidadoso entre o anestesiologista e o cirurgião antes que a via aérea seja manipulada de alguma maneira. Para todos os métodos é importante que suas peças e dispositivos já estejam na sala cirúrgica, prontos para o uso e ao alcance dos braços. Como com todos estes métodos, toda peça de equipamento deve estar na sala cirúrgica, ser operacional e ficar ao alcance da mão. O método escolhido para a intubação deve ir além de vaidades pessoais com escolha e preparo antecipado, de quando a vela de borracha será utilizada. Em essência, esta técnica se torna o substituto do otorrinolaringologista–cirurgião de cabeça e pescoço para uma via aérea cirúrgica.

Um estilete introdutor oco (3) com capnografia foi testado e usado clinicamente em 40 intubações na Universidade de Vermont (4). Ele representa um casa-

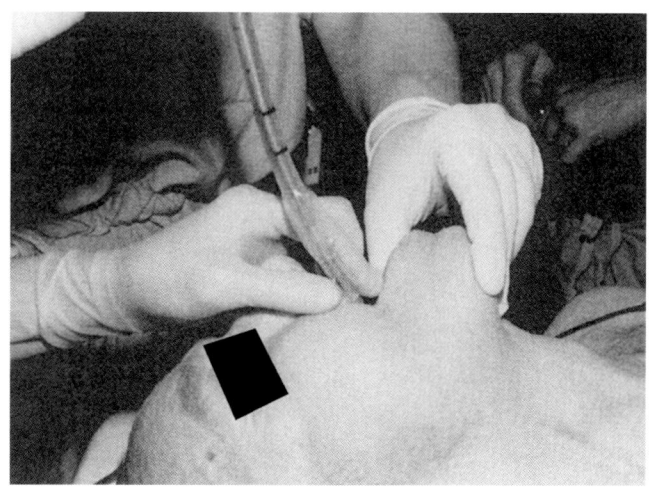

Figura 8.4
Tubo endotraqueal avançado sobre guia-vela. A mandíbula é puxada para a frente manualmente ou com um laringoscópio com lâmina de Macintosh. (De Sofferman RA, Johnson DL, Spencer RF. Lost airway during anesthesia induction: alternatives for management. *Laryngoscope* 1997;107:1476-1482, com permissão.)

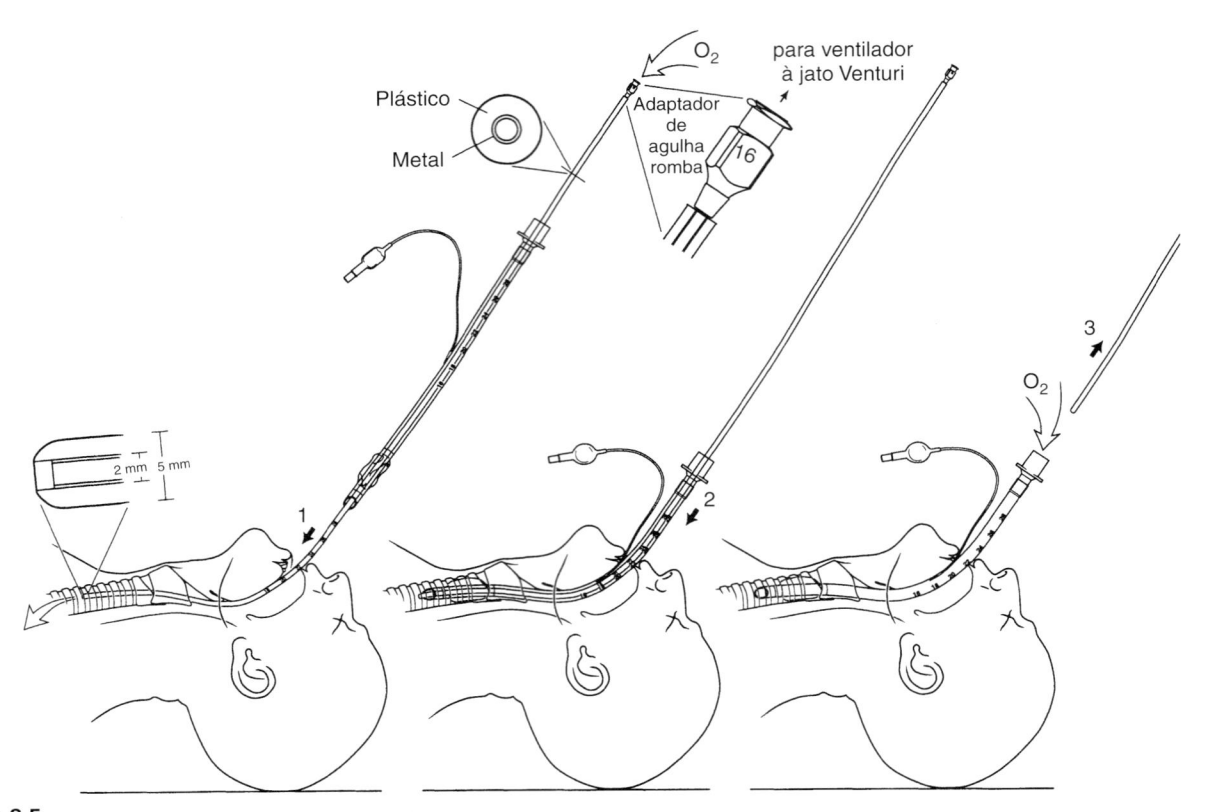

Figura 8.5
O estilete de ventilação a jato é um cateter de troca modificado com um inserto de metal. A seqüência mostra que o cateter possui marcas de calibração para monitorizar a profundidade de inserção. A oxigenação pode ser mantida durante a preparação para o avanço do tubo endotraqueal.

mento da técnica de intubação guiada por vela de borracha e capnografia. Em vez de um guia sólido, um tubo oco com estilete é inserido para dentro da traquéia, e CO_2 expirado é detectado. Colocação esofágica é confirmada com a presença de traçados de dióxido de carbono em linha plana. Inserção traqueal adequada é confirmada com a presença de traçados de dióxido de carbono ventilatórios (sinusoidais) de mais de 20 mmHg em um capnógrafo. Com confiança de que o introdutor está corretamente situado na via aérea, procede-se a intubação sobre a guia. A principal vantagem desta técnica é a capacidade de usar ventilação a jato através do introdutor uma vez que traçados de dióxido de carbono tenham sido encontrados. Considerações importantes incluem limitar as pressões de ventilação a jato a 25 psi ou menos e tempos inspiratórios de menos de 1 segundo para prevenir barotrauma. Em circunstâncias verdadeiramente marginais limítrofes nas quais a hipoxia foi estendida aos limites absolutos da segurança, iniciar a oxigenação antes da inserção do tubo pode ser uma opção importante. Cateteres de troca podem proporcionar opções de ventilação, mas a flexibilidade e a tendência a se encurvarem tornam-nos menos propícios para o uso em circunstâncias emergenciais relacionadas com as vias aé-

reas. Uma modificação útil permite opções de ventilação inicial ideal e um guia rígido sobre o qual o TET pode-se deslocar para dentro da laringe e da traquéia (Fig. 8.5). O metal inserido dentro da luz do cateter de troca permite a configuração de um estilete rígido mas semimaleável. Esta modificação tem todas as vantagens do introdutor de vela de borracha e acrescenta a capacidade de ventilação e oxigenação a jato. Um aparelho semelhante agora é disponível comercialmente através da Cook Medical Systems (Bloomington, IN). O "Frova Intubating Introducer" (Fig. 8.6) é fabricado como um introdutor de diâmetro 8,0 ou 14,0 French de diâmetro para uso com um TET DI de tamanho mínimo 3,0 ou 6,0 mm, respectivamente. Ele consiste em uma cânula interna reforçada, oca, levemente maleável, que se encaixa e preenche todo o introdutor plástico radiopaco, à excisão de seus 10 cm distais. O cateter introdutor possui dois orifícios para a insuflação de oxigênio no seu extremo distal e vem com conectores de 15 mm e Luer Lock que se fixam ao extremo proximal. Há agora numerosos outros estiletes disponíveis usados em conjunto com um laringoscópio ou de forma isolada; as preferências individuais podem determinar o "melhor" aparelho para cada indivíduo.

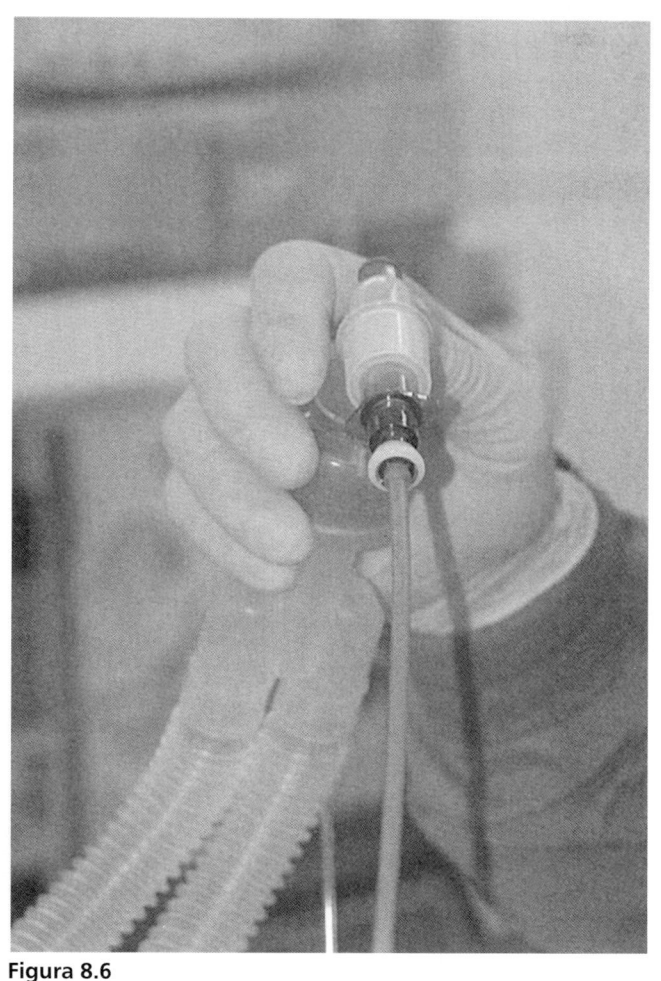

Capítulo 8 ■ PROBLEMAS COMPLEXOS DA VIA AÉREA SUPERIOR | 99

A ML (máscara laríngea) e o Tubo Esofagotraqueal Combitube® (ETC) representam dois extremos de um espectro de ventilação extratraqueal. A ML foi testada primeiro na Inglaterra, em 1983, tornou-se comercialmente disponível lá em 1988, e atualmente é usada como a técnica preferida de ventilação na metade dos procedimentos cirúrgicos que necessitam anestesia geral (5,6). O primeiro modelo (agora chamado "clássico") foi aprovado para o uso nos Estados Unidos em 1991. Há agora vários tipos de MLs disponíveis; estes incluem o "ProSeal" e o "Fastrach". A ML é usada principalmente por anestesiologistas na sala de operações para cirurgia eletiva e como um meio de manejar uma via aérea problemática. O TET é uma ferramenta de emergência usada mais freqüentemente durante a reanimação (7) por socorristas não-médicos. Ele pode ser inserido por uma técnica às cegas com pouco treinamento prévio.

A ML (8) é um híbrido inteligente apresentando as características de TET e máscara facial de silicone (Fig. 8.8). A parte da máscara é triangular (Fig. 8.9) e pode facilmente ser inserida às cegas na hipofaringe. A colocação correta da máscara é realizada em quase 90% dos pacientes na primeira tentativa (9,10). Quando a ML é inflada, distende-se delicadamente para encher a hipofaringe e cobrir o intróito laríngeo. A extremidade mais distal repousa na entrada do esôfago, sem adentrá-lo por causa do seu tamanho. O ProSeal é fabricado com um orifício na sua ponta para permitir a passagem de uma sonda gástrica para facilitar a descompressão e a evacuação do estômago. Ele é ligeira-

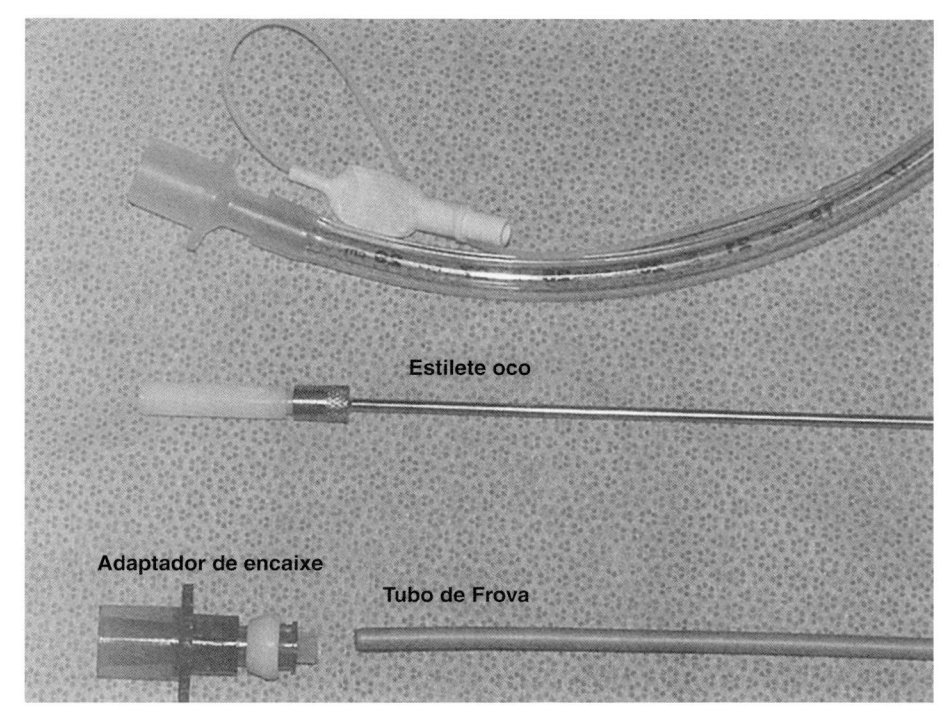

Figura 8.6
O introdutor de intubação Frova é uma modificação comercial do estilete de ventilação a jato.

Figura 8.7
Um estilete interno maleável oco é inserido no cateter externo de plástico. Uma variedade de conectores e adaptadores de tubo endotraqueal permite insuflação de oxigênio.

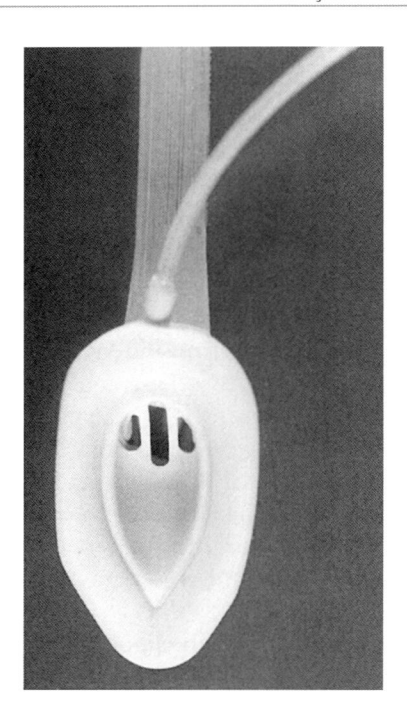

Figura 8.8
Vista interna da cânula de máscara laríngea. (De Sofferman RA, Johnson DL, Spencer RF. Lost airway during anesthesia induction: alternatives for management. *Laryngoscope* 1997;107:1476-1482, com permissão.)

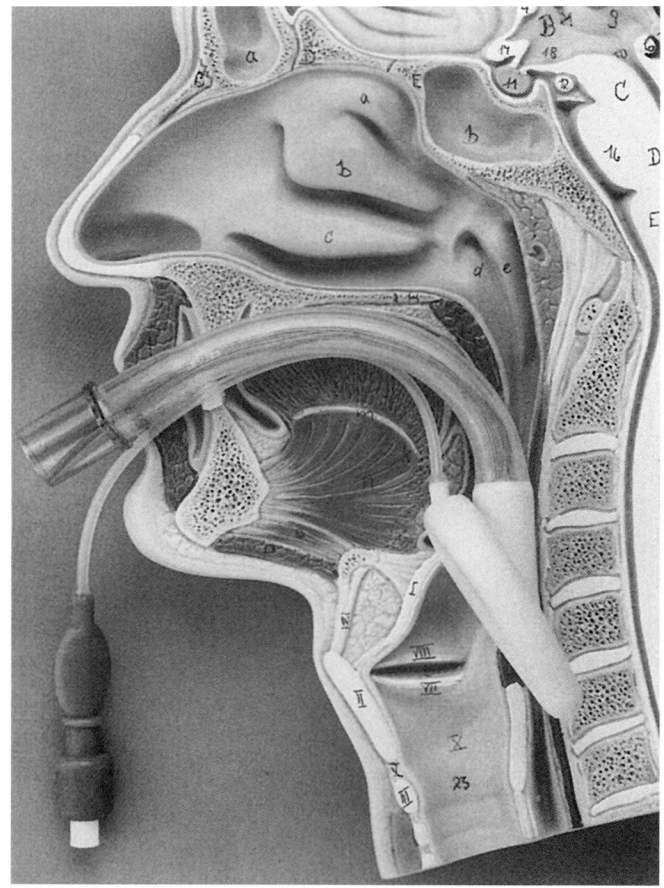

Figura 8.9
Cânula de máscara laríngea em posição em um modelo sagital. (De Sofferman RA, Johnson DL, Spencer RF. Lost airway during anesthesia induction: alternatives for management. *Laryngoscope* 1997;107:1476-1482, com permissão.)

mente mais difícil de colocar mas forma um selo melhor, quando comparado com a ML clássica.

Uma ML clássica também pode ser usada para a inspeção direta da laringe interna com um broncoscópio flexível ou a colocação de um introdutor oco a jato ou um TET (Fig. 8.10). Muitos clínicos modificam a ML clássica cortando a grade distal para facilitar estas manobras; entretanto, deve-se também assegurar cuidadosamente, de antemão, que o TET seja de tal tamanho que se encaixe dentro da luz da CML e ainda se saliente suficientemente da sua extremidade distal. O Fastrach resolve este problema porque é desenhado como uma ML "de intubação" (Fig. 8.11). Depois que o Fastrach é colocado, um TET aramado especialmente desenhado (7,0 a 8,0 DI) é passado através do aparelho às cegas para dentro da traquéia (Fig. 8.12). A ML de intubação pode então ser deixada no lugar ou removida com o auxílio de uma haste estabilizadora (Fig. 8.13). Segundo descrito, a geração seguinte do Fastrach incorpora capacidades de visão fibroscópica, permitindo a visualização da glote antes da intubação. As máscaras cirúrgicas podem não ser úteis quando um tumor obstrutivo volumoso limita a capacidade do paciente de respirar ou quando as secreções são tão abundantes que a laringe tem que ser contornada. Não obstante, uma ML é uma opção rápida, simples e eficaz quando tudo o mais está falhando. A ML é bem tolerada pelos pacientes, que geralmente acordam com menos agitação e tosse associadas a TETs e freqüentemente aceitarão seu uso durante intubações acordadas.

O TET (tubo esofagotraqueal) (Fig. 8.14) é um tubo de luz dupla com uma cânula traqueal aberta e um extremo esofágico distal bloqueado, inventado e patenteado por Michael Frass, MD, um médico austríaco que foi co-autor de grande parte da literatura concer-

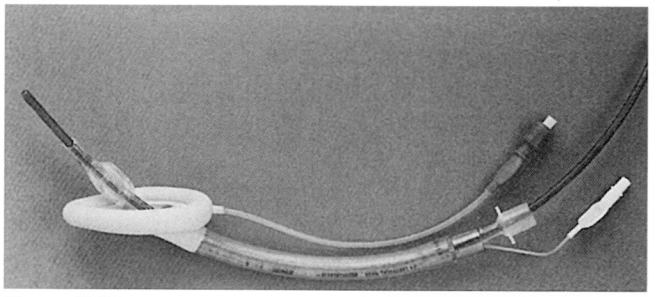

Figura 8.10
Tubo endotraqueal intubado através de uma cânula de máscara laríngea mas por cima da guia-vela.

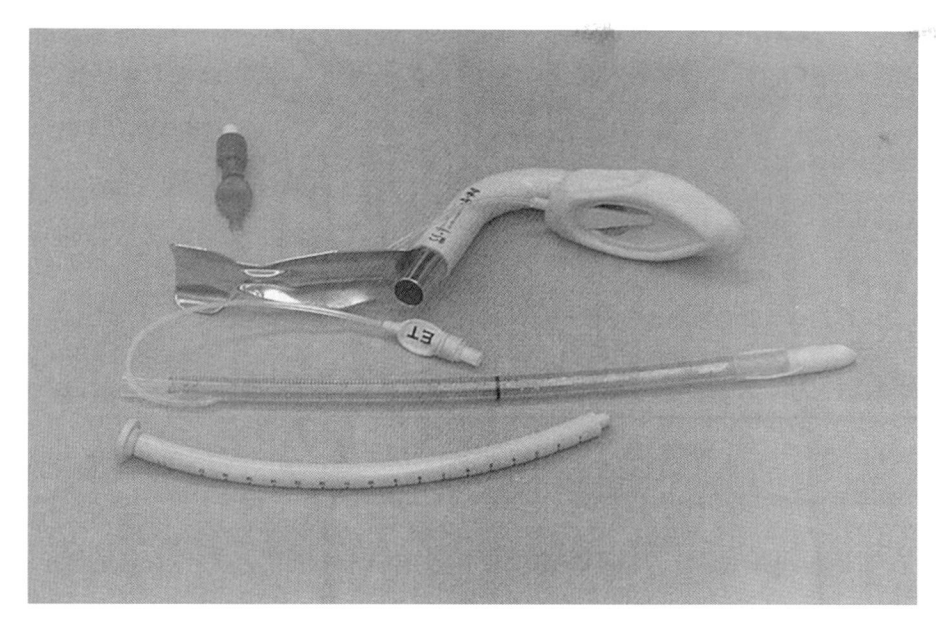

Figura 8.11
Cânula de máscara laríngea de intubação durante inserção real.

nente a este aparelho. O aparelho é inserido cegamente, e os balões obturadores elásticos superior e inferior são inflados (11). O esôfago e a orofaringe são assim completamente vedados, o que permite a ventilação supraglótica através das perfurações do tubo entre os balões. Com inserção às cegas, a extremidade do TET avança para dentro do esôfago aproximadamente 90% das vezes. Entretanto, se a traquéia tiver sido intubada durante a inserção cega, a ventilação é realizada convencionalmente através da porta traqueal depois de inflar apenas o balão distal. A abertura esofágica e o balão proximal são então ignorados. O predecessor do ETC, a cânula obturadora esofágica, é consideravelmente mais longa. As desvantagens da cânula obturadora esofágica são seu comprimento, necessidade de uma vedação de máscara facial, associação a ruptura esofágica e gástrica e risco de obstrução da via aérea na intubação traqueal acidental (7). O TET é mencionado nas diretrizes para suporte cardíaco avançado da vida da American Heart Association (12) e diretrizes de prática para o manejo da via aérea difícil da American Society of Anesthesiologists (13). O uso de um TET foi descrito no tratamento de pacientes com hematoma em expansão (14), síndrome de pescoço taurino e intubação difícil (15), trauma cervical perfurante (16) e sangramento orofaríngeo durante terapia trombolítica (17), todos que obscurecem a visualização da laringe.

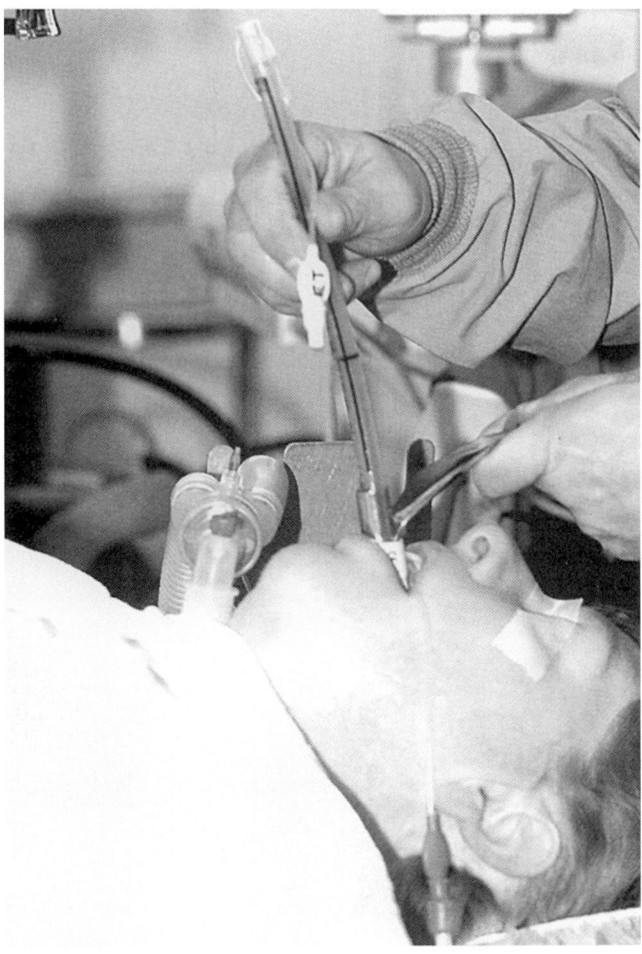

Em um estudo controlado envolvendo 37 pacientes, Frass *et al.* compararam o tempo de inserção e estabelecimento de ventilação adequada da via aérea entre enfermeiras de unidade de terapia intensiva usando o TET e médicos de emergência treinados usando intubação orotraqueal convencional (18). O tempo médio para a inserção do TET foi mais curto que o da intubação endotraqueal (18,5 *vs.* 27,2 segundos), e a diferença foi estatisticamente significativa. O TET não deve ser usado no tratamento de pacientes com um reflexo faríngeo preservado, pacientes com menos de 16

Figura 8.12
Intubando cânula de máscara laríngea com tubo endotraqueal.

Figura 8.13
Haste estabilizadora que avança o tubo endotraqueal sem adaptador e permite desencaixe e remoção da cânula de máscara laríngea.

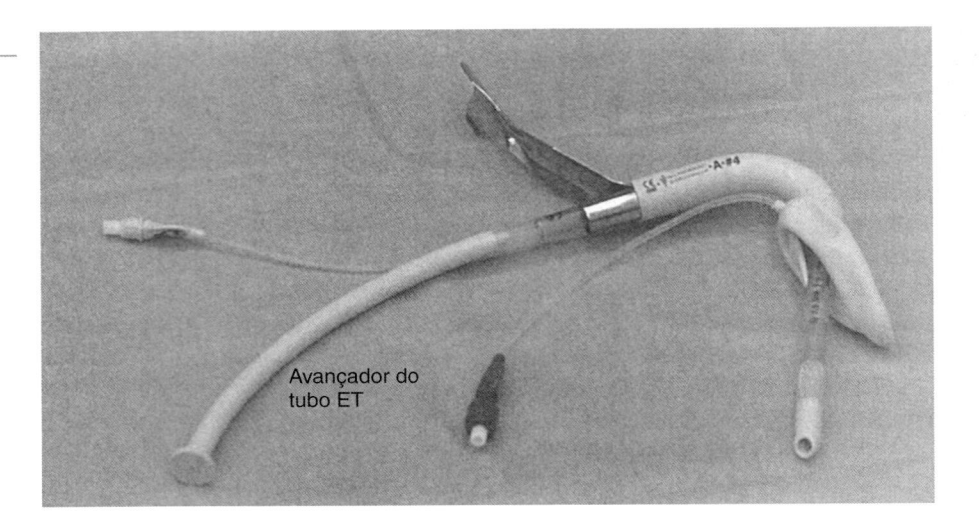

anos ou pacientes com doença esofágica proximal (14). Um problema potencial adicional é um tumor obstrutivo laríngeo ou hipofaríngeo quando a ventilação através da glote obstruída não for possível mesmo tendo sido contornada a dificuldade de visualização. O TET apesar de amplamente utilizado em departamentos de emergência e unidades de terapia intensiva permanece estranho a muitos anestesiologistas e otorrinolaringologistas–cirurgiões de cabeça e pescoço. Um relatório da Áustria em 1995 (19) apresentou o

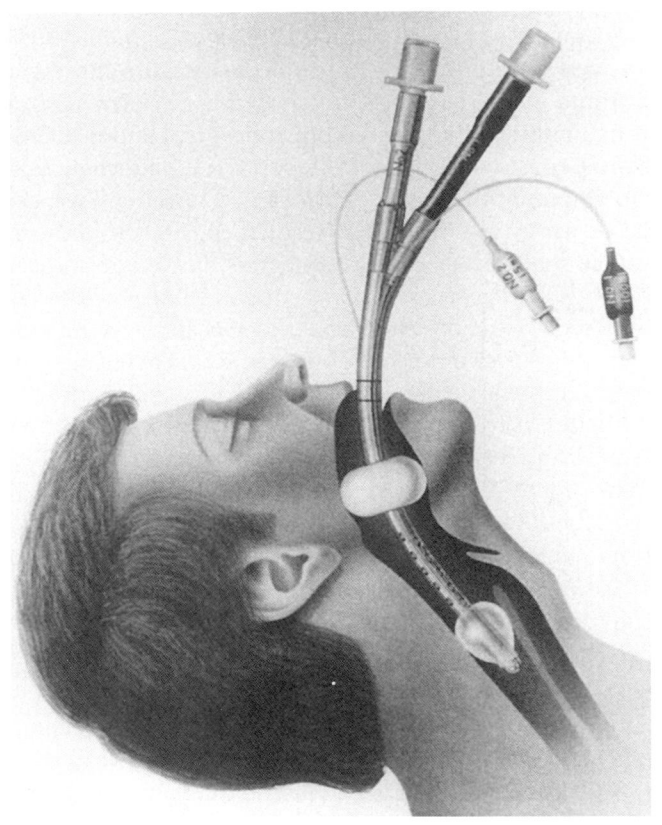

Figura 8.14
Tubo de combinação esofagotraqueal na posição esofágica. O canal esofágico (nº *1*) e a cânula traqueal (nº *2*) são codificados em cor. Cada balão tem impresso no seu adaptador de seringa externo um volume recomendado de ar a ser insuflado (15 cc balão distal, 100 cc balão faríngeo proximal). (De Sofferman RA, Johnson DL, Spencer RF. Lost airway during anesthesia induction: alternatives for management. *Laryngoscope* 1997;107:1476-1482, com permissão.)

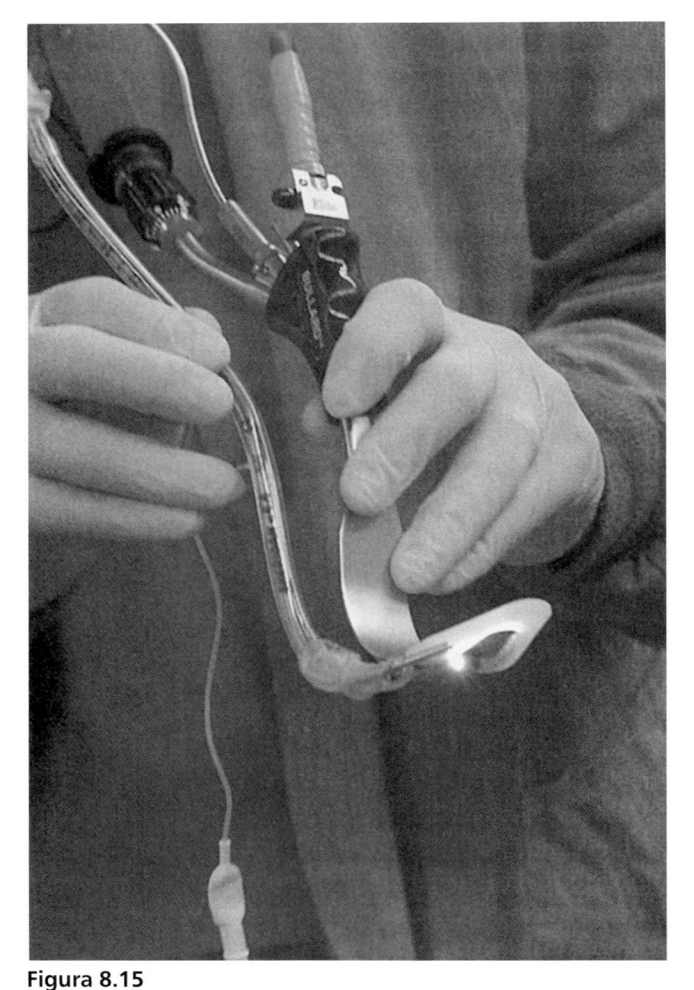

Figura 8.15
Laringoscópio de Bullard.

Figura 8.16

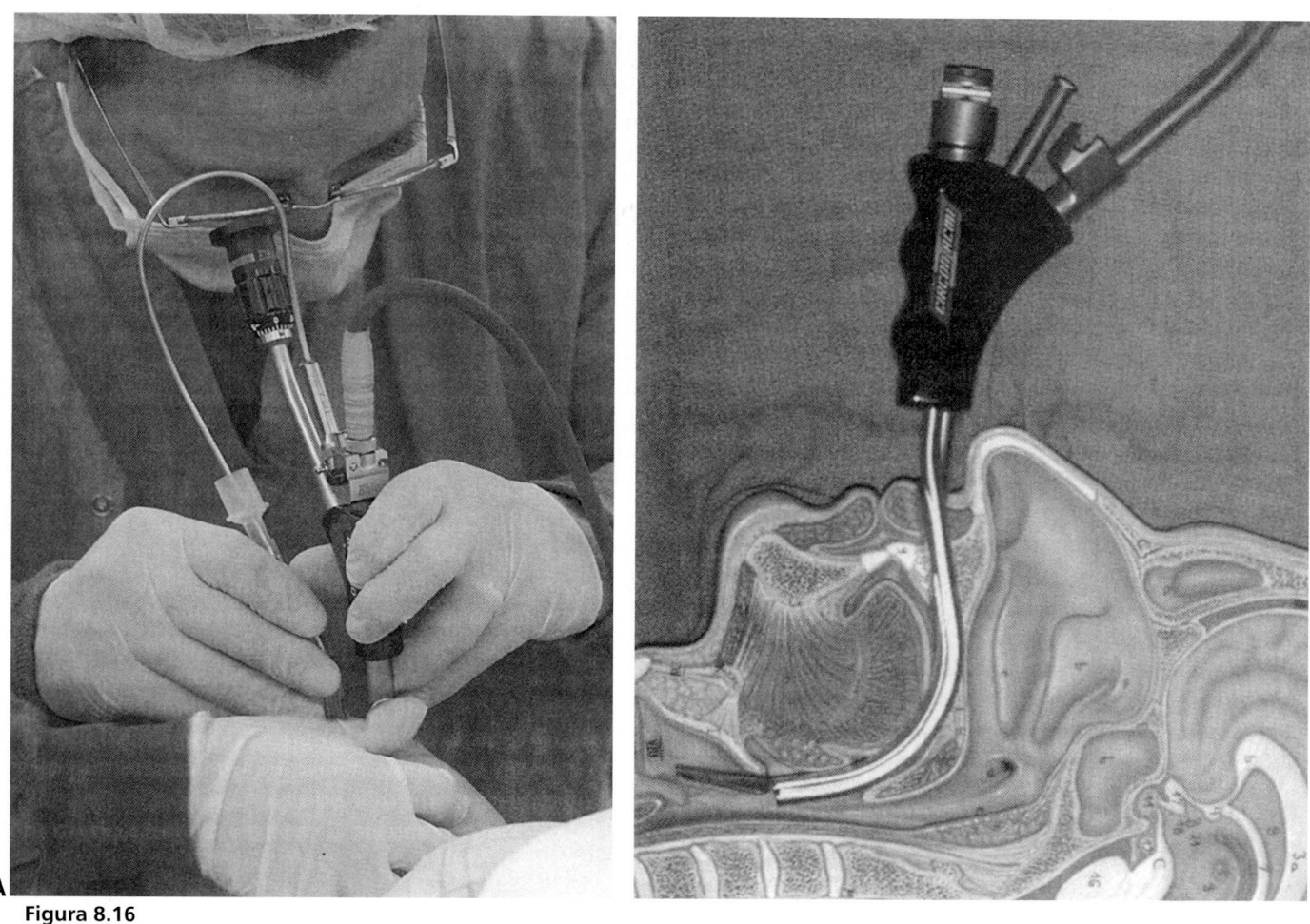

A, B: Anestesiologista efetuando intubação com o laringoscópio de Bullard. Em posição neutra da cabeça, a lâmina obedece à forma da base da língua.

TET à literatura otorrinolaringológica para o uso em traqueotomia eletiva. Seis pacientes em uma unidade de terapia intensiva com insuficiência respiratória e intubação prolongada foram submetidos à traqueotomia sobre um TET. Neste relatório, nenhum caso de ruptura esofágica ou gástrica ocorreu em mais de 500 inserções.

O laringoscópio de Bullard (ACMI Circon, Santa Barbara, CA; Fig. 8.15) é um laringoscópio de fibra óptica rígido, de forma anatômica inventado por Roger Bullard, especialista em anestesia obstétrica. Outros laringoscópios de fibra óptica rígidos incluem o Wu Scope (Achi Corporation, Fremont, CA) e o Upsherscope Ultra (Mercury Medical, Clearwater, FL). A extremidade distal abriga a abertura da luz da lente de visão e um canal de trabalho para a administração de medicação, aspiração, insuflação de oxigênio ou ventilação a jato. Ele pode ser usado com um cabo de laringoscópio padrão como uma fonte de iluminação ou com cabo de fibra óptica ligado a uma fonte preferencialmente de luz halógena. O TET é carregado por cima de um estilete rígido, que o posiciona à direita da lente de visão; a ponta do estilete é angulada medialmente de tal modo que a ponta do tubo é dirigida medialmente, tornando menos provável que se prenda à aritenóidea direita quando é movida da direita para a esquerda. A visualização da glote é realizada colocando-se o aparelho dentro da boca seguindo a linha média e roteando o cabo na direção do operador. Depois de identificar a base da língua e a epiglote, a extremidade distal do Bullard é usada para elevar a epiglote e evidenciar as pregas vocais. A maioria dos pacientes de tamanho adulto revelará uma vista melhor se um extensor de lâmina plástica descartável especialmente desenhado for afixado distalmente. Este extensor de lâmina encaixa firmemente sobre a extremidade distal do laringoscópio; entretanto, se não for exercida diligência apropriada, ele pode ser deixado na boca do paciente durante o curso de uma intubação. Uma vez que as pregas sejam visualizadas, o operador avança o TET para fora do estilete com sua mão direita através das pregas vocais (Fig. 8.16A, B).

O alinhamento do TET avançando com o eixo da laringe é facilitado pelo seguinte: (a) pequenos movimentos do estilete independentemente do resto do estojo; (b) rotação horária do cabo do Bullard; e (c) posicionamento da ponta da lâmina tão longe quanto possível da glote para tornar menos agudo o ângulo entre o TET e a traquéia. A intubação traqueal é geralmente mais fácil quando são utilizados TETs menores (7,0 DI do TET) em vez de maiores; alguns autores advogam usar os tubos mais macios, mais flexíveis ou aramados.

Uma vez que a lâmina do Bullard é bastante fina, o aparelho exige a abertura de boca apenas uma pequena distância maior que o DE do TET desejado. Em virtude da sua forma, o laringoscópio opera melhor se a cabeça for mantida em uma posição neutra, em vez de posição olfativa (Fig. 8.16B). Estas duas características de desenho tornam-no atraente para o uso em pacientes com colar cervical (19). O laringoscópio de Bullard é complementar ao fibroscópio flexível no carro de emergência de vias aéreas. Quando comparado com um broncoscofibroscópio flexível, acreditamos que o Bullard é mais durável, mais fácil de usar em pacientes com apnéia ou que não são cooperativos, e tende a ser menos limitado por sangue ou secreções. Enquanto colocar um TET sobre um broncoscópio é essencialmente uma técnica guiada por introdutor, o Bullard possibilita visualizar diretamente o TET passando através das pregas vocais. Embora o Bullard possa ser usado durante intubações acordadas, a aceitação da técnica pelo paciente é normalmente mais fácil quando usando um broncoscópio flexível, que permanece sendo o aparelho de escolha para intubações nasotraqueais e visualização de patologias subglóticas. O laringoscópio de Bullard é fabricado em versões adulta e pediátrica; foi descrito sucesso com a versão adulta em crianças tão pequenas quanto com 1 ano de idade.

RELATO DE CASO

Uma revisão instrutiva do manejo de uma via aérea verdadeiramente complexa mostra a eficácia da ML como último recurso salvador da vida após tentativa e falha de vários métodos convencionais. A paciente, uma mulher de 33 anos, necessitava tratamento cirúrgico de obstrução das vias aéreas superior e inferior por hiperplasia linfóide proliferativa da base da língua e bócio subesternal volumoso. Sintomas de sufocação episódica, apnéia de sono obstrutiva, estridor em repouso e incapacidade de se deitar em posição supina exigiam cirurgia corretiva. Tireoidectomia e ablação a *laser* do tecido linfóide, cuidadosamente planejadas, foram discutidas com a equipe de anestesia. A paciente era de baixo risco anestésico considerando a coexistência de obesidade exógena, pescoço curto taurino e as circunstâncias clínicas supramencionadas. Intubação broncoscópica flexível acordada foi planejada com o conhecimento de que um via aérea cirúrgica não seria uma opção primária ou secundária confiável por causa do bócio obstrutivo (Fig. 8.17).

Durante broncoscopia cuidadosa, a via aérea tornou-se obstruída, a ventilação não pôde ser realizada e diversas tentativas em vão de intubação foram feitas. À medida que se desenvolviam cianose e bradicardia, uma tentativa de broncoscopia rígida com um larin-

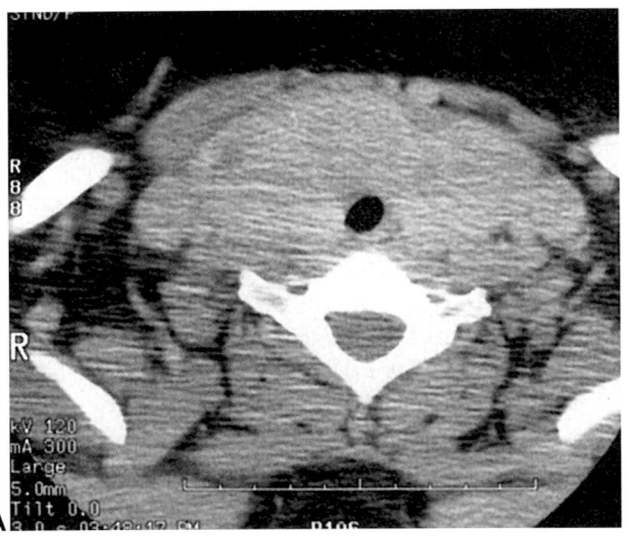

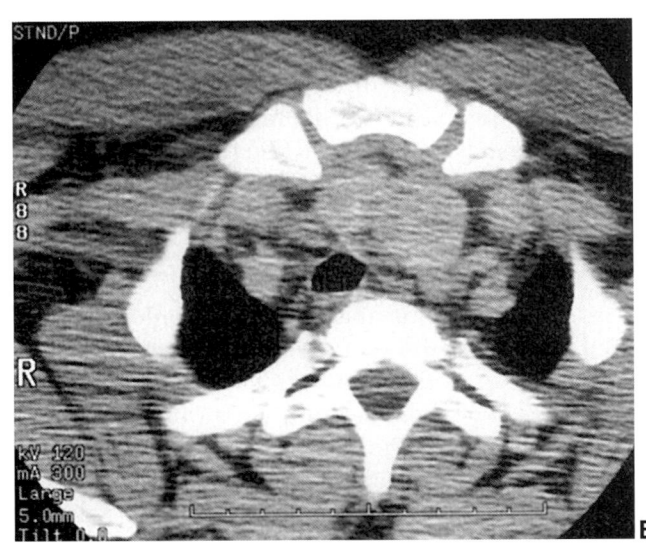

Figura 8.17

A: Imagem de tomografia computadorizada (TC) axial, região cervical inferior e (**B**) imagem de TC axial, mediastino anterior: Grande bócio sobre a traquéia e ocupando o mediastino superior impede traqueotomia ou cricotireotomia. (De Sofferman RA, Johnson DL, Spencer RF. Lost airway during anesthesia induction: alternatives for management. *Laryngoscope* 1997;107:1476-1482, com permissão.)

goscópio com lâmina de Miller também não conseguiu visualizar a laringe e garantir a via aérea. Em desespero, uma CML nº 4 foi introduzida pelo anestesiologista e produziu eficazmente ventilação e boa saturação de oxigênio.

> Um TET de 6,5 mm com manguito foi inserido através da CML, e a inserção adequada foi confirmada com broncoscopia flexível e medição do dióxido de carbono expirado. A unidade CML-TET foi deixada no lugar durante toda a cirurgia. Tireoidectomia subtotal e traqueotomia foram efetuadas, e um procedimento secundário foi planejado para 4 semanas mais tarde para lidar com a hiperplasia linfóide.
>
> Os resultados de um exame histopatológico confirmaram uma mistura de hiperplasia linfóide e papilomatose escamosa. Durante ablação a *laser* subseqüente, 3 horas de meticulosa vaporização a *laser* do tecido obstrutivo foram necessárias antes que a endolaringe pudesse ser visualizada. A paciente manteve o tubo de traqueotomia e necessitou vários tratamentos a *laser* endobrônquicos para papilomatose subglótica e traqueal recém-desenvolvida.

RESULTADOS

Diversos pacientes com visualização difícil da via aérea ou descompensação durante a indução foram tratados preferencialmente com um estilete de ventilação a jato inserido através de um laringoscópio de comissura anterior de Holinger e intubação subseqüente sobre o estilete. Nestes casos, traqueotomia sob anestesia local teria sido a opção preferida da equipe de anestesia, mas em cada circunstância o estridor e a ansiedade do paciente na posição supina virtualmente implicariam em descompensação da via aérea durante o procedimento. Ventilação por máscara, sedação parenteral e uma tentativa falha de intubação orotraqueal convencional pelo anestesiologista foram seguidas rapidamente pela laringoscopia de comissura anterior e pela técnica de vela de borracha. Em cada circunstância, a intubação com vela com mudança para a intubação endotraqueal foi realizada suavemente e sem complicação.

O transporte de um TET sobre um estilete pode exigir manobra especial. O estilete deve ser lubrificado com gel hidrossolúvel e a mandíbula deve ser puxada para a frente durante a inserção. Isto pode ser realizado manualmente ou mais confiavelmente com a ajuda de um laringoscópio com lâmina de Macintosh, que puxa a língua e a laringe para a frente durante a inserção cega. Também podem ser úteis as rotações ou o tubo sobre o estilete se a passagem se tornar difícil.

Algumas situações são tão únicas e perigosas que qualquer manipulação eletiva da via aérea pode produzir uma seqüência de eventos na qual não há posição para retroceder. A história do caso acima descrito poderia ser considerada nesta categoria. É possível efetuar a circulação extracorpórea por meio da canulização femorofemoral sob anestesia local seguida por anestesia intravenosa e progressão conforme os passos do controle da via aérea descritos (20). Embora este processo geralmente exija estrutura e preparação demorada, podem ser usadas unidades portáteis de *bypass*. Cirurgiões experientes podem efetuar canulização femorofemoral com o intuito de realizar oxigenação por membrana extracorpórea (21). Isto pode ser mantido por vários dias mas exige heparinização, o que acarreta o risco de complicações hemorrágicas, especialmente na manipulação da via aérea e na formação de cilindros hemáticos.

Uma técnica fascinante evoluiu para o manejo de anomalias de cabeça e pescoço detectadas no período pré-natal (22). Os avanços na ultra-sonografia permitiram aos neonatologistas identificar anomalias *in utero* que são incompatíveis com a intubação do recém-nascido após o parto. Tumores epignáticos são teratomas organizados que se fixam à mandíbula, dorso do palato ou porção basal do esfenóide na nasofaringe e salientam-se da boca. Poliidrâmnio e calcificações no ultra-som são indicadores do tumor. Lesões obstrutivas também são previstas quando a cabeça fetal é mantida em uma posição de hiperextensão. Cesariana é realizada às 35 semanas. Depois de 20 minutos de anestesia geral o feto é exteriorizado até a axila. Nos 3 a 10 minutos antes que a circulação materno-fetal cesse com o fechamento do canal arterial patente, traqueotomia pode ser realizada. Outras condições obstrutivas, como hemangioma maciço de cabeça e pescoço, suspeitado em ultra-sonografia Doppler em cores e grande higroma cístico, foram tratadas similarmente com circulação materno-fetal com intubação, broncoscopia rígida, traqueotomia, aspiração do cisto ou oxigênio por membrana extracorpórea.

SUMÁRIO

O otorrinolaringologista-cirurgião de cabeça e pescoço é peça importante no intuito de garantir a via aérea em uma multiplicidade de situações obstrutivas. Embora um cirurgião experiente possa confiantemente desenvolver o acesso traqueal aberto na maioria das situações, uma alternativa mecânica simples com alta confiabilidade deve receber igual consideração. Em alguns casos de tumor obstrutivo do pescoço ou anormalidades anatômicas como flexão cervical grave, pode não ser possível o acesso cirúrgico através do pescoço. As circunstâncias especiais de pacientes que necessitam cirurgia otorrinolaringológica, habilidades e equipamentos únicos peculiares à otorrinolaringologia proporcionam uma excelente oportunidade para uma

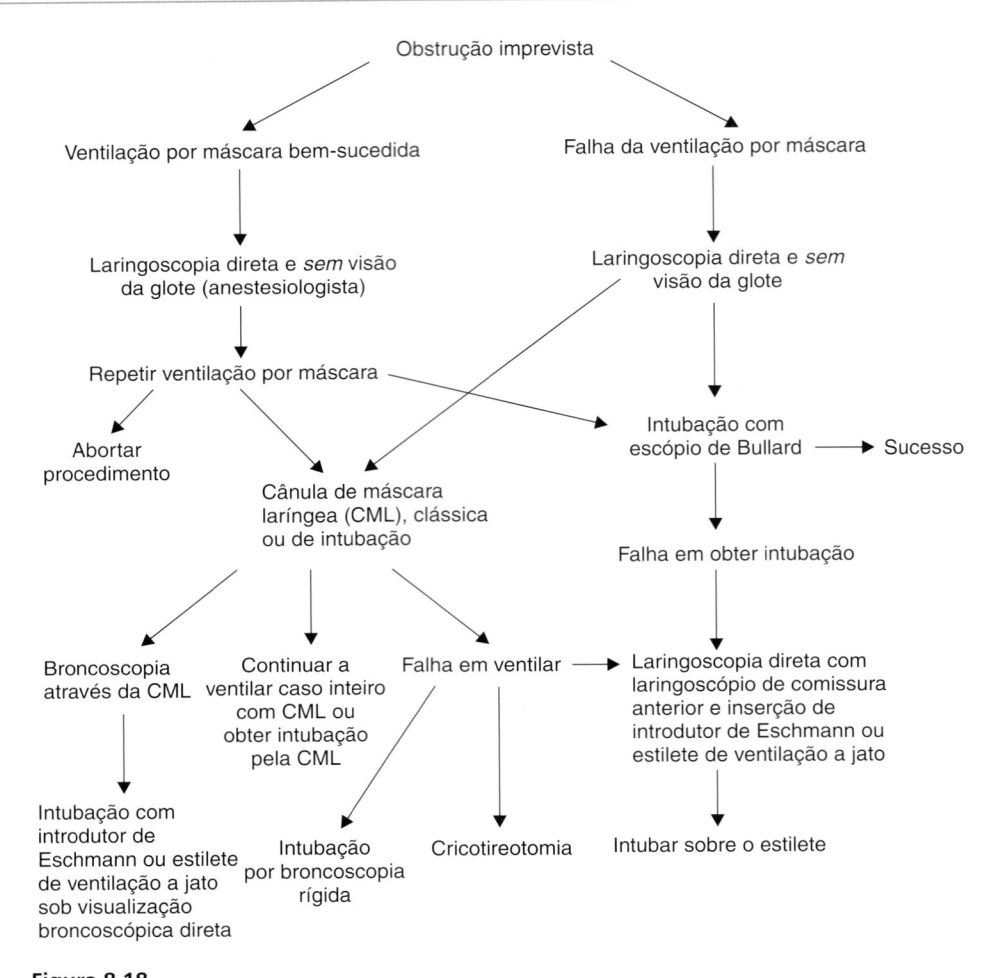

Figura 8.18
Via aérea perdida durante indução da anestesia. Obstrução imprevista.

abordagem sofisticada ao manejo da via aérea. O algoritmo de via aérea difícil da American Society of Anesthesiologists (24) constitui um esquema bem aceito que guia os anestesiologistas por um caminho lógico em casos de manejo de emergência da via aérea. Quando otorrinolaringologistas são envolvidos intra-operatoriamente com a via aérea difícil, o processo pode ser previsto ou pode ser uma situação emergencial imprevista. Algoritmos para cada uma destas situações podem ser construídos usando-se as vantagens práticas de vários dos dispositivos revistos neste capítulo e são as seqüências de manejo preferidas dos autores (Figs. 8.18 e 8.19). Contínua pesquisa e desenvolvimento de aparelhos para a via aérea asseguram que o manejo futuro da via aérea complexa será mais seguro para os pacientes e mais fácil para os clínicos que aproveitam estas tecnologias. Há muitas alternativas e preferências para o manejo da via aérea que não estão discutidas neste capítulo. Mais especificamente, técnicas de intubação às cegas como "intubação nasotraqueal às cega" e uso de um "estilete luminoso" são meios menos favorecidos de lidar com a via aérea comprometida. As técnicas de intubação que exigem a passagem de um TET através da glote devem ser realizadas com visualização telescópica direta ou indireta das pregas vocais. Técnicas às cegas correm o risco de contusão glótica e progressão para a descompensação rápida irreversível da via aérea.

Capítulo 8 ■ PROBLEMAS COMPLEXOS DA VIA AÉREA SUPERIOR | 107

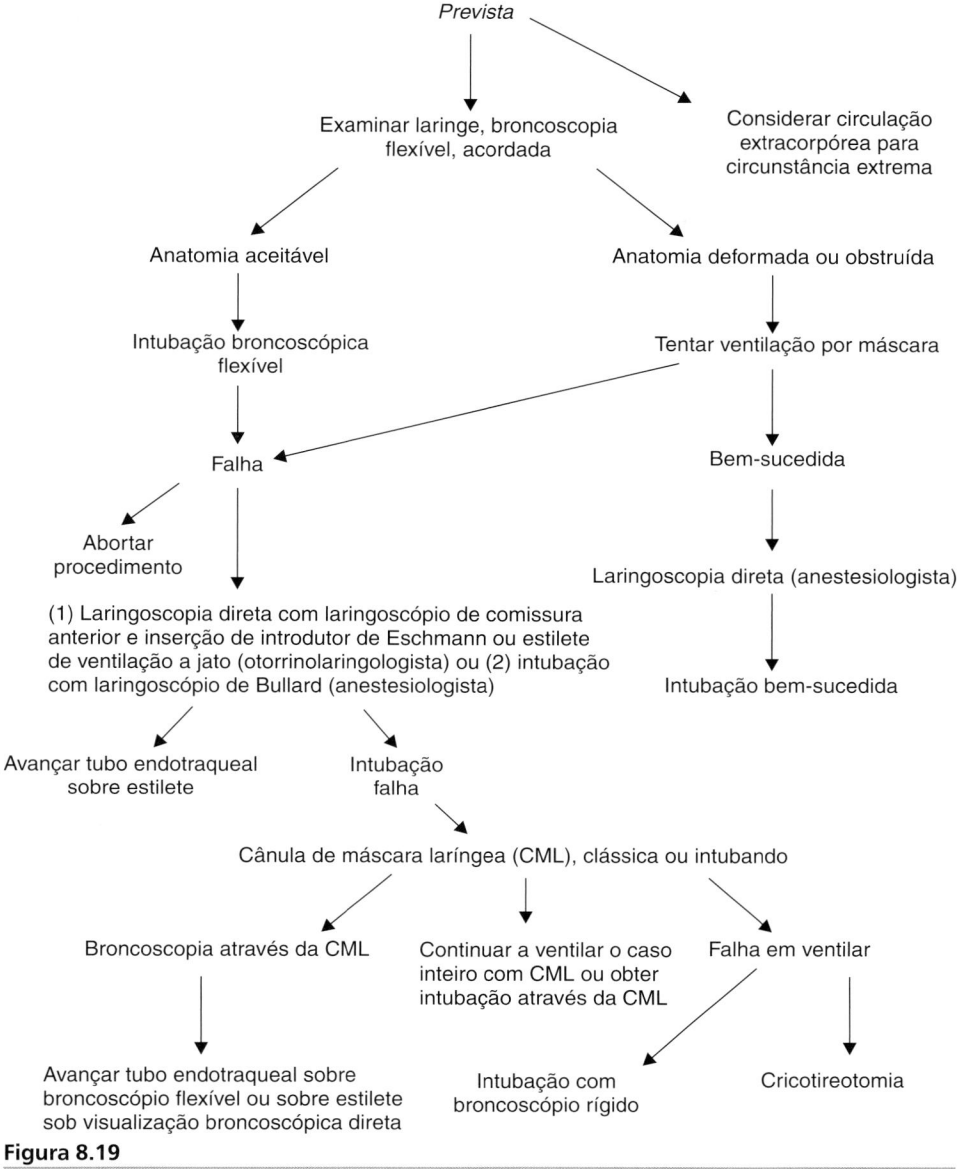

```
                              Prevista
                                 │
                    ┌────────────┴─────────────┐
                    ▼                          ▼
         Examinar laringe, broncoscopia    Considerar circulação
              flexível, acordada           extracorpórea para
                    │                      circunstância extrema
          ┌─────────┴─────────┐
          ▼                   ▼
   Anatomia aceitável    Anatomia deformada ou obstruída
          │                   │
          ▼                   ▼
   Intubação broncoscópica   Tentar ventilação por máscara
        flexível               │
          │          ┌─────────┴─────────┐
          ▼          ▼                   ▼
        Falha ◄──────                Bem-sucedida
       ┌──┴──┐                           │
       ▼     ▼                           ▼
    Abortar                     Laringoscopia direta (anestesiologista)
   procedimento                          │
       │                                 ▼
       ▼                         Intubação bem-sucedida
   (1) Laringoscopia direta com laringoscópio de comissura
   anterior e inserção de introdutor de Eschmann ou estilete
   de ventilação a jato (otorrinolaringologista) ou (2) intubação
   com laringoscópio de Bullard (anestesiologista)
       ┌──────────┴──────────┐
       ▼                     ▼
  Avançar tubo endotraqueal   Intubação
      sobre estilete           falha
                                 │
                                 ▼
          Cânula de máscara laríngea (CML), clássica ou intubando
       ┌──────────────┬──────────────────┬──────────────┐
       ▼              ▼                  ▼              ▼
  Broncoscopia    Continuar a ventilar o caso      Falha em ventilar
  através da CML  inteiro com CML ou obter
                  intubação através da CML
       │                                                │
       ▼                   ▼                            ▼
  Avançar tubo endotraqueal sobre    Intubação com     Cricotireotomia
  broncoscópio flexível ou sobre estilete  broncoscópio rígido
  sob visualização broncoscópica direta
```

Figura 8.19
Via aérea perdida durante indução da anestesia. Obstrução prevista.

PONTOS IMPORTANTES

■ Crianças e adultos com obstrução da via aérea superior impõem vários desafios aos anestesiologistas e otorrinolaringologistas-cirurgiões de cabeça e pescoço.

■ A indução da anestesia geral e intubação endotraqueal podem progredir para descompensação respiratória completa, ameaçando a vida, com a falha em obter intubação endotraqueal ou ventilação por máscara.

■ Manobras invasivas aceleradas como a entrada na traquéia com uma agulha de grosso calibre e cricotireotomia constituem técnicas de resgate reconhecidas, mas outros modos de ventilação extratraqueal são possíveis antes de serem efetuados os procedimentos cirúrgicos na via aérea.

■ A técnica combinada de laringoscopia da comissura anterior e intubação com um introdutor de TET de Eschmann ou estilete de ventilação a jato é preferida para acessar a traquéia quando a ventilação extratraqueal não pode ser realizada.

■ O algoritmo de via aérea difícil da American Society of Anesthesiologists é útil para manejo conjunto de uma via aérea difícil por um anestesiologista e um otorrinolaringologista-cirurgião de cabeça e pescoço. Um algoritmo alternativo pode ser construído usando as vantagens da CML, laringoscópio de Bullard e estilete de ventilação a jato de Frova.

REFERÊNCIAS

1. Benumof JL. Management of the difficult adult airway. *Anesthesiology* 1991;75:1087-1110.
2. McCarroll SM, Lamont BJ, Buckland MR, *et al*. The gum-elastic bougie: old but still useful. *Anesthesiology* 1988;68:643-644.
3. Bedger RC, Chang JL. A jet stylet catheter for difficult airway management. *Anesthesiology* 1987;66:221-223.
4. Spencer RF, Rathmell JP, Viscomi CM. A new method for difficult endotracheal intubation: use of a jet stylet introducer and capnography. *Anesth Analg* 1995;81:1079-1083.
5. Brain AIJ. The laryngeal mask: a new concept in airway management. *Br J Anaesth* 1983;55:801-804.
6. Leach AB, Alexander CA. The laryngeal mask: an overview. *Eur J Anesthesiol Suppl* 1991;4:19-31.
7. Pepe PE, Zachariah BS, Chandra NC, *et al*. Invasive airway techniques in resuscitation. *Ann Intern Med* 1993;22:393-403.
8. Sofferman RA, Johnson DL, Krag DN. Laryngeal mask airway. *Otolaryngol Head Neck Surg* 1995;113:502-507.
9. Brodrick PM, Webster NR, Nunn JE The laryngeal mask airway: a study of 100 patients during spontaneous breathing. *Anaesthesia* 1989;44:238-241.
10. Sarma VJ. The use of a laryngeal mask airway in spontaneously breathing patients. *Acta Anaesthesiol Scand* 1990;34:669-672.
11. Wafai Y, Salem MR, Barraka A, *et al*. Effectiveness of the selfinflating bulb for verification of the proper placement of the esophageal tracheal Combitube. *Anesth Analg* 1995;80:122-126.
12. Cardiopulmonary resuscitation and emergency cardiac care: recommendations of the 1992 National Conference of the American Heart Association-combination esophageal-tracheal tube. *JAMA* 1992;268:2203.
13. *Practice parameter in guidelines for management of the difficult airway.* New Orleans: American Society of Anesthesiologists, 1992.
14. Bigenzahn W, Pesan B, Frass M. Emergency ventilation using the Combitube in cases of difficult intubation. *Eur Arch Otorhinolaryngol* 1991;248:129-131.
15. Banyui M, Falger S, Roggla M, *et al*. Emergency intubation with the Combitube in a grossly obese patient with bull neck. *Resuscitation* 1993;26:271-276.
16. Eichinger S, Schreiber W, Heine T, *et al*. Airway management in a case of neck impalement: use of the esophageal tracheal Combitube airway. *Br J Anaesth* 1992;68:534-535.
17. Klauser R, Roggla G, Pidlich J, *et al*. Massive upper airway bleeding after thrombolytic therapy: successful airway management with the Combitube. *Ann Intern Med* 1992;21:431-433.
18. Staudinger T, Brugger S, Watschinger B, *et al*. Emergency intubation with the Combitube: comparison with the endotracheal airway. *Ann Intern Med* 1993;322:1573-1575.
19. Hastings R, Vigil AC, Hanna R, et al, Cervical Spine movement during laryngoscopy with the Bullard, Macintosh, and Miller laryngoscopes. *Anesthesiology* 1995;82:859-869.
20. Rosa P, Johnson EA, Barcia PJ. The impossible airway: a plan. *Chest* 1996;109:1649-1650.
21. Duff B, Gruber B. Total tracheobronchial thrombosis due to extracorporeal membrane oxygenation. *Ann Otol Rhinol Laryngol* 1996;105:259-261.
22. Stocks RMS, Egerman RS, Woodson GE, *et al*. Airway management of neonates with antenatally detected head and neck anomalies. *Arch Otolaryngol Head Neck Surg* 1997;123:641-645.
23. Benumof JL. *Airway management: principles and practice*. St. Louis: Mosby, 1996.
24. Hagberg C. *Handbook of difficult airway management*. New York: Churchill Livingstone, 2000.

CAPÍTULO 9

Traqueotomia e Intubação

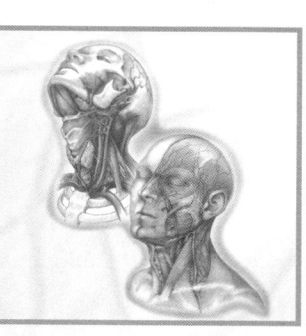

Mark C. Weissler ▪ Marion Everett Couch

TRAQUEOTOMIA

Traqueotomia é o estabelecimento de uma abertura cirúrgica na traquéia para a ventilação. O tubo colocado através da abertura traqueal é um tubo de traqueostomia. *Traqueostomia* é a própria abertura, o estoma.

História da Traqueotomia

Traqueotomia é um procedimento muito mais antigo que a canulização transoral ou transnasal da traquéia com um tubo. A história da traqueotomia e da intubação está delineada na Tabela 9.1.

Indicações da Traqueotomia

As indicações básicas para a traqueotomia são as seguintes:

- Contornar a obstrução da via aérea superior.
- Assistir a respiração durante períodos prolongados.
- Ajudar na remoção de secreções do trato respiratório inferior.
- Ajudar a reduzir a aspiração.
- Reduzir o espaço morto durante a ventilação para promover o desmame do ventilador.
- Reduzir a probabilidade de estenose subglótica.

Talvez mais controversas sejam as indicações comparativas da traqueotomia *versus* intubação ou outros métodos não-invasivos de ventilação assistida. Certamente quando há obstrução mecânica ou anatômica da via aérea superior como por carcinoma, a intubação translaríngea pode ser impossível ou pode acarretar grande risco de causar imediata deterioração adicional da via aérea. Em casos de trauma da laringe, tentativa de intubação pode causar lesão adicional ou deterioração aguda da via aérea e é relativamente contra-indicada. Ao realizar operações complexas no trato aerodigestivo superior, um tubo endotraqueal muitas vezes ficaria no caminho e a obstrução subseqüente da via aérea superior que resulta do edema pós-operatório freqüentemente obriga a uma traqueotomia perioperatória. Em emergências, a perícia e o conhecimento daqueles que atendem também desempenham um papel em decidir a melhor maneira de proceder. O estabelecimento de uma via aérea é o princípio mais básico no suporte da vida; portanto, é difícil encontrar defeito na sua realização por quase qualquer meio. Não obstante, há maneiras seguras de obter uma via aérea com a menor possibilidade de causar dano iatrogênico aos pacientes.

Técnicas de Traqueotomia

Traqueotomia Eletiva

Traqueotomia eletiva é mais bem realizada em uma sala cirúrgica com equipamento e auxílio adequados.

TABELA 9.1
HISTÓRIA DA TRAQUEOTOMIA

Data	Evento
1000-2000 a.C.	Houve referências obscuras à traqueotomia no papiro Ebers e no Rig Veda
124 a.C	Esculápio recebe o crédito de ter efetuado a primeira traqueotomia
117 d.C.	Antilus efetua traqueotomia através de incisão transversa com o paciente na posição sentada
Idade das Trevas	Poucas referências
	Albucacis de Córdoba mostra que anéis traqueais se curariam
1546	Primeira traqueotomia bem documentada é efetuada por Antonius Musa Brasavola
1600	Fabricius sugere o uso de uma cânula
1700 s	George Martin sugere o uso de uma cânula interna no tubo de traqueostomia
1833	Trousseau relata mais de 200 casos de traqueotomia em difteria
1932	Chevalier Jackson padroniza a técnica de traqueotomia e adverte contra "traqueotomia alta"

INDICADORES CLÍNICOS PARA TRAQUEOTOMIA

A American Academy of Otolaryngology–Head and Neck Surgery propôs os seguintes indicadores clínicos para traqueotomia:

Indicações (necessário uma ou mais)

História
- Obstrução da via aérea superior com qualquer dos seguintes
  - Estridor
  - Fome de ar
  - Retrações
  - Apnéia de sono obstrutiva com dessaturação arterial documentada
  - Paralisia bilateral de pregas vocais
  - Intubação prolongada
- Incapacidade do paciente de lidar com as secreções incluindo
  - Aspiração
  - Secreções broncopulmonares excessivas
  - Facilitação do suporte ventilatório
  - Incapacidade de intubar
  - Adjunta para o manejo em cirurgia de cabeça e pescoço
  - Adjunta para tratar grande trauma de cabeça e pescoço

Exame físico (necessário um)
- Respiração – descrever
- Voz – descrever
- Tubo endotraqueal – documentar
- Laringe – descrever, se possível
- Exame do pescoço (sempre requerido)

Exames (nenhum requerido)

Observações pós-operatórias
Respiração – satisfatória; ambos os lados dos pulmões ventilando
Sangramento de ferida – descrever e notificar o cirurgião
Enfisema subcutâneo – notificar o cirurgião
Tamponamento de ferida e suturas – documentar remoção
Tubo de traqueotomia – apertar se frouxo
Radiografia de tórax – documentar. Usualmente pedida depois da cirurgia para checar pneumotórax ou colocação adequada do tubo

Revisão do resultado
Documentar complicações para revisão de departamento

Informação para o paciente
Embora freqüentemente efetuada como emergência em situações que ameaçam a vida, traqueostomia também pode ser necessária por razões urgentes e eletivas. Uma traqueostomia é uma abertura feita na traquéia para permitir a respiração quando a laringe está obstruída ou para permitir a ventilação em longo prazo dos pulmões através de um tubo inserido para dentro da abertura no pescoço. A principal complicação é o sangramento, e isto freqüentemente é relacionado com a velocidade exigida para executar esta cirurgia em situações de emergência. Outras complicações incluem enfisema subcutâneo (escape de ar para dentro dos tecidos do pescoço e do mediastino), que pode ser controlado, e formação pós-operatória de cicatriz no pescoço inferior. Embora um tubo endotraqueal possa ser usado para manter a via aérea durante vários dias, em alguns casos não há alternativa à traqueostomia

A American Academy of Otolaryngology – Head and Neck Surgery e a American Society for Head and Neck Surgery publicaram indicadores clínicos para procedimentos cirúrgicos. Estes indicadores clínicos são declarações educacionais que foram escritas para ajudar os cirurgiões na sua clínica e para promover discussão. Estes indicadores não são diretrizes de prática nem representam padrões de prática aos quais os médicos individuais devam obedecer.

O paciente é posicionado supino com um rolo entre as escápulas para hiperestender o pescoço e trazer a traquéia para cima e para fora do tórax. Uma incisão é feita a meio caminho entre a incisura esternal e a cartilagem cricóidea. A incisão é realizada através da pele, tecido subcutâneo e músculo platisma para revelar os músculos em fita. No nível dos músculos em fita, a dissecção é orientada no plano vertical. Os pares de músculos esterno-hióideos e esternotireóideo são separados um do outro na linha mediana por meio de uma incisão vertical através da fáscia que conecta os músculos nos dois lados. Afastadores são usados para puxar os músculos em fita para cada lado para revelar o istmo tireóideo. A cartilagem cricóidea é identificada por meio de palpação através da ferida, e a fáscia sobrejacente é secionada junto ao seu bordo inferior. Um gancho de cricóide é usado para puxar a traquéia superiormente colocando-o entre a cartilagem cricóidea e o primeiro anel traqueal. A este nível, um plano exangue imediatamente anterior à traquéia é identificado, o istmo da tireóide é clampeado e transeccionado, e cada lado é ligado-suturado. Um dissector de compressa de Kittner é usado para empurrar a fina fáscia afastando-a da parede traqueal anterior.

Controvérsia rodeia a melhor incisão a usar na traquéia. A incisão mais segura pode ser um retalho de base inferior (de Björk) consistindo no segundo ou terceiro anel traqueal anteriormente (ver mais tarde neste capítulo). As alternativas incluem uma incisão única ou uma em *H* horizontal baseada no segundo ou no terceiro anel traqueal, ressecção da secção anterior de um único anel traqueal, ou uso de um saca-bocado traqueal; estes procedimentos acarretam pequeno risco de estenose traqueal quando realizados em adultos. Uma ferida de traqueotomia nunca deve ser fechada apertadamente em torno do tubo, e em geral nenhuma sutura deve ser feita a não ser suturar o flange do tubo traqueal à pele. Suturar a ferida pode levar ao enfisema subcutâneo, pneumomediastino, pneumotórax e infecção.

Durante o procedimento cirúrgico, um tubo reforçado é deixado na traqueostomia, o que ajuda no posicionamento do paciente e mantém o tubo de traqueostomia volumoso fora do caminho do cirurgião. Descanulização intra-operatória acidental é evitada (Fig. 9.1).

Retalho de Björk

Em 1960 Björk introduziu o conceito de suturar um retalho de base inferior consistindo na porção anterior de um único anel traqueal à margem de pele inferior para reduzir grandemente a incidência de descanulização acidental (Fig. 9.2). O uso deste retalho facilita a reinserção do tubo de traqueostomia se ocorresse decanulização acidental. A técnica é contra-indicada em cirurgias em crianças, nas quais ela pode causar uma taxa inaceitável de estenose traqueal e fístulas traqueocutâneas persistentes. O risco de fístula traqueocutânea pode ser grandemente melhorado se a sutura que firma a traquéia à superfície da pele for cortada no momento da primeira troca de tubo de traqueostomia.

Quando a traqueostomia for permanente ou de longa duração, o procedimento de Björk pode ser modificado pela retirada da gordura da pele circundante e pela sutura do traqueostoma à pele circunferencialmente. Este procedimento é especialmente útil em cirurgias em pacientes que são obesos e que estão recebendo traqueotomia por causa de apnéia obstrutiva do sono intratável. Pode ser feito um traqueostoma semipermanente que é menos suscetível à maceração porque é imediatamente maturado por meio da aposição da pele à mucosa respiratória. Ele também permite que o tubo de traqueostomia assente melhor e torna mais fácil remoção e reinserção por meio da diminuição do comprimento do trato.

Traqueotomia de Emergência

Anoxia causa morte em cerca de 4 a 5 minutos. Traqueotomia de emergência, portanto, tem que ser realizada dentro de 2 ou 3 minutos. Em geral, traqueotomia de emergência deve ser evitada. Ela é necessária demasiado freqüentemente em virtude do manejo imprudente de uma via aérea tênue porém adequada. Por exemplo, uma tentativa imperita de intubação translaríngea de um paciente com câncer glótico volumoso com um nível inadequado de anestesia pode precipitar uma emergência aguda da via aérea que pode ser tratada com poucas outras opções. É muito melhor executar traqueotomia sob anestesia local do que induzir essa situação.

Traqueotomia de emergência é mais bem efetuada através de uma incisão vertical, que começa no nível da cartilagem cricóidea e estende-se inferiormente cerca de 3,75 cm. Um cirurgião destro usa a mão esquer-

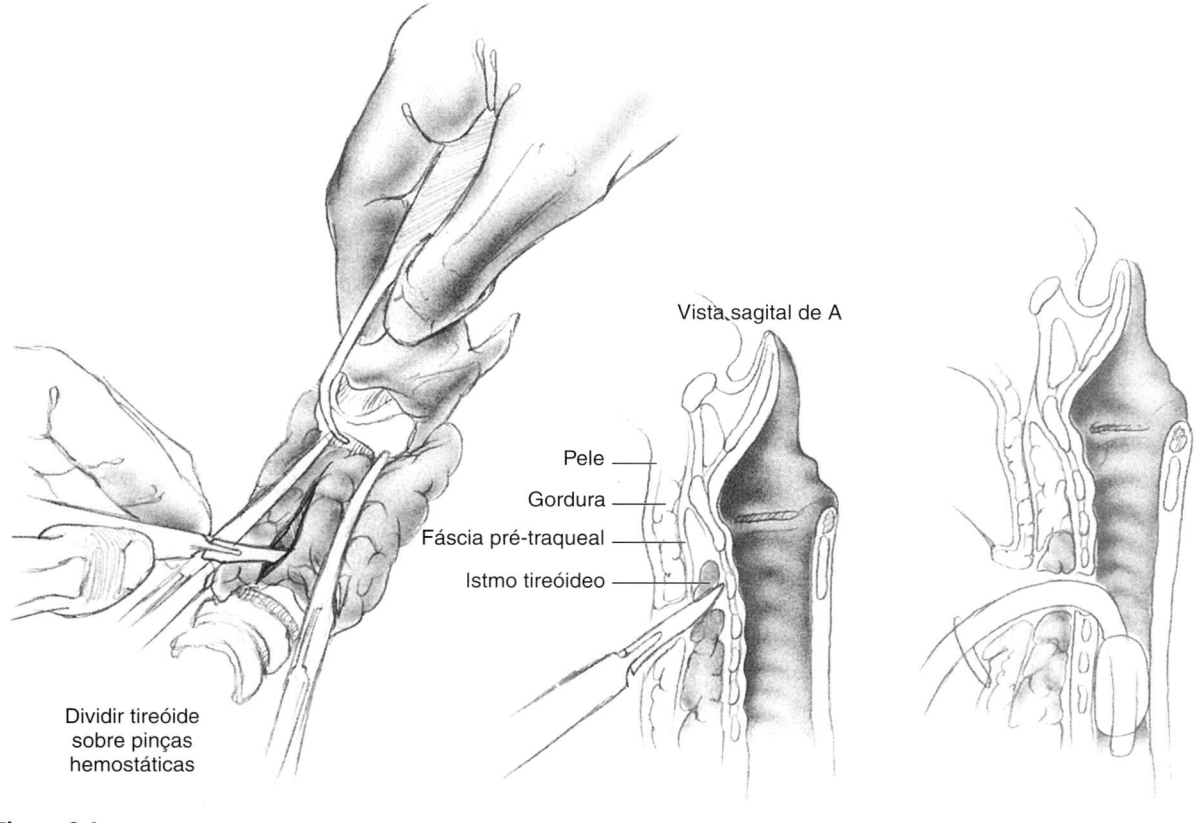

Figura 9.1

Traqueotomia eletiva: incisão cutânea horizontal, gancho na cricóidea e divisão do istmo da tireóidea.

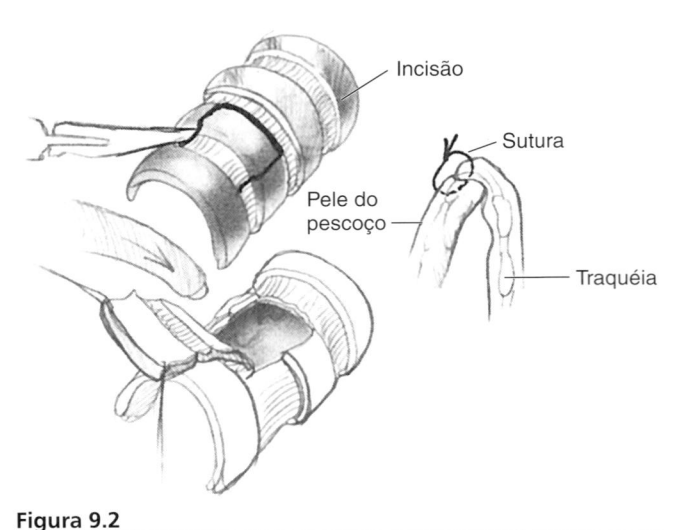

Figura 9.2
Retalho de Björk.

da para palpar e estabilizar a laringe e para estender o pescoço se não houver contra-indicação à extensão do pescoço tal como possível trauma da coluna cervical. Um rolo de ombro também é útil, mas geralmente não é relevante para a situação. Com a mão direita, o cirurgião maneja a lâmina e faz uma incisão vertical através da pele, do platisma e dos tecidos subcutâneos e do istmo tireóideo. O dedo indicador da mão esquerda pode ser usado como um dissector para tentar empurrar o istmo da tireóidea inferiormente e palpar a traquéia. É possível evitar incisar a cartilagem cricóidea e posicionar a incisão traqueal vertical real perto do segundo ou do terceiro anel traqueal por meio da palpação do arco cricóidea com o dedo indicador da mão esquerda. A incisão vertical é crucial para a velocidade do procedimento e para evitar dano às estruturas cervicais adjacentes. Depois que a incisão é feita na traquéia, um dilatador traqueal é útil mas não necessário para ajudar na introdução de um tubo endotraqueal, que a seguir é suturado à pele adjacente. Um tubo endotraqueal reforçado é preferível, se disponível, porque resiste a dobramento. Sangramento na ferida é controlado depois que a traqueotomia está completa. Se a situação permitir, a traqueotomia é avaliada cuidadosamente para determinar a localização real da incisão traqueal. Revisão, se necessário, é realizada tão logo a condição do paciente permita (Fig. 9.3).

Cricotireoidostomia

Na maioria dos casos, a cricotireotomia é preferível à traqueotomia de emergência. A principal vantagem é que a membrana cricotireóidea está próxima à superfície da pele; assim, muito menos dissecção é necessária. O procedimento é facilmente padronizado e ensinado aos residentes e ao pessoal do departamento de emergência. A principal limitação é o risco de lesão da laringe subglótica, mas isto é principalmente associado a deixar o tubo de cricotireoidostomia no lugar durante tempo demasiado. Cricotireoidostomia é relativamente contra-indicada no tratamento de crianças com menos de 12 anos de idade, em pacientes com infecção na laringe, em pacientes que sofreram trauma laríngeo e quando se corre o risco de transeccionar um tumor.

Cricotireoidostomia é mais bem efetuada através de uma incisão diretamente em cima da membrana cricotireóidea. É melhor para um cirurgião destro ficar de pé ao lado direito do paciente, pegar a cartilagem tireóidea com sua mão esquerda e palpar o espaço cricotireóideo com o dedo indicador da mão esquerda. Uma incisão em lancetada curta é feita com a mão direita diretamente através da membrana cricotireóidea. Abraçar a cartilagem cricóidea pode evitar lesão da artéria cricotireóidea. Uma vez penetrado o espaço subglótico, o cabo do bisturi é inserido na ferida e torcido verticalmente para abri-la. Um tubo endotraqueal é introduzido e fixado (Fig. 9.4).

Muita controvérsia tem rodeado o uso da cricotireotomia como uma via aérea definitiva em longo prazo. Se suporte respiratório através de uma via aérea cirúrgica for necessário durante mais de 3 a 5 dias, uma cricotireotomia pode ser convertida para uma traqueotomia como procedimento eletivo na sala de cirurgias para evitar as seqüelas em longo prazo de estenose subglótica ou laríngea, que podem resultar de cricotireoidostomia. No momento da conversão de uma cricotireoidostomia para uma traqueostomia, a ferida da cricotireoidostomia deve ser explorada quanto a possível fratura das cartilagens cricóidea ou tireóidea que possa ter ocorrido no momento da cirurgia inicial. Essas lesões iatrogênicas freqüentemente podem ser reparadas no momento. Tecido de granulação que pode ter-se formado no local da cricotireoidostomia também pode ser removido neste momento.

Manobras para Estabilizar Vias Aéreas de Emergência

Diversas técnicas foram descritas para ventilar um paciente durante um curto tempo antes que um tratamento mais definitivo da via aérea possa ser empreendido. Foi descrita a punção transcricotireóidea com um cateter calibre 14. No tratamento de adultos, pouco parece haver para recomendar este procedimento com relação à cricotireoidostomia a não ser que os médicos que estão atendendo não sejam treinados na técnica desta. Um adulto não é capaz de respirar através de um cateter desses, de modo que um método de suprir oxigênio sob pressão tal como ventilação a jato com uma máquina de anestesia ou cilindro pressurizado ou cir-

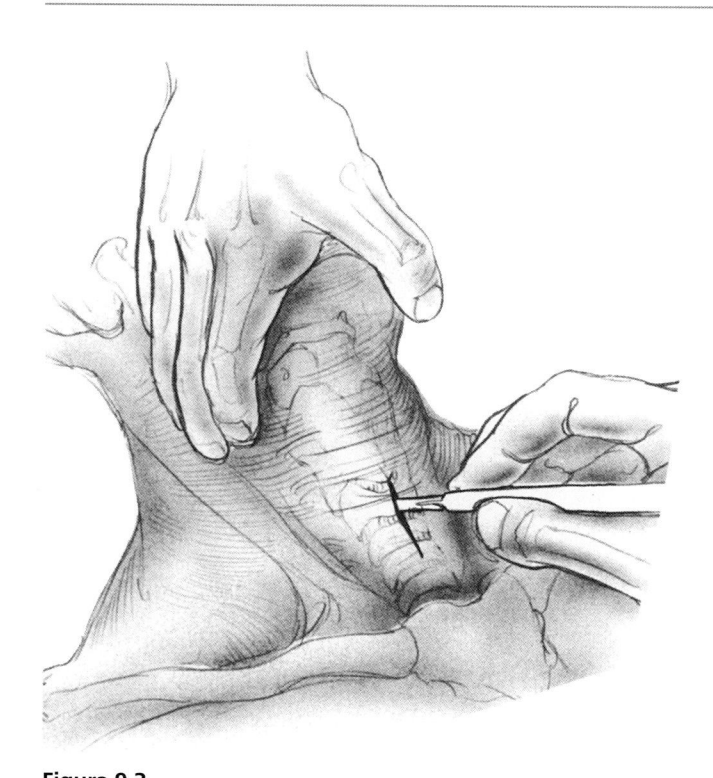

Figura 9.3
Traqueotomia de emergência efetuada através de incisão vertical na pele.

cuito de parede é necessário. Um meio de insuflação intermitente dos pulmões e controle das pressões máximas também é desejável. Se o oxigênio for aplicado sob alta pressão, há um risco de pneumotórax. Oxigênio também deve ter um caminho de saída dos pulmões.

Se houver obstrução no nível da glote, um segundo cateter pode ter que ser colocado através da membrana cricotireóidea para permitir um caminho de escape do oxigênio; de outro modo, segue-se hiperinsuflação dos pulmões, com pneumotórax. Uma variedade de pequenos aparelhos de bolso é fabricada para o uso no campo. Não há estudos controlados destes aparelhos. A utilidade destes aparelhos nas mãos de pessoas não treinadas permanece duvidosa.

Punção transcricotireóidea é talvez mais útil em crianças, nas quais é melhor evitar cricotireoidostomia. Traqueotomia de emergência também deve ser evitada. Quando a intubação transoral é impossível, a canulização da membrana cricotireóidea de uma criança com um cateter de grosso calibre pode adquirir tempo suficiente para permitir uma traqueotomia mais metódica. Aplicam-se as mesmas advertências a respeito de um local de saída para o oxigênio fornecido.

Traqueotomia no Paciente Pediátrico

A realização de traqueotomia em uma criança é semelhante ao procedimento em um adulto. Em crianças, no entanto, uma incisão vertical simples na traquéia é melhor, como mostrado em um modelo animal (1). A incisão é feita no segundo e no terceiro anéis traqueais. Excisão de qualquer parede traqueal anterior ou o uso de um retalho de Björk tradicionalmente têm sido evitados em cirurgias em crianças. Uma técnica de traqueotomia por "estreloplastia", que cria um traqueostoma permanente maturado, foi recomendada em virtude da segurança aumentada e da prevenção de com-

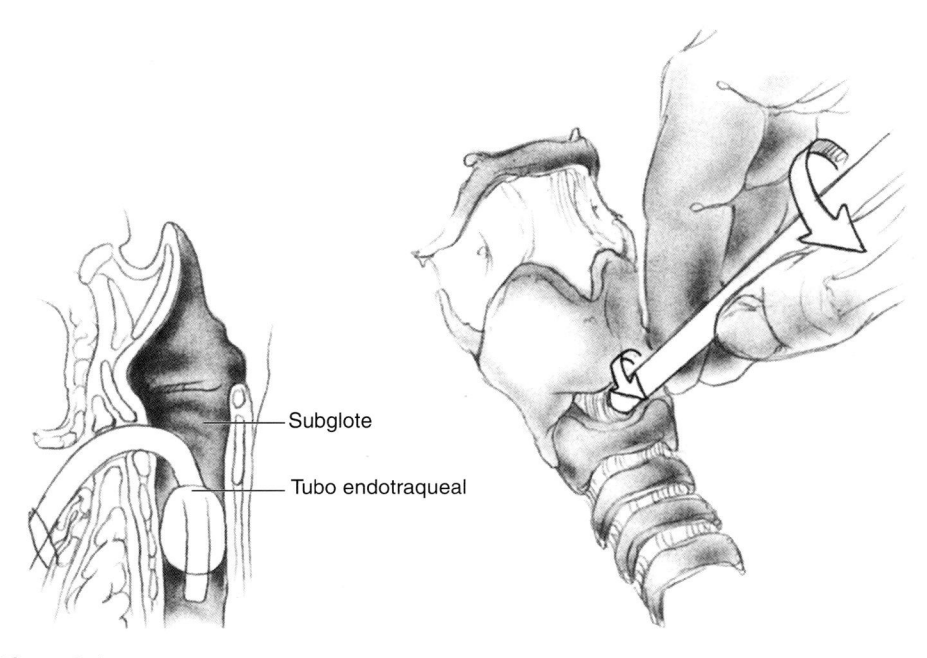

Figura 9.4
Cricotireotomia.

plicações relacionadas com a traqueotomia que ela proporciona em lactentes (2). Fechamento subseqüente das fístulas tem sido possível.

Se de todo possível, traqueotomia em crianças é efetuada apenas com uma via aérea garantida por intubação com um tubo endotraqueal ou sobre um broncoscópio para ventilação. Tal como no tratamento de adultos, traqueotomia de emergência é evitada se possível. O menor diâmetro, comprimento mais curto, maior deformabilidade e estabilidade limitada da traquéia infantil e a maior mobilidade dos tecidos moles do pescoço em uma criança exigem técnicas especiais.

Durante traqueotomia em criança, é judicioso colocar duas suturas, uma de cada lado da incisão vertical na traquéia, para servir como guias se o tubo de traqueostomia acidentalmente sair da traquéia. Se essa técnica for usada, é essencial que o pessoal que cuida da criança no hospital seja treinado no uso adequado destas suturas-guias. Em pânico, é fácil arrancar as suturas. Com tração delicada das suturas, a traquéia pode ser elevada para dentro da ferida e a incisão na traquéia pode ser ligeiramente aberta para ajudar na reinserção do tubo. Geralmente se usa uma sutura pequena de monofilamento inabsorvível 4-0 ou 5-0. Ela é removida na primeira troca de tubo de traqueostomia 3 ou 4 dias depois da traqueotomia (Fig. 9.5).

Tubos de cloreto de polivinila ou polímero de silicone tendem a coletar menos secreções que tubos de metal. Os tubos plásticos, no entanto, não possuem cânula interna e são propensos à descanulização acidental devido à maleabilidade intrínseca, que permite à ponta sair da traquéia enquanto o corpo do tubo permanece na ferida no pescoço. Os tubos de traqueostomia pediátricos geralmente não têm manguito.

Estudos mostraram uma mudança nas indicações e nos resultados das traqueotomias pediátricas. Traqueotomia pediátrica é mais freqüentemente realizada hoje em dia para doenças crônicas que para infecções agudas, como supraglotite, como era o caso até recentemente nos anos 1970. Esta mudança nas indicações é associada ao aumento na duração destas traqueostomias e à taxa diminuída de descanulização (3).

Complicações da Traqueotomia

No sentido mais geral, as complicações podem ser divididas naquelas que ocorrem intra-operatoriamente, durante o período pós-operatório inicial e durante o período pós-operatório tardio (Tabela 9.2). Durante a operação, pode ser causado dano aos grandes vasos ou à parede entre a traquéia e o esôfago. A cúpula do pulmão entra no pescoço inferior e pode ser lesada, resultando em pneumotórax ou pneumomediastino. Embora a radiografia de tórax tenha sido obrigatória após a traqueotomia, sua necessidade após procedimentos

TABELA 9.2 COMPLICAÇÕES TRAQUEOTOMIA

Intra-operatórias
- Lesão de grandes vasos
- Lesão da parede comum traqueoesofágica
- Pneumotórax
- Pneumomediastino

Pós-operatórias iniciais
- Obstrução do tubo de traqueostomia
- Deslocamento do tubo de traqueostomia
- Edema pulmonar
- Infecção

Tardias
- Estenose traqueal
- Tecido de granulação
- Fístula traquéia–tronco braquiocefálico

não complicados de rotina com um exame físico pós-operatório normal do coração e pulmões foi questionada (4).

Obstrução por muco seco pode ser em grande parte prevenida por meio do cuidado meticuloso da traqueostomia. Um umidificador é usado pós-operatoriamente e o tubo é aspirado freqüentemente depois da instilação de 1 a 2 mL de soro fisiológico estéril. Edema pulmonar pós-obstrutivo, muitas vezes resultado do alívio súbito de obstrução pulmonar, é tratado com ventilação mecânica com pressão positiva expiratória final e possivelmente diuréticos. A pressão do manguito é verificada regularmente e mantida em menos de 25 cm de água, o ideal para os capilares submucosos serem ocluídos. Alguns pacientes com deformação anatômica grave do pescoço podem necessitar tubos de traqueostomia especiais, como um tubo de Rusch, que é essencialmente um tubo endotraqueal macio que pode ser avançado variavelmente através da placa do pescoço para acomodar uma variedade de situações anatômicas. Tecido de granulação comumente se forma no nível do traqueostoma e pode estar presente mais distalmente por causa de aspiração traqueal demasiado vigorosa.

Uma das complicações mais temidas da traqueotomia é a fístula traquéia-tronco braquiocefálico, que comumente ocorre no nível da ponta do tubo de traqueostomia e foi atribuída a uma traqueotomia baixa demais (abaixo do nível do terceiro anel traqueal), erosão por um manguito com alta pressão, torção do tubo e movimento por um ventilador, e infecção local. Dos casos de fístula, 60% ocorrem dentro de 2 semanas da traqueotomia, e a complicação acarreta uma mortalidade de 73%. Fístula traquéia-tronco braquiocefálico pode ser prenunciada por uma pequena quantidade de sangramento sentinela. O melhor tratamento inicial é ten-

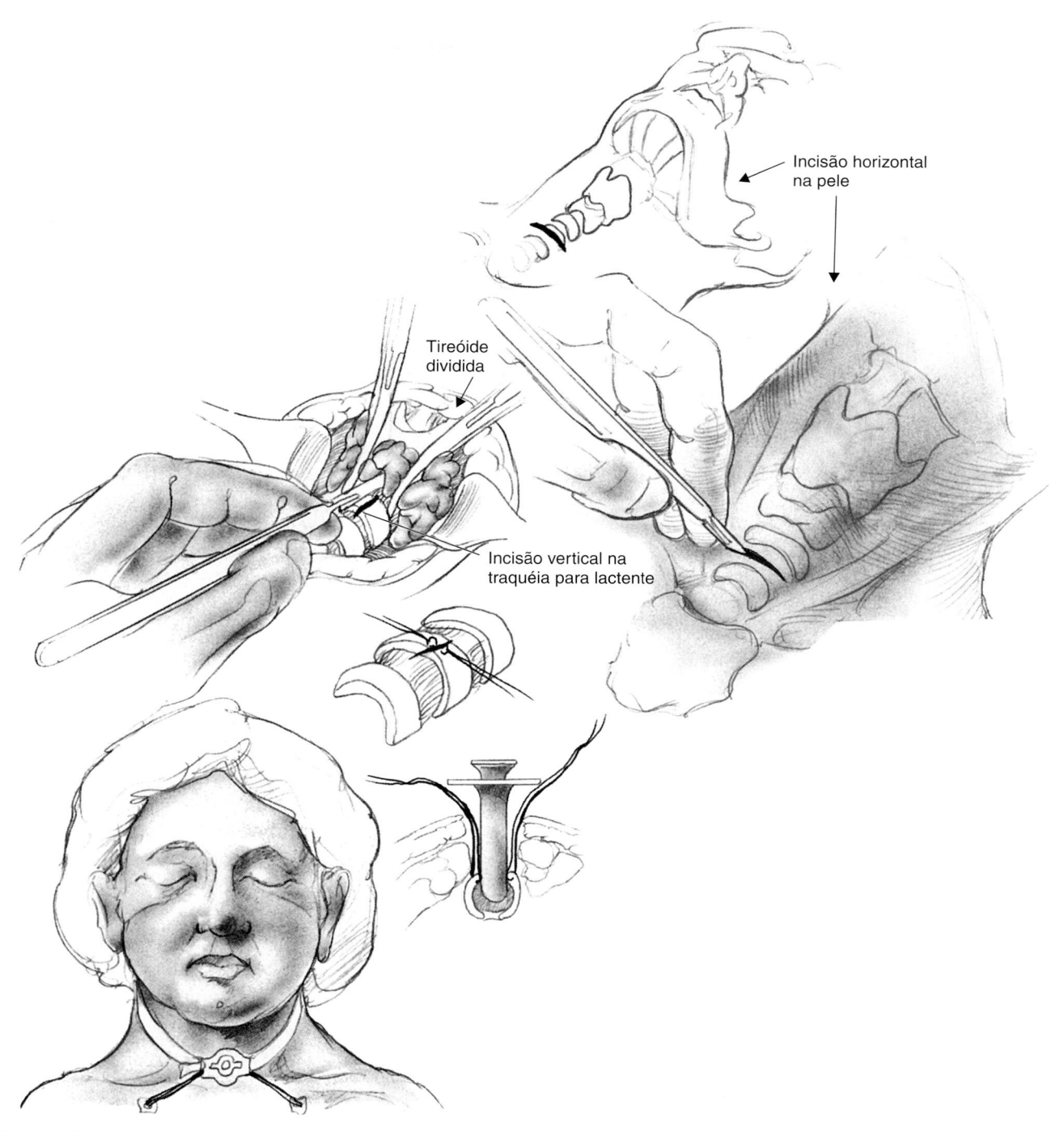

Figura 9.5
Traqueotomia pediátrica. A incisão vertical na traquéia e suturas-guias permitem a facilidade de reintubação no caso de descanulização acidental.

tar controlar a hemorragia por meio da hiperinsuflação do manguito do tubo de traqueostomia ou inserção de um tubo endotraqueal abaixo do nível do sangramento enquanto se tenta comprimir o tronco braquiocefálico anteriormente contra o esterno com um dedo inserido através da ferida da traqueotomia anterior à traquéia. O tratamento definitivo envolve divisão e sutura-ligadura das duas extremidades do tronco braquiocefálico (Fig. 9.6).

A incidência de complicações da traqueotomia pediátrica é geralmente considerada mais alta que em adultos. Em um estudo houve uma incidência de 3,3% de complicações intra-operatórias, uma incidência de 13,3% de complicações pós-operatórias iniciais, e uma

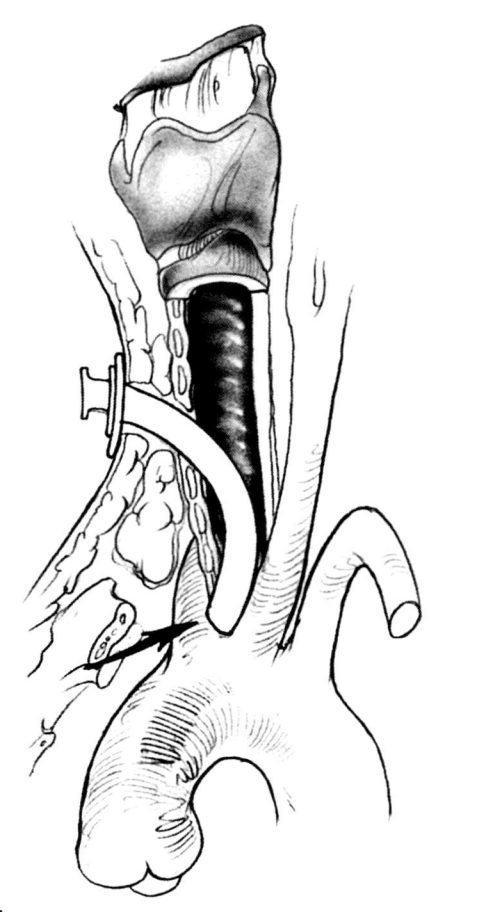

Figura 9.6
Traqueotomia baixa resultando em fístula traquéia-tronco braquiocefálico.

incidência de 38,3% de complicações tardias em crianças com menos de 1 ano de idade. Obstrução do tubo foi a mais comum complicação pós-operatória inicial, e tecido de granulação foi a mais comum complicação tardia (5). A mortalidade do próprio procedimento varia de 0,7% a 1,6%, mas a mortalidade global no grupo de pacientes foi 42%, refletindo o grau da doença subjacente. A duração da traqueostomia foi o fator mais importante a influenciar a taxa de complicações tardias. Taxas mais altas de complicação ocorreram em lactentes prematuros em oposição a lactentes de termo, e os lactentes que receberam traqueotomia em obstrução da via aérea superior tiveram mais complicações que aqueles que receberam traqueotomia por dependência de ventilador. Esta correlação, no entanto, pareceu explicada pela sobrevida mais longa dos pacientes submetidos à traqueotomia em obstrução da via aérea superior que a daqueles submetidos ao procedimento por dependência de ventilador e o período subseqüentemente maior ao longo do qual complicações tiveram uma possibilidade de se desenvolver. Aproximadamente 40% dos pacientes podem ter complicações sérias incluindo oclusão do tubo ou descanuliza-

ção acidental que pode exigir um procedimento cirúrgico separado (6). Conforme mencionado anteriormente, alguns autores acham que a técnica da "estreloplastia" pode diminuir a taxa de complicações relacionadas com a traqueotomia em lactentes e crianças.

Traqueotomia de Dilatação Percutânea

A técnica de traqueotomia percutânea foi desenvolvida como uma alternativa à traqueotomia aberta padrão convencional para pacientes intubados na unidade de terapia intensiva (UTI). O tratamento destes pacientes permanece controverso porque há pelo menos três opções para efetuar traqueotomias, incluindo a traqueotomia aberta padrão efetuada na sala de operações, traqueotomia de dilatação percutânea efetuada na UTI e traqueotomia aberta minimamente invasiva efetuada na UTI. Múltiplos fatores, incluindo a condição clínica global do paciente, constituição física, propensão a sangramento e a experiência do cirurgião com uma técnica particular devem ser considerados ao selecionar a conduta cirúrgica mais apropriada.

História

Ciaglia, em 1985, recebe o crédito pela incorporação da técnica de fio metálico de Seldinger nas descrições precedentes da canulização traqueal transcutânea, permitindo dilatação seriada da parede traqueal antes de colocar um tubo de traqueostomia para dentro da via aérea. Sua técnica de traqueotomia de dilatação percutânea consistia em fazer uma pequena incisão, dissecar até a parede traqueal, inserir uma agulha para dentro da luz traqueal e canulizar a traquéia com um fio-guia em J flexível sobre o qual eram passados dilatadores seriados seguidos pela colocação do tubo de traqueostomia.

É a entrada às cegas para dentro da traquéia que cria o potencial de complicações que ameaçam a vida, e alguns dos estudos iniciais com traqueotomias percutâneas foram feitos sem orientação endoscópica e com *kits* disponíveis no comércio que se comprovaram inseguros. Problemas sérios de segurança prejudicaram a história passada da traqueotomia percutânea e tornaram seu uso controverso em muitas instituições. Dois avanços, no entanto tornaram a técnica muito mais segura. Primeiro, o uso aumentado da broncoscopia demonstrou reduzir significativamente a probabilidade de complicações, pela visualização da entrada de instrumentos afiados, agulhas, dilatadores e tubos para dentro da traquéia. Segundo, os mais recentes *kits* comercialmente disponíveis foram desenhados para lidar com muitas das questões de segurança que atormentaram os *kits* iniciais. Um exemplo disto é o uso de um fio de Seldinger com um único dilatador em forma de cone, hidrófilo, curvo, que evita a necessidade de múltiplos dilatadores a serem passados para dentro da via aérea. Isto pode resultar em menos manipulação da traquéia e possibilitar que o procedimento seja realizado mais rapidamente.

Indicações e Contra-Indicações Clínicas

O consenso geral é que traqueotomia percutânea deve ser realizada em pacientes que já estão intubados. Ela é considerada um procedimento à beira do leito, minimamente invasivo, que é efetuado na UTI, com monitoramento contínuo dos sinais vitais do paciente (eletrocardiograma, pressão arterial, oximetria, freqüência cardíaca). É necessário suporte ventilatório completo do paciente. A Tabela 9.3 delineia as indicações atuais para uma traqueotomia percutânea.

As contra-indicações absolutas incluem situações de emergência, aplicações pediátricas, pacientes que não estão intubados e pacientes com uma massa mediana no pescoço. As contra-indicações relativas incluem a necessidade de parâmetros ventilatórios de pressão expiratória final positiva maior que 20 cm de água.

Uma vez que uma traqueotomia percutânea é considerada um procedimento eletivo para pacientes selecionados, os critérios para uma traqueotomia percutânea são mais exigentes que para uma traqueotomia cirúrgica. Os pacientes devem ter uma cartilagem cricóidea e anéis traqueais claramente palpáveis. A capacidade de estender o pescoço é necessária, tal como a capacidade de reintubar facilmente o paciente caso o tubo endotraqueal deslize para fora da glote durante o procedimento. Pacientes obesos ou difíceis de reintubar geralmente não devem ser considerados candidatos para a traqueotomia percutânea. Uma lista completa dos critérios importantes de seleção de pacientes está incluída na Tabela 9.4.

Técnica

O procedimento geralmente é realizado na UTI em um paciente que está intubado e ventilado com monitoramento contínuo sob sedação/analgesia intravenosa profunda. Os requisitos de pessoal incluem o cirurgião, uma pessoa para manejar a sedação/analgesia, uma pessoa para manejar o ventilador, um broncoscopista e um auxiliar. Um carro de via aérea com instrumentos para uma traqueostomia urgente ou intubação urgente deve estar facilmente disponível. O paciente é pré-oxigena-

TABELA 9.3
INDICAÇÕES ATUAIS DA TRAQUEOTOMIA PERCUTÂNEA

Suporte ventilatório prolongado
Controle da via aérea
Limpeza pulmonar
Obstrução da via aérea superior
Facilitar o desmame do suporte ventilatório mecânico

TABELA 9.4
SELEÇÃO DOS PACIENTES

Indicações
Anatomia facilmente palpável do pescoço anterior
    Paciente intubado
    Capacidade de estender o pescoço

Contra-indicações absolutas
Via aérea difícil (por qualquer razão)
Incapacidade de palpar cartilagem cricóidea e traquéia
Paciente não-intubado
Crianças
Obesidade
Incapacidade de estender o pescoço
Cifose
Artrite da coluna cervical
Artrodese cervical
Lesão documentada ou suspeitada da coluna cervical
Imobilização do pescoço
Colar cervical
Halotração
Massas cervicais
Glândula tireóide aumentada
Tumor
Cirurgia recente do pescoço
Infecções dos tecidos moles do pescoço
Síndrome da veia cava superior
Via aérea pediátrica
Coagulopatia incorrigível
Instabilidade hemodinâmica
Necessidade de via aérea de emergência
Altas pressões nas vias aéreas (> 20 cmH$_2$O)

Contra-indicações relativas
Cicatriz de cirurgia precedente do pescoço
Traqueostomia prévia
Diátese hemorrágica corrigível
Alterações teciduais induzidas por radiação

do com oxigênio a 100%, que é continuado durante o procedimento. Um rolo de ombro é colocado para estender o pescoço do paciente. Uma incisão de 1,5 a 2 cm é feita através da pele do pescoço aproximadamente 2 cm abaixo da cartilagem cricóidea palpável. Dissecção romba horizontal e vertical com uma pinça hemostática é usada para levar a dissecção até um plano pré-traqueal, tentando deslocar o istmo da tireóide (que não deve estar aumentado) para baixo. Dissecção digital é usada para palpar a cartilagem cricóidea e anéis traqueais. Um broncoscópio flexível de pequeno calibre ligado a videocâmara e monitor é passado por um adaptador de conexão giratória pelo tubo endotraqueal abaixo, permitindo ventilação em torno do escópio. O broncoscopista retira o tubo endotraqueal e o broncoscópio, depois de desinflar o manguito do tubo endotraqueal, até um nível subglótico, tomando cuidado para não tirar o tubo completamente da laringe. Durante esta manobra, os ajustes do ventilador podem ter que ser modificados para acomodar o vazamento de ar ou o espaço tomado pelo broncoscópio. O cirurgião pode usar a luz do broncoscópio e a palpação digital para guiar a passagem da agulha do *kit* de traqueotomia percutânea através da parede traqueal anterior sob visualização broncoscópica direta. Idealmente a punção deve ser entre o segundo e o terceiro anéis traqueais. Colocação alta da traqueotomia na posição subcricóidea imediata é associada a fratura da cartilagem cricóidea e estenose subglótica e deve ser evitada. O fio-guia é então inserido, o trato é dilatado obedecendo às instruções do *kit* e o tubo de traqueostomia é inserido sobre um introdutor especial que a seguir é retirado. O tubo endotraqueal e o broncoscópio são retirados da boca, e o tubo de traqueostomia é suturado em posição e fixado com um cadarço de tubo de traqueostomia (Fig. 9.7). É essencial que o cirurgião seja intimamente familiarizado e treinado nas nuances do *kit* específico que estiver sendo usado.

Vantagens e Desvantagens

As alegadas vantagens da traqueotomia percutânea incluem evitar o transporte da UTI para a sala cirúrgica e o subseqüente aprisionamento na UTI de bactérias resistentes a múltiplas drogas, custo reduzido, fluxo melhorado dos pacientes através da UTI com colocação mais precoce de traqueotomia e subseqüente alta mais cedo da UTI, e conforto melhorado do paciente e a família. O uso mais precoce de traqueotomia percutânea também foi associado à diminuição na incidência de pneumonia nosocomial (7,8).

Em um estudo que comparou traqueotomia de dilatação percutânea (dentro de 48 horas da intubação) com traqueotomia retardada (depois de 2 semanas da intubação endotraqueal) em um estudo prospectivo randomizado de 120 pacientes de UTI projetados para necessitar ventilação mecânica durante > 14 dias, houve vantagens importantes da traqueotomia precoce. O grupo percutâneo precoce mostrou significativamente menos mortalidade (31,7% *vs.* 61,7%), pneumonia (5% *vs.* 25%) e extubações acidentais em comparação com o grupo de intubação prolongada. O grupo de traqueotomia precoce passou menos tempo na UTI e menos tempo sob ventilação mecânica. Houve também significativamente mais dano à boca e à laringe no grupo de intubação translaríngea prolongada (9).

As alegadas desvantagens incluem a natureza à beira do leito do procedimento, com menos iluminação, menos luz, menos exposição e menos instrumentos. Traqueotomia percutânea exige treinamento adicional específico do cirurgião. Múltiplos estudos documentaram uma curva de aprendizado identificável que existe com os primeiros 20 casos realizados por um cirurgião inexperiente (10). O cirurgião deve estar preparado e ser capaz de converter imediatamente para uma traqueotomia operatória padrão a fim de evitar complicações potencialmente fatais.

Complicações da Traqueotomia de Dilatação Percutânea

Em muitos estudos, as taxas de grandes e pequenas complicações perioperatórias da traqueotomia de dilatação percutânea são na realidade mais baixas que com traqueotomias abertas padrão (11). Embora haja alguns estudos prospectivos bem controlados lidando com a segurança, muitos estudos retrospectivos são induzidos, com os pacientes mais enfermos sendo selecionados para a traqueotomia aberta padrão. Além disso, o uso do broncoscópio para confirmar a entrada adequada na traquéia demonstrou prevenir colocação paratraqueal inadvertida do tubo de traqueotomia, mas nem todos os estudos usaram endoscopia. Há muitos tipos diferentes de *kits* comerciais que têm graus variados de segurança. Finalmente, o nível de experiência dos cirurgiões pode variar. Por essas razões, os estudos devem ser comparados mantendo-se em mente estas variáveis.

Diversas experiências randomizadas prospectivas comparando traqueotomia percutânea e aberta padrão observaram que ambas as técnicas foram associadas a baixas taxas de complicações sérias ou que a técnica percutânea teve taxas de complicação significativamente mais baixas (12-15). A taxa de mortalidade em todos es-

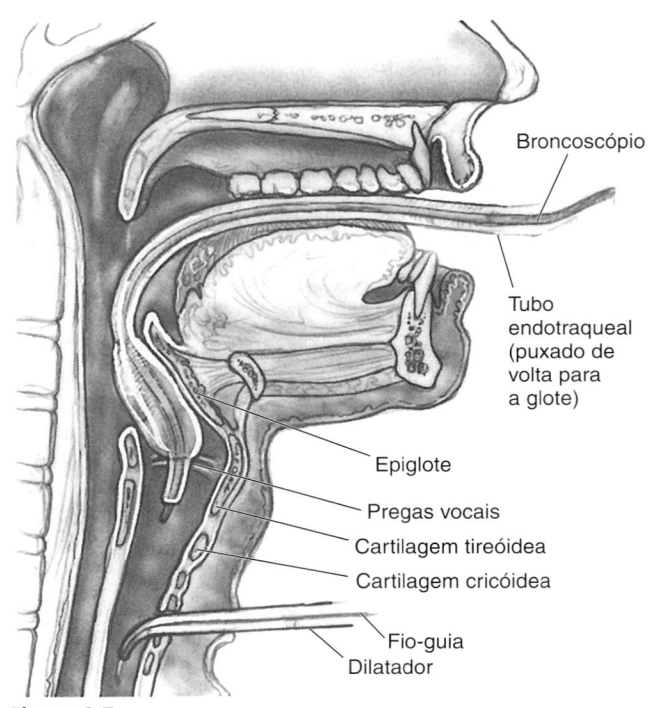

Figura 9.7
Traqueotomia de dilatação percutânea com monitoramento broncoscópico. O tubo endotraqueal é puxado de volta para a glote de modo que o local de punção pode ser visto com um broncoscópio.

tes estudos foi de 0% a 0,6%, o que se compara favoravelmente com a taxa de mortalidade de 0% a 7,4% da traqueotomia aberta padrão (16,17). Diversos artigos mostram que o monitoramento broncoscópico da técnica é essencial à sua segurança (18). As complicações possíveis encontradas estão listadas na Tabela 9.5.

As complicações imediatas mais importantes incluem colocação errada do dilatador/tubo de traqueotomia em uma posição paratraqueal dentro dos tecidos moles do pescoço ou estruturas laríngeas, hemorragia, enfisema subcutâneo, lesão da parede traqueal posterior e morte. O encaixe apertado do tubo percutâneo colocado por meio de dilatação tende a tamponar a maioria do sangramento. As complicações no longo prazo correm paralelas às da traqueotomia convencional, embora alguns autores se preocupem com a possibilidade de uma incidência mais alta de estenose traqueal no longo prazo com esta técnica. Embora o processo de dilatação teoricamente cause aumento simétrico de um pertuito na parede traqueal anterior, mais provavelmente há laceração de cartilagem traqueal e tecido mole, e desvio da parede anterior da traquéia diretamente acima da traqueostomia para dentro da luz traqueal. Durante a traqueotomia de dilatação percutânea em um paciente que tem um tubo endotraqueal no lugar, o tubo tem que ser retirado até perto do nível das pregas vocais para proporcionar espaço para a agulha e dilatadores. Durante este procedimento, é possível que o tubo endotraqueal seja desviado e, a menos que seja disponível pessoal perito em reintubação, pode ocorrer perda aguda da via aérea ameaçando a vida.

Em estudos em cadáver, lesão da parede de separação entre o esôfago e a traquéia é importante com passagem às cegas dos fios-guias e dilatadores. Este dano pode ser drasticamente reduzido com o uso de um broncoscópio. A punção cega inicial foi constatada incorreta em 18% dos pacientes e pôde ser corrigida antes da dilatação quando foi usada broncoscopia (19). A colocação do tubo pode ser visualizada a fim de evitar colapso da parede traqueal anterior ou criação de uma falsa passagem. Com adequada seleção dos pacientes e orientação broncoscópica, a incidência de pneumotórax, enfisema subcutâneo, hemorragia e colocação paratraqueal do tubo é muito baixa.

O tamanho do broncoscópio deve ser considerado porque broncoscópios grandes diminuem a troca de oxigênio no tubo endotraqueal durante o procedimento. Pode seguir-se hipercapnia, que é especialmente deletéria para pacientes neurocirúrgicos ou de trauma com pressão intracerebral aumentada (20). Escópios de menor tamanho que permitam visualização clara são mais apropriados para este procedimento.

TABELA 9.5 COMPLICAÇÕES TRAQUEOTOMIA PERCUTÂNEA

Intra-operatórias
- Morte
- Grande hemorragia
- Pneumotórax
- Pneumomediastino
- Fístula ou laceração traqueoesofágica
- Inserção paratraqueal (falsa passagem)
- Falta de completamento do procedimento
- Hemorragia branda
- Hematoma
- Extubação acidental
- Enfisema subcutâneo

Pós-operatórias
- Sangramento
- Traqueíte
- Celulite
- Infecção da ferida
- Enfisema subcutâneo
- Edema pulmonar
- Estenose traqueal
- Descanulização acidental
- Obstrução do tubo de traqueotomia
- Traqueomalacia
- Tecido de granulação estomal
- Mau resultado cosmético
- Estoma persistente

Comparação da Traqueotomia Cirúrgica Aberta Padrão e Traqueotomia Percutânea

Embora quase todo paciente que necessita uma traqueotomia seja um candidato a uma traqueotomia cirúrgica aberta padrão, nem todo paciente é um candidato adequado à traqueotomia percutânea. Portanto, é difícil comparar os dois procedimentos, porque as populações de pacientes podem ser muito diferentes. Em estudos que comparam as técnicas, a maioria observou que as traqueotomias percutâneas custaram menos e foram tão seguras ou mais que as traqueotomias abertas padrão (21).

Uma vez que a seleção cuidadosa dos pacientes é um fator crítico para executar com segurança traqueotomias percutâneas, sempre haverá pacientes que serão mais bem servidos efetuando-se traqueotomias padrão. Os programas de treinamento em residência cirúrgica devem ensinar tanto traqueotomias cirúrgicas padrão quanto traqueotomias percutâneas, porque haverá pacientes adequados para cada técnica.

Comparação da Traqueotomia Aberta minimamente Invasiva e a Traqueotomia Percutânea

Os pacientes considerados candidatos apropriados para traqueotomia percutânea são também bons can-

guidance: Experience with 71 ICU patients. *Intensive Care Med* 1994;20:476-479.
20. Muttini S, Melloni G, Gemma M, *et al*. Percutaneous or surgical tracheotomy. Prospective, randomized comparison of the incidence of early and late complications. *Minerva Anestesiol* 1999;165:521-527.
21. Levin R, Trivikram L. Cost/benefit analysis of open tracheotomy, in the OR and at the bedside, with percutaneous tracheotomy. *Laryngoscope* 2001;111:1169-1173.
22. Wang SJ, Sercarz JA. Blackwell KE, *et al*. Open bedside tracheotomy in the intensive care unit. *Laryngoscope* 1999;109:891-893.
23. Moe KS, Stoeckli SJ, Schmid S, *et al*. Percutaneous tracheostomy: A comprehensive evaluation. *Ann Otol Rhinol Laryngol* 1999;108:384-391.
24. Massick DD, Yao S, Powell DM, *et al*. Bedside tracheostomy in the intensive care unit: A prospective randomized trial comparing open surgical tracheostomy with endoscopically guided percutaneous dilational tracheotomy. *Laryngoscope* 2001;111:494-500.
25. Bikhazi, NB. Percutaneous tracheotomy: has its time arrived? *Arch Otolaryngol Head Neck Surg* 2001;127:221-223.
26. Fazekas-May MA. Percutaneous tracheotomy: is it time to reconsider our approach? *Arch Otolaryngol Head Neck Surg* 2001;127:223-224.
27. Donovan DT. Percutaneous tracheotomy may be useful in both surgical and intensive care settings, but is no replacement for the open procedure. *Arch Otolaryngol Head Neck Surg* 2001;127:225-226.
28. Feinberg AN, Shabino CI. Acute pulmonary edema complicating tonsillectomy and adenoidectomy. *Pediatrics* 1985;75:112-114.
29. Ferrer M, Esquinas A, Arancibia F, *et al*. Noninvasive ventilation during persistent weaning failure: a randomized controlled trial. *Am J Respir Crit Care Med* 2003;168:70-76.

CAPÍTULO 10

Controvérsias em Obstrução da Via Aérea Superior

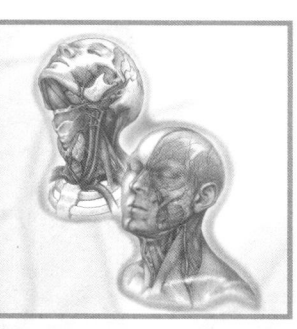

Amelia F. Drake ▪ Michael O. Ferguson

AVALIAÇÃO DA VIA AÉREA SUPERIOR

Sinais e Sintomas

Antes mesmo que uma história seja obtida, um exame físico é essencial para avaliar a gravidade da obstrução da via aérea superior. O paciente pode usar músculos respiratórios, como os músculos esternocleidomastóideos, em todas as formas de obstrução da via aérea. A incisura esternal e a linha média cervical são examinadas quanto à evidência de retração. Obstrução abaixo da entrada torácica não causa retração supra-esternal, embora retração intercostal ou subxifóidea ou retração epigástrica possam estar presentes. Através da observação destas características, a obstrução da via aérea superior pode ser diferenciada de dificuldade respiratória que se origina nas vias aéreas inferiores.

Estridor, ou respiração ruidosa devido a fluxo aéreo obstruído, é o sintoma característico de obstrução da via aérea superior. Ruído inspiratório da via aérea superior normalmente é causado por obstrução na laringe ou acima. Ruído expiratório pode ser causado por obstrução distal. Obstrução subglótica mediotraqueal pode manifestar-se como estridor bifásico, isto é, que está presente durante toda inspiração e expiração.

Em outros casos de obstrução da via aérea, a voz pode ser anormal. Uma voz rouca ou um grito sugere comprometimento laríngeo. Uma voz abafada sugere obstrução supraglótica. Um grito fraco ou a falta de uma parada glótica sugere paralisia de cordas vocais. Sintomas concomitantes com tosse ou sufocação sugerem uma condição patológica específica, como paralisia de corda vocal unilateral, aspiração e refluxo gastroesofágico, ou um defeito anatômico, como fenda da laringe ou fístula traqueoesofágica.

Uma história precisa é capital. Quando uma criança inalar corpo estranho, é crítico obter a história do episódio de sufocação. Ela permite ao clínico diferenciar crupe viral de epiglotite. Laringotraqueobronquite, ou crupe, manifesta-se tipicamente com o pródromo de infecção respiratória superior antecedente e febre de baixo grau. Ela é de origem viral e normalmente é causada pelos vírus parainfluenza e gripe. Crianças com idade de 1 a 3 anos são mais comumente afetadas durante o outono e a primavera. Além da tosse canina clássica e febre de baixo grau, ocorre estridor inspiratório e roncos expiratórios. O tratamento baseia-se em hidratação e umidificação fria, com a possível adição de epinefrina racêmica, esteróides ou antibióticos, se for suspeitada uma superinfecção bacteriana. Angústia respiratória aumentando pode exigir intubação endotraqueal. Se assim for, intubação durante 3 a 5 dias geralmente é necessária. O crupe geralmente tem um início mais lento que a epiglotite, cuja apresentação é fulminante. A história inclui o momento de início, duração dos sintomas, gravidade, características preexistentes e circunstâncias exageradoras.

A epiglotite é rara em virtude da imunização de rotina contra infecções pelo *Haemophilus influenzae* tipo B. Entretanto, se epiglotite for suspeitada, ela é uma emergência médica. Os sintomas – babação, odinofagia, febre alta e estridor – progridem rapidamente. Se o diagnóstico de epiglotite for suspeitado, é iniciada uma abordagem por equipe que depende de suporte otorrinolaringológico e anestésico bem como pessoal do departamento de emergência. Manipulação da faringe ou colher sangue é adiado até que a via aérea seja estabilizada de uma maneira controlada. Depois da intubação, um raspado da epiglote e hemoculturas são obtidos enquanto é iniciada antibioticoterapia combinada com ampicilina (20 a 40 mg/kg) e cloranfenicol (50 a 100 mg/dia por dia) ou com uma das cefalosporinas que cubra *H. influenzae*. Uma vez determinada a sensibilidade do organismo, cloranfenicol pode ser descontinuado se apropriado. Extubação pode ser efetuada dentro de 24 horas da resolução da febre ou quando um vazamento ocorrer em torno do tubo endotraqueal.

Supraglotite também ocorre em adultos, mas a maior via aérea adulta pode ser visualizada com endoscopia indireta ou flexível com menos preocupação com o laringospasmo que é encontrado no tratamento

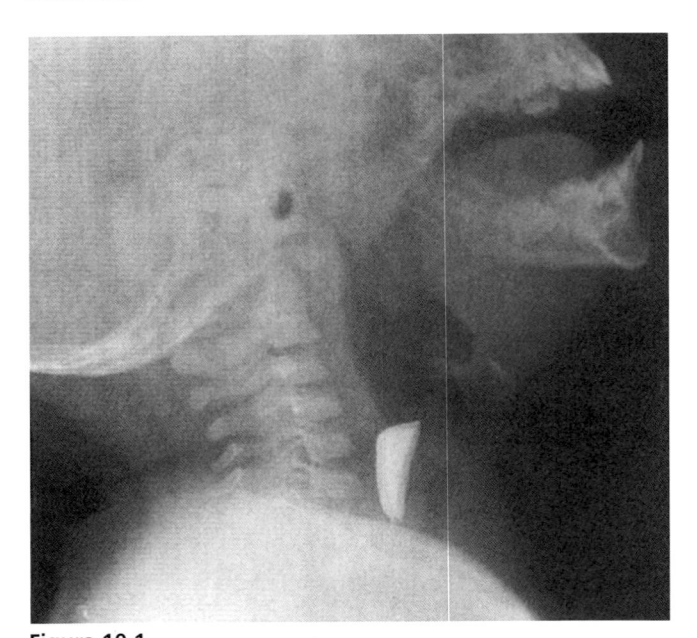

Figura 10.1
Corpo estranho radiopaco no nível do músculo cricofaríngeo.

de crianças. Intubação pode ser desnecessária. Observação estrita, administração intravenosa de antibióticos e hidratação muitas vezes são adequados.

Diagnóstico

Radiografia simples pode ser útil em certos cenários clínicos, embora a sensibilidade possa ser baixa em muitos diagnósticos das vias aéreas, como laringomalacia (1). A vista radiográfica simples lateral é preferível para delinear lesões da via aérea supraglótica, e a vista póstero-anterior é melhor para demonstrar anormalidades subglóticas. Na vista lateral, o pescoço é estendido e a radiografia é obtida durante a inspiração. Corpos estranhos radiopacos podem ser identificados e localizados (Fig. 10.1). A fluoroscopia delineia as relações de estruturas móveis como a faringe e mostra as características estruturais e dinâmicas, que podem ajudar na avaliação da probabilidade de um abscesso retrofaríngeo, por exemplo. O local de um corpo estranho aspirado pode ser localizado uma vez que o mediastino se move para o lado do corpo estranho durante a inspiração.

Endoscopia é o exame diagnóstico definitivo da via aérea superior (Tabela 10.1). O exame inclui nasofaringoscopia com um nasofaringoscópio de fibra óptica flexível, que é usado para avaliar a via aérea desde as asas do nariz até o nível das pregas vocais ou laringe subglótica. Broncoscopia também pode ser efetuada quando a traquéia e os brônquios precisam ser avaliados. Um broncoscópio flexível é útil para avaliar os aspectos dinâmicos da via aérea superior sem as forças mecânicas deformadoras necessárias para a broncoscopia rígida. Algumas estruturas anatômicas, no entanto, não podem ser apreciadas em virtude da atelectasia das estruturas circundantes. Oxigênio insuflado às vezes pode ser usado para distender estas estruturas para possibilitar a visualização. Broncoscopia rígida é a ferramenta dos otorrinolaringologistas consagrada pelo tempo porque ela permite intervenção ativa, como em casos de aspiração de um corpo estranho. Nasofaringoscopia flexível combinada com broncoscopia rígida, ou broncoscopia flexível sozinha, pode ser usada para a avaliação acurada de anormalidades da via aérea superior inteira.

Um estudo do sono, ou registro polissonográfico, durante a noite constitui o mecanismo padrão para avaliar um paciente com um transtorno do sono. Ele inclui a avaliação do fluxo aéreo, o movimento respiratório e os movimentos periódicos durante o sono, bem como monitoramento da saturação de oxigênio e determinação da freqüência cardíaca. Eletroencefalografia, eletrooculografia esquerda e direita e eletromiografia submentual são usadas para avaliar a presença e a fase do sono. As polissonografias padrão medem o número total de apnéias e hipopnéias. Um evento apnéico obstrutivo é definido como uma cessação do fluxo respiratório apesar de esforço ventilatório durante 10 segundos ou mais. A definição de hipopnéia de sono varia um pouco, mas tipicamente é definida como uma redução no fluxo aéreo durante mais de 10 segundos e uma diminuição subseqüente em uma saturação de oxigênio. A medição mais freqüentemente usada de apnéia é o índice de angústia respiratória (IAR), que é o número médio de apnéias e hipopnéias por hora. Qualquer número maior que 5 por

TABELA 10.1 DIAGNÓSTICO

Diagnóstico	Sintoma	Exame
Estenose glótica posterior	Estridor	Laringoscopia direta com palpação das aritenóideas
Hemangioma subglótico	Estridor	Laringoscopia e broncoscopia
Corpo estranho	Estridor, pneumonia	Radiografia de tórax, laringoscopia, e broncoscopia rígida no caso de retração
Papiloma laríngeo	Rouquidão, estridor progressivo	Laringoscopia, broncoscopia

TABELA 10.2
CAUSAS DE OBSTRUÇÃO DA VIA AÉREA

Criança		Adulto	
Aguda	**Crônica**	**Aguda**	**Crônica**

Inflamatória
  Crupe
  Epiglotite
	Supraglótica
	  Atresia das coanas
	  Estenose
	  Massa, cisto
	  Adenóides e tonsilas hipertrofiadas
		Inflamatória
		  Crupe
		  Supraglotite
		  Angina de Ludwig
		Trauma
			Tumor
			  Congênito
			  Pós-traumático
			  Inflamatório (granulomatose de Wegener, policondrite recidivante, sarcóide)

Corpo estranho	**Glótica**
	  Laringomalacia
	  Corpo estranho
	  Paralisia de corda vocal
	  Papilomatose
		Corpo estranho	**Idiopática**

Trauma	**Subglótica**
	  Estenose, membrana
	  Massa
	  Corpo estranho
	  Hemangioma
	Traqueal
	  Corpo estranho
	  Estenose
	  Massa
	  Traqueomalacia
	  Compressão vascular		

hora é considerado anormal (2). Durante a inspiração, contrações fásicas da faringe, laringe e língua, especialmente o músculo genioglosso, ajudam a manter o desimpedimento normal da via aérea superior. Durante o sono de movimentos rápidos dos olhos (REM), no entanto, o tônus muscular esquelético é inibido, exceto no diafragma. Qualquer estreitamento estrutural da via aérea superior pode aumentar a pressão negativa intrafaríngea inspiratória, o que pode causar obstrução parcial ou completa da faringe.

Os sintomas da apnéia obstrutiva do sono (AOS) incluem ronco, episódios de parada da respiração, respiração pela boca, sono agitado, sonolência diurna e, em crianças, enurese e mau desempenho escolar. Hipertrofia de tonsilas palatinas e faríngea foi associada a AOS em crianças, e estudos mostraram melhora com adenoamigdalectomia. O desempenho escolar também melhora quando as anormalidades da troca gasosa associadas ao sono são reconhecidas e corrigidas (3). Outro estudo mostrou que a adenoamigdalectomia resulta em melhora clínica substancial mesmo se as adenóides e tonsilas forem de tamanho normal (4).

CAUSAS DE OBSTRUÇÃO DA VIA AÉREA SUPERIOR

As causas de obstrução da via aérea superior são muitas e variadas. Um meio prático de separá-las é de acordo com o seu início agudo (muitas vezes ao longo de algumas horas) em oposição a crônico (ao longo de dias ou mais). A idade do paciente também é importante na diferenciação da causa de obstrução. Anomalias congênitas da via aérea predominam em crianças pequenas, mas tumor é uma causa muito mais comum de obstrução da via aérea em adultos, particularmente em um paciente com os fatores de risco do uso de fumo e álcool. O local da obstrução também diferencia o diagnóstico. A Tabela 10.2 apresenta uma lista das causas mais comuns de obstrução da via aérea.

TRATAMENTO DA OBSTRUÇÃO DA VIA AÉREA

Tratamento Não-Cirúrgico

O primeiro e mais importante passo no tratamento não-cirúrgico de obstrução da via aérea é a administração de oxigênio para aliviar a hipoxia. Os pacientes com obstrução crônica da via aérea superior podem necessitar hipoxia para estimular a respiração; eles são observados cuidadosamente quanto a apnéia, mas o oxigênio não é restringido. Uma mistura de hélio-oxigênio, de 80% de hélio e 20% de oxigênio, pode ser usada em alguns casos para ganhar tempo de obter uma via aérea. Esta mistura, conhecida como *heliox*, depende da baixa densidade do hélio para transportar o oxigênio além de lesões obstrutivas de laringe, traquéia ou brônquios. O uso de hélio 40% foi associado ao maior aumento no fluxo de gás através de uma via aérea estreitada, de modo que o oxigênio pode ser adicionado à mistura em casos de hipoxia. Embora o custo e a confusão a respeito da administração tenham limitado sua popularidade clínica, a helioxterapia pode melhorar a ventilação temporariamente até que possa ser obtido o controle definitivo da via aérea. Em casos transitórios de obstrução da via aérea, o tratamento com heliox pode eliminar a necessidade de intubação ou traqueotomia. A limitação mais importante é a necessidade de oxigênio adicional em casos de hipoxia grave (5).

Aerossóis de epinefrina podem ser úteis em obstrução aguda da via aérea com um elemento de edema do tecido mole, como crupe. Eles atuam como descongestionantes tópicos. Na hipoxia, o nebulizador é impulsionado com oxigênio. Epinefrina racêmica dada com respiração de pressão positiva intermitente foi mais eficaz para aliviar a obstrução da via aérea superior; entretanto, o efeito é de curta duração e um efeito de rebote pode ocorrer o efeito inicial regredir. Por esta razão, a observação sob internação é advogada para qualquer paciente que receba epinefrina racêmica nebulizada no departamento de emergência.

O uso e a posologia de esteróides, com ou sem vasoconstritores tópicos, no tratamento de obstrução da via aérea foi controverso no passado. Os últimos anos presenciaram um aumento no uso clínico de glicocorticóides sistêmicos e tópicos. Estudos em animais mostraram que grandes doses de fosfato sódico de dexametasona (cerca de 1 mg/kg) foram eficazes em um modelo animal (furão) de crupe pós-intubação (6). Grandes doses de dexametasona foram úteis no tratamento hospitalar de pacientes com crupe grave.

Adjuntos ao suporte da via aérea (cânulas orofaríngeas e nasofaríngeas) têm um lugar distinto no tratamento de pacientes emergindo da anestesia ou com estado mental alterado por outra causa. A cânula orofaríngea evita a obstrução ventilatória devida ao relaxamento da língua. Ela também evita a obstrução por mordida no tubo endotraqueal já posionado. Se colocada incorretamente, uma cânula orofaríngea pode causar a obstrução da via aérea ao empurrar a língua posteriormente para a hipofaringe. Se o aparelho for posicionado quando o paciente está em um plano superficial de anestesia, podem ocorrer tosse e laringospasmo. A cânula nasofaríngea é um meio alternativo de suporte adjuntivo da via aérea. Trauma nasal ou nasofaríngeo pode causar sangramento durante a inserção.

Ventilação com pressão positiva transtraqueal pode ser dada através de um angiocateter de grosso calibre (calibre 16) para manejar a obstrução da via aérea superior. Ele oferece acesso rápido à via aérea na obstrução aguda da via aérea superior ameaçando a vida e provê controle da via aérea quando as características anatômicas, como resultado de trauma ou tumor, tornam difícil o manejo convencional da via aérea. As complicações incluem enfisema subcutâneo, pneumotórax e deslocamento do cateter. O uso bem-sucedido, seguro, da técnica exige compreensão das limitações e riscos. Ventilação a jato transtraqueal percutânea é considerada na obstrução aguda da via aérea superior mas não é um substituto para intubação ou traqueotomia (7). Outros adjuntos mais recentes para manejo da via aérea incluem a cânula de máscara laríngea (CML) e a intubação retrógrada. A CML é uma máscara laríngea menor ligada a um tubo de grosso calibre, o que permite a inserção para dentro da faringe. Embora não seja uma via aérea definitiva, ela é ideal para o uso em um contexto agudo se a intubação padrão for impossível ou se os prestadores médicos disponíveis não forem treinados em intubação traqueal (8). Embora muito menos comum, a intubação retrógrada fornece um último recurso, se é que merece este nome, usando um fio metálico passado retrógrado desde uma punção na membrana cricotireóidea até a boca para permitir a passagem de um tubo endotraqueal para dentro da traquéia.

Em adultos com obstrução crônica da via aérea superior, o tratamento clínico é o caminho inicial e inclui modificação da dieta, restrição de álcool e sedativos, e alterações dos hábitos de dormir. Uma vez que estas modificações comportamentais não são tipicamente bem-sucedidas, aparelhos mecânicos projetados para melhorar a mecânica orofaríngea são o passo seguinte no algoritmo de tratamento. A maioria dos adultos com AOS necessita de pressão positiva contínua das vias aéreas (CPAP) por via nasal. Se usado constante e corretamente, este tratamento não-cirúrgico é eficaz no tratamento da ASO e demonstrou reduzir a mortalidade entre os seus portadores. CPAP nasal, no entanto, freqüentemente é mal tolerada. O resultado é obediência diminuída dos pacientes e eficácia global diminuída da CPAP nasal. Para estes pacientes, o tratamento cirúrgico constitui a única opção restante (9,10).

Tratamento Cirúrgico

O tratamento cirúrgico da obstrução da via aérea depende da causa suspeitada, do grau de obstrução e da apresentação clínica (Tabela 10.3). Após trauma direto do pescoço com dificuldade progressiva de respiração,

TABELA 10.3 TRATAMENTO

Diagnóstico	Tratamento
Estenose glótica posterior	Reparação aberta
Paralisia de cordas vocais bilateral	Considerar traqueotomia, aritenoidectomia
Papiloma laríngeo	Excisão com *laser* de CO_2 ou instrumentação a motor
Corpo estranho	Broncoscopia rígida

a intubação é contra-indicada por causa da possibilidade de separação laringotraqueal. Mais freqüentemente, no entanto, estes pacientes têm sintomas mínimos apesar de lesão séria. Rouquidão, dor ou dispnéia podem estar presentes, do mesmo modo que disfagia se o esôfago cervical tiver sido traumatizado. Palpação do pescoço pode mostrar crepitação, edema ou instabilidade do arcabouço externo da laringe. A possibilidade de uma lesão concomitante da coluna cervical sempre é mantida em mente. Nesses casos, laringoscopia rápida e eficaz pode ser usada para avaliar a integridade da laringe e da traquéia proximal. Traqueotomia temporária é o procedimento de acesso mais seguro se for suspeitada uma separação. Correção cirúrgica imediata da anormalidade laríngea ou traqueal é realizada em virtude de cicatrização e estenose permanente, que são as seqüelas de diagnóstico e tratamento retardados. A Tabela 10.4 arrola indicações de exploração cirúrgica da laringe no tratamento de pacientes com suspeita de traumatismo laringotraqueal.

A causa mais comum de obstrução crônica da via aérea superior em crianças é hipertrofia adenoamigdalectomia. O tratamento cirúrgico mais comum é adenoamigdalectomia. Os sintomas de obstrução crônica da via aérea superior em crianças incluem respiração pela boca, ronco, apnéia noturna, sonolência diurna e enurese. Seqüelas comportamentais incluem sonolência diurna e mau desempenho escolar (3). Em casos mais graves, ocorre *cor pulmonale* ou hipertensão sistêmica.

Existe muita informação errada entre o público geral acerca da adenoamigdalectomia, em grande parte por causa da freqüência com que ela era efetuada nas décadas de 1960 e 1970. As indicações hoje são mais claras e mais específicas. Elas lidam com dois componentes do anel de Waldeyer da garganta, as adenóides e as amígdalas, independentemente. Uma concepção errada comum é que a remoção desta barreira linfática aumenta a incidência de doença infecciosa. Diferentemente da esplenectomia, no entanto, que resulta em uma incidência aumentada de sepse pneumocócica, a adenoamigdalectomia não aumenta a probabilidade de infecção devastadora. Os resultados dos estudos que indicavam um possível aumento na doença de Hodgkin nestes pacientes não foram confirmados.

TABELA 10.4
INDICAÇÕES DE EXPLORAÇÃO CIRÚRGICA EM TRAUMA LARINGOTRAQUEAL

Obstrução da via aérea superior
Hemorragia
Evidência de exposição de cartilagem
Enfisema subcutâneo aumentando
Fratura palpável da laringe
Desarranjo interno

A adenoamigdalectomia continua a ser associada a complicação improvável mas séria de hemorragia grave. A eletrocauterização diminuiu a freqüência de hemorragia imediata, mas o sangramento retardado continua a ter uma alta morbidade e pode causar a morte. Inadequação velofaríngea pode ocorrer após adenoidectomia. Se não estiver presente fenda submucosa do palato, esta complicação geralmente é de curta duração e resolve-se espontaneamente em algumas semanas. A rara complicação de estenose nasofaríngea pode ser corrigida cirurgicamente com retalhos de rotação faríngeos de base lateral (11).

Em adultos, a obstrução crônica da via aérea superior manifesta-se como ronco ou respiração ruidosa, apnéia noturna e sonolência diurna. Existem muitas opções cirúrgicas, embora nenhuma tenha mostrado evidência de sucesso constante no longo prazo. O primeiro tratamento cirúrgico comumente feito disponível ao público é a uvulopalatofaringoplasia (UPFP), introduzida por Fujita em 1981 (12). Embora seu uso seja difundido, a UPFP é eficaz para menos de 50% dos pacientes com AOS. Ela é, no entanto, altamente eficaz no tratamento do ronco. A maioria dos pesquisadores relata taxas de sucesso acima de 90%. A limitação da UPFP é sua alta morbidade. Ela requer anestesia geral e causa substancial dor pós-operatória. As complicações pós-operatórias incluem obstrução da via aérea, hemorragia e insuficiência velofaríngea (12).

Para combater a alta morbidade, procedimentos mais recentes foram desenvolvidos para o ronco a fim de tentar igualar a eficácia da UPFP ao mesmo tempo eliminando os efeitos colaterais mais nocivos. A uvuloplasia assistida a *laser* (UPAL), introduzida em 1993, é um procedimento de consultório que tem as vantagens de nenhuma anestesia geral, segurança aumentada e tempo diminuído no hospital. Entretanto, UPAL pode ser tão dolorosa quanto UPFP, o custo é equivalente ao da UPFP e, na maioria dos casos, vários procedimentos são necessários para o sucesso (13).

O avanço mais recente no tratamento da obstrução da via aérea superior é o uso de redução do volume tecidual por radiofreqüência, conhecida comumente como sonoplastia. A radiofreqüência extirpa tecido submucoso através de necrose de liquefação. O resultado é cicatrização e contração do tecido mole e resolução da obstrução da via aérea superior. Ela é usada mais comumente no palato mole para controlar o ronco, embora o uso na base da língua para tratar AOS esteja sendo investigado. A sonoplastia é vantajosa porque é um procedimento ambulatorial relativamente indolor com resultados em curto prazo iguais aos de ambos os procedimentos de UPFP e UPAL (14). As desvantagens incluem o custo, a necessidade de vários procedimentos e a falta de dados em longo prazo a respeito da eficácia. Técnicas mais novas continuam a emergir, embora todas elas, em essência, sejam uma nova variação do mesmo princípio de reduzir a vibração do tecido mole por meio de cicatrização submucosa. Esses procedimentos incluem a roncoplastia de injeção, que envolve a introdução de um agente esclerosante para dentro da submucosa do palato mole (15), e insertos palatais, que causam um enrijecimento do palato mole por meio da inserção de implantes de poliéster trançado (16).

Outros procedimentos cirúrgicos são destinados especificamente a corrigir a causa anatômica. Para retrognatismo mandibular com má-oclusão classe II associado a AOS, o avanço mandibular por meio de osteotomia de divisão sagital pode corrigir a anormalidade. Avanço de tubérculos genianos e suspensão hióidea também foram usados para aumentar o espaço da via aérea faríngea. Se uma língua grande for a causa, a ressecção da base da língua pode ser efetuada, embora seja realizada uma traqueotomia concomitante. Técnicas mais novas, como osteogênese de distração da mandíbula, obtiveram sucesso preliminar na forma de descanulização precoce ou para evitar a realização de traqueostomia para alguns pacientes com hipoplasia mandibular grave.

TÓPICOS CONTROVERSOS EM OBSTRUÇÃO DA VIA AÉREA SUPERIOR

Efeito da Obstrução Nasal no Desenvolvimento Orofacial

O efeito da obstrução nasal no desenvolvimento orofacial é um tópico de considerável controvérsia. O único consenso parece ser que é necessária uma pesquisa longitudinal continuada para estabelecer a causalidade. No meio do século XIX, uma relação foi descrita entre tonsilas aumentadas, respiração pela boca e certas anomalias dentárias, como um arco maxilar estreito. Foi considerado que a face adenoideana, ou síndrome de face longa, representava as características faciais da postura baixa da língua e das forças compressivas não-balanceadas da musculatura bucal sobre os dentes posteriores. O campo oposto argumentava que muitas destas anomalias orofaciais são de origem genética.

No estudo animal mais amplamente citado, efetuado por Harvold et al. (17), a obstrução nasal total foi produzida em macacos Rhesus por meio da colocação de tampões plásticos no nariz. Desenvolveu-se respiração oral. A má-oclusão e as alterações esqueléticas não foram uniformes entre os animais. Estas alterações adaptativas não puderam ser revertidas em todos os animais quando os tampões obstrutivos foram removidos. A sugestão foi que alguns padrões podem não ser reversíveis quando a obstrução é aliviada.

É necessária pesquisa para responder à questão de causa e efeito. Grande parte da literatura inclui a avaliação de obstrução nasal através da observação visual de respiração pela boca, exame radiológico ou rinometria. Outra técnica respirométrica para avaliar o prejuízo da via aérea é a estimativa da menor área de corte transversal em uma via aérea. Modificação do princípio hidráulico teórico permite a avaliação do tamanho da via aérea (18). Outras técnicas incluem pletismografia de indução respiratória. Embora usadas predominantemente como ferramentas de pesquisa, estas técnicas aumentaram nossa compreensão do que constitui o comprometimento da via aérea nasal.

Tratamento da Atresia Bilateral das Coanas em Recém-Nascidos

Um caso de atresia coanal ocorre em cada 5.000 a 8.000 nascidos vivos, com uma preponderância de 2:1 de mulheres para homens. Outras anomalias congênitas freqüentemente estão presentes. Cianose cíclica é uma marca característica da doença. O lactente sadio é um respirador nasal obrigatório porque o palato mole posterior cobre a orofaringe. Quando a boca é fechada, o lactente com atresia não pode inspirar e fica cianótico. Quando o lactente chora, ocorre fluxo de ar através da boca e a cianose é aliviada. Com o crescimento facial cada vez maior, a respiração pela boca é possível, geralmente na idade de 8 a 12 semanas. O diagnóstico de atresia coanal é feito quando um cateter não pode ser passado mais que 32 mm além das narinas anteriores.

Preocupação imediata existe com a via aérea de um recém-nascido com obstrução nasal total, como a que resulta da atresia coanal bilateral. A obstrução pode ser manejada com uma intubação orotraqueal ou uma cânula oral que abra a boca. Um tubo endotraqueal colocado transoralmente para dentro do esôfago abre a boca e pode ser usado para a alimentação. Um bico de McGovern (um bico grande com a extremidade cortada fora) torna possível um lactente respirar entre as deglutições enquanto se alimenta. Cadarço ou fita pode prender o bico no lactente como uma cânula orofaríngea.

A tomografia computadorizada ajuda no planejamento pré-operatório ao delinear as relações anatômicas (Fig. 10.2). A placa atrésica pode ser membranosa ou óssea. A reparação cirúrgica pode ser transnasal ou transpalatal. A via transnasal é mais simples. A reparação por esta via é mais fácil de realizar e pode ser feita em lactentes muito jovens mas apresenta maior propensão a resultar em reestenose. Endoscópicos telescópios simplificaram a via de acesso transnasal; por essa razão, esta via de acesso é recomendada inicialmente. A via transpalatal permite melhor visualização e associa-se à incidência diminuída de reestenose. Um

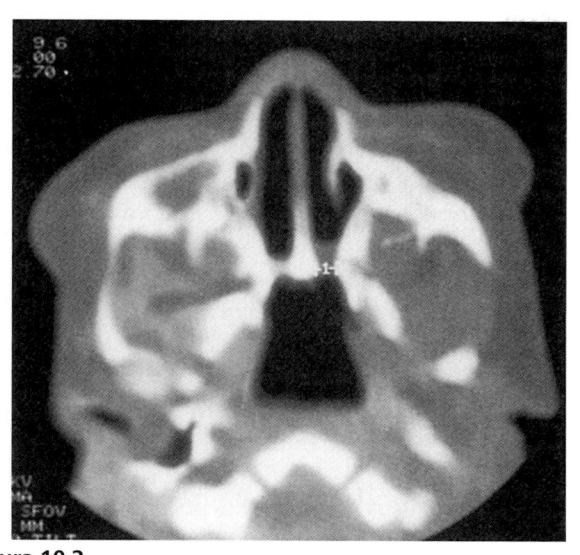

Figura 10.2
Imagem de tomografia computadorizada mostra atresia coanal bilateral e desvio medial das paredes laterais da nasofaringe.

lactente com a associação CHARGE (coloboma, defeitos cardíacos, atresia das coanas, retardo, hipoplasia genital e anomalias de orelha) oferece desafios adicionais para o tratamento.

Traqueotomia *versus* Cricotireoidotomia

Cricotireoidotomia é o procedimento cirúrgico de fazer uma incisão através da pele e membrana cricotireóidea (Fig. 10.3). Este procedimento simples e rápido foi advogado como preferível à traqueotomia no tratamento de pacientes que necessitam intervenção para a via aérea cirúrgica de emergência. Os papéis da cricotireoidotomia e traqueotomia tradicional foram debatidos antes e depois do artigo de Jackson que marcou época em 1921, no qual ele condenou a traqueotomia alta como a causa mais comum de estenose laríngea e subglótica crônica (19). As doenças que causam edema laríngeo agudo incluíam tuberculose e sífilis e são incomuns hoje em dia. Os proponentes e oponentes do procedimento concordariam com a afirmação original de Jackson de que a cricotireoidotomia não deve ser executada em pacientes com doença aguda da laringe. A maioria também concordaria que em casos de comprometimento urgente da via aérea, seja usado o procedimento mais rápido, mais simples. Menos complicações agudas como sangramento ou pneumotórax ocorrem com cricotireoidotomia que com traqueotomia. O procedimento pode ser ensinado àqueles com pouco treinamento cirúrgico, como pessoal militar, e pode ser efetuado com poucos instrumentos, como um canivete e um canudo ou cilindro de caneta como tubo. Mais da metade das complicações da traqueotomia de emergência são descritas como sendo causadas por uma demora em efetuar o procedimento. Assim a cricotireoidotomia compara-se favoravelmente com a traqueotomia em situações que exigem acesso de emergência para a via aérea.

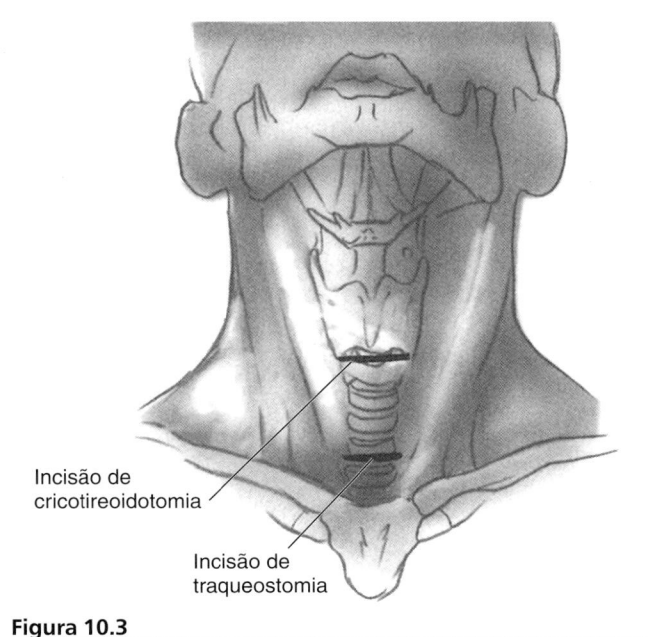

O maior debate reside na avaliação da cricotireoidotomia eletiva como uma alternativa segura para a traqueotomia. Esta questão foi examinada em particular quanto a pacientes submetidos a esternotomia mediana nos quais um local de traqueotomia poderia contaminar uma ferida maior da parede torácica. A série mais impressionante foi a de Brantigan e Grow (20). Em 655 pacientes que necessitavam esternotomia, estes investigadores efetuaram cricotireoidotomia para durações previstas de ventilação mecânica mais longas que 48 horas. A taxa descrita de complicação foi 6,1%, embora a avaliação de acompanhamento pessoal não tenha sido realizada com todos os pacientes. Nenhum paciente teve estenose subglótica crônica. A principal desvantagem nesta série, como em outras, parece ser o desenvolvimento de alterações da voz após a descanulização – 15% em um estudo (21) em comparação com 8% depois de intubação oral unicamente. Uma das várias causas teóricas de problemas de voz depois de cricotireoidotomia é que distender os músculos cricotireóideos reduz a tensão sobre as pregas vocais. O resultado é um cenário clínico similar ao da paralisia do nervo laríngeo superior. Também foi proposta a teoria de que ocorreria imobilização e artrite da articulação cricotireóidea (21).

A recomendação é que qualquer cricotireoidotomia prevista para longo prazo seja convertida para uma traqueotomia tão logo seja possível. Isto não foi feito na série descrita por Brantigan e Grow (20), mas

Incisão de cricotireoidotomia

Incisão de traqueostomia

Figura 10.3
Cricotireoidotomia *versus* traqueotomia tradicional.

TABELA 10.5 — COMPLICAÇÕES INTUBAÇÃO

Complicação	Sinal	Tratamento
Estenose laríngea posterior	Obstrução da via aérea superior, estridor	Reparação cirúrgica aberta
Paralisia de cordas vocais bilateral	Estridor	Traqueotomia
Estenose subglótica ou traqueal	Estridor	Ressecção (a *laser* ou cirúrgica)
Estenose nasofaríngea	Apnéia de sono obstrutiva noturna	Retalho faríngeo de base lateral

nenhum efeito adverso relatado foi encontrado. É incerto se este passo diminui o risco de estenose subglótica, mas ele certamente remove um ninho continuado para o desenvolvimento de granulação, condrite e formação de cicatriz.

Os otorrinolaringologistas, diferentemente dos cirurgiões gerais, continuam a se opor ao uso eletivo da cricotireoidotomia, principalmente por causa de preocupação com o desenvolvimento de estenose subglótica. Os otorrinolaringologistas lidam mais intimamente com a tentativa de corrigir estenose subglótica, e favorecem qualquer ação preventiva para evitar esta complicação. Esta complicação também pode ser causada por intubação que pode existir antes deste procedimento (Tabela 10.5). A literatura é controversa. As taxas descritas de complicação diferem quanto a ambos os procedimentos. Traqueotomia é efetuada rotineiramente, com rapidez, pelos otorrinolaringologistas antes de muitos outros procedimentos de cabeça e pescoço, mas os cirurgiões de trauma podem favorecer a cricotireoidotomia por questão de velocidade e controle. Este procedimento também é mais apropriado em emergências. Poucos tópicos em obstrução da via aérea são mais controversos que a escolha entre traqueotomia e cricotireoidotomia. Por esta razão, e como cada procedimento tem vantagens e desvantagens distintas, ambas as técnicas provavelmente continuarão a existir durante um longo tempo.

Técnica da Traqueostomia: Aberta *versus* Percutânea

Desde meados dos 1980, os cirurgiões têm efetuado traqueotomia percutânea à beira do leito, advogando este procedimento como o mais eficiente e custo-efetivo que a traqueotomia cirúrgica tradicional (22,23). O método percutâneo consiste em passar uma agulha para dentro da traquéia, colocar um fio-guia com ponta em J, dilatar progressivamente a traqueostomia e colocar o tubo de traqueotomia (24). Custo reduzido, tempo operatório diminuído, menos sangramento, cicatriz menor, facilidade de aprendizado, menos pessoal, infecção reduzida e menos erosão traqueal são, todos, benefícios propostos desta técnica (22). Eventos adversos associados ao método percutâneo incluem pneumotórax, hemorragia, procedimento abortado, lesão laringotraqueal e morte (25,26). Em um estudo da questão do transporte dos pacientes da unidade de terapia intensiva para a sala de operações, os investigadores não encontraram aumento no risco de complicações por traqueotomia durante o transporte (27). Neste momento, traqueotomia cirúrgica convencional efetuada em um contexto controlado por pessoal experiente permanece o padrão pelo qual procedimentos mais novos são avaliados. A Tabela 10.6 descreve outras emergências na via aérea superior e possíveis complicações.

Cronologia da Traqueotomia

A cronologia ótima da traqueotomia é sujeita a debate. O procedimento é retardado em tempo suficiente para permitir a extubação, se possível, mas é efetuado suficientemente cedo para evitar complicações relacionadas com a intubação em longo prazo, como granuloma de intubação, estenose de comissura posterior, edema e estenose subglótica (Fig. 10.4). Os manguitos de baixa pressão dos tubos endotraqueais podem causar traqueomalacia localizada, que difere da cicatriz firme que ocorre quando um balão de alta pressão causa isquemia localizada, lesão da mucosa e condrite (Fig. 10.5).

A intubação endotraqueal é associada a incidência aumentada de lesão da laringe, mais notadamente es-

TABELA 10.6 — EMERGÊNCIAS

Diagnóstico	Emergência	Complicações
Separação laringotraqueal	Perda da via aérea, estridor	Falsa passagem do tubo endotraqueal, morte
Epiglotite	Perda da via aérea, laringospasmo	Morte
Estenose subglótica ou estenose traqueal crítica	Falha em intubar	Via aérea tênue, morte
Hemorragia tonsilar	Perda sanguínea	Colapso vascular, morte
Obstrução nasal total no recém-nascido	Obstrução da via aérea devido a respiração nasal obrigatória	Cianose

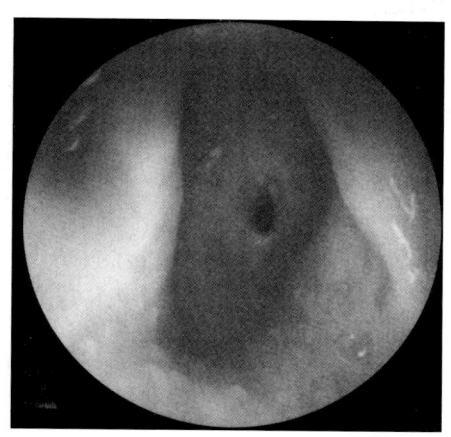

Figura 10.4

Estenose subglótica adquirida devida a intubação. (Ver também *Prancha* em *Cores*.)

tenose da comissura posterior, mas a traqueotomia pode causar complicações mais imediatas e graves, incluindo sangramento e pneumotórax (incidência de 0% a 5% em adultos, e incidência relatada tão alta quanto 20% em crianças). Os benefícios da traqueotomia incluem eficiência aumentada da aspiração, mobilidade e conforto aumentados para o paciente, incidência diminuída de extubação acidental e prevenção de lesão laríngea. Além dos riscos cirúrgicos imediatos, incluem-se contaminação bacteriana, risco aumentado de infecção da via aérea inferior e possibilidade de lesão e estenose traqueais.

O risco de lesão pelo tubo endotraqueal parece ser relacionado com a duração da intubação (Tabela 10.5). Está proposta a teoria de que a lesão ocorre a partir do movimento do tubo e por necrose de pressão. Um estudo prospectivo de pacientes intubados revelou uma incidência de 6% de lesão transitória em pacientes com um tubo no lugar durante 2 a 5 dias, uma incidência de 5% de lesão irreversível em pacientes com um tubo durante 6 a 10 dias e uma incidência de 12% em pacientes com um tubo durante 11 a 24 dias (28). Por essas razões, a avaliação está justificada 7 a 10 dias depois da intubação, para verificar a probabilidade de extubação. Se for provável a intubação em longo prazo, traqueotomia é justificada. Em alguns pacientes, notadamente aqueles com doenças neuromusculares como síndrome de Guillain-Barré, nos quais pode ser predito suporte ventilatório no longo prazo, traqueotomia precoce é mais humana.

Nenhum estudo ideal prospectivo randomizado foi realizado para comparar intubação translaríngea prolongada com traqueotomia no tratamento de pacientes submetidos a ventilação mecânica. Portanto, a necessidade do paciente quanto a suporte da via aérea é individualizada e os riscos potenciais e benefícios são ponderados quando se toma esta decisão.

Decanulização

Os protocolos de decanulização variam amplamente. A consideração mais importante é a avaliação segura,

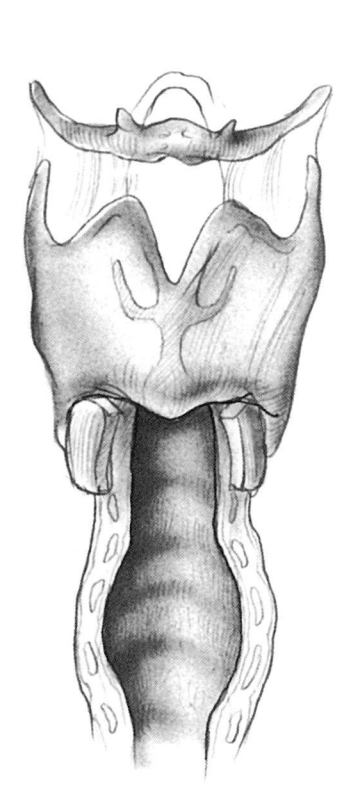

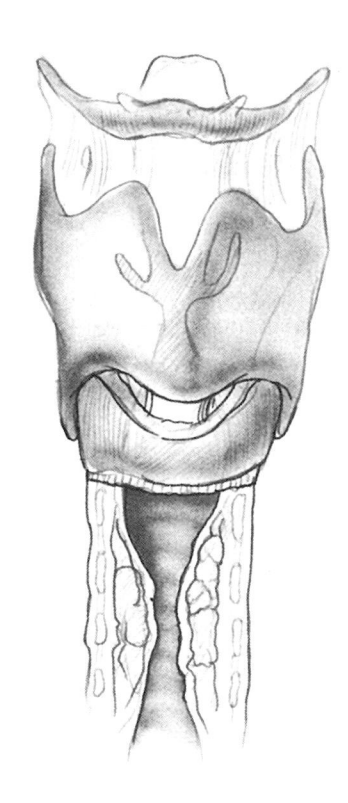

Figura 10.5

Traqueomalacia localizada *(esquerda)* e cicatriz rígida *(direita)*, ambas as complicações de trauma por *cuff*.

precisa, do desimpedimento da via aérea antes da decanulização ser iniciada. Em adultos com traqueostomia, a via aérea proximal geralmente pode ser visualizada com um laringoscópio flexível inserido através do nariz para examinar a laringe, e retrogradamente através do traqueostoma para avaliar a traquéia superior. Se for encontrado comprometimento de prega vocal, evidência de edema residual ou granulação supra-estomal, a decanulização é adiada até que a condição patológica seja controlada ou resolva-se espontaneamente. Quando a via aérea é adequada, o tubo de traqueostomia pode ser diminuído e tamponado. Se isto for tolerado, o tubo de traqueostomia pode ser removido e o traqueostoma coberto com curativo oclusivo.

Descanulização de traqueostomia de criança é mais controversa. Diminuir o tamanho do tubo e tamponá-lo são advogados em crianças mais velhas. Broncoscopia freqüentemente é efetuada antes de a descanulização ser tentada, porque a granulação traqueal pode ser proeminente. Em lactentes e crianças pequenas, o próprio tubo de traqueostomia pode causar obstrução suficiente para interferir com a respiração adequada. Tamponamento mucoso e turbulência adicional podem exacerbar o problema. No tratamento destes pacientes, decanulização e observação estrita podem ser realizadas durante a mesma hospitalização que a broncoscopia se a avaliação confirmar uma boa via aérea. Depois da remoção da cânula, a criança é observada no hospital com um curativo oclusivo sobre o traqueostoma. Na maioria dos casos, a criança pode ter alta 48 horas depois da descanulização e submeter-se à avaliação de acompanhamento como paciente externo. Se o estoma não se fechar espontaneamente, uma broncoscopia de acompanhamento 3 a 6 meses mais tarde é recomendada para assegurar uma via aérea adequada. Nessa época, o trajeto revestido com pele pode ser excisado e fechado em três camadas com um dreno de banda de borracha.

Tratamento da Estenose Subglótica

Estenose subglótica é congênita ou adquirida, geralmente através de intubação endotraqueal, mas ocasionalmente por meio de trauma externo, tumor, lesão térmica ou traqueotomia alta. A estenose subglótica congênita é de tecido mole ou cartilaginosa. Estenose subglótica cartilaginosa pode ser definida em exame histopatológico como uma cricóide de forma anormal, uma cricóide congenitamente pequena de forma normal, ou um primeiro anel traqueal aprisionado – uma condição incomum na qual o primeiro anel traqueal é encontrado embriologicamente dentro da cricóide (29). Às vezes a causa verdadeira da estenose subglótica é difícil de determinar. Uma cartilagem cricóidea congenitamente pequena pode correr um risco maior de desenvolver estenose adquirida.

O tratamento tradicional da estenose subglótica adquirida em crianças nas quais permanece uma luz tem sido a dilatação seriada (com velas de dilatação) enquanto se aguarda o crescimento. Ressecar a área de estenose pode ser difícil por causa da sua proximidade e freqüente comprometimento da laringe. A preocupação com o pequeno tamanho da laringe e a possível interferência no seu crescimento subseqüente têm impedido outros procedimentos cirúrgicos agressivos. Entretanto, desde o começo da década de 1980, a reparação aberta da área estenótica tem sido efetuada por meio de uma divisão anterior da cricóide e da reconstrução laringotraqueal. Estes procedimentos se comparam favoravelmente com os métodos tradicionais em termo do número de pacientes que podem submeter-se à descanulização, tempo para descanulização e voz – mais pacientes tratados com dilatação ficaram afônicos (30). Procedimentos de reconstrução aberta, como enxerto de cartilagem costal e ressecção cricotraqueal acrescentam outra dimensão ao tratamento que o otorrinolaringologista pode oferecer a um paciente com estenose subglótica.

Uso de *Stents* na Via Aérea

O uso de *stents* na via aérea é um dos tópicos mais controversos em obstrução da via aérea. A principal finalidade da colocação de *stent* é contrabalançar contratura cicatricial e proporcionar suporte para cura, seja de lesões traumáticas agudas seja em reconstrução de estenose laríngea ou traqueal. Até mesmo se será usado um *stent* é controverso. Alguns autores argumentam que *stents* causam trauma adicional a uma via aérea já traumatizada.

Os tipos de *stents* incluem tubos endotraqueais, rolos de lâmina de polímero silicone, tubos em T de Montgomery e *stents* laríngeos. Tubos em T de Montgomery e *stents* laríngeos foram usados amplamente com bons resultados. Laminado de polímero silicone em rolo, como descrito por Ochi *et al.* em 1992, tem uma tendência a se desenrolar, colocando pressão constante sobre a mucosa. Aboulker introduziu um *stent* cilíndrico oco de politetrafluoroetileno (PTFE) polido, que é bastante inerte e oferece excelente suporte. Menos tecido de granulação é produzido com este *stent* que com o tubo em T de Montgomery ou *stent* de Montgomery de polímero silicone.

As indicações para o uso de um *stent* na via aérea são estenose moderada ou grave na laringe supraglótica, glótica ou subglótica ou na traquéia, incluindo situações nas quais um enxerto de cartilagem é usado. A duração do *stent* depende dos aspectos anatômicos, como estenose total com obstrução completa, a consistência da estenose, a estabilidade do enxerto e a tendência a cicatriz, evidenciada por quelóides em outros locais. A duração do suporte com *stent* também varia dependendo do cirurgião, do paciente, do *stent* usado e da reconstrução cirúrgica. Diferentes autores recomendam diferentes durações de tempo do suporte com *stent* que variam de 1 a 13 meses.

PONTOS IMPORTANTES

- Ventilação com pressão positiva transtraqueal pode salvar a vida no manejo de obstrução aguda da via aérea superior.
- Traqueotomia é o procedimento de acesso mais seguro se for suspeitada separação laringotraqueal.
- Cricotireoidotomia é uma excelente escolha para acesso cirúrgico de emergência à via aérea, mas é contra-indicada se o paciente tiver doença laríngea aguda.
- O risco de lesão por um tubo endotraqueal é relacionado com a duração da intubação.
- O procedimento de divisão cricóidea anterior é considerado antes de traqueostomia no tratamento de lactentes com reserva pulmonar adequada quando a extubação falha por causa de edema.
- Broncoscopia é considerada antes da descanulização da traqueostomia no tratamento de crianças, para excluir granulação traqueal obstrutiva.
- Estenose subglótica grave em crianças é tratada mais eficazmente com técnicas cirúrgicas abertas que com dilatação seriada.
- As indicações para o uso de um *stent* na via aérea são estenose moderada ou grave na laringe supraglótica, glótica ou subglótica ou na traquéia, inclusive situações nas quais um enxerto de cartilagem é usado.
- Amigdalalectomia e adenoidectomia podem melhorar o desempenho escolar em crianças com distúrbios respiratórios do sono.

REFERÊNCIAS

1. Walner DL, Donnelly LF Ouanounou S, et al. Utility of radiographs in the evaluation of pediatric upper airway obstruction. *Ann Otol Rhinol Laryngol* 1999;108:378-383.
2. Rundell OH, Jones RH. Polysomnography methods and interpretation. *Otol Clin North Am* 1990;23:583.
3. Gozel D. Sleep-disordered breathing and school performance in children. *Pediatrics* 1998;102:616-620.
4. Butt W, Robertson CF, Phelan PD. Snoring in childhood: is it pathological? *Med J Aust* 1985;143:335.
5. Orr JB. Helium:oxygen gas mixtures in the management of patients with airway obstruction. *Ear Nose Throat J* 1988;67:867.
6. Woods CI, Postma DS, Prazma J, et al. Effects of dexamethasone and oxymetazoline on "postintubation croup": a ferret model. *Otolaryngol Head Neck Surg* 1987;96:554.
7. Weymuller EA Jr, Pavlin EG, Paugh D, et al. Management of difficult airway problems with percutaneous transtracheal ventilation. *Ann Otol Rhinol Laryngol* 1987;96:34.
8. Pollack CV. The laryngeal mask airway: a comprehensive review for the emergency physician. *J Emerg Med* 2001;20:53-66.
9. He J, Kryger MH, Zorick FG, et al. Mortality and apnea index in obstructive sleep apnea. *Chest* 1988;94:9-14.
10. Anand VK, Ferguson PW, Schoen LS. Obstructive sleep apnea: a comparison of continuous positive airway pressure and surgical treatment. *Otolaryngol Head Neck Surg* 1991;105:382-390.
11. Cotton RT. Nasopharyngeal stenosis. *Arch Otolaryngol* 1985;111:146.
12. Fujita S, Conway W, Zorick F, et al. Surgical correction of anatomic abnormalities in obstructive sleep apnea syndrome: uvulopalatopharyngoplasty. *Otolaryngol Head Neck Surg* 1981;89: 923-934.
13. Kamami YV Outpatient treatment of sleep apnea syndrome with CO2 laser: laser assisted UPPP. *J Otolaryngol* 1992;23:395-398.
14. Coleman SC, Smith TL. Midline radiofrequency tissue reduction of the palate for bothersome snoring and sleep disordered breathing: a clinical trial. *Otolaryngol Head Neck Surg* 2000;122:387-394.
15. Brietzke SE, Mair EA. Injection snoreplasty: how to treat snoring without all the pain and expense. *Otolaryngol Head Neck Surg* 2001;124:503-510.
16. Nordgard S, Wormdal K. Palatal implants: a new method for the treatment of snoring. *Acta Otolaryngol* 2004;124:970-975.
17. Harvold EP, Chierici G, Vargervik K. Experiments on the development of dental malocclusions. *Am J Orthod Dentofac Orthop* 1972;61:38.
18. Warren DW. Effect of airway obstruction upon facial growth. *Otol Clin North Am* 1990;23:699.
19. Jackson C. High tracheotomy and other errors the chief cause of chronic laryngeal stenosis. *Surg Gynecol Obstet* 1921;32:392.
20. Brantigan CO, Grow JB. Cricothyroidotomy revisited again. *Ear Nose Throat J* 1980;59:289.
21. Mitchell SA. Cricothyroidotomy revisited. *Ear Nose Throat J* 1979;58:54.
22. Toye FJ, Weinstein JD. Clinical experience with percutaneous tracheostomy and circothyroidotomy in 100 patients. *J Trauma* 1986;26;1034-1040.
23. Griggs WM, Myburgh JA, Worthley LIG. A prospective comparison of a percutaneous tracheostomy technique with standard surgical tracheostomy. *Intens Care Med* 991;17:261-263.
24. Ciaglia P, Graniero KD. Percutaneous dilational tracheostomy results and long term follow-up. *Chest* 1992;101:464-467.

PARTE II

VOZ

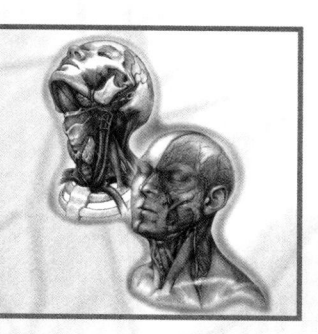

Clark A. Rosen

CAPÍTULO 11

Voz – Anatomia, Fisiologia e Avaliação Clínica

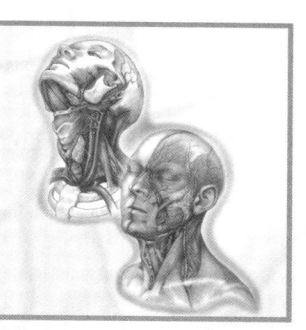

Lucian Sulica

A laringe é uma válvula biológica localizada na junção dos tratos respiratório e digestivo. Sua origem evolucionária repousa na necessidade de proteger da água os pulmões dos anfíbios, e a proteção da via aérea permanece sua tarefa biológica mais importante. O desenvolvimento da laringe em um órgão fonatório surge porque sua posição em cima da árvore traqueobrônquica e sua função de válvula deram-lhe uma habilidade única de regular o fluxo aéreo. A vocalização humana é o resultado de interações complexas de todos os elementos do trato aerodigestivo superior, mas ela depende do preciso e finamente modulado fechamento glótico para produzir o som.

A laringe humana tem um número de aspectos que são especialmente adaptados para o seu papel como fonte de som, incluindo tecidos únicos capazes de suportar oscilações muito rápidas e especializações neuromotoras para o fino controle dos movimentos das pregas vocais. Assim como a laringologia cresceu na sua sofisticação e ambição, especialmente com o olhar na restauração e mesmo no aperfeiçoamento da qualidade vocal, estes detalhes anatômicos e fisiológicos ganharam uma nova relevância clínica. O aumento da percepção destes detalhes fez um desenvolvimento gradativo com uma melhor apreciação dos fatores que levam à disfonia. Para ser mais efetivo, o otorrinolaringologista deve entender todos esses elementos – anatomia, fisiologia e uma avaliação clínica como um reflexo de ambos – como um papel integrado que forma os fundamentos para qualquer esforço para tratar o paciente com um distúrbio de voz.

ANATOMIA

Estrutura Laríngea

A estrutura de suporte da laringe consiste em 1 osso, o hióide, e 4 cartilagens: a cricóidea, a tireóidea e 1 par de aritenóideas (ver Fig. 2.5). A estrutura externa é formada pela hióidea, a tireóidea e a cricóidea, unidas pelas membranas tireóidea e cricotireóidea. Todos esses elementos estão suspensos da base do crânio e da mandíbula por meio de inserções de tecido mole. Os músculos milo-hióideo, genio-hióideo, hioglosso e estilo-hióideo, o ligamento estilo-hióideo e o ligamento do digástrico estão inseridos na porção superior do hióide exercendo tração cefálica. Isto é contrabalançado pela tração caudal do omo-hióideo, esterno-hióideo, tíreo-hióideo e os músculos esternotireóideos, todos, exceto o último, inserindo-se no osso hióide. A laringe, então, move-se verticalmente, como uma unidade, dependente do hióide, seu elemento mais superior. Essa movimentação é importante, não apenas por proteger as vias aéreas durante a deglutição, mas também pela modificação na forma do trato de ressonância supraglótico na produção da voz.

A cartilagem cricóidea pode ser considerada a base da laringe. Como o único anel completo em toda a via aérea, ela é particularmente importante em manter a desobstrução da via aérea. Todavia, a rigidez desses segmentos parece torná-los predispostos à injúria de mucosa pela pressão intraluminal, como um tubo endotraqueal com *cuff*, e conseqüente estenose. A cartilagem tireóidea repousa em cima da cricóidea. Seus cornos inferiores articulam-se com a face externa posterior da cricóide, e sua forma em "V" envelopa o tecido suave da glote. O ângulo no qual as duas metades da cartilagem tireóidea se juntam na linha média é mais agudo nos homens que nas mulheres, e isto explica o crescimento de sua proeminência no pescoço dos homens.

O par das aritenóides repousa na margem cefálica da cricóide posterior e são as âncoras para a mobilidade do fim das pregas vocais, cada uma se esticando numa projeção anterior, conhecida como processo vocal para a linha média da cartilagem da tireóide, justamente abaixo da raiz da epiglote. Funcionalmente, a aritenóidea serve para traduzir os vetores de força para todos os músculos intrínsecos da laringe, de forma individualizada (exceto para o cricotireóideo) na função de adução e abdução das pregas vocais. Sua forma excêntrica é bem adaptada à tarefa. Uma projeção póstero-lateral deste corpo constitui seu processo muscular recebendo inserções tanto do cricoaritenóideo lateral, quanto do músculo cricoaritenóideo posterior agindo como uma alavanca para amplificar suas ações. Sua face ântero-lateral oferece uma ligação larga para o músculo tireoaritenóideo, cujas funções são para aduzir e encurtar a prega vocal. Facetas recortadas defrontam-se uma com a outra, nas superfícies póstero-mediais das aritenóides e guardam as ligações do músculo interaritenóideo adutor. A projeção anterior do processo vocal finalmente converte a ação dos músculos da laringe em movimento da prega vocal.

A epiglote, uma cartilagem elástica que não tem papel estrutural no adulto, é ligada aos elementos de suporte da laringe, por meio dos ligamentos tireoepiglótico e hioepiglótico. Ela é defletida passivamente para encobrir o intróito laríngeo durante a deglutição e serve como uma barreira acessória para a entrada da laringe. Finalmente, pequenas cartilagens de função indeterminada e, provavelmente, inconseqüente são encontradas na margem superior da laringe. As cartilagens corniculadas (de Santorini) permanecem acima dos ápices das aritenóideas e as cartilagens cuneiformes (de Wrisberg) são contidas na margem superior da prega ariepiglótica, situada ântero-lateralmente em direção à barreira da aritenóidea. Qualquer elevação ou rigidez destas que se acrescente à margem ariepiglótica, provavelmente não é funcionalmente significativa em humanos. As cartilagens tritíceas são às vezes encontradas na borda posterior da membrana tireo-hióidea e são significativas, somente porque elas podem ser confundidas com um corpo estranho na radiografia.

Em acréscimo aos elementos ósseos e cartilaginosos, 2 membranas fibroblásticas são estruturalmente importantes na laringe (ver Figs. 2.4 e 2.7). O cone elástico origina-se na borda superior da cartilagem cricóidea e eleva-se para a abertura glótica. Superiormente, suas bordas livres e espessas formam os ligamentos vocais. O cone elástico define a forma convergente da subglote, que é de fisiologia importante para a fonação. A membrana supraglótica quadrangular estende-se inferiormente da dobra ariepiglótica na direção das extremidades das dobras ventriculares, similar à forma de um cone elástico invertido, embora sem importância funcional. Ambos, o cone e a membrana quadrangular, além de suportar a forma das pregas vocais e as pregas ventriculares, são barreiras que podem influenciar na difusão de doenças malignas.

Coberta externamente somente por tiras musculares e pele, os elementos ósseos e cartilaginosos da laringe são palpáveis facilmente. Os pontos mais proeminentes são o arco anterior da cricóide e o escudo superior da tireóide na linha média anterior e lateralmente, o corno superior da tireóide e os cornos maiores do hióide. Destes marcos a locação da maioria das estruturas da laringe podem ser determinados com o propósito de manipulação, locação de incisões cirúrgicas, eletromiografias, injeções ou outras intervenções. Fixada acima e abaixo pelas tiras musculares, a laringe normal pode geralmente ser rotacionada ou deslocada de lado a lado sem dificuldade ou muito desconforto. O último movimento normalmente produz uma crepitação que é sentida pela mão do examinador e pelo paciente muito mais que ouvida e resulta das estruturas cartilaginosas da laringe deslizando sobre os elementos ósseos da coluna cervical.

A natureza das articulações das cartilagens da laringe determina o alcance da trajetória dos movimentos das pregas vocais e merecem assim alguma atenção. Cada articulação cricotireóidea consiste de uma faceta articular rasa que assenta o tubérculo do corno inferior da cartilagem tireóidea. Essas estruturas pares permitem o movimento rotatório entre a tireóide e a cartilagem cricóidea, resultando em uma aproximação como um visor das suas porções anteriores na contração do músculo cricotireóideo. Assim que o arco anterior da cricóide se eleva, a lâmina posterior cai, levando com ela a aritenóidea. Em conseqüência, as pregas vocais estendem-se e afinam, que é o método principal de aumento do *pitch* fonatório. As ligações da articulação cricotireóidea também parecem permitir um movimento de deslizamento ventrodorsal, particularmente quando a faceta articular na cartilagem cricóidea está fracamente definida, ou ausente, como pode ser o caso de aproximadamente 70% das laringes (1). O deslizamento pode totalizar cerca de 40% do aumento do comprimento da prega vocal na contração cricotireóidea.

A articulação cricoaritenóidea é a articulação principal para adução e abdução da prega vocal. O movimento da cartilagem aritenóidea é, às vezes, apresentado como uma rotação simples em torno de um eixo vertical ou helicoidal, embora ele tenha sido conhecido há bastante tempo por ser mais complexo. Esta supersimplificação é provavelmente o resultado de 2 fatores. Primeiro, os meios disponíveis do exame clínico da laringe que confere diferenças verticais de altura entre as pregas vocais, notoriamente de acesso difícil, criando a impressão do movimento da prega vocal em um plano simples. Segundo, essa percepção alterada foi de conseqüência pequena ou sem praticidade, anterior aos avanços recentes relativos à cirurgia da estrutura da laringe.

Descrições geralmente quebram o movimento da aritenóidea em 3 eixos, mas isto cria uma noção fragmentada e artificial deste movimento, que de acordo com toda evidência é suave em toda a sua trajetória.

A aritenóide repousa sobre uma superfície articular convexa na margem cefálica da cricóide. A faceta articular localiza-se mais lateralmente em sua porção terminal posterior e roda superiormente assim como se estende anteriormente (2). Isso funciona como um caminho escorregadio para movimentar o corpo da aritenóidea. O corpo da aritenóidea então se desloca ântero-medialmente sendo tracionado para gerar fechamento mas quando ele é puxado póstero-lateralmente gera abertura. O 1° movimento deprime o processo vocal, de tal forma que a adução não é somente medial, mas também inferior. Inversamente, sua abdução é lateral e superior, de modo que as pregas vocais não se movem para dentro do corpo do músculo tireoaritenóideo, mas para cima, na direção do ventrículo. O deslocamento vertical do processo vocal, medido em cadáveres, tem um deslocamento superior a 2,4 mm. As facetas da articulação cricoaritenóidea e conseqüentemente o caminho do movimento do processo vocal é, muitas vezes, assimétrico, o que nos deve alertar para não descrever patologia significante para pequenas assimetrias do movimento das pregas vocais. Wang notou, corretamente, que a simetria só é importante funcionalmente quando as pregas vocais estão em adução (2).

Entender a natureza tridimensional do movimento das pregas vocais é importante para a avaliação clínica e a reabilitação da insuficiência glótica gerada por denervação de uma prega vocal em qualquer posição ao longo do seu deslocamento normal (3,4). (Os termos clássicos para a posição de uma prega vocal imóvel – mediana, paramediana, cadavérica etc. – são puramente descritivos; eles não têm significância fisiológica ou topográfica, contrariando a crença honrada por longa data). Em fato, com a tração muscular diminuída ou mesmo ausente, ela pode mesmo ficar fora de sua trajetória, como no caso chamado geralmente de "prolapso da aritenóidea", quando o processo vocal pode estar abaixo da mais inferior extensão do movimento normal. A laringoscopia pode realmente não revelar a diferença de altura, e a simples medialização, como aquela obtida por uma tireoplastia de implante somente, pode não aproximar as pregas vocais no mesmo nível.

A articulação cricoaritenóidea é notavelmente estável para uma estrutura que permite a movimentação da aritenóidea com tamanho grau de liberdade. A dissecção revelou uma rede de ligamentos articulares escondida que permite estabilidade substancial na maioria das direções. Múltiplas inserções musculares e ligamentares devem ser rompidas para gerar subluxação (2). Em experimentos com cadáveres, mesmo sem suporte ativo muscular, a articulação é extremamente resistente ao deslocamento, tanto para um tubo endotraqueal quanto para a manipulação manual (5,6). Evidências confiáveis sugerem que o deslocamento da articulação cricoaritenóidea é uma condição clínica muito rara.

Músculos e Nervos

Os músculos intrínsecos da laringe – aqueles que se originam e inserem-se nas cartilagens laríngeas – são responsáveis pelos movimentos das pregas vocais (Fig. 2.6). O único abdutor das pregas vocais é o músculo cricoaritenóideo posterior, que emerge da face posterior da cricóide súpero-lateral para o processo muscular da aritenóide. Seu principal antagonista é o músculo tireoaritenóideo, que se alonga da face interior da tireóide até o corpo da aritenóidea. Esses dois músculos juntos formam o principal complexo muscular adutor das pregas vocais. Eles são articulados na adução pelo músculo interaritenóideo, que é o único músculo ímpar da laringe. O tireoaritenóideo também encurta as pregas vocais através da tração anterior das aritenóideas. O músculo cricotireóideo alonga-se da superfície externa lateral da cricóide e vai prender-se amplamente na margem caudal da tireóide, funcionando como um antagonista para o tireoaritenóideo quanto a este aspecto. Ele alonga as pregas vocais pelo efeito de torção da articulação cricotireóidea, como já vimos antes. Os músculos ariepiglóticos menores, bem como a projeção cefálica do tireoaritenóideo, serve para a constrição das pregas vocais e estruturas supraglóticas, que são meios acessórios de valvulação glótica que normalmente entram em atividade durante a vocalização somente sob circunstâncias patológicas.

Há evidência considerável de que o complexo muscular tireoaritenóideo-cricoaritenóideo lateral, os músculos cricoaritenóideos posteriores e os músculos cricotireóideos dividem-se em compartimentos funcionais separados, compartimentos esses que podem ser distinguidos por barreiras de fáscias e correspondendo a padrões de arborização dos nervos laríngeos (7-10). Essa impressão é reforçada pelas divisões na concentração dos tipos de fibras musculares e proprioceptivas especializadas dentro desses compartimentos (11). Por exemplo, a divisão medial do tireoaritenóideo, conhecida como vocal, contém fibras resistentes à fadiga de constrição lenta (12). Isto implica que ela é especialmente adaptada para as atividades que requerem sintonia fina de contração tônica, como a fonação. Em contraste, o compartimento lateral tem uma grande concentração de fibras rápidas mais bem adaptadas para movimentos rápidos, como aqueles exigidos pelo fechamento reflexo da glote para a proteção das vias aéreas. Uma diferença similar existe entre os compartimentos horizontais e verticais do cricoaritenóideo posterior. Não há diferenças de fibras musculares entre os 2 compartimentos do cricotireóideo, mas cada um exerce um diferente vetor de força na articulação cricotireóidea pela virtude das diferenças das origens, das inserções e direção das fibras (10,13).

Cada hemilaringe recebe inervação dos ramos ipsolaterais do vago. O nervo laríngeo superior surge da metade inferior do gânglio nodoso, aproximadamente 36 mm abaixo do forame jugular (14). Ele se situa medialmente a ambas as artérias carótidas, externa e interna, e divide-se em 2 ramos depois de 15 ou 20 mm. O ramo interno trespassa a membrana tireo-hióidea em companhia da artéria tireóidea superior e ramifica-se para a mucosa ipsolateral da laringe por meio de um número variável de ramos. O ramo externo corre lateralmente para o músculo constritor inferior até se curvar anteriormente, aproximadamente no nível da margem da lâmina tireóidea para encontrar o músculo cricotireóideo. Ele está relacionado com o vértice do lobo tireóideo e seu suprimento sanguíneo é de óbvia significância clínica. Muitos nervos cruzam a artéria tireóidea superior, bem afastado do pólo superior da tireóide. Todavia, acima de 30% cruzam este vaso 1 cm dentro da glândula, e mais de 20% passam abaixo da glândula, representando uma situação de risco considerável durante uma tireoidectomia (15,16).

No lado direito, o nervo recorrente surge do principal tronco do vago assim como passa anteriormente à artéria subclávia e rodeia por baixo esta estrutura para retornar na direção da laringe. Para propósitos de investigação de paralisia de prega vocal direita, é importante entender que o curso do nervo pode então se estender dentro do mediastino superior; estudos diagnósticos com imagens não devem ficar restritos apenas ao pescoço. O lado esquerdo do nervo segue um caminho semelhante mas cai em torno da aorta em vez de na artéria subclávia, isto resulta de diferenças embriológicas do desenvolvimento vascular de um lado e de outro (17). Esses caminhos em grande parte determinam a vulnerabilidade à injúria de cada nervo, seja de manipulação cirúrgica, compressão tumoral ou outra doença.

A descrição clássica assegura que o nervo recorrente fornece atividade motora para todos os músculos intrínsecos, menos para o cricotireóideo que recebe inervação do ramo externo do nervo laríngeo superior. Informação sensorial dos níveis glótico e superior move-se para o sistema nervoso central através do ramo interno do nervo laríngeo superior e na parte inferior da glote via nervo laríngeo recorrente. Esta visão, embora essencialmente correta, pode não exibir a complexidade total do sistema neuromuscular da laringe. Historicamente, a alça de Galen, uma extensão de um ramo interno do nervo laríngeo superior correndo por baixo da mucosa da parede medial do seio piriforme, tem sido vista como a única anastomose entre os nervos superior e o laríngeo recorrente. Por meio de corantes neuroespecíficos, têm-se encontrado conexões inconsistentes, mas relativamente comuns, entre o ramo externo do nervo laríngeo superior e o nervo recorrente dentro do músculo tireoaritenóideo (7,18,19). Alguns pesquisadores têm afirmado que o músculo interaritenóideo que é invervado bilateralmente que contém anastomoses entre as populações colaterais do nervo, que pode incluir contribuições do ramo interno do nervo laríngeo superior (20,21).

A precisa significância fisiológica de tais conteúdos dentro da anatomia do nervo e do músculo permanece a ser determinada, mas conceitos tradicionais de anatomia da laringe estão sendo revistos para uma maior apreciação da fina especialização muscular e a possibilidade de um esquema mais complexo de inervação, caracterizando maior número de anastomoses do que previamente suspeitado, interdigitando ramos nervosos e plexos terminais. Este quadro evolutivo pode ajudar a explicar, não somente, a forte tendência para a reinervação na laringe humana, mas também porque tal inervação é tão freqüentemente disfuncional e porque a reinervação cirúrgica dinâmica permanece um problema clínico tão desafiador.

Prega Vocal Membranosa

O tecido em declive pareado formado pelos músculos tireoaritenóideos e suas coberturas de tecido mole, que se estendem desde o processo vocal das aritenóideas até a linha média anterior da cartilagem tireóidea, é conhecido como pregas vocais. Elas formam a válvula principal do fechamento glótico, de especial interesse para nós, para a resistência glótica necessária para a fonação. Esta função recente é dependente da única e delicada microarquitetura da cobertura das margens das pregas vocais (ver Fig. 2.8).

A prega vocal é coberta por uma fina camada de epitélio escamoso estratificado, em contraste com o epitélio respiratório de outras superfícies da laringe e da traquéia. Abaixo desse fica a lâmina própria, uma camada flexível de fibras de proteína, incluindo elastina, colágeno e outros elementos extracelulares, que juntos contribuem para sua propriedade biomecânica única. Também está presente uma população de células esparsas composta principalmente de fibroblastos, que se admite ser responsável pela produção e regulação dos componentes da lâmina própria (32,33). A lâmina própria superficial situa-se imediatamente abaixo da membrana basal do epitélio e contém a menor concentração de proteínas fibrosas. A lâmina própria superficial já foi descrita, incorretamente, como um espaço potencial: Na realidade, ela tem sua própria espessura e massa – cerca de 0,5 mm no meio da prega vocal do adulto (34) – e é uma estrutura anatômica distinta, nem um pouco parecida com o verdadeiro espaço potencial entre a pleura pulmonar e a parede do tronco. É verdade que ela oferece pouca resistência a injeções de fluídos, por exemplo, mas isto ocorre mais em decorrência de sua estrutura frouxa do que propriamente de qualquer separação anatômica. O muito renomado epônimo "espaço de Reinke" é um engano e deve ser provavelmente modificado para "camada de Reinke" ou nunca mais ser usado. O fato de a lâmina própria ter profundidade e substância é a chave da compreensão para alguém que deseja operar lesões nas pregas vocais.

Abaixo da camada superficial da lâmina própria repousam as camadas intermediária e profunda. Elas não são decisivamente distintas uma da outra, embora representem um gradiente ao longo do qual a concentração de fibras de elastina vão diminuindo e a concentração de colágeno aumenta quanto mais profundo fica. A firmeza aumenta na proporção do aumento das fibras de colágeno. Juntas formam o ligamento vocal e são contíguas com as paredes do cone elástico surgindo de baixo. Combinada com a lâmina própria superficial e o epitélio, isto compreende a mucosa da prega vocal (22). No fundo dessa mucosa repousa o músculo tireoaritenóideo, o qual parece ter funcionalidade distinta nos compartimentos superficial e profundo, como já vimos.

Por razões que serão elucidadas na discussão da fisiologia fonatória, as camadas da estrutura das pregas vocais foi dividida em "cobertura" e "corpo", cada uma com propriedades físicas fundamentalmente diferentes que adquirem durante a fonação. A cobertura da prega vocal inclui o epitélio e a lâmina própria superficial. O ligamento representa uma zona de transição, variando segundo os autores de fazer parte da cobertura ou do corpo, e o corpo inclui o músculo tireoaritenóideo (22).

A anatomia glótica é de considerável significância fisiológica. Examinadas numa secção cruzada, as pregas vocais têm a forma de um cone com um ápice medial; elas têm um contorno achatado regularmente rombo. Como resultado, a área de contato na adução da prega vocal tem uma dimensão vertical (sobre a maioria das condições fonatórias), e a mucosa de uma prega vocal aproxima-se da outra através de uma grande área em vez de ocorrer em um plano único. Isto não é inteiramente intuitivo porque a laringoscopia em luz contínua (ao contrário da luz estroboscópica) tende a criar a impressão de que o fechamento das pregas vocais é um fenômeno bidimensional, já que ela distorce, do mesmo modo, a adução e a abdução. O contorno da prega vocal pode ser modificado pela ação dos músculos da laringe, com conseqüências ao som produzido.

Mudanças da Laringe com o Envelhecimento

No nascimento, a laringe está muito mais projetada na faringe do que estará no adulto (ver Fig. 2.1). Nessa posição, a parte superior da epiglote passa por cima da borda caudal do palato mole, separando efetivamente o trato respiratório do trato digestivo. Isto é provavelmente uma adaptação para a amamentação, durante o qual o bebê fica apto a respirar e sugar, simultaneamente. Ao mesmo tempo em que cresce a segurança da deglutição, essa posição laríngea confere ao recém-nascido a obrigação de respirar pelo nariz até que a descida maturacional da laringe comece. A posição mais baixa da laringe no adulto oferece a capacidade de aumentar o espectro e a complexidade da fonação pelo engajamento da língua e da boca na modificação do som, ao custo do aumento do risco de sufocação e aspiração. Essa evolução obviamente foi favorecida por um arranjo da premissa das vantagens biológicas da fonação complexa.

A estrutura em camadas das pregas vocais não está presente ao nascimento; ela se desenvolve, durante a infância, de uma mucosa homogênea e hipercelular (22,25). A camada de lâmina própria aparece precocemente aos 2 meses, mas o processo não está completo até os 13 anos, quando as pregas vocais assumem uma configuração histológica essencialmente adulta. Isto aproximadamente coincide com o crescimento da estrutura laríngea na puberdade. Este crescimento é especialmente pronunciado em homens, nos quais vem acompanhado por um aumento no comprimento e na espessura da prega vocal, que em grande parte é responsável pelas características da voz adulta masculina (24).

Analisando puramente as mudanças laríngeas como um resultado do envelhecimento, é complicado diferenciá-los de outras possíveis co-morbidades, como doenças neurológicas e do parênquima pulmonar. Evidências sugerem que muitas das mudanças relatadas do envelhecimento não são neurológicas ou mesmo muscular em sua natureza – elas têm a ver com mudanças na lâmina própria. Em geral, fibroblastos que produzem a lâmina própria superficial, tornam-se metabolicamente menos ativos (26–28). Em conseqüência, aparentemente, a lâmina própria afina, principalmente como resultado da perda de fibras de elastina (29). Sua dureza aumenta em grande parte por causa do aumento na quantidade de colágeno (30). Estas mudanças são mais típicas no homem. Nas mulheres, o edema da lâmina própria é a característica mais saliente por razões não muito claras (27). Em acréscimo às diferenças entre os gêneros, existem variações significantes de indivíduo para indivíduo presentes no envelhecimento da laringe (31). Muito resta para ser descoberto nesse domínio, mas parece claro por meio de evidências confiáveis que o arqueamento que foi aceito como um correlato laringoscópico do envelhecimento da laringe não é apenas uma perda do volume muscular, facilmente remediável pela medialização, mas também uma mudança nas características de vibração da cobertura das pregas vocais.

FISIOLOGIA

Proteção da Via Aérea

A função biológica mais importante da laringe é a proteção da via aérea, conseguida de forma mais simples com o fechamento glótico. A anatomia comparada revela que as estruturas laríngeas no seu estado mais natural são simplesmente esfíncteres para proteger os pulmões da entrada de água (32) e sugere que a origem evolucionária da laringe repousa na emergência da vida anfíbia. A laringe humana, naturalmente, é uma estrutura muito mais complexa, mas a redundância dos seus mecanismos de fechamento – pregas vocais, pregas ventriculares e epiglote – e especializações aparentes no compartimento lateral do músculo tireoaritenóideo sugere a continuação dessa ação primária. Não é então surpresa que os receptores sensoriais laríngeos sejam uma variada população que responde a uma grande variedade de estímulos, tanto mecânicos quanto químicos. Há evidência de sensibilidade específica ao pH, íons clorídricos e salínicos, cuja estimulação resulta em detectar desvios das normas biológicas (33). Estes desencadearam o fechamento laríngeo através de um arco reflexo que envolve os nervos laríngeo superior e recorrente. A automaticidade do fechamento laríngeo foi bem adaptada por um grupo de investigadores como um teste clínico de integridade da sensação laríngea (34).

O fenômeno do espasmo laríngeo parece representar um exagero na perpetuação do reflexo laríngeo de fechamento como resultado de fatores que não estão até agora completamente descritos. Os receptores laríngeos também servem como gatilhos para funções extralaríngeas como a apnéia, broncoconstrição, bradicardia e mudanças na resistência periférica vascular; tudo isso mediado pela generalização da resposta eferente de todo o vago, incluindo o sistema simpático (33). Há a especulação de que tal resposta não reprimida por um sistema neural imaturo e a possibilidade na reação ao refluxo laringofaríngeo possam estar subjacentes na síndrome da morte súbita de bebês (35,36).

Um acréscimo e integração de um componente respiratório dentro do mecanismo de proteção da via aérea são a tosse e a limpeza da garganta, que podem ser voluntárias. O fechamento glótico segue-se à inspiração permitindo ao sujeito o aumento da pressão subglótica e usar a grande pressão para uma expiração forçada para limpar um irritante ou obstrução.

Respiração

A laringe participa ativamente na respiração como um regulador da dimensão aérea. A atividade respiratória na laringe é focada nos músculos cricoaritenóideos posteriores (principalmente o ventre horizontal), o único abdutor das pregas vocais, o qual geralmente ativa a contra-ação e mesmo levemente antecipa a pressão negativa intraluminal gerada pela contração do diafragma (inspiração) (37,38). Entretanto os músculos cricoaritenóideos posteriores não são meramente levados pelos músculos respiratórios para atividades fásicas especulares durante o ciclo respiratório. Eles parecem ter a habilidade para responder independentemente aos receptores que monitorizam pressão, temperatura, umidade e concentração de cor do ar (38,39).

Há discordância sobre se a adução da prega vocal durante a expiração representa uma adução ativa ou, meramente, um relaxamento passivo do cricoaritenóideo posterior. Parece claro que em algumas situações a adução é realmente ativa e que o tamanho da abertura glótica é uma determinante maior da taxa respiratória, por meio do controle da duração da exalação (40).

Manobra de Valsalva

Uma relativa alta pressão glótica é necessária para a efetiva fixação torácica na manobra de Valsalva. Atividades físicas de esforço, em uma grande variedade, dependem ou são potencializadas pela integridade da manobra de fixação torácica, incluindo elevação, esforço de empurrar, levantar de uma posição sentada e escalar. Esta faixa de atividades apenas cresce com o dano da condição física do indivíduo. Clinicamente, o comprometimento da manobra de Valsalva deve ser um dos sintomas menos compreendido em condições de insuficiência glótica, como a paralisia das pregas vocais. Esse comprometimento é freqüentemente objeto confundido com encurtamento da capacidade respiratória relacionada com a obstrução, afastando o médico das medidas necessárias para restaurar a competência glótica.

Voz

Na fonação, a laringe funciona somente como uma parte integrada do amplo sistema respiratório. A laringe situa-se acima da árvore traqueobrônquica e acima dos pulmões, que são, ao mesmo tempo, sua razão evolucionária de ser e sua principal fonte de energia para a fonação, o ar. Distal para a laringe são as estruturas de ressonância e articulação da faringe, as cavidades oral e nasal, que embora não sejam estritamente essenciais para a fonação, modificam a produção da laringe em um grau tal que ele não seria reconhecido pelos ouvintes, se ele não fosse ampliado nessas estruturas. A fonação representa uma complexa interação entre todos esses elementos, sendo os detalhes abordados durante o texto. A fonação, como se discutirá a seguir, estará focada na função laríngea durante a sustentação da fonação num registro modal como representativa das mais típicas situações clínicas. Numerosos aspectos importantes não serão todavia cobertos, e ao leitor interessado é recomendado fortemente explorar os tópicos em sua totalidade nos trabalhos de Titze (24) e outros (41,42).

A fonação resulta da cíclica interação entre o ar exalado e da singular propriedade biofísica das pregas vocais, como explanado originalmente na *teoria mioelástica aerodinâmica da fonação* (43). O ciclo glótico inicia-se pelo acúmulo de pressão aérea contra as paredes convergentes da subglote, o resultado da expiração do ar fecha ou, idealmente, aproxima as pregas vocais. Em um certo limiar de pressão, a coluna aérea começa a empurrar, separando, a superfície inferior das pregas vocais. Como discutido anteriormente, o fechamento das pregas vocais tem uma dimensão vertical, e a crescente coluna aérea separa, de uma maneira progressiva, as pregas vocais de inferior para superior (Fig. 11.1). Assim que o ar passa pela constrição formada pelas pregas vocais, acelera até que alcance a larga luz supraglótica, quando de novo desacelera. A energia total deve permanecer constante, todavia, o aumento da velocidade resulta em uma queda da pressão na área de constrição, de acordo com a relação colocada adiante pela equação de Bernoulli. Essa pressão mais baixa (relativa à pressão imediatamente embaixo da glote) atravessa a área de constrição e é um importante fator no fechamento glótico.

A coluna aérea glótica comprime os tecidos das pregas vocais lateralmente quando ela as atravessa. Estas apresentam uma inerente elasticidade, e sua progressiva deformação resulta em um equivalente aumento das forças tissulares, favorecendo o retorno à linha média. Essas forças combinadas com o decréscimo da pressão intraluminal iniciam o fechamento da camada glótica inferior, apesar de a camada superior estar aberta, para a passagem da coluna de ar. Essa diferente fase vertical é impor-

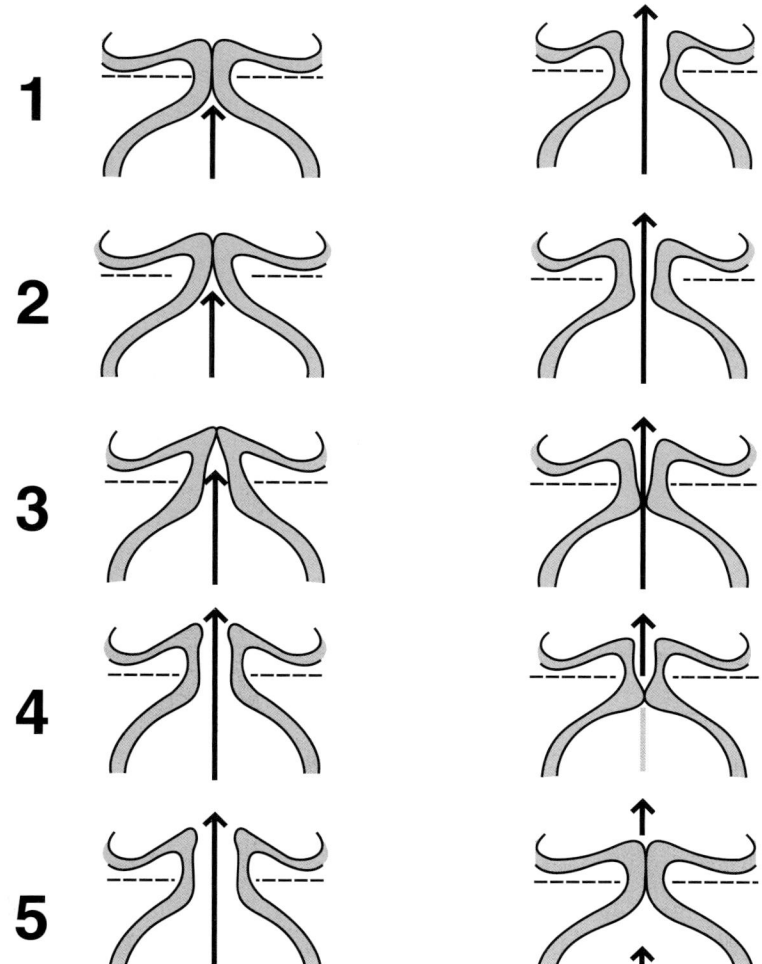

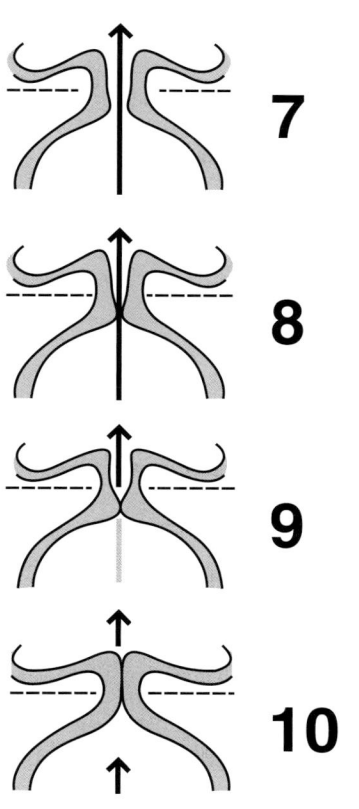

Figura 11.1

O ciclo fonatório glótico. (Cortesia de Voiceproblem.org.)

tante para perpetuar o ciclo glótico e corresponde à onda mucosa vista ao exame de estroboscopia ou fotografia de alta velocidade. Assim que a glote é restaurada à sua configuração original, o ciclo repete-se. As características do ciclo glótico dependem das propriedades inerentes aos tecidos, incluindo a elasticidade e a viscosidade da cobertura da prega vocal e da atividade dos músculos intrínsecos da laringe e, ainda, da energia concedida pelo ar exalado.

A oscilação da prega vocal no ciclo glótico transforma uma coluna aérea de pressão constante em uma na qual a pressão varia regularmente, e isto é o correlato físico que nós percebemos como som. Como todo fenômeno periódico, o som pode ser descrito nos termos das propriedades físicas da sua pressão na formação de ondas – amplitude, freqüência, morfologia da onda e periodicidade. Cada um desses tem um correlato principal perceptivo – *loudness*, *pitch*.* e qualidade vocal, respectivamente. Isto pode ser alterado por mudanças em cada uma das contribuições aerodinâmicas para o ciclo glótico (pressão aérea) ou pela contribuição mioelástica (anatomia do tecido ou rigidez), ou, mais comumente, por ambas.

A amplitude da pressão da onda é percebida como *loudness* ou intensidade do som. O mais simples meio de aumentar a intensidade é aumentar a pressão aérea subglótica pelo uso de expiração forçada ou ativa. Todavia, mudanças de tecido devem ocorrer para compensar o aumento da pressão, ou isto comprometeria o ciclo glótico por suplantar a elasticidade das pregas vocais. Este fenômeno é comumente visto em um indivíduo com uma prega vocal desnervada. Uma vez que é impossível o aumento da rigidez da prega paralisada, a elevação da pressão simplesmente a empurra lateralmente, e uma voz soprosa quebrada toma o lugar do grito pretendido. Em circunstâncias normais, aumentar a tensão da prega vocal pelo meio de contração muscular apropriada (principalmente o tireoaritenóideo, mas também o cricotireóideo) aumenta a resistência glótica, restaurando o equilíbrio de forças necessário para manter o ciclo glótico.

A freqüência fundamental, a faixa de oscilação das pregas vocais, é a principal responsável pela percepção do *pitch*. Exata faixa é uma função da tensão da prega vocal e de sua massa. O mecanismo para controlar o *pitch* envolve a interação entre os músculos cricoaritenóideo e tireoaritenóideo e, ainda, a pressão aérea. A contração do músculo cricotireóideo estende as pregas vocais, aumentando a tensão, diminuindo a massa por unidade de extensão e, por isso, aumentando a freqüência. Inversamente, a contração do tireoaritenóideo encurta as pregas vocais, diminuindo a tensão, aumentando a massa por unidade de extensão e, por isso, diminuído a freqüência. Esta relação não é verdadeira em todas as intensidades vocais, uma vez que na fonação vigorosa em freqüências baixas, não apenas a mucosa, mas todo o músculo vocal estão envolvidos na vibração. Como resultado, sua contração aumenta a tensão e, por conseguinte, a freqüência.

É principalmente no controle do *pitch*, que o corpo e a cobertura das pregas vocais, antes mencionados na discussão anatômica, apresentam um importante papel. O corpo é um músculo com propriedades contráteis que resulta em grandes mudanças relativas de massa e rigidez. A cobertura é mole, viscosa, uma estrutura não-muscular, sendo a sua rigidez dependente principalmente de seus elementos extracelulares e fatores extrínsecos e sua variação, portanto, é muito menor que a do corpo. Essas duas regiões são separadas – isto é, elas atuam essencialmente como massas oscilatórias separadas durante a fonação. Juntas, elas atuam para preservar a elasticidade glótica, e também do ciclo glótico, através de uma grande variação da extensão das pregas vocais e tensões que de outra maneira não seria possível.

Na realidade, *pitch* e *loudness* não são fenômenos separados, eles estão ligados pelo fenômeno aerodinâmico e mioelástico. Grandes pressões aéreas tendem a aumentar a elasticidade da prega vocal, que faz decrescer a massa e aumentar a tensão, resultando numa alta freqüência. Trabalhos experimentais já demonstraram que a freqüência sobe junto com a intensidade do som, a menos que alguma compensação tome parte.

Em termos gerais, a rouquidão é o correlato perceptivo das perturbações da regularidade do ciclo glótico e da expiração resultante da insuficiência glótica. Uma revisão mental do espectro dos distúrbios vocais revela a variedade de formas que isto pode acarretar. Edema, cicatrizes e mudanças do envelhecimento alteram a rigidez da cobertura da prega vocal e, se isso não é suficiente o bastante, edemas também podem alterar a massa. As lesões de massa interferem com o fechamento glótico e afetam a elasticidade e a maleabilidade da cobertura da prega vocal. A desnervação prejudica a habilidade de alterar a massa e a rigidez do corpo da prega vocal, mesmo quando há fechamento glótico na adução. Se as pregas vocais não se podem aproximar, o limiar de pressão fonatória aumenta, algumas vezes além do que o sujeito pode sustentar.

---

*N. do T.: O termo *loudness* pode ser traduzido por sonoridade, no entanto, no Brasil, está sendo usado o termo em inglês que é mais bem entendido como intensidade da voz, o mesmo acontece com o termo *pitch*, que pode ser traduzido por "agudeza de som", ou seja, ele também está sendo usado no Brasil com o significado de tom médio da voz, ou seja, na classificação de vozes mais agudas ou mais graves, ou mais medianas.

AVALIAÇÃO

História

Os distúrbios da voz tiveram longa resistência na direção da caracterização clínica objetiva, a despeito do conjunto de instrumentação de medidas da acústica e da aerodinâmica existentes. Em muitos casos, importantes considerações subjetivas e pessoais influenciam não só a queixa de voz, mas também as expectativas do tratamento do paciente. Em conseqüência, a avaliação clínica dos distúrbios da voz requer atenção para diversos fatores não cobertos pela história usual solicitada de pacientes com queixas de cabeça e pescoço. Isto inclui a cuidadosa caracterização da queixa, com respeito tanto à sua natureza, quanto à sua gravidade e o acesso às demandas de voz do paciente e seus hábitos. Esta forma de aproximação enfatiza as limitações funcionais causadas pelos problemas de voz do paciente.

Através da história, o otorrinolaringologista precisa primeiro entender por quais aspectos do prejuízo de produção vocal o paciente procura ajuda. A percepção dos problemas de voz pelo paciente tendem a ser muito individual e, diretamente, conectada, com a necessidade de tipos de demandas vocais: por exemplo, a noção de "rouquidão" por um professor, um cantor, ou um construtor, diferem substancialmente. "Rouquidão" é usado para descrever uma grande variedade de fenômenos e pode-se referir tanto a uma alteração de qualidade vocal quanto a uma fadiga vocal, e ainda a intensidade de voz insuficiente, faixa de *pitch* reduzida, aumento do esforço fonatório, falta de ar para falar, prejuízo na qualidade do canto, ou ainda a outras possibilidades. Não é sempre que o aspecto mais importante para o clínico seja o mesmo que o paciente acha mais perturbador.

A percepção da gravidade dessas queixas é também objeto de interpretação pessoal. Os indivíduos têm expectativas e exigências para suas vozes que não são sempre um reflexo direto de suas demandas ocupacionais ou outro fator facilmente acessado e são freqüentemente diferentes daquilo que o otorrinolaringologista pode entender. Muitas pessoas com disfonia que nunca procuraram por atenção médica, não percebem a existência do problema. Outras, simplesmente querem ter a certeza de que sua disfonia não é causada por malignidade. Existem outras queixas de distúrbios vocais que não são aparentes ao ouvinte ocasional, e que podem até considerar este enfraquecimento relacionado com a atividade social ou profissional. Em parte, para ajudar a caracterizar a gravidade de um problema individual de voz, muitos questionários estandardizados e validados estatisticamente foram desenvolvidos. Entre eles, índice de Handicap Vocal (Voice Handicap Index, VHI) (44) e Voz Relacionada com a Qualidade de Vida (Voice Related Quality of Life, V-RQOL) (45) são os mais usados. O VHI-10 (46) é uma abreviação do questionário formal, que torna mais fácil a entrevista sem perda da validade estatística. Esses inventários são úteis para entender a motivação do paciente e fazer recomendações apropriadas de tratamento. A aplicação antes e depois do tratamento pode também formar um importante meio de acesso aos resultados obtidos, o qual permitirá a comparação entre intervenções, técnicas e estudos.

Nós vimos que a fonação depende da integridade do ciclo glótico. Em circunstâncias típicas, o ciclo glótico repete-se em aproximadamente 100 ciclos por segundo em homens e 220 ciclos por segundo nas mulheres. O estresse físico sobre os tecidos da cobertura das pregas vocais só começou a ser caracterizado por investigadores, mas ele é considerável. Este estresse, conhecido como *fonotrauma*, tem o potencial de causar mudanças nas propriedades oscilatórias das pregas vocais e mesmo causar injúria local aos tecidos. Quando um indivíduo usa a voz de forma extensiva, ou em circunstâncias adversas, a ameaça do fonotrauma e o potencial de dano ao aparato vocal crescem. Porque o fonotrauma pode ser o único fator mais importante subjacente na maioria das lesões benignas das pregas vocais, o acesso aos usos particulares de voz é uma tarefa essencial da história da voz.

Independente de fatores clínicos, fonotrauma é relacionado com o constante e intenso uso da voz (o qual, por outro lado, pode ser um produto da demanda vocal, que, geralmente, resulta de requisitos da atividade profissional) uma fonação inapropriada e excessiva, geralmente resultante de uma personalidade inerentemente extrovertida e falante. Professores, por exemplo, são notoriamente super-representados entre os pacientes de voz, um resultado largamente relacionado com a necessária demanda excessiva de voz do seu trabalho que com qualquer outro fator comportamental intrínseco. Distinguir entre demanda e inclinação pessoal é obviamente importante para fazer recomendações de tratamento. Otorrinolaringologistas tradicionalmente receitam pouco ou nenhum treinamento nos aspectos comportamentais da fonação. Provavelmente, como resultado, "abuso vocal", assim como "rouquidão", foram termos usados freqüentemente e de alguma forma, indiscriminadamente, em otorrinolaringologia para fonotrauma. Todavia, isto nem sempre é correto e, na maioria das vezes, culpar o paciente por suas dificuldades vocais não o ajuda.

Um fonoaudiólogo que é hábil e experiente na intervenção dos problemas de voz pode acrescentar considerável profundidade na avaliação da voz, especialmente com respeito aos seus aspectos comportamentais. O fonoaudiólogo é hábil em focar os fatores da história e as técnicas de voz individualizadas que contribuem de forma positiva para o fonotrauma e pode, também, fazer experimentações de técnicas terapêuticas na primeira visita. Isto ajuda, não somente a determinar quais fatores comportamentais são mais importantes, como também a distinguir simulações e/ou, distúrbios psicogênicos dos fatores orgânicos. Isto facilita o exame da laringe pela busca de comportamentos compensatórios, como a hiperfunção das bandas ventriculares, nos casos de insuficiência glótica.

Exame

O exame da voz também tem elementos específicos, entre eles o uso da audição como um instrumento de diagnóstico. Ele começa com uma avaliação qualitativa da voz, antes de qualquer exame laringoscópico. Anormalidades grosseiras estarão bem evidentes enquanto o paciente descreve sua queixa; mais subitamente podem ser necessárias manobras específicas ou tarefas vocais para buscar a quebra da fisiologia fonatória. Baixa intensidade, *pitch* muito agudo, que resultam em quebras vocais, irregularidades e falhas em iniciar a fonação, sugerem uma pequena lesão de mucosa. Redução do tempo de fonação (normalmente maior que 20 segundos) e limitações em volume apontam para pouco fechamento glótico. Pode ser necessário pedir uma sustentação de vogal para aclarar um tremor ou alguma outra irregularidade. O clínico deve desenvolver uma impressão diagnóstica baseado no conteúdo da história e na avaliação da voz antes de qualquer visualização da laringe. Discrepâncias entre o diagnóstico preliminar e os achados laringoscópicos devem servir de aviso de que a avaliação não está completa. Um exame de fibra óptica flexível que não revele nenhuma patologia de mucosa quando as qualidades da voz sugerem não é uma situação clínica rara. Melhor do que firmar um diagnóstico vago e não-específico – "laringite crônica" e "refluxo" são os favoritos atualmente – o médico deve progredir em direção a um exame com um endoscópio rígido, estroboscopia, e até mesmo técnicas mais especializadas para resolver a discrepância.

A bem conhecida escala Grau, Energia Vocal, Controle Fonorrespiratório, Astenia e Tensão (Grade, Roughness, Breathiness, Asthenia, and Strain, GRBAS) (47) e, mais recentemente, Avaliação da Voz Consenso Auditivo-Perceptual (Consensus Auditory- Perceptual of Voice, CAPE V) (48) representam um esforço para sistematizar a terminologia usada para a avaliação qualitativa da voz. Esta serve mais a um propósito descritivo que a um propósito diagnóstico. Embora ela não seja essencial para a rotina clínica, é útil para focar a avaliação e para a entrevista de avaliação de ganhos e eficácia clínica.

A laringe pode ser diretamente examinada de diversas maneiras. O venerável espelho laríngeo tem a vantagem da resolução nítida óptica e da fidelidade da cor, mas, na prática, não permite a gravação do exame e a ocasional dificuldade na realização do exame. O laringoscópio flexível de fibra óptica está disponível em quase todos os consultórios dos otorrinolaringologistas e é o meio mais certo de visualização das pregas vocais. Somente um paciente muito especial achará o exame intolerável. O laringoscópio flexível de fibra óptica também perturba menos a dinâmica laríngea normal, permitindo a visualização da laringe enquanto o paciente fala, uma possibilidade que faz do laringoscópio flexível o meio preferido de avaliação, pelos especialistas em distúrbios neurológicos (ver Capítulo 15). Os achados típicos da disfonia espasmódica, tremor e outras doenças, podem mudar ou desaparecer quando a língua é puxada para fora para o uso do laringoscópio perioral. Similarmente, a dinâmica glótica em casos de paralisia, ou paresia de pregas vocais, pode ser mais bem avaliada quando sem a tração da língua. Todavia, por causa da dependência das fibras ópticas, o laringoscópio flexível de fibra óptica é opticamente inferior a todos os outros meios de exame da laringe, incluindo o espelho, e ele não será capaz de revelar pequenas lesões de mucosa. Agora existem *designs* que convertem o sinal óptico para informação digital na ponta do endoscópio (chamado de *chip tip* artifício), que agindo sobre as fibras ópticas melhora a imagem. O endoscópio rígido que transmite a imagem para o visor através de uma haste de vidro, oferece qualidades ópticas de alta resolução, porém necessita de maior habilidade técnica, similar à requerida para empunhar um espelho laríngeo. Como resultado, ele é um meio superior de avaliação de lesões de massa e outros aspectos anatômicos, ao contrário de anormalidades dinâmicas.

A limitada percepção de profundidade comum à todas as técnicas de exames em consultório tendem a obscurecer a natureza tridimensional da função laríngea, como vimos com a movimentação grosseira das pregas vocais e o fechamento glótico. Esforços para extrapolar isto e fazer um cuidadoso exame, nem sempre se mostraram confiáveis e podem levar à confusões diagnósticas significativas. O endoscopista deve sempre manter esta limitação em mente.

O estroboscópio usa uma fonte de luz pulsátil para criar a ilusão da contínua oscilação, em câmara lenta, da mucosa. A luz pulsa em uma freqüência muito pouco diferente daquela do ciclo glótico, gerando uma série de imagens estacionárias da prega vocal, em pontos diferentes, mas muito próximos, através dos ciclos glóticos, essas imagens estacionárias são fundidas numa seqüência aparentemente fluída e contínua pelo olho do examinador. O efeito do estroboscópio depende do tempo apropriado de pulsão da luz com relação à freqüência fonatória e ele é mais confiável quando a oscilação da prega vocal é periódica. Já foi visto que a aperiodicidade é um importante componente da disfonia. Se esta aperiodicidade for grave, ela tende a comprometer o tempo da luz estroboscópica e também a qualidade do exame. Apesar dessa limitação, o estroboscópio é o único meio prático e rotineiro na clínica de se obter imagens da oscilação da mucosa e a melhor – talvez a única – forma de edentificar anormalidades da flexibilidade da mucosa. Ele é como se fosse o único instrumento poderoso de diagnóstico na maioria dos casos de disfonia, especialmente para os casos relacionados com os distúrbios da vibração da mucosa (p. ex., cicatrizes e sulcos).

Estroboscópio é freqüentemente considerado sinônimo do endoscópio rígido com gravação de vídeo. Na verdade, pela virtude de sua excelência óptica, um endoscópio rígido é um veículo ideal para um exame com estroboscópio. Embora seja possível executar uma estroboscopia com um laringoscópio flexível, a qualidade da imagem obtida será inferior àquela com um endoscópio perioral rígido. Em todas as laringoscopias executadas em consultório, mas especialmente com estroboscopia, a gravação em vídeo é importante para a documentação e para realçar o poder do diagnóstico do exame. Revendo tanto a velocidade normal quanto a reduzida podem ser revelados os aspectos da patologia não vistos no exame inicial, mesmo que ele tenha sido meticuloso e sem pressa. A gravação de vídeo é essencial para a comparação através do tempo de forma exata e capaz de revelar os acertos das intervenções clínicas.

Esse texto fez uma revisão apenas nas ferramentas mais comuns, entre aquelas que são possíveis, para o acesso às funções laríngeas. Muitas mais são possíveis para completar o cerne da avaliação, consistindo da história, da avaliação perceptual e do acesso laringoscópico. Entre esses meios existem os meios adicionais de imagens de pregas vocais como a fotografia de alta velocidade, videoquimografia, e, mais recentemente, a tomografia computadorizada em 3 dimensões. A eletroglotografia e a fotoglotografia permitem o acesso ao fechamento e à abertura glótica, respectivamente, e, ainda, um sem-número de medidas acústicas e aerodinâmicas permitem uma frutífera observação da dinâmica e da eficiência fonatória. O leitor buscando por mais e profundos conhecimentos sobre a avaliação instrumental da laringe deverá referir-se aos inúmeros trabalhos estandardizados (49,50).

CONCLUSÃO

Um entendimento dos aspectos anatômicos e processos fisiológicos envolvidos na fonação é intrincadamente ligado à prática da laringologia. Muitos avanços clínicos das últimas décadas foram baseados em avanços correspondentes nessas áreas, e este mesmo corpo de conhecimento forma a base de uma prática clínica efetiva aos distúrbios da voz. As ferramentas mais importantes para a avaliação de rotina dos elementos anatômicos e fisiológicos para a produção da voz são comumente possíveis de serem adquiridas, e o otolaringologista deve usá-las para revelar o problema e planejar uma intervenção clínica apropriada. A laringologia moderna, e particularmente a cirurgia laríngea, tornou-se um empenho funcional. O cerne do problema não é mais, simplesmente, extirpar a patologia – é restaurar a fisiologia normal da fonação. Para que isto suceda, é necessário que o clínico entenda as ciências básicas laríngeas através de um esforço para transformar cada novo desenvolvimento e descoberta nesses campos em mais um forte componente da reabilitação da voz.

PONTOS IMPORTANTES

- A estrutura da laringe é constituída de 4 cartilagens principais. A tireóidea envolve os tecidos moles da laringe. A cricóidea é a base da laringe e é um importante elemento estrutural da via aérea. As aritenóideas servem para traduzir os vetores de força de todos os músculos intrínsecos da laringe, exceto o cricotireóideo no movimento das pregas vocais.

- O músculo tireoaritenóideo, o cricoaritenóideo lateral e os músculos interaritenóideos são os principais adutores das pregas vocais. Os músculos cricoaritenóideos posteriores são os únicos abdutores. Os músculos cricotireóideos alongam as pregas vocais pela torção efetiva na junção cricotireóidea.

- O corpo aritenóideo desloca-se ântero-medialmente conforme é direcionado para o fechamento e póstero-lateralmente direcionando-se para a abertura. A adução e abdução da prega vocal é assim um movimento tridimensional: a adução é medial e inferior e a abdução é lateral e superior.

- Os nervos laríngeos recorrentes são as fontes principais de inervação motora para todos os músculos intrínsecos da laringe, exceto o cricotireóideo, e a inervação sensorial abaixo da glote. Os nervos laríngeos superiores são as fontes principais de inervação motora do músculo cricotireóideo e da inervação sensorial acima da glote.

- A margem medial da prega vocal consiste do epitélio cobrindo uma matriz em camadas de proteínas fibrosas, conhecidas como lâmina própria com propriedades únicas biofísicas essenciais para a alta-velocidade da oscilação da prega vocal necessária para a fonação.

- A lâmina própria superficial da prega vocal é uma camada anatômica distinta, mais do que um espaço virtual, como o nome "espaço de Reinke" indica. Ele é, em geral, intimamente relacionado com a patologia da mucosa da prega vocal e seu rompimento leva à disfonia pós-operatória.

Continua

- A laringe descende durante o desenvolvimento humano de maneira que a via aérea e a passagem da deglutição não ficam mais separadas. A capacitação para a fonação complexa vem assim ao preço de um aumento do risco de sufocação e aspiração.
- A laringe funciona como a fonte de som para a voz. A oscilação das estruturas da prega vocal induzidas pela exalação de ar cria mudanças cíclicas na pressão do ar percebida como som.
- A altura ou a intensidade do som é a principal correlação perceptual da amplitude da onda de pressão do ar, gerada principalmente pelas mudanças na pressão do ar exalado. O *pitch* é a principal correlação perceptual da freqüência da onda de pressão, gerada principalmente por mudanças em massa e tensão das pregas vocais.

A avaliação das disfunções da voz consiste da história, incluindo uma caracterização da demanda vocal individual e elementos comportamentais contribuindo para a disfunção da voz; a avaliação perceptual da voz e laringoscopia.

- A estroboscopia é a única técnica que permite uma imagem clínica de rotina da oscilação da prega vocal, e como resultado ela é o instrumento de diagnóstico mais importante em muitos casos de disfonia.
- A disfonia resulta de rompimentos da fisiologia fonatória. Para o tratamento da disfonia ser mais efetivo deverá focalizar a restauração da fisiologia normal, mais do que extirpação de uma lesão específica ou a alteração da anatomia da laringe.

REFERÊNCIAS

1. Vilkman EA, Pitkanen R, Suominen H. Observations on the structure and the biomechanics of the cricothyroid articulation. *Acta Otolaryngol (Stockholm)* 1987;103:117-126.
2. Wang RC. Three-dimensional analysis of cricoarytenoid joint motion. *Laryngoscope* 1998;108(Suppl 86):1-17.
3. Hong KH, Jung KS. Arytenoid appearance and vertical height difference between the paralyzed and innervated vocal folds. *Laryngoscope* 2001;111:227-232.
4. Yumoto E, Nakano K, Hyodo M. Three dimensional endoscopic images of vocal fold paralysis by computed tomography. *Arch Otolaryngol Head Neck Surg* 1999;125:883-890.
5. Paulsen FP, Rudert HH, Tillman BN. New insights into the pathomechanism of postintubation arytenoid subluxation. *Anesthesiology* 1999;91:659-666.
6. Paulsen FP, Jungman K, Tillmann BN. The cricoarytenoid joint capsule and its relevance to endotracheal intubation. *Anesth Analg* 2000;90:180-185.
7. Sanders I, Bai-Lian W, Liancai M, et al. The innervation of the human larynx. *Arch Otolaryngol Head Neck Surg* 1993;119:934-939.
8. Sanders I, Bei-Lian W, Liancai M, et al. The innervation of the human posterior cricoarytenoid muscle: Evidence for at least two neuromuscular compartments. *Laryngoscope* 1994;104:880-884.
9. Sanders I, Han Y, Surinder R, et al. Human vocalis contains distinct superior and inferior subcompartments: Possible candidates for the two masses of vocal fold vibration. *Ann Otol Rhinol Laryngol* 1998;107:826-833.
10. Sanders I. The microanatomy of vocal fold musculature. In: Rubin JS, Sataloff RT, Korovin GS, eds. *Diagnosis and Treatment of Voice Disorders*, 2nd ed. Clifton Park, NY: Delmar Learning, 2003:48-68.
11. Sciote JJ, Morris TJ, Brandon CA, et al. Unloaded shortening velocity and myosin heavy chain variations in human laryngeal muscle fibers. *Ann Otol Rhinol Laryngol* 2002;111:120-127.
12. Han Y, Wang J, Fischman DA, et al. Slow tonic muscle fibers in the thyroarytenoid muscles of the human vocal fold: A possible specialization for speech. *Anat Rec* 1999;256:146-157.
13. Arnold GE. Physiology and pathology of the cricothyroid muscle. *Laryngoscope* 1961;71:687-753.
14. Harrison DFN. *The anatomy and physiology of the mammalian larynx*. Cambridge: Cambridge University Press, 1995.
15. Cernea CR, Ferraz AR, Nishio S, et al. Surgical anatomy of the external branch of the superior laryngeal nerve. *Head Neck* 1992;14:380-383.
16. Kierner AC, Aigner M, Burian M. The external branch of the superior laryngeal nerve: Its topographical anatomy as related to surgery of the neck. *Arch Otolaryngol Head Neck Surg* 1998;124:301-303.
17. Gray SW, Skandalakis JE, Akin IT. Embryological considerations of thyroid surgery: developmental anatomy of the thyroid, parathyroids and the recurrent nerve. *Am Surg* 1976;42:621-628.
18. Wu B, Sanders I, Mu L, et al. The human communicating nerve: An extension of the external superior laryngeal nerve that innervates the vocal fold. *Arch Otolaryngol Head Neck Surg* 1994;120:1321-1328.
19. Maranillo E, Leon X, Quer M, et al. Is the external laryngeal nerve an exclusively motor nerve? The cricothyroid connection branch. *Laryngoscope* 2003;113:525-529.
20. Mu L, Sanders I, Wu BL, et al. The intramuscular innervation of the human interarytenoid muscle. *Laryngoscope* 1994;104:33-39.
21. Li Y, Sanders I, Biller HF. Axons enter the human posterior cricoarytenoid muscle from the superior direction. *Arch Otolaryngol Head Neck Surg* 1995;121:754-757.
22. Hirano M, Sato K. *Histologic color atlas of the human larynx*. San Diego: Singular, 1993.
23. Gray SD. Cellular physiology of the vocal folds. *Otolaryngol Clin North Am* 2000;33:679-697.
24. Titze IR. *Principles of voice production*. Iowa City: National Center for Voice and Speech, 2000.
25. Hartnick CJ, Rehbar R, Prasad V. Development and maturation of the pediatric human vocal fold lamina propria. *Laryngoscope* 2005;115:4-15.
26. Hirano M, Sato K, Nakashima T. Fibroblasts in geriatric vocal fold mucosa. *Acta Otolaryngol* 2000;120:336-340.
27. Hirano M, Kurita S, Sakaguchi. Aging of the vibratory tissue of human vocal folds. *Acta Otolaryngol* 1989;107:428-433.
28. Sato K, Hirano M. Age-related changes of the macula flava of the human vocal fold. *Ann Otol Rhinol Laryngol* 1995;104:839-844.
29. Ximenes Filho JA, Hiroshi Tsuji D, Saldiva do Nascimento PH, et al. Histologic changes in human vocal folds correlated with aging: A histomorphometric study. *Ann Otol Rhinol Laryngol* 2003;112:894-898.

30. Sato K, Hirano M, Nakashima T. Age-related changes of collagenous fibers in the human vocal fold mucosa. *Ann Otol Rhinol Laryngol* 2002;111:15-20.
31. Linville SE. *Vocal aging.* San Diego: Singular, 2001.
32. Negus VE. *The comparative anatomy and physiology of the larynx.* London: Wm Heinemann, 1949.
33. Bradley RM. Sensory receptors of the larynx. *Am J Med* 2000;108(4A):47S-50S.
34. Aviv JE, Martin JH, Keen MS, et al. Air pulse quantification of supraglottic and pharyngeal sensation: a new technique. *Ann Otol Rhinol Laryngol* 1993;102:777-780.
35. Sasaki GT. Development of laryngeal function: etiologic significance in the sudden infant death syndrome. *Laryngoscope* 1979;89:73-75.
36. Hellost JJ, Minton SD, Book LS. Gastroesophageal reflux in the "near miss" sudden infant death syndrome. *J Pediatr* 1978;92:73-75.
37. Sant'Ambrogio FB, Matthew OP, Clark W, et al. Laryngeal influences on breathing pattern and posterior cricoarytenoid muscle activity. *J Appl Physiol* 1985;58:1298-1304.
38. Kuna ST, Day RA, Insalaco G, et al. Posterior cricoarytenoid activity in normal adults during involuntary and voluntary hyperventilation. *J Appl Physiol* 1991;70:1377-1385.
39. Sant'Ambrogio G, Matthew O, Fisher IT, et al. Laryngeal receptors responding to transmural pressure, airflow and local muscle activity. *Respir Physiol* 1983;54:317-330.
40. Gautier H, Remmers JE, Bartlett D. Control of the duration of exhalation. *Respir Physiol* 1973;18:205-221.
41. Scherer RC. Laryngeal function during phonation. In: Rubin JS, Sataloff RT; Korovin GS, eds. *Diagnosis and treatment of voice disorders*, 2nd ed. Clifton Park, NY: Delmar Learning, 2003:27-40.
42. Bunch M. *Dynamics of the singing voice*, 4th ed. Vienna: Springer, 1997.
43. Van den Berg J. Myoelastic-aerodynamic theory of voice production. *J Speech Hearing Res* 1958;1:227-244.
44. Jacobson GA, Johnson A, Grywalski C, et al. The Voice Handicap Index (VHI): development and validation. *Am J Speech Lang Pathol* 1997;6:66-70.
45. Hogikyan ND, Sethuraman G. Validation of an instrument to measure voice-related quality of life. *J Voice* 1999;13:557-569.
46. Rosen CA, Lee AS, Osborne h et al. Development and validation of the voice handicap index-10. *Laryngoscope* 2004;114:1549-1556.
47. Imaizumi S. Acoustic measure of roughness in pathological voice. *J Phonetics* 1986;14:457-462.
48. American Speech-Language-Hearing Association Special Interest Division 3, Voice and Voice Disorders. Consensus auditory perceptual evaluation of voice (CAPE-V). 2003. http://www.asha.org (accessed 08/07/05).
49. Baken RJ, Orlikoff RF *Clinical measurement of speech and voice*, 2nd ed. San Diego: Singular, 2000.
50. Hirano M, Bless DM. *Videostroboscopic examination of the larynx.* San Diego: Singular, 1993.

CAPÍTULO 12

Laringite

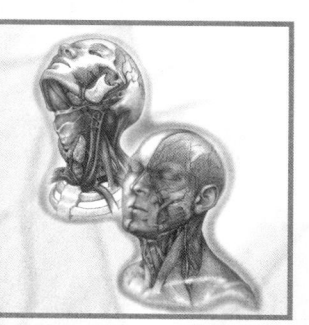

Sumeer K. Gupta • Gregory N. Postma • Jamie A. Koufman

Laringite, termo freqüentemente usado de forma incorreta como sinônimo de rouquidão, refere-se a qualquer processo inflamatório agudo ou crônico, infeccioso ou não-infeccioso, localizado ou sistêmico que comprometa a laringe. A apresentação clínica da laringite depende da sua causa, da quantidade de edema tecidual, da região da laringe comprometida primariamente e da idade do paciente. Os pacientes com laringite podem-se apresentar com 1 ou mais sintomas: disfonia, odinofonia, disfagia, odinofagia, tosse, dispnéia ou estridor. Uma compreensão de que o carcinoma da laringe freqüentemente se apresenta com sintomas semelhantes é central para a avaliação da laringite. O diagnóstico é baseado na história e no exame da laringe, mas às vezes exige testes diagnósticos especiais, como culturas, exames de sangue, testes cutâneos, monitoramento do pH, biopsias ou radiografias (Tabela 12.1).

Laringite em crianças será considerada em um capítulo diferente. Laringite em adultos é geralmente menos séria do que em crianças, porque é maior e capaz de acomodar um edema sem obstruir tão facilmente. Embora haja muitas causas infecciosas, auto-imunes e inflamatórias da laringite (Tabela 12.2), laringite no adulto é mais comumente causada por uma infecção respiratória viral superior, fumo ou refluxo faringolaríngeo (RFL) (1).

LARINGITE INFECCIOSA

Laringite Viral

Laringite infecciosa em adultos é mais comumente associada à infecção respiratória viral superior. Os pacientes apresentam-se com uma síndrome viral generalizada e uma disfonia que é caracterizada por interrupções da voz, afonia episódica, e um abaixamento do *pitch* vocal. Rinovírus são os agentes causadores mais comuns. Tosse e dor de garganta são vistas freqüentemente com laringite infecciosa.

Caracteristicamente a mucosa da prega vocal está eritematosa e edematosa. A doença é autolimitada e é tratada com umidificação, repouso vocal, hidratação, cessação do fumo, supressores da tosse e expectorantes. Antibióticos são indicados apenas para a infecção bacteriana secundária. Durante o período de laringite aguda, as pregas vocais estão edemaciadas e o uso intenso da voz pode muitas vezes levar à lesão vocal; assim, o uso reduzido da voz ou repouso vocal é extremamente importante.

Laringite Bacteriana

Supraglotite, também denominada epiglotite aguda, é manifestada por febre, dor de garganta, voz abafada, odinofagia e dispnéia. O diagnóstico é feito pela observação da supraglote edemaciada e avermelhada através de laringoscopia por fibra óptica ou pela detecção de uma supraglote edemaciada (sinal da impressão digital) em radiografia lateral padrão do pescoço. O exame por laringoscopia de fibra óptica é claramente superior a uma radiografia lateral do pescoço. As questões de segurança da via aérea e onde estes procedimentos são feitos devem ser cuidadosamente consideradas. Uma vez que a vacinação contra *Haemophilus influenzae* tipo B se tornou parte da imunização das crianças, a incidência da epiglotite aguda diminuiu dramaticamente; entretanto, por razões desconhecidas, a incidência em adultos pode estar aumentando (2).

Haemophilus influenzae é o organismo mais comum, mas *Streptococcus pneumoniae*, *Staphylococcus aureus*, estreptococos β-hemolíticos e *Klebsiella pneumoniae* também têm sido identificados como organismos causadores. Os pacientes com sintomas graves da via aérea como dispnéia, estridor grave ou cianose necessitam o estabelecimento imediato de uma via aérea. O tratamento dos casos menos graves com tratamento clínico, observação estrita e exames de fibra óptica seriados demonstrou reduzir o número de pacientes que necessitam de intervenção na via aérea, sem aumentar

TABELA 12.1 — DIAGNÓSTICO
LARINGITE

História
- Início gradual ou súbito
- Estridor
- Infecção respiratória superior ou "azia" associada
- Duração, cronicidade dos sintomas
- Sintomas progressivos ou intermitentes

Exame
- Ouvir a voz, respiração
- Laringoscopia indireta com espelho
- Avaliação fibroscópica
- Estudos radiográficos
- Testes cutâneos
- Testes laboratoriais
- Biopsia

as taxas de mortalidade (2,3). Os pacientes cujos sintomas progridem rapidamente ao longo de menos de 24 horas ou apresentam-se com babação estão em mais alto risco de comprometimento da via aérea exigindo intervenção. O tratamento clínico inclui umidificação, hidratação, corticosteróides e antibióticos intravenosos (2,3).

Abscesso epiglótico é uma complicação incomum da supraglotite e ocorre mais comumente em adultos que em crianças. Abscessos epiglóticos geralmente ocorrem no lado lingual da epiglote e podem ser diagnosticados por visualização direta ou avaliação com tomografia computadorizada. O tratamento envolve manejo operatório imediato da via aérea seguido por drenagem.

TABELA 12.2
LARINGITE EM ADULTOS

Laringite infecciosa
- Viral – comumente *rhinovirus*, parainfluenza; raramente citomegalovírus, papilomavírus, vírus herpes simplex
- Bacteriana – *Haemophilus influenzae*, estreptococos, estafilococos, *Klebsiella*
- Fúngica – cândida, *aspergillus*, coccidiodomicose, blastomicose
- Mycobacterium
- Protozoótica – rara leishmaniose, criptosporidiose

Doenças sistêmicas causando laringite
- Granulomatose de Wegener
- Artrite reumatóide
- Amiloidose
- Policondrite recidivante
- Lúpus eritematoso sistêmico
- Sarcoidose
- Epidermólise bolhosa
- Penfigóide cicatricial

Laringite reativa em adultos
- Refluxo faringolaríngeo
- Fumo
- Abuso da voz
- Esteróides inalados
- Exposição a inalados – Freon, formaldeído, solventes
- Angioedema
- Alergia

Laringite Fúngica

Laringite fúngica, especialmente no paciente que é imunocompetente, é muitas vezes despercebida e diagnosticada erradamente porque geralmente simula leucoplasia clínica e histologicamente. O organismo causador geralmente é cândida ou menos comumente *blastomyces*, histoplasma, *aspergillus* ou *coccidioides* (4). Clinicamente estas infecções freqüentemente se parecem com leucoplasia e histologicamente com hiperplasia pseudo-epiteliomatosa. Colorações específicas para fungos, como colorações com ácido periódico Schiff (PAS), são necessárias para demonstrar as pseudo-hifas e esporos no meio da atipia reativa e hiperceratose vistas em colorações com hematoxilina e eosina (H&E). Os pacientes com resposta imune sistêmica diminuída (p. ex., diabetes, medicação imunossupressiva, deficiências nutricionais, vírus de imunodeficiência humana [HIV], leucemia linfocítica crônica) e aqueles com resposta imune local diminuída (p. ex., radioterapia prévia, corticosteróides inalados, RFL, fumo) devem ser considerados como suscetíveis à infecção fúngica laríngea. O tratamento das infecções não-invasivas geralmente envolve um antifúngico oral como fluconazol, itraconazol ou voriconazol, bem como a eliminação de fatores predisponentes (4).

Histoplasmose

A histoplasmose é uma doença micótica sistêmica causada por *Histoplasma capsulatum*, e pode comprometer a laringe com granulomas superficiais nodulares que podem ulcerar-se e tornar-se dolorosos (Fig. 12.1). O exame histológico revela tecido de granulação composto de células plasmáticas; macrófagos contendo os organismos; e células gigantes, que podem ser confundidas com carcinoma ou tuberculose. O diagnóstico é feito pelo teste de fixação de complemento e pela cultura do organismo.

Anfotericina B é o tratamento de escolha. Estenose da laringe pode desenvolver-se quando uma ulceração extensa levar à condrite. Neste caso, excisão a *laser* ou traqueotomia podem ser necessárias para proporcionar uma via aérea adequada.

Blastomicose

A blastomicose norte-americana é uma infecção pulmonar crônica comum no sudeste dos Estados Unidos e é causada pelo fungo *Blastomyces dermatitidis*.

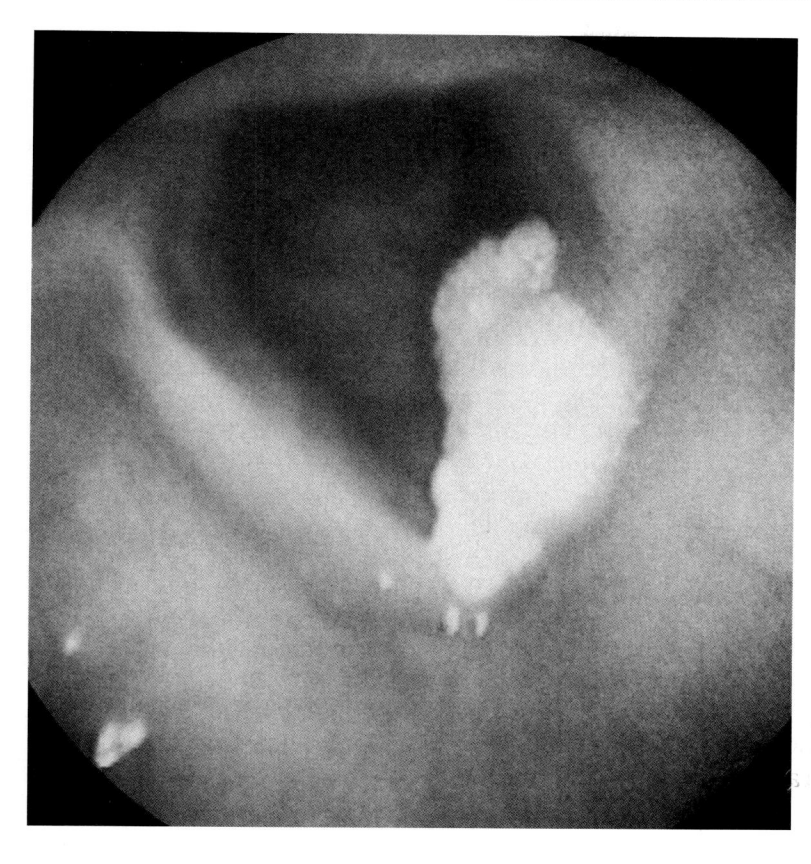

Figura 12.1

Histoplasmose da laringe pode estar presente com lesões exofíticas superficiais nodulares, as quais podem ulcerar-se e tornar-se dolorosas. O diagnóstico é feito pelo teste de fixação de complemento e cultura.

O organismo produz pequenas lesões granulares vermelhas da mucosa laríngea, as quais podem progredir para abscessos e ulcerações dolorosos. Ao exame histológico, observa-se hiperplasia pseudo-epitelial. Casos de erro de diagnóstico resultando da similaridade dos achados histológicos, com H&E, com carcinoma de células escamosas foram descritos (5). A forma levedural PAS-positiva deste fungo dimórfico, com células de paredes espessas com brotamentos de base larga, pode ser vista na região dos microabscessos. O tratamento é a longo prazo com anfotericina B, cetoconazol ou itraconazol.

Tuberculose

Laringite tuberculosa é a doença granulomatosa mais comum da laringe e é muitas vezes associada a tuberculose pulmonar ativa, embora tenha havido um número crescente de relatos de lesões laríngeas isoladas apresentando-se como laringite inespecífica sem pericondrite ou doença pulmonar cavitária. Hoje, nos países desenvolvidos, a tuberculose é vista mais freqüentemente como uma seqüela da infecção pelo HIV; em um ambiente de asilo; e em populações de imigração a partir de áreas endêmicas como Índia, China, sudeste da Europa e África subsaariana. Os pacientes apresentam-se com sintomas de disfonia, odinofagia, dispnéia e odinofonia. Obstrução respiratória pode desenvolver-se nas fases avançadas da doença. Queixas sistêmicas de febre, suores noturnos e perda de peso são comuns.

O exame da laringe pode revelar mucosa difusamente edematosa e hiperêmica comprometendo o terço posterior da laringe ou lesões exofíticas granulares, que podem assemelhar-se a carcinoma. O diagnóstico é feito pela demonstração dos organismos por esfregaço e cultura. Culturas são críticas para guiar a terapia por causa das taxas crescentes de resistência micobacteriana a drogas (6). Se a laringite tuberculosa não for tratada, pode desenvolver estenose, exigindo traqueotomia.

Sífilis

A laringe pode ser comprometida durante os estádios mais avançados da sífilis. Pápulas eritematosas difusas, edema e úlceras que simulam carcinoma, juntamente com linfadenopatia, são vistas durante o estádio secundário. Estas podem desaparecer espontaneamente dentro de várias semanas. Formação de goma durante o estádio terciário leva a fibrose, condrite e estenose. Testes sorológicos para sífilis são diagnósticos. Penicilina é o tratamento de escolha.

Hanseníase (Lepra)

Laringite causada por *Mycobacterium leprae* é rara nos Estados Unidos, mas é mais comum na África e na parte sul do subcontinente indiano. Ela mais comumente afeta a laringe supraglótica e o paciente apresenta-se com uma voz abafada, odinofagia e tosse. A laringoscopia revela uma supraglote edematosa, nodular, com ulceração. O diagnóstico é feito por biopsia, que revela um infiltrado de células inflamatórias crônicas com células espumosas que contêm o bacilo M. leprae. Esfregaços nasais para o organismo intracelular podem ser diagnósticos. Tratamento de combinação a longo prazo com rifampicina e dapsona está indicado. Traqueotomia pode ser necessária se houver desenvolvimento de estenose.

Escleroma

Escleroma é uma infecção progressiva crônica causada por Klebsiella rhinoscleromatis. Ele é endêmico na África do Norte e na Central, Egito, América Central e do Sul, e Europa Oriental. Compromete principalmente a cavidade nasal, mas pode comprometer a laringofaringe. A doença tem 3 estádios clínicos que se superpõem. O estádio catarral é caracterizado por rinorréia purulenta, com formação de crostas nasais e obstrução, seguido pelo estádio granulomatoso, no qual granulomas nodulares se formam dentro do trato respiratório superior. A subglote é comprometida mais comumente. O estádio final esclerótico é manifestado sob a forma de fibrose e formação de cicatriz. Disfonia e obstrução respiratória podem desenvolver-se durante o estádio esclerótico, mas isto geralmente leva muitos anos (7).

O diagnóstico é feito pelo isolamento do organismo dos tecidos ou por estudos imunoistoquímicos. Histologicamente, são vistos histiócitos vacuolados espumosos (células de Mikulicz) e células plasmáticas degeneradas (corpúsculos de Russell). O tratamento é com tetraciclina, fluoroquinolonas ou clofazimina. Ressecção endoscópica a *laser* e traqueotomia podem ser necessárias.

Hospedeiro Imunocomprometido

Pacientes com sistema imune comprometido pela síndrome de imunodeficiência adquirida, por imunossupressão para transplante, por quimioterapia ou terapia com corticosteróide crônica estão em risco de desenvolver uma variedade de infecções oportunistas e malignidades laríngeas, incluindo sarcoma de Kaposi, linfoma não-Hodgkin e carcinoma de células escamosas.

Os pacientes que estão imunossuprimidos podem apresentar-se com sintomas e achados físicos compatíveis com laringite aguda ou crônica. Infecções oportunistas freqüentemente simulam laringite inespecífica e carcinoma (8). Deixar de melhorar rapidamente com terapia empírica deve levar à laringoscopia direta precoce e biopsia nesta população de pacientes. Um alto índice de suspeição de infecções oportunistas e malignidades laríngeas deve ser mantido ao tratar o paciente que é imunocomprometido.

DOENÇAS INFLAMATÓRIAS SISTÊMICAS QUE CAUSAM LARINGITE

Granulomatose de Wegener

A granulomatose de Wegener é uma doença sistêmica caracterizada por granulomas necrosantes com vasculite comprometendo o trato respiratório e os rins. Comprometimento laríngeo (25%) é muito menos comum que comprometimento nasal (90%). Wegener pode inicialmente se assemelhar à laringite aguda, mas pode progredir para o eventual desenvolvimento de úlceras granulomatosas dentro da laringe. Comprometimento subglótico é um problema difícil de enfrentar. Tratamentos cirúrgicos incluindo dilatação mecânica subglótica, com ou sem injeção intratraqueal de glicocorticóides; aplicação tópica de mitomicina C; e laserterapia demonstraram variável sucesso (9). A progressão pode levar à obstrução da via aérea, exigindo traqueotomia e eventual laringotraqueoplastia seguindo-se a tratamento clínico. O diagnóstico é baseado nos achados histológicos de granulomas necrosantes e vasculite. O teste de auto-anticorpo citoplasmático antineutrófilos (c-ANCA) é altamente específico (90%) para granulomatose de Wegener. Os tratamento clínicos incluem ciclofosfamida, corticosteróides, metotrexato e azatioprina.

Artrite Reumatóide

A artrite reumatóide é uma doença auto-imune relativamente comum que envolve inflamação do tecido sinovial. Comprometimento laríngeo é descrito em 25% dos casos. Os sintomas são variáveis mas incluem *globus*, rouquidão, estridor e disfagia. Dois estádios de comprometimento laríngeo foram descritos. O 1º é uma fase ativa na qual a laringe é dolorosa e eritematosa. O 2º é uma fase crônica na qual a mucosa se mostra relativamente normal, mas a articulação cricoaritenóidea é anquilosada, nódulos submucosos podem ser encontrados nas pregas vocais verdadeiras, ou ambos. O tratamento sistêmico inclui corticosteróides ou outros agentes imunossupressores. Excisão cirúrgica é efetuada para nódulos reumatóides sintomáticos.

Amiloidose

A amiloidose é uma doença idiopática caracterizada pela deposição extracelular de proteína levando ao dano tecidual, com incidência máxima na quinta década. Ela freqüentemente se apresenta com achados laríngeos, mas pode apresentar-se como um componente da amiloidose sistêmica (10). Clinicamente, o tipo sistêmico de amiloidose pode ser dividido em 2 tipos: amiloidose primária, quando associada a discrasia de imunócitos, como mieloma múltiplo, ou amiloidose secundária, quando ocorre como resultado de uma condição inflamatória crônica subjacente, como artrite reumatóide, doença intestinal inflamatória ou tuberculose, ou com tumores de derivação não-imunocítica, como carcinoma de células renais ou doença de Hodgkin. Amiloidose laríngea ocorre como espessamento mucoso difuso, nódulos submucosos ou menos comumente como lesões polipóides. Os achados clínicos na laringoscopia são difíceis de distinguir de outras lesões laríngeas. O diagnóstico é feito pelo exame histopatológico de amostras de tecidos (10). Os pacientes geralmente são assintomáticos até que os depósitos comprometam as pregas vocais causando disfonia ou que eles estreitem criticamente a via aérea. A biopsia revela um material amorfo que se cora com vermelho Congo, com birrefringência característica verde-maçã à microscopia com luz polarizada. Os casos sintomáticos são tratados pela remoção endoscópica das lesões. Doença sistêmica é avaliada com estudos imunoeletroforéticos apropriados. Acompanhamento durante toda a vida é importante com esta condição em virtude da sua natureza crônica e recorrente.

Policondrite Recidivante

A policondrite recidivante é caracterizada por episódios de inflamação e fibrose com destruição da cartilagem das orelhas, nariz, laringe e árvore traqueobrônquica. Doença laríngea ocorre em mais da metade dos casos e é manifestada por disfonia, disfagia e dor de garganta. Comprometimento da via aérea leva à alta mortalidade vista com esta doença. A etiologia da policondrite recidivante é desconhecida, mas a patogenia parece ser uma reação imunológica ao colágeno tipo II. O diagnóstico é geralmente feito com achados clínicos unicamente, com diversos critérios sendo exigidos para o diagnóstico (11). O tratamento dos casos mais brandos inclui agentes antiinflamatórios não-esteróides, dapsona e colchicina. Corticosteróides e outras drogas imunossupressoras como metotrexato ou azatioprina são necessárias em casos mais graves (11). Traqueotomia pode ser necessária.

Lúpus Eritematoso Sistêmico

Lúpus eritematoso sistêmico pode produzir inflamação laríngea em até 1/3 dos pacientes. Os sintomas variam desde disfonia intermitente até obstrução da via aérea, mas disfonia e dispnéia são os sintomas laríngeos mais comuns. O exame pode revelar edema (particularmente da supraglote), ulceração ou mesmo paralisia de pregas vocais. A maioria dos pacientes responde facilmente à terapia com corticosteróide sistêmico.

Sarcoidose

A sarcoidose é uma doença granulomatosa multissistêmica de etiologia desconhecida. O diagnóstico é baseado na observação de granulomas não-caseosos e edema difuso pálido da supraglote e na exclusão de tuberculose, granulomatose de Wegener e doença fúngica. Os pacientes apresentam-se com disfonia e graus variados de obstrução da via aérea. As lesões geralmente se resolvem com o uso de corticosteróides sistêmicos e intralesionais. Cirurgia endoscópica, radioterapia com baixa dose e esteróides inalados foram usados como terapias alternativas (12). Traqueotomia é necessária raramente.

Epidermólise Bolhosa e Penfigóide Cicatricial

A epidermólise bolhosa e o penfigóide cicatricial representam doenças auto-imunes manifestadas pela formação de bolhas nas mucosas (13). As bolhas ou ulcerações curam-se pela formação de tecido cicatricial. Comprometimento da laringe é relativamente incomum mas pode resultar em disfonia e obstrução da via aérea. Os achados laríngeos incluem edema, mucosa cruenta, bolhas, úlceras, membranas e áreas de estenose na laringe e traquéia. Intubação deve ser evitada se possível porque a laringe parece ser particularmente sensível a trauma. Os pacientes podem necessitar uma traqueotomia apesar da terapia com corticosteróide e imunossupressores. Estenose pode ser tratada por técnicas endoscópicas uma vez que a doença primária esteja sob controle.

LARINGITE INFLAMATÓRIA

Refluxo Laringofaríngeo

De todas as causas de laringite não-infecciosa em adultos, RFL é provavelmente a mais comum. Foi estimado que o refluxo afeta 50 milhões de americanos e que até 50% dos pacientes com queixas laríngeas tenham refluxo como fator causal ou exacerbador (1,14).

RFL pode ser associado a um padrão de laringite aguda, crônica ou intermitente. RFL foi implicado no desenvolvimento de granulomas de pregas vocais, estenose laríngea, laringospasmo recorrente, *globus* faríngeo, disfagia cervical, asma, carcinoma da laringe e tosse crônica (15,16). A mais alta associação relatada (92%) é com estenose subglótica (1).

Os gastroenterologistas consideram os pacientes com refluxo que não relatam sintomas gastrointestinais como sendo refluidores atípicos, mas de fato eles são bastante típicos dos pacientes encontrados em uma clínica de otorrinolaringologia. RFL é subdiagnosticado e subtratado porque os seus sinais, sintomas e mecanismos são diferentes daqueles vistos em pacientes de gastroenterologia, que caracteristicamente têm azia, regurgitação e esofagite. Quando comparados com pacientes com esofagite, os pacientes com RFL, em comum, têm refluxo na posição ereta, clareamento de ácido esofágico normal e esofagoscopia normal (17). Conseqüentemente, os pacientes com RFL comumente se apresentam com sintomas de disfonia, tosse e dor de garganta freqüente, mas muitas vezes não relatam ter azia (Tabela 12.3).

O exame da laringe pode revelar uma variedade de achados. Laringite posterior demonstrando aritenóideas vermelhas com hipertrofia da mucosa interaritenóidea é vista comumente com RFL. Edema infraglótico é visto freqüentemente (Fig. 12.2). A laringe pode mostrar edema difuso, edema de Reinke, ou espessamento mucoso sem eritema importante, o que pode causar apagamento ventricular. Eritema difuso com mucosa granular, friável, e granulomas de processos vocais aritenóideos, com ou sem edema, e eritema laríngeo associado também são observados. Embora granulomas do processo vocal possam ser causados por abuso vocal e intubação endotraqueal, os dados disponíveis indicam que RFL desempenha um papel em muitos casos.

Monitoramento ambulatorial do pH durante 24 horas com duplo sensor constitui o atual padrão-ouro para o diagnóstico de RFL. O sensor distal é colocado 5 cm acima da junção do esfíncter inferior do esôfago (EIE) e o sensor proximal imediatamente acima do esfíncter superior do esôfago (ESE). Esta técnica é altamente sensível e específica para RFL e também delineia o padrão de refluxo de cada paciente, permitindo tratamento individualizado (18).

TABELA 12.3

COMPARAÇÃO DOS PACIENTES DE OTORRINOLARINGOLOGIA COM REFLUXO FARINGOLARÍNGICO (RFL) E PACIENTES DE GASTROENTEROLOGIA COM REFLUXO GASTROESOFÁGICO (RGE)

	RFL	RGE
Sintomas respiratórios	Sim	Não
Azia	Incomum	Sim
Disfonia	Sim	Não
Remoção de ácido esofágica	Normal	Retardada
Boa proteção da mucosa	Não	Sim
Refluxo ereto	Freqüente	Às vezes
Refluxo supino	Às vezes	Freqüente

O tratamento do RFL inclui fazer modificação da dieta e do estilo de vida e tomar medicação anti-refluxo, como inibidores da bomba de prótons (IBP), bloqueadores H_2 da histamina, ou ambos. IBPs são a mais eficaz medicação disponível anti-refluxo. Com bloqueadores H_2, o tratamento falha em pelo menos um terço dos pacientes com RFL (1). Falhas com IBPs ocorrem menos comumente e muitas vezes são resultado de posologia inadequada, má obediência ou má cronologia de administração da droga. Em alguns pacientes, é necessário tratar com ambos, um IBP e um antagonista H_2 (16). Freqüentemente, a administração é ajustada efetuando-se o monitoramento ambulatorial do pH enquanto o paciente está tomando medicação (os chamados testes de eficácia das drogas). Dentro de 2 a 3 meses de tratamento, a maioria dos pacientes relata

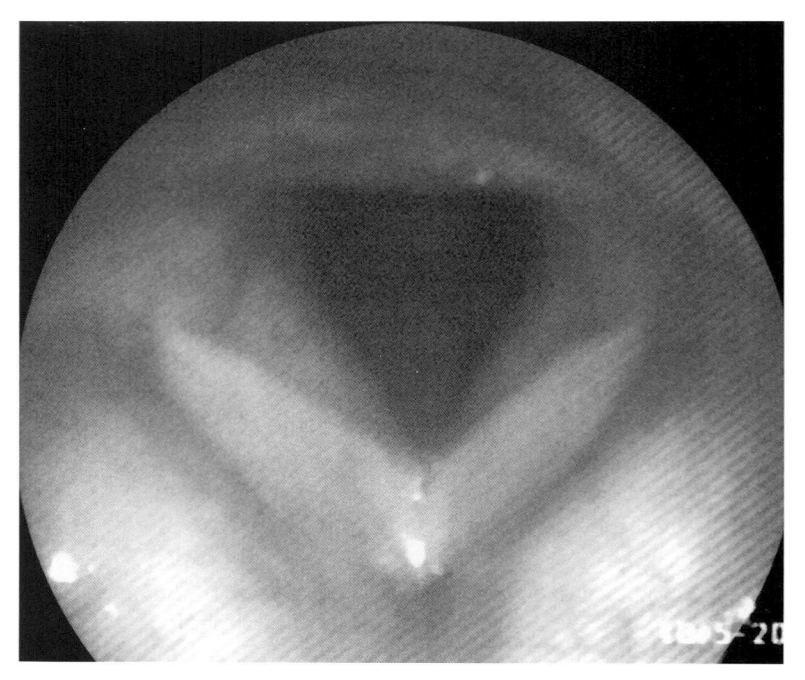

Figura 12.2

Pseudo-sulco vocal é um achado variável em pacientes com refluxo laringofaríngeo. Diferentemente de um sulco verdadeiro, que é localizado dentro da prega vocal verdadeira, um "pseudo-sulcus" é localizado entre as pregas vocais verdadeiras e o intumescimento, induzido pelo refluxo, da subglote.

melhora sintomática importante; entretanto, podem levar 6 meses ou mais para os achados laríngeos do RFL se resolverem. Normalmente os sintomas melhoram antes de ocorrerem achados laríngeos objetivos (19). Alguns pacientes podem necessitar diminuição gradativa prolongada da medicação, tratamento crônico ou ambos (16,19). Pacientes que não se beneficiam com a terapia clínica anti-refluxo podem necessitar tratamento cirúrgico do refluxo (20).

As modificações do estilo de vida para minimizar RFL incluem evitar refeições gordurosas, álcool, fumo e ingestão oral dentro de 2 horas antes de repousar deitado ou de dormir; elevação da cabeceira também é indicada. Alguns estudos mostraram que as modificações do estilo de vida melhoram os sintomas de refluxo tão bem quanto a terapia com IBP (21).

Laringite Traumática

Laringite traumática é comumente causada por abuso vocal, mas também pode resultar de tosse persistente, disfonia de tensão muscular ou lesão endolaríngea direta. Esses pacientes apresentam-se com vários graus de disfonia e odinofonia. A mucosa das pregas vocais verdadeiras está hiperêmica por vasos dilatados na superfície da prega vocal. Desenvolve-se edema dentro do espaço de Reinke, e pode ocorrer hemorragia submucosa. Esta forma de laringite é autolimitada e regride dentro de alguns dias quando tratada com conservação da voz e umidificação.

Lesão Térmica

Laringite como resultado de lesão térmica da laringe é bem reconhecida. Os pacientes relatam disfonia, odinofagia e odinofonia. Exposição da laringe a vapor, fumaça ou líquidos e alimentos muito quentes (particularmente de microondas) leva a edema e eritema supraglóticos. É mais comum em crianças. Edema da laringe como resultado do abuso de *crack* também pode apresentar-se de modo semelhante. O tratamento dessas lesões é com umidificação, corticosteróides e observação da via aérea ou intubação se a laringe estiver gravemente edematosa.

Angioedema

Angioedema adquirido é uma reação inflamatória caracterizada por dilatação vascular e permeabilidade vascular aumentada. Pode ser causado por uma variedade de substâncias e é potencialmente ameaçador à vida se a laringe for comprometida. Os agentes etiológicos incluem certas medicações (particularmente inibidores da enzima conversora de angiotensina ou ECA), alimentos, picadas de insetos, transfusões e infecções (22). Não é considerada uma reação alérgica mediada por imuno-globulina E (IgE); é um acúmulo de bradicinina. O tratamento deve ser agressivo. Oxigênio suplementar, epinefrina, corticosteróides, anti-histamínicos e aminofilina são os fundamentos da terapia; entretanto, angioedema relacionado com inibidor da ECA não é considerado mediado por IgE, e esses pacientes, portanto, podem ser refratários a esta terapia. Se houver desenvolvimento de obstrução da via aérea, pode ser necessária intubação ou traqueotomia.

Angioedema hereditário é uma deficiência autossômica dominante de inibidor da C1 esterase que leva a ataques recorrentes de edema mucocutâneo. O diagnóstico é baseado principalmente na história, embora o agente ofensor possa não ser facilmente aparente. Os pacientes apresentam-se com edema de início rápido que pode comprometer face, cavidade oral, orofaringe ou laringe.

O pré-tratamento crônico do angioedema hereditário com danazol parece elevar os níveis de inibidor de C1 esterase funcional e pode ajudar a prevenir episódios recorrentes. Eventos agudos ou profilaxia antes de procedimentos cirúrgicos são tratados com reposição de inibidor de C1 esterase.

Laringite Alérgica

Inflamação da laringe mediada por alergia é uma condição comum, mas a prevalência exata é controvertida. Ela pode ser responsável por sintomas de disfonias crônica e recorrente em alguns pacientes (23,24). A avaliação quanto a laringite alérgica começa com uma história cuidadosa, anotando-se as exposições ambientais específicas ou crônicas ou a associação dos sintomas a certos alimentos (24).

O exame pode revelar edema da laringe e mucosa polipóide. Achados associados de "olhos pretos alérgicos", um sulco acima da ponta nasal, mucosa nasal "pastosa" ou pólipos nasais também podem sugerir uma etiologia atópica. As substâncias desencadeadoras mais comuns são inseticidas, fenol, compostos derivados de petróleo, formaldeído, e uma variedade de alergênios ambientais comuns (24). A testagem diagnóstica pode incluir uma avaliação padrão de alergia (teste cutâneo ou RAST [teste de radioalergossorvente]); teste de desafio com os agentes desencadeadores suspeitados forneceram resultados duvidosos (25). Causas mais comuns de laringite, como RFL, devem ser excluídas antes de prosseguir para um diagnóstico de laringite alérgica primária.

O tratamento envolve principalmente evitar o agente incitador e o uso judicioso de anti-histamínicos, esteróides e imunoterapia. Medidas de tratamento adjuntivas podem incluir otimização da higiene vocal com hidratação e terapia da voz para evitar comportamentos compensadores patológicos.

Laringite de Radiação

Radioterapia para malignidades laríngeas pode resultar em um paciente com disfonia, disfagia, dor ou *globus* faríngeo. O exame pode revelar uma laringe edemaciada e eritematosa com exsudato e crostas. O tratamento envolve hidratação, umidificação e supressão de ácido, com esteróides e antibióticos ocasionalmente. Os sintomas regridem gradualmente depois do tratamento. O diagnóstico diferencial deve incluir câncer recorrente, RFL, radionecrose e hipotireoidismo.

Esteróides Inalados

Metade dos pacientes que recebem corticosteróides inalados observam alguns sintomas adversos laríngeos. Não está claro por que uma preparação esteróide antiinflamatória causaria inflamação na via aérea superior; entretanto, a substância portadora e o fluxo turbulento podem desempenhar um papel. Os sintomas variam entre odinofagia, disfonia, disfagia e globus. A laringoscopia muitas vezes revela inflamação difusa, leucoplasia, infecção por cândida ou dilatação de vasos sanguíneos. A sintomatologia parece ser relacionada com a dose mas não se afeta com o uso de um espaçador (26,27).

DEFESAS IMUNOLÓGICAS DA MUCOSA LARÍNGEA

A laringe historicamente foi vista como desprovida de função imune. Entretanto, pesquisa recente mostrou uma arquitetura complexa de células imunologicamente ativas, com a mucosa laríngea apresentando uma forte barreira de imunidade inata e adquirida. Abaixo de uma camada de mucinas residem células epiteliais que expressam complexo principal de histocompatibilidade (MHC) I e II bem como MHC não-clássico. O epitélio contém muitas células imunes, incluindo células T citotóxicas (CD8), as quais são importantes para o controle de infecções virais e imunovigilância. A lâmina própria contém células T auxiliares (CD4). Localizadas em cada lado da membrana basal há células dendríticas ou células apresentadoras de antígeno. Estudos de como as defesas imunológicas responde a insultos como refluxo, tabaco e patógenos devem conduzir a maior compreensão das doenças inflamatórias da laringe (28,29).

PONTOS IMPORTANTES

- Laringite não é um sinônimo de rouquidão; designa uma condição inflamatória da laringe, mais comumente edema de pregas vocais.
- Uma compreensão de que o carcinoma da laringe freqüentemente se apresenta com sintomas semelhantes é central para a avaliação de laringite.
- Em adultos, as causas mais comuns de laringite são infecção respiratória superior e RFL.
- RFL pode causar disfonia, tosse, pigarrear freqüente, ou uma sensação de *globus* em crianças e adultos; entretanto, os pacientes com laringite de refluxo freqüentemente não relatam sentir azia ou regurgitação.
- Laringite traumática é usualmente autolimitada e é mais bem tratada conservadoramente com repouso vocal, hidratação e umidificação.
- Angioedema afetando a laringe exige tratamento agressivo visando à supressão da resposta inflamatória.
- A incidência de tuberculose laríngea está aumentando, e ela deve ser fortemente considerada em pacientes com laringite e sintomas sistêmicos, em pacientes que são imunossuprimidos, ou em pacientes que imigraram a partir de áreas endêmicas.
- Pacientes com laringite que são imunocomprometidos devem ser submetidos a acompanhamento estreito. Falha do tratamento empírico exige biopsia e culturas apropriadas.
- Laringite de radiação deve ser diferenciada de câncer recorrente, RFL, radionecrose e hipotireoidismo.
- A laringe possui uma arquitetura complexa e organizada de células imunologicamente ativas, com a mucosa laríngea apresentando uma forte barreira de imunidade inata e adquirida. Seu estudo continuado deve levar à maior compreensão das doenças inflamatórias da laringe.

REFERÊNCIAS

1. Koufman JA. The otolaryngologic manifestations of gastroesophageal reflux disease (GERD): a clinical investigation of 225 patients using ambulatory 24-hour pH monitoring and an experimental investigation of the role of acid and pepsin in the development of laryngeal injury. *Laryngoscope* 1991;101(Suppl 53):1-78.
2. Berger G, Landau T, Berger S, et al. The rising incidence of adult acute epiglottitis and epiglottis abscess. *Am J Otol* 2003;24:374-383.
3. Nakamura H, Tanaka H, Matsuda A, et al. Acute epiglottitis: a review of 80 patients. *J Laryngol Otol* 2001;115(1):31-34.
4. Mehanna H, Kuo T, Chaplin h et al. Fungal laryngitis in immunocompetent patients. *J Laryngol Otol* 2004;118:379-381.
5. Hanson JM, Spector G, El-Mofty SK. Laryngeal blastomycosis: a commonly missed diagnosis. Report of two cases and review of the literature. *Ann Otol Rhinol Laryngol* 2000;109(3):281-286.
6. Lee KC, Schechter G. Tuberculous infections of the head and neck. *Ear Nose Throat* 1995;74:395-399.
7. Fajardo-Dolci G, Chavolla R, Lamadrid-Bautista E, et al. Laryngeal scleroma. *J Otolaryngol* 1999 Aug.;28(4):229-231.
8. Postma GN. Laryngeal manifestations of AIDS. *Curr Opin Otolaryngol Head Neck Surg* 1997;5:112-116.
9. Langford CA, Sneller MC, Hallahan CW, et al. Clinical features and therapeutic management of subglottic stenosis in patients with Wegner's granulomatosis. *Arthritis Rheum* 1996;39:1754-1760.
10. Pribitkin E, Friedman O, O'Hara B, et al. Amyloidosis of the upper aerodigestive tract. *Laryngoscope* 2003;113:2095-2101.

11. Letko E, Zafirakis P, Baltatzis S, *et al*. Relapsing polychondritis: A clinical review. *Semin Arthritis Rheum* 2002 June;31(6):384-395.
12. Dean CM, Sataloff RT, Hawkshaw MJ, *et al*. Laryngeal sarcoidosis. *J Voice* 2002 June; 16(2):283-288.
13. Liu RM, Papsin BC, de Jong AL. Epidermolysis bullosa of the head and neck: a case report of laryngotracheal involvement and 10-year review of cases at the Hospital for Sick Children. *J Otolaryngol* 1999 Apr.;28(2):76-82.
14. Koufman JA, Amin MR, Panetti M. Prevalence of reflux in 113 consecutive patients with laryngeal and voice disorders. *Otolaryngol Head Neck Surg* 2000;123:385-388.
15. Hanson DG, Kamel PL, Kahrilas PJ. Outcomes of antireflux therapy for the treatment of chronic laryngitis. *Ann Otol Rhinol Laryngol* 1995;104:550-555.
16. Koufman J, Aviv J, Casiano R, Shaw G. Laryngopharyngeal reflux: Position statement of the Committee on Speech, Voice and Swallowing Disorders of the American Academy of OtolaryngologyHead and Neck Surgery. *Otolaryngol Head Neck Surg* 2002 July;127:32-35.
17. Postma GN, Tomek MS, Belafsky PC, *et al*. Esophageal motor function in laryngopharyngeal reflux is superior to that of classic gastroesophageal reflux disease. *Ann Otol Rhinol Laryngol* 2001;110(12):1114-1116.
18. Johnson P, Koufman J, Nowak L, *et al*. Ambulatory 24-hour double probe pH monitoring: the importance of manometry. *Laryngoscope* 2001;111:1970-1974.
19. DelGaudio JM, Waring P. Empiric esomeprazole in the treatment of laryngopharyngeal reflux. *Laryngoscope* 2003;113:598-601.
20. Westcott CJ, Hopkins MB, Bach KK, *et al*. Fundoplication for laryngopharyngeal reflux. *J Am Cool Surg* 2004;199(1):23-30.
21. Steward D, Wilson K, Kelly D, *et al*. Proton pump inhibitor therapy for chronic laryngo-pharyngitis: A randomized placebo control trial. *Otolaryngol Head Neck Surg* 2004;13:342-350.
22. Chiu AG, Newkirk KA, Davidson BJ, *et al*. Angiotensin-converting enzyme inhibitor-induced angioedema: a multicenter review and an algorithm for airway management. Ann *Otol Rhinol Laryngol* 2001 Sept.;110(9):834-840.
23. Dixon HS. Allergy and laryngeal disease. *Otolaryngol Allergy* 1992;25:229-250.
24. Perkner JJ, Fennelly KP, Balkissoon R, *et al*. Irritant-associated vocal cord dysfunction. *J Occup Environ Med* 1998 Feb.;40(2):136-143.
25. Reidy PM, Dworkin JP, Krouse JH. Laryngeal effects of antigen stimulation challenge with perennial allergen Dermatophagoides pteronyssinus. *Otolaryngol Head Neck Surg* 2003 Apr.;128(4):455-462.
26. Roland NJ, Bhalla RK, Earis J. The local side effects of inhaled corticosteroids: current understanding and review of the literature. *Chest* 2004 July;126(l):213-219.
27. Mirza N, Schwartz S, Antin-Ozerkis D. Laryngeal findings in users of combination corticosteroid and bronchodilator therapy. *Laryngoscope* 2004;114:1566-1569.
28. Rees LE, Ayoub O, Haverson K, *et al*. Differential major histocompatibility complex class II locus expression on human laryngeal epithelium. *Clin Exp Immunol* 2003 Dec.;134(3):497-502.
29. Johnston N, Bulmer D, Gill GA, *et al*. Cell biology of laryngeal epithelial defenses in health and disease: further studies. *Ann Otol Rhinol Laryngol* 2003 June;112(6):481-491.

CAPÍTULO 13

Lesões Benignas das Pregas Vocais e Fonomicrocirurgia

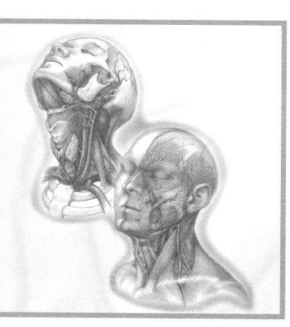

Clark A. Rosen

Lesões benignas das pregas vocais são uma causa comum de disfonia. Seu diagnóstico e o tratamento subseqüente podem ser uma questão complexa e importante de qualidade de vida para os indivíduos que sofrem deste conjunto de afecções. A capacidade de se comunicar sem disfonia é importante para a população em geral, por razões ocupacionais e sociais. Em porcentagem cada vez maior, as ocupações no mundo são dependentes de voz e comunicação, em oposição a dependentes de trabalho físico; assim, é vital ter a capacidade de usar a voz durante todo o dia de uma maneira clara, eficiente, sem perda da voz ou sem causar atenção negativa indevida por causa de disfonia (1).

O princípio de tratamento dominante no acompanhamento de pacientes com lesões benignas das pregas vocais é a avaliação e a melhora do estado funcional do paciente com relação a uma capacidade de se comunicar com a voz. Muitas maneiras existem de melhorar o estado funcional da voz, incluindo o tratamento de condições clínicas associadas, terapia da voz e cirurgia. Ao longo das últimas décadas, uma forma especializada de microcirurgia da laringe foi evoluída – a fonomicrocirurgia. Os princípios e conceitos deste tipo de cirurgia são apresentados abaixo.

LESÕES EPITELIAIS BENIGNAS DA PREGA VOCAL

Anormalidades epiteliais das pregas vocais resultando em disfonia são causadas por processos infecciosos (fúngicos), ceratose do epitélio, crescimento papilomatoso do epitélio ou degeneração maligna do epitélio. Infecções, papilomatose e cânceres do epitélio da prega vocal são cobertos em outros capítulos (Capítulo 12 deste Volume, Capítulo 10 do Volume III e Capítulos 49 e 50 do Volume IV). As anormalidades epiteliais não-malignas podem ser agrupadas na categoria de ceratose. Ceratose inclui lesões brancas (leucoplasia) e vermelhas (eritroplasia) das pregas vocais. Os termos "leucoplasia" e "eritroplasia" são descritivos, apenas, e não têm valor prognóstico. O principal interesse das lesões ceratóticas das pregas vocais é o potencial destas lesões de se transformarem de um processo benigno para um processo maligno. Os fatores etiológicos claros para a formação destas lesões e do potencial para a sua transformação subseqüente não estão claros. Irritação pela fumaça do tabaco foi implicada. Além disso, abuso vocal e irritação por ácido gástrico refluído (doença do refluxo laringofaríngeo) também foram escrutinados e associados a lesões ceratóticas das pregas vocais.

O diagnóstico e o tratamento das lesões ceratóticas incluem uma avaliação diagnóstica cuidadosa incluindo microlaringoscopia com ampliação de grande aumento e biopsia para excluir uma infecção fúngica ou um processo maligno. Isto é mais bem feito usando-se os princípios e condutas da fonomicrocirurgia, especificamente cirurgia de microrretalhos, para remover a lesão ceratótica da prega vocal de uma maneira controlada, conservadora, subepitelial e orientada (ver abaixo). Depois que um diagnóstico definitivo foi feito, o tratamento inclui a remoção dos agentes etiológicos mais comuns, exposição à fumaça de tabaco, doença de refluxo faringolaríngeo e abuso vocal (Capítulos 12 e 16 deste Volume e Capítulo 20 do Volume I).

Abuso vocal pode ser relacionado com o padrão fonatório do paciente e com a excessiva colisão das pregas vocais e com as forças de impacto criadas para tentar compensar a insuficiência glótica. A insuficiência glótica pode ser causada por atrofia, paralisia, paresia ou cicatrização das pregas vocais. Até que a insuficiência glótica subjacente seja atacada com um procedimento de aumento (laringoplastia de medialização ou aumento por injeção na prega vocal), a atividade ceratótica persistirá e recidivará em seguida à excisão. Freqüentemente, a insuficiência glótica não é reconhecida e resulta em ceratose recorrente após a excisão cirúrgica.

Observação estreita e fotodocumentação das lesões ceratóticas são essenciais para cuidado e tratamento a longo prazo dos pacientes com esta doença.

Uma vez que processos infecciosos e malignos tenham sido excluídos, os pacientes podem ser observados no consultório com exames seriados e especialmente ajudados com o recurso da fotodocumentação para monitorar qualquer alteração específica na natureza da(s) lesão(ões) ceratótica(s). Se o paciente não tiver limitação funcional importante a partir da ceratose e a lesão for estável, nada indica repetir a remoção cirúrgica. Existem relatos do uso de várias medicações quimioprofiláticas (p. ex., compostos à base de ácido retinóico) no tratamento destas lesões "pré-malignas". A morbidade destes protocolos de tratamento, no entanto, é maior do que a própria doença, e assim pode não ser uma opção viável. Qualquer alteração individualizada na natureza, tamanho ou localização da ceratose provoca uma excisão cirúrgica da lesão(ões) ceratótica(s) para a revisão histopatológica (2).

LESÕES BENIGNAS DA LÂMINA PRÓPRIA DA PREGA VOCAL

Lesões da Prega Vocal Mediomembranosa

A lâmina própria da prega vocal é um componente-chave da vibração da prega vocal e, assim, a qualidade da voz depende das propriedades elásticas da lâmina própria. A lâmina própria freqüentemente é lesada por trauma direto, como cirurgia, radioterapia ou impacto de colisão repetida, associado à fonação (abuso vocal). A maioria das lesões de prega vocal causadas por trauma ocorre por lesão repetida da lâmina própria da prega vocal. A maioria destas lesões, de fato, encontra-se no espaço subepitelial, mas também podem ocorrer próximas ao ligamento vocal. Estas lesões, que tipicamente ocorrem na prega vocal mediomembranosa, são freqüentemente bilaterais. Esta região da prega vocal foi chamada "zona de colisão", em virtude do conceito teórico de colisão ou forças de impacto máximas às pregas vocais resultando na sua formação (3).

As lesões benignas do meio da prega vocal não podem ser definidas pela morfologia e estroboscopia isoladamente. Grande dificuldade na discussão e no tratamento destas lesões origina-se da falta de nomenclatura aceita para definir as lesões. Isto resultou em grande confusão e falta de clareza a respeito de etiologia, diagnóstico e tratamento. Sem termos sido capazes de definir claramente as lesões distintas dentro do grupo maior das lesões benignas da lâmina própria das pregas vocais, foi impossível avaliar os métodos e a eficácia do tratamento. Com este objetivo, um movimento recente foi feito para implementar um paradigma claramente definido de nomenclatura das lesões das pregas vocais (4). Este esquema de classificação define 7 lesões benignas da prega vocal média: (a) nódulos vocais; (b) pólipo de prega vocal; (c) cisto de prega vocal – subepitelial; (d) cisto de prega vocal – ligamentar; (e) massa fibrosa – subepitelial; (f) massa fibrosa – ligamentar; e (g) lesão reativa de prega vocal. A última, uma lesão superficial com boas características vibratórias à estroboscopia, sempre ocorre em resposta a uma lesão contralateral (pólipo de prega vocal, massa fibrosa de prega vocal, cisto de prega vocal). Delineada abaixo está uma breve descrição de cada uma destas lesões de prega vocal baseada no seu aspecto morfológico, padrão estroboscópico, resposta à terapia da voz e achados intra-operatórios.

1. **Nódulos de prega vocal** são sempre bilaterais e bastante simétricos. Seu padrão estroboscópico mostra-se normal ou mostra redução mínima da atividade em onda da mucosa durante a estroboscopia. Estas lesões tipicamente se reduzem em tamanho ou desaparecem em resposta à modificação comportamental do uso da voz (terapia da voz ou repouso vocal).

2. **Pólipos de prega vocal** podem ser lesões unilaterais ou bilaterais e são tipicamente exofíticas que freqüentemente são claras em aspecto ou associadas a hemorragia de prega vocal e cheias de sangue (pólipo hemorrágico). Estas lesões têm redução mínima da atividade vibratória em onda da mucosa à estroboscopia e tipicamente não se alteram em tamanho em resposta à terapia da voz. Intra-operatoriamente, estas lesões são compostas de material não-organizado gelatinoso no espaço subepitelial.

3. **Cistos de prega vocal** podem ser unilaterais ou bilaterais e localizados no ligamento ou no espaço subepitelial. Praticamente, o espaço subepitelial é definido como a região imediatamente abaixo do epitélio da prega vocal (parte superficial da lâmina própria). Se a patologia da prega vocal (cisto ou massa fibrosa) é aderente à superfície inferior do microrretalho quando ele é elevado, ela está localizada no espaço subepitelial. Se a patologia é localizada "profunda" ao microrretalho em seguida à cordotomia, ela (cisto ou massa fibrosa) é classificada como uma lesão ligamentar. Um cisto de prega vocal não responde à terapia da voz e, dependendo da localização (subepitelial ou ligamentar) e tamanho, o padrão à estroboscopia é minimamente prejudicado ou significativamente prejudicado. O achado intra-operatório em um cisto de prega vocal é a presença de uma lesão com uma cápsula distinta.

4. **Massa fibrosa da prega vocal** é uma lesão que pode ser unilateral ou bilateral e pode ser localizada na área subepitelial ou ligamentar. Estas lesões não respondem à terapia da voz e induzem um

comprometimento importante na atividade em onda da mucosa durante a estroboscopia. Intra-operatoriamente, a lesão é vista como uma lesão não-encapsulada cinzenta fibrosa, não-organizada, na prega vocal mediomembranosa, na região subepitelial ou ligamentar. Estas lesões têm muitas vezes extensões finas do "material fibroso", estendendo-se anterior ou posteriormente na direção da comissura anterior ou do processo vocal, respectivamente.

O diagnóstico definitivo da maioria das lesões benignas mediomembranosas da lâmina própria exige uma avaliação após a resolução de quaisquer processos inflamatórios agudos, estroboscopia, resposta à terapia vocal e possivelmente achados intra-operatórios. A abordagem de tratamento para estas lesões é bastante padronizada, dado que a maioria dos pacientes deve receber tratamento não-cirúrgico para estas lesões, que consiste em terapia clínica para as condições clínicas co-mórbidas (p. ex., alergias, refluxo) e terapia comportamental da voz consistindo em terapia da voz ou repouso da voz (Capítulo 16). Na sessão de avaliação inicial e depois de terapia clínica não-cirúrgica máxima, a avaliação do paciente deve incluir medidas funcionais e estroboscopia (Capítulo 11). A decisão de proceder à cirurgia, que é altamente individualizada, deve ser baseada nas necessidades e demandas funcionais de qualidade de voz do paciente, após modalidades máximas de tratamento não-cirúrgico. Depois que a terapia não-cirúrgica conservadora foi implementada, deve ser perguntado ao paciente: "Você pode fazer o que necessita com a voz no momento presente?" Se o paciente ainda tiver limitações funcionais importantes com a voz, então é razoável uma discussão a respeito do tratamento cirúrgico das lesões de prega vocal.

Outra vantagem do sistema de nomenclatura das pregas vocais acima descrito é que estas lesões têm diferentes implicações prognósticas e podem ser úteis no aconselhamento ao paciente a respeito do curso clínico e do resultado de tratamento previstos. Em geral, os pacientes com patologia subepitelial têm uma probabilidade maior de excelente recuperação da prega vocal que os pacientes com doença dentro do ligamento e, similarmente, os pacientes com nódulos de prega vocal, lesão reativa e pólipo de prega vocal têm um melhor prognóstico de um alto grau de recuperação vocal após o tratamento que aqueles com cisto e massa fibrosa de prega vocal (5).

Cicatriz de Prega Vocal e Sulco Vocal

Cicatriz de prega vocal e sulco vocal são anormalidades graves da lâmina própria da prega vocal que resultam em má função vibratória da prega vocal (perda de visco-elasticidade) e muitas vezes insuficiência glótica. A primeira é uma característica típica da cicatriz de prega vocal e do sulco vocal, e a última é dependente da natureza da patologia da prega vocal. Por razões que não estão claras, alguns pacientes com cicatriz de prega vocal desenvolvem uma forma de patologia de depósito da prega vocal na qual a lâmina própria normal é substancialmente substituída por tecido cicatricial espesso, fibroso, que pode equivaler ao tamanho normal da lâmina própria ou mesmo expandir o tamanho da prega vocal. A teoria por trás desta forma de cicatriz da prega vocal é que ela ocorre quando os pacientes repetidamente sofrem hemorragia dentro da prega vocal, resultando em deposição seriada de tecido cicatricial, que eventualmente substitui e até mesmo expande a lâmina própria. Outros pacientes com cicatriz de prega vocal e todos os pacientes com sulco vocal têm um efeito oposto: a lâmina própria é reduzida ou perdida durante a formação do processo de doença, sem qualquer substituição subseqüente, absolutamente. Isto resulta em uma perda da função vibratória e uma mudança no tamanho e dimensão da prega vocal. Estas ocorrências patológicas causam insuficiência glótica. Pesquisa limitada procurou a etiologia da cicatriz de prega vocal e do sulco vocal. Relatos clínicos, no entanto, indicam que a maioria dos pacientes com estes distúrbios tem uma história de abuso vocal repetido (fonotrauma). Há também uma crença de que o sulco vocal pode ocorrer como deformidade congênita. Estes pacientes têm um choro que soa anormal e fonação anormal do nascimento em diante e, tipicamente, têm uma forma muito grave de sulco vocal. Os variados graus e tipos de deformação que o sulco vocal pode apresentar foram descritos como uma deformidade de sulco vocal tipo I, tipo II ou tipo III (6).

O tratamento da cicatriz de prega vocal e do sulco vocal pode ter sucesso, dependendo da motivação e demandas de voz do paciente e da qualidade da terapia vocal e cirurgias disponíveis (7). Tal como no tratamento de todos os distúrbios benignos da voz, tratamento não-cirúrgico para cicatriz de corda vocal e sulco vocal deve ser implementado primeiro. Isto envolve o tratamento de problemas clínicos co-mórbidos, terapia da voz, e às vezes terapia de voz por meio de canto. Subseqüentemente a estas opções de tratamento, se ainda houver limitações funcionais importantes, o paciente pode ser um candidato ao tratamento cirúrgico para cicatriz de prega vocal ou sulco vocal. As condutas cirúrgicas para esta afecção são focalizadas na limitação funcional específica (qualidade da voz vs. volume ou fadiga vogal) e no problema fisiopatológico dominante. Para os pacientes com problemas de fadiga e volume vocais, e problemas importantes correlatos de insuficiência glótica, uma forma de procedimento de aumento de prega vocal (injeção em prega vocal ou laringoplastia de medialização) é útil. Para os pacientes com cicatriz de prega vocal ou sulco vocal e disfonia grave sem qualquer problema de incompetência glótica, procedimentos cirúrgicos que se dirigem às características vibratórias ou elásticas da lâmina própria estão indicados. Estes procedimentos incluem implantação direta de gordura dentro da prega vocal por uma conduta de microrretalho ou minitireotomia de Gray, injeção de colágeno dentro da lâmina própria, ou a técnica de fatiamento da mucosa de Pontes (8-10). Implantação direta de gordura dentro da lâmina própria no caso de cicatriz de prega vocal e de sulco vocal é uma cirurgia tecnicamente exigente e difícil. Quando bem-sucedido, no entanto, o material do enxerto de gordura fornece excelente característica vibratória à prega vocal lesada. A injeção superficial na prega vocal de materiais à base de colágeno é presentemente limitada pela dificuldade técnica para depositar o material na área de cicatriz ou no sulco vocal e pelos materiais à base de colágeno atualmente disponíveis (11). No futuro, diferentes materiais que equivalham mais apropriadamente às proteínas nativas da matriz extracelular poderão ficar disponíveis para melhorar esta abordagem de tratamento.

A técnica de fatiamento da mucosa de Pontes envolve uma tentativa de reorganizar as linhas de tensão em toda a lâmina própria de prega vocal gravemente cicatricial e danificada, fazendo-se múltiplas fatias mucosas paralelas de variados comprimentos. Esta técnica não foi amplamente utilizada. Também está relatado que a recuperação desta cirurgia é prolongada, e que os pacientes devem ser avisados de que um período de tempo de 9 a 12 meses é necessário para a melhora da voz.

Lesões Diversas de Pregas Vocais
Lesões Reumáticas das Pregas Vocais

As lesões reumáticas das pregas vocais envolvem um processo inflamatório e fibrótico ocorrendo dentro da prega vocal, associado a várias doenças reumáticas como artrite reumatóide. Estas lesões, que ocorrem profundamente dentro da lâmina própria, tipicamente em torno do ligamento vocal, causam disfonia grave em virtude da rigidez da prega vocal, do tamanho alterado e da natureza infiltrativa da lesão(ões). Estas lesões devem ser diferenciadas das lesões mediomembranosas de pregas vocais tipicamente benignas, como pólipo de prega vocal, cisto e massa fibrosa. Os pacientes podem-se apresentar com uma lesão reumática da prega vocal sem diagnóstico prévio da sua condição reumática. Assim, é importante que os pacientes façam uma avaliação reumatológica e tratamento antes da excisão cirúrgica das lesões de prega vocal quando uma condição reumática é suspeitada. Certas drogas de reumatologia podem promover depósitos reumáticos dentro das pregas vocais, dado que elas têm uma propensão a causar formação de nódulos reumáticos em outras partes do corpo. Colaboração com o reumatologista do paciente é essencial para proporcionar tratamento ótimo para esta condição. Terapia vocal e cirúrgica devem começar depois que o paciente foi tratado de modo máximo da condição reumática.

Granuloma de Prega Vocal

O termo granuloma de prega vocal (também conhecido como úlcera de contato de prega vocal) é um nome errado, dado que esta condição é uma massa inflamatória originada da inflamação e irritação crônicas do pericôndrio da cartilagem aritenóidea. Não é uma doença granulomatosa conforme definido pela histopatologia, como sarcoidose ou tuberculose. Os granulomas de prega vocal ocorrem tipicamente próximos ou no processo vocal da cartilagem aritenóidea e podem ser subdivididos em 2 grupos: relacionados com intubação e não-relacionados com intubação. O primeiro, que ocorre após intubação endotraqueal, é caracterizado pela resolução rápida da lesão uma vez todos os agentes ofensores sejam removidos ou eliminados (p. ex., intubação endotraqueal, refluxo faringolaríngeo e abuso vocal ou tosse crônica). Os pacientes com granuloma de prega vocal relacionado com intubação, tipicamente, podem ser tratados conservadoramente e, ao longo de vários meses, suas lesões resolver-se-ão espontaneamente. Os pacientes com um granuloma que não é relacionado com intubação são tipicamente mais difíceis de tratar. Estes pacientes necessitam uma avaliação detalhada a partir de uma perspectiva de competência glótica, refluxo laríngeo e comportamento vocal, porque estas condições são as causas mais comuns de um granuloma de prega vocal que não é relacionado com intubação. Cirurgia deve ser reservada até que todas as condições clínicas co-mórbidas associadas (alergia e doença de refluxo faringolaríngeo) e questões apropriadas de uso da voz tenham sido lidadas, a menos que exista uma preocupação de malignidade. Quando a cirurgia é efetuada para granulomas de prega vocal, o cirurgião deve-se lembrar de que qualquer irritação adicional do pericôndrio aritenóideo subjacente resultará em um granuloma de prega vocal recorrente. Assim, granuloma de prega vocal deve ser removido usando-se uma conduta que envolva um mínimo trauma ao pericôndrio subjacente da cartilagem aritenóidea (ver Fonomicrocirurgia, a seguir).

Lesões Vasculares das Pregas Vocais

Lesões vasculares anormais das pregas vocais são vasos sanguíneos subepiteliais que foram chamados "ectasias vasculares" ou "lagos venosos" da prega vocal (3,8).

Estas lesões, que são caracterizadas como tendo um curso transverso dentro da prega vocal, são muitas vezes associadas a lesões de prega vocal e fonotrauma passado ou presente. Não está claro se estas lesões ocorrem por causa das lesões de prega vocal ou vice-versa. A maioria dos pacientes com ectasias vasculares da prega vocal não necessita de tratamento cirúrgico, a não ser que eles tenham uma história documentada de hemorragia da prega vocal ou que a lesão seja localizada ao longo do bordo de choque da prega vocal e o clínico tenha uma suspeita de índice elevado de que esta lesão é extremamente suscetível à hemorragia da prega vocal. Tratamento cirúrgico destas lesões deve ser feito com grande precisão e com excisão com lâmina fria ou fina, precisa, ablação a *laser* de CO_2 de baixa energia (3).

Edema de Reinke

Edema de Reinke das pregas vocais é uma condição crônica pouco compreendida envolvendo o desenvolvimento de um exsudato inflamatório gelatinoso dentro da camada superficial da lâmina própria, unilateral ou bilateral. Esta condição é mais comumente associada a tríade de doença do refluxo laringofaríngeo, abuso vocal e abuso de tabaco. Nem todos os pacientes com edema de Reinke têm todos os 3 fatores etiológicos presentes, mas tipicamente terão 2 destes 3 quando o edema de Reinke está presente. Edema de Reinke causa massa aumentada das pregas vocais, o que resulta em um abaixamento da altura da voz e uma diminuição na eficiência fonatória e na estabilidade da voz, resultando em freqüentes interrupções da voz, e voz rude e rascante (Capítulo 11). O tratamento do edema de Reinke deve, antes que tudo, envolver o tratamento dos fatores causais subjacentes (refluxo, fonotrauma e abuso de tabaco). Depois que estas condições foram atacadas, os pacientes podem ser tratados com uma conduta combinada de terapia da voz e cirurgia. A quantidade e a cronologia da terapia da voz com relação à cirurgia são controversas e devem ser estabelecidas caso a caso.

FONOMICROCIRURGIA DAS PREGAS VOCAIS

Visão Geral

A fonomicrocirurgia abrange uma variedade de operações que têm o objetivo principal de melhorar a qualidade da voz. Estas são operações eletivas que envolvem a remoção microcirúrgica com precisão de patologia benigna da prega vocal, mais freqüentemente da parte superficial da lâmina própria. Os procedimentos e princípios cirúrgicos são baseados na fisiologia da prega vocal, especificamente a teoria de cobertura-corpo, de Hirano, da vibração da prega vocal (Capítulo 11). Dada a importância da interação entre o epitélio e a área superficial da lâmina própria (cobertura) e a camada profunda da lâmina própria e músculo (corpo), a fonomicrocirurgia nasceu e evoluiu para perturbar minimamente a microarquitetura normal da prega vocal ao mesmo tempo removendo a patologia que induz disfonia. O objetivo dominante é limitar a dissecção a um plano tão superficial quanto possível e preservar maximamente o epitélio e a lâmina própria. O último princípio é importante para facilitar a cura primária da ferida *versus* a cura secundária da ferida. Admite-se que isto permite a recuperação funcional máxima (vibração da mucosa da prega vocal) subseqüente à cirurgia.

Considerações Pré-Fonomicrocirurgia

Fonomicrocirurgia é uma cirurgia eletiva e, assim, não deve ser posta pressão sobre o paciente para decidir prosseguir com a cirurgia. Os riscos e benefícios da cirurgia devem ser detalhados para o paciente e, mais importante, deve ser revista uma avaliação realística e completa das limitações e capacidades (fala e canto) funcionais vocais do paciente no momento presente. Freqüentemente, este processo de revisão deve ser feito ao longo de várias semanas e envolver o paciente, otorrinolaringologista, membros da família, especialista de fala-linguagem e possivelmente o especialista em voz para cantar. Quando todas as modalidades não-cirúrgicas de tratamento foram esgotadas e existem importantes limitações funcionais vocais, é apropriado prosseguir com fonomicrocirurgia.

Medidas pré-operatórias importantes antes da fonomicrocirurgia incluem evitar (a) medicações antiinflamatórias não-esteróides ou outras medicações anticoagulação e (b) abuso e mau uso vocal importantes antes da cirurgia. Terapia vocal pré-operatória (1 a 2 sessões) é extremamente importante em preparação para fonomicrocirurgia por uma variedade de razões: (a) preparação psicológica para cirurgia e repouso vocal pós-operatório, (b) para modificar e melhorar a técnica inadequada de falar, e (c) para lançar os fundamentos da terapia da voz pós-operatória, de uma perspectiva psicológica e comportamental. A terapia da voz pré-operatória salienta para o paciente a importância de mudar técnicas vocais inapropriadas e usar padrões no período pós-operatório, assim reduzindo as possibilidades de recidivismo da patologia vocal.

Antes da fonomicrocirurgia, os pacientes devem conceber que ficarão em repouso vocal e uso reduzido da voz durante um período variável de tempo (de 3 a 30 dias) e que devem ajustar sua voz para obedecer às restrições do cirurgião a respeito do seu uso.

O consentimento pré-operatório para fonomicrocirurgia deve envolver os riscos da anestesia geral e lesão da articulação temporomandibular (ATM), dentição e nervo lingual. A última foi demonstrada temporária, durante uma média de 2 semanas a um máximo de 1 mês (12). Uma discussão a respeito da qualidade da voz pós-operatória em seguida à fonomicrocirurgia deve ser tomada seriamente e conduzida pelo cirurgião antes do procedimento fonomicrocirúrgico. Ela deve envolver o risco pequeno, mas real, de nenhuma melhora na qualidade da voz (incidência de 1% a 2%), ou de uma redução na função vocal ou na qualidade da voz (incidência de 1% a 2%).

Antes da fonomicrocirurgia, o cirurgião deve rever a estroboscopia mais recente do paciente. Preferivelmente, esta revisão é feita no dia da cirurgia ou 1 a 2 dias antes da cirurgia. A situação ótima para esta revisão pré-operatória da estroboscopia seria ter o exame estroboscópico disponível para a revisão na sala de operação imediatamente antes (bem como durante) o procedimento. Isto permite ao cirurgião correlacionar os achados estroboscópicos com os achados cirúrgicos e tomar decisões importantes sobre a localização da patologia, colocação de incisão e grau de dissecção e excisão.

Equipamento para Fonomicrocirurgia

Laringoscópios especializados são necessários para fonomicrocirurgia. Em geral, quanto maior o laringoscópio, melhor para a fonomicrocirurgia, dado que isto melhorará significativamente a exposição e o acesso ao(s) local(is) cirúrgico(s). Múltiplos laringoscópios grandes e especializados existem e uma larga variedade de laringoscópios é necessária para tratar todos os tipos de lesões e procedimentos fonomicrocirúrgicos. É importante ter laringoscópios especializados para necessidades especiais de laringoscopia.

Os instrumentos-chave de microlaringoscopia usados para fonomicrocirurgia envolvem microelevadores rombos, pinças conchas, tesouras, jacarés curvos e pequenos aspiradores (3,5,7 French). Fonomicrocirurgia não pode ser feita correta e seguramente sem estes instrumentos especializados. Além disso, um conjunto especializado de instrumentos foi desenvolvimento para a retração de microrretalho. Estes são chamados pinças triangulares ou pinças de Bouchayer. Os microelevadores devem ser rombos e ter vários ângulos e tamanhos diferentes para permitir ao cirurgião trabalhar em vários ângulos em diferentes posições dentro da prega vocal, especificamente, dissecando a lesão da prega vocal e tirando-a do microrretalho sobrejacente. Um bisturi-foice deve sempre ser disponível para a fonomicrocirurgia. Este bisturi tende a perder o corte muito rapidamente e, assim, deve ser substituído a cada caso ou pelo menos muito freqüentemente. Um bisturi sem corte pode resultar em laceração da mucosa e limitar significativamente a eficácia da fonomicrocirurgia. Várias pinças-concha especiais pequenas foram desenvolvidas ao longo dos últimos 5 a 10 anos para facilitar diversas situações específicas que são encontradas em fonomicrocirurgia. Uma das pinças-conchas é redonda, de 1 mm de diâmetro, angulada para cima. Esta pinça possui um bordo cortante afiado mas uma superfície cortante limitada, apenas os 180° mais distais de concha da pinça.

A suspensão do laringoscópio é um aspecto básico da fonomicrocirurgia. Existem 2 desenhos básicos para colocar o laringoscópio em posição fixa e estável. Estas são classificadas como um aparelho de suspensão tipo cadafalso e um aparelho de rotação ou fulcro. O laringoscópio com suspensão em força é favorável, dado que o mais apropriado vetor para cima de tração do laringoscópio pode fornecer exposição ótima da endolaringe com risco mínimo de lesão dentária, especialmente dos dentes maxilares (12). Este aparelho não é o mais comumente usado em virtude do uso tradicional e histórico de aparelhos rotacionais de fulcro (suspensão de Lewy).

Telescópios de haste de Hopkins longos com várias angulações de visualização são um componente essencial da fonomicrocirurgia. Raramente a cirurgia é efetuada usando estes telescópios, mas eles fornecem ao cirurgião "visualização tridimensional" das pregas vocais e sua patologia relacionada. Os telescópios de 30°, 70° e 120°, que têm aproximadamente 4 a 5 mm de diâmetro e 30 cm de comprimento, devem ser usados imediatamente antes da incisão fonomicrocirúrgica; eles freqüentemente são usados durante fonomicrocirurgia bem como ao término da cirurgia para assegurar que toda a patologia apropriada tenha sido removida. Estes telescópios angulados são facilmente disponíveis na maioria das salas de operações, já que são usados regularmente para a cistoscopia.

O microscópio usado para a fonomicrocirurgia deve ser da mais alta qualidade e fornecer ao cirurgião um método estável de ver a endolaringe. Disponível deve ser o ajuste e o controle sobre muitos ângulos articulados diferentes do microscópio. O microscópio deve ser o mesmo utilizado para os procedimentos otológicos de precisão (p. ex., cirurgia do estribo e outras operações na orelha média). O microscópio que é rotineiramente usado para colocar tubos de equalização de pressão tipicamente não é apropriado para a fonomicrocirurgia. Além disso, o microscópio deve ser compatível com um acessório micromanipulador de *laser* de CO_2. Comprimento típico da lente usada no microscópio cirúrgico para a fonomicrocirurgia é de 400 mm. Isto permite um espaço adequado entre a extremidade proximal do laringoscópio e o microscópio para o uso de instrumentos manuais para a fonomicrocirurgia. Outra característica importante do microscópio cirúrgico é uma ocular articulada; isto possibilita ergonomia ótima ao cirurgião, o que é importante para os casos demorados de fonomicrocirurgia bem como para a saúde a longo prazo do fonomicrocirurgião.

Lasers têm um papel limitado nos procedimentos fonomicrocirúrgicos. O *laser* mais comumente usado é o de CO_2, que pode ser usado para cauterizar lesões ectásicas vasculares. O *laser* de CO_2 com o micromanipulador também tem sido usado para incisar tecido da prega vocal. Não existem vantagens notáveis para o uso de *laser* nesta aplicação, e os riscos de lesão térmica e os custos do instrumento superam quaisquer benefícios potenciais. A maioria da fonomicrocirurgia pode e deve ser feita com instrumentação de "aço frio". O *laser* de CO_2 permite uma abordagem "livre de instrumentos" à cirurgia das pregas vocais em um pequeno espaço cirúrgico com aglomeração, isto pode ser uma vantagem. Para a maioria das situações fonomicrocirúrgicas isto não é um problema-chave, e assim o *laser* de CO_2 raramente é indicado por esta razão isolada. Recentemente, o *laser* de corante pulsado *(pulsed dye laser)* foi usado para a cirurgia laríngea, mas a indicação e a validação desta nova tecnologia ainda não foram determinadas.

PROCEDIMENTOS, TÉCNICAS E MÉTODOS DE FONOMICROCIRURGIA

Uma relação de trabalho baseada no respeito mútuo, comunicação e trabalho de equipe com seu(s) colega(s) de anestesia é essencial para a fonomicrocirurgia bem-sucedida. Fonomicrocirurgia envolve anestesia geral; relaxamento muscular completo deve ser implementado após a indução da anestesia geral e a paralisia muscular continuamente monitorizada durante toda a cirurgia. Pré-operatoriamente, o anestesista deve administrar intravenosamente (IV) esteróides e glicopirrolato (a menos que seja contra-indicado). Colocação de tubo endotraqueal é extremamente importante, pois a colocação mal localizada ou traumática pode causar lesão das pregas vocais e resultar no cancelamento da cirurgia. A colocação do tubo endotraqueal deve ser feita sob condições completamente controladas e nenhum estilete pode ser usado para a sua colocação. Além disso, o otorrinolaringologista deve estar presente durante a intubação para monitorizar a situação e estar disponível para ajudar na colocação, se necessário. De maneira semelhante, extubação controlada ao término da fonomicrocirurgia é um outro aspecto importante do trabalho necessário entre a equipe de anestesia e o fonomicrocirurgião.

As opções de ventilação para a fonomicrocirurgia são intubação endotraqueal, ventilação e métodos apnéicos. As fonomicrocirurgias, em sua maioria, são mais bem realizadas usando-se intubação endotraqueal com um tubo endotraqueal especializado pequeno (5,0 ou 5,5). Isto proporciona um campo operatório imóvel e controle completo da via aérea. Às vezes, o tubo endotraqueal pode obstruir o procedimento cirúrgico e pode necessitar ser reposicionado ou completamente removido. Ventilação a jato para fonomicrocirurgia, que deve ser realizada apenas quando realmente necessário, é mais bem feita com um cateter de ventilação a jato mediotraqueal (tubo de Hunsaker, Medtronic Xomed Co., Jacksonville, FL). Ventilação a jato traqueal é preferida à ventilação a jato supraglótica porque causa ao cirurgião menos vibração e dissecção dos tecidos das pregas vocais durante fonomicrocirurgia.

Os pacientes de fonomicrocirurgia são colocados em uma posição supina sobre a mesa de operações. A posição ótima de cabeça e pescoço para a exposição da endolaringe com o laringoscópio é ter o pescoço flexionado sobre o corpo e a cabeça estendida sobre o pescoço. Um rolo de ombros, que coloca o paciente em uma posição subótima para a colocação ótima do laringoscópio, não deve ser usado. Flexão cervical pode ser obtida usando-se uma cabeceira articulada na mesa da sala de operações com a extensão da cabeça sobre o pescoço sendo feita pelo cirurgião, e a seguir firmada com o aparelho de suspensão. Proteção dentária e da crista alveolar antes da inserção do laringoscópio é importante.

A posição ótima do laringoscópio dentro da endolaringe é determinada pela patologia da prega vocal e pelo procedimento cirúrgico em aguardo. Em geral, o laringoscópio deve ser posicionado imediatamente acima da patologia da prega vocal, especificamente, resultando em afastamento dos tecidos de falsas pregas vocais. Tomar cuidado para evitar fazer contato com a superfície superior da prega vocal, já que isto alterará significativamente a orientação anatômica e a natureza da prega vocal e muitas vezes deformará a patologia da prega vocal.

Qualquer aparelho de suspensão usado deve ser posicionado para fornecer suspensão para cima e ligeiramente para a frente (caudal) do laringoscópio na endolaringe. Esta angulação especial do laringoscópio proporcionará visualização laringoscópica ótima e mínima lesão ou dano aos tecidos adjacentes. Para um suspensor de laringoscópio de rotação ou fulcro, é da máxima importância lembrar de prover especial cuidado e atenção aos dentes maxilares quando o mesmo é posicionado no lugar. Isto é especialmente importante, pois à medida que o suspensor fulcro é ajustado, cada grau de rotação para cima na extremidade distal do laringoscópio resulta em uma quantidade igual de pressão para baixo na área proximal do laringoscópio sobre a crista alveolar maxilar.

Uma correia de velcro ou faixa de seda pode ser aplicada no pescoço externo (na área da cricóide ou traquéia) em um vetor para baixo e ligeiramente cefálico para melhorar a exposição endolaríngea, conforme necessário. O cirurgião verifica a visão melhorada através do laringoscópio enquanto aplica esta contrapressão externa. Uma pequena quantidade de gaze ou uma almofada de espuma pode ser posicionada entre a faixa ou a correia e a pele do pescoço para evitar qualquer lesão da pele sobrejacente da laringe.

Usar os telescópios de 0°, 30°, 70° e, conforme necessário, o de 120° para visualizar a endolaringe de uma maneira tridimensional é de grande valor. Isto é feito depois que o laringoscópio é suspenso. Isto possibilita a visualização única da patologia da prega vocal, a fotodocumentação e o planejamento cirúrgico. Especificamente, são tomadas decisões sobre onde é a melhor localização para uma incisão quando se está avaliando a patologia da prega vocal, especialmente com os telescópios angulados de 30° e 70°.

Depois da colocação e da suspensão do laringoscópio e do exame telescópico, o microscópio cirúrgico é trazido para a posição e atenção deve ser dirigida para a posição do laringoscópio com relação ao microscópio e ao cirurgião. Controle manual ótimo da instrumentação durante fonomicrocirurgia ocorre quando os antebraços podem ser apoiados com um aparelho estável, como uma cadeira de sala de operações com suportes de braços ou mesa da Mayo, na região dos cotovelos, antebraços ou punhos. Os punhos são a melhor localização para o controle preciso e, assim, algum tipo de suporte cirúrgico deve ser identificado (mesa de Mayo, cadeira de sala de operações de oftalmologista ou cirurgião plástico com apoios de braços) para fornecer os mais firmes e estáveis movimentos de mão e punho.

Visão binocular em alta ampliação (o mais alto nível de ampliação do microscópio) deve ser mantida durante todos os aspectos do procedimento. Isto exigirá pequenos porém importantes ajustes da posição do microscópio e do laringoscópio para assegurar que o acesso de visão do microscópio é coaxial com o eixo longitudinal do laringoscópio. Isto é um componente extremamente importante da fonomicrocirurgia e não deve ser desprezado. O fonomicrocirurgião novato inicialmente lutará com esta tarefa, mas paciência e prática assegurarão o sucesso.

O acesso por microrretalho à patologia submucosa é um aspecto-chave da maioria das operações de fonomicrocirurgia. Os princípios-chaves do acesso por microrretalho à patologia submucosa incluem (a) fazer uma incisão através do epitélio na localização mais próxima possível da patologia submucosa; (b) mínima perturbação do tecido circundante à patologia da prega vocal; e (c) permanecer em um plano tão superficial quanto possível. A incisão para o microrretalho deve ser em cima ou imediatamente lateral à patologia de prega vocal (Fig. 13.1), o que resulta em perturba-

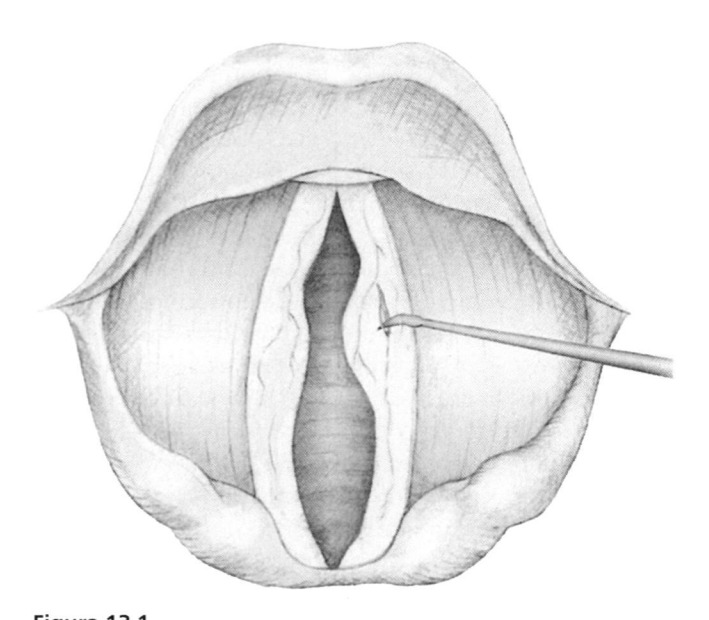

Figura 13.1
Incisão imediatamente lateral à patologia submucosa para acesso de microrretalho para a remoção da lesão da prega vocal.

ção mínima da mucosa normal da prega vocal. Depois que a patologia de prega vocal é palpada, uma incisão planejada é feita com um bisturi-foice afiado. É importante observar que a ponta do bisturi-foice deve ser usada para penetrar o epitélio e a seguir a ponta do bisturi-foice pode ser puxada ligeiramente superiormente à medida que ela é puxada anterior ou posteriormente para fazer a incisão, levantando em tenda o epitélio à medida que a incisão é feita. Isto evita que o bisturi-foice acidentalmente cause qualquer tipo de lesão à patologia submucosa ou aos tecidos profundos da prega vocal. Depois que a incisão foi feita, a patologia da prega vocal pode ser palpada e diretamente visualizada através da incisão. Um elevador curvo pequeno pode ser usado para começar a elevação do microrretalho em um plano entre a patologia da prega vocal e o epitélio sobrejacente (Fig. 13.2). Este plano é a mais difícil atividade da fonomicrocirurgia e deve ser feito com grande paciência e cautela. Freqüentemente é mais fácil iniciar e desenvolver este plano anterior e posteriormente à lesão da prega vocal. Uma vez que se desenvolva um plano anterior e posteriormente à lesão, uma dissecção submucosa cuidadosa com um pequeno elevador rombo (curvo ou angulado) completa a elevação e a criação do microrretalho. Em alguns casos é necessário usar a pequena microtesoura curva para liberar bandas fibrosas em áreas aderentes da patologia submucosa separando-a do microrretalho sobrejacente ou, similarmente, quando a patologia submucosa é aderente às áreas mais profundas da prega vocal na área do ligamento vocal (Fig. 13.3). Tomar grande cuidado para não rasgar ou fenestrar o

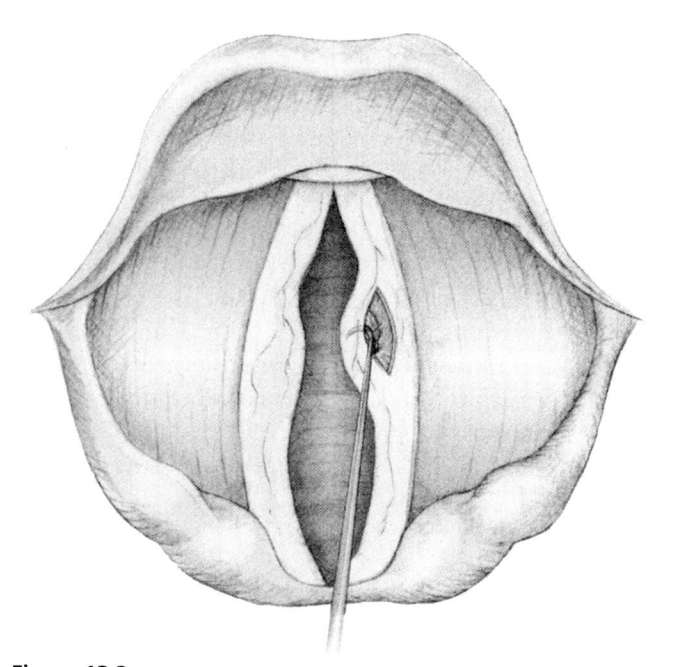

Figura 13.2
Elevação do microrretalho.

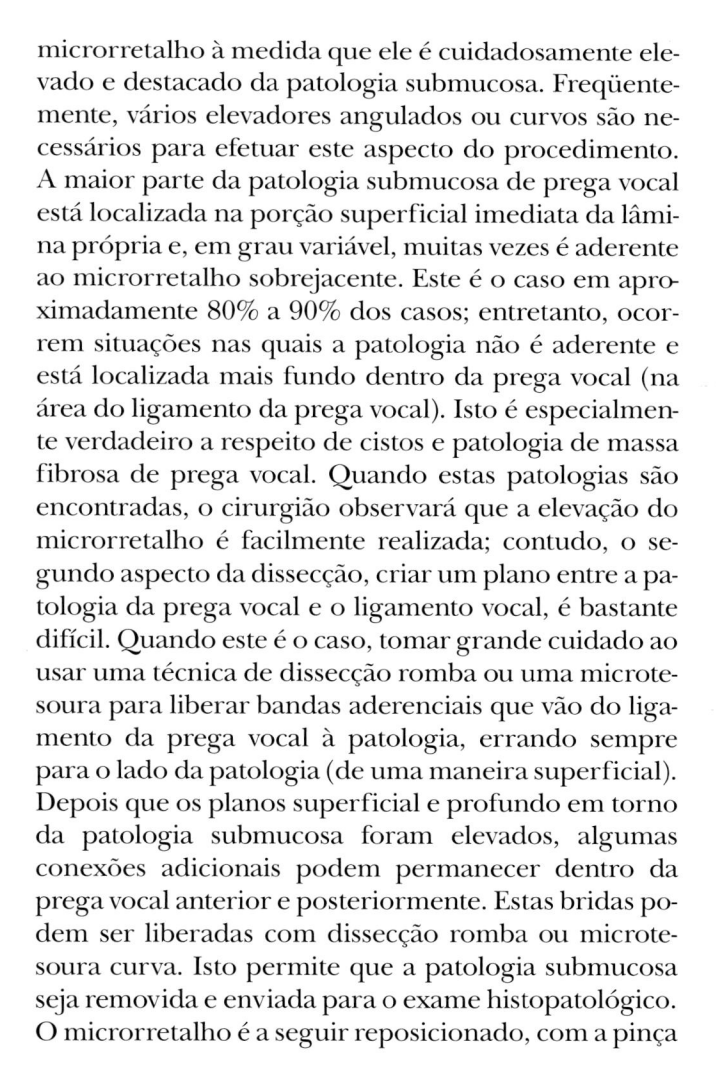

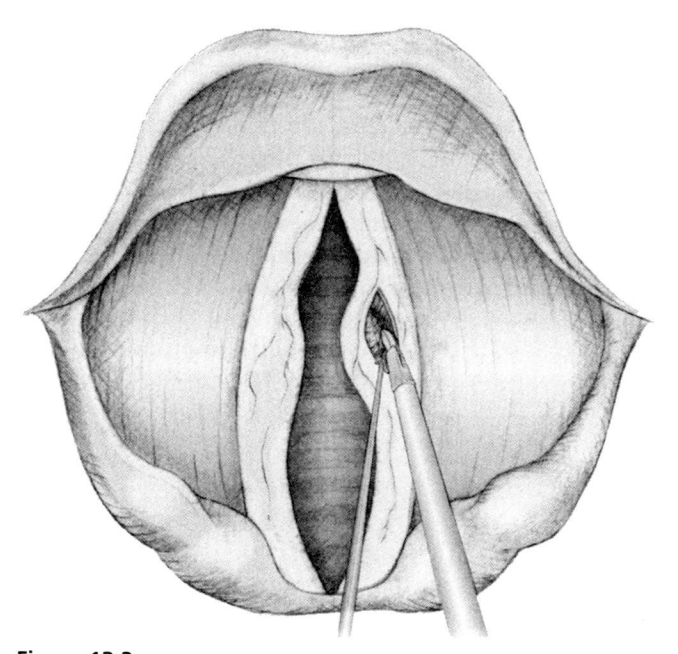

Figura 13.3
Remoção da patologia submucosa por meio de microrretalho.

microrretalho à medida que ele é cuidadosamente elevado e destacado da patologia submucosa. Freqüentemente, vários elevadores angulados ou curvos são necessários para efetuar este aspecto do procedimento. A maior parte da patologia submucosa de prega vocal está localizada na porção superficial imediata da lâmina própria e, em grau variável, muitas vezes é aderente ao microrretalho sobrejacente. Este é o caso em aproximadamente 80% a 90% dos casos; entretanto, ocorrem situações nas quais a patologia não é aderente e está localizada mais fundo dentro da prega vocal (na área do ligamento da prega vocal). Isto é especialmente verdadeiro a respeito de cistos e patologia de massa fibrosa de prega vocal. Quando estas patologias são encontradas, o cirurgião observará que a elevação do microrretalho é facilmente realizada; contudo, o segundo aspecto da dissecção, criar um plano entre a patologia da prega vocal e o ligamento vocal, é bastante difícil. Quando este é o caso, tomar grande cuidado ao usar uma técnica de dissecção romba ou uma microtesoura para liberar bandas aderenciais que vão do ligamento da prega vocal à patologia, errando sempre para o lado da patologia (de uma maneira superficial). Depois que os planos superficial e profundo em torno da patologia submucosa foram elevados, algumas conexões adicionais podem permanecer dentro da prega vocal anterior e posteriormente. Estas bridas podem ser liberadas com dissecção romba ou microtesoura curva. Isto permite que a patologia submucosa seja removida e enviada para o exame histopatológico. O microrretalho é a seguir reposicionado, com a pinça triangular ou um elevador curvo (Fig. 13.4). Depois que o microrretalho foi redisposto, palpar a prega vocal para determinar se resta alguma patologia submucosa residual que possa ser palpada.

O bordo livre da prega vocal deve ficar reto depois que a patologia é removida; caso contrário, investigar adicionalmente para dentro da superfície inferior do microrretalho ou a área mais profunda da prega vocal.

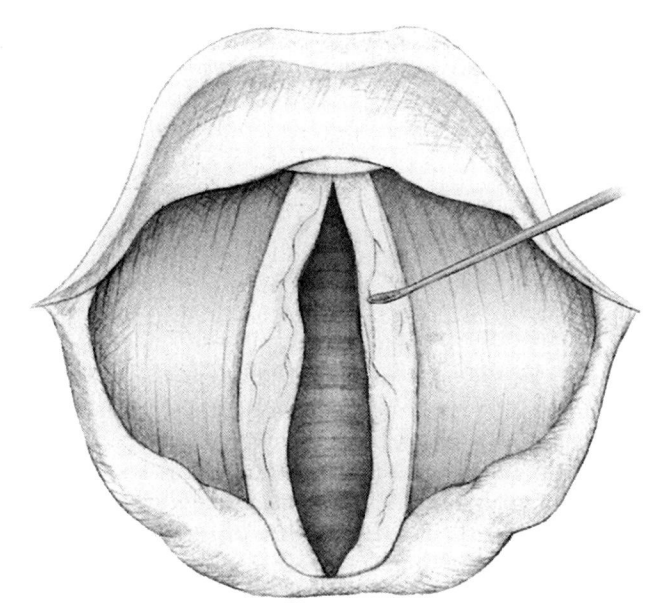

Figura 13.4
Reposicionamento do microrretalho em seguida à remoção da patologia submucosa.

Se permanecer qualquer tecido patológico residual (p. ex., material fibroso ou cicatriz), remover este tecido de uma maneira conservadora e razoável. Este material pode ser removido com um microelevador ou micropinça de concha. Cuidado extremo é exigido a esta altura da cirurgia porque a remoção agressiva demais deste material pode resultar em importante formação de cicatriz bem como uma deformidade permanente do bordo livre da prega vocal. Ao completamento da excisão da(s) lesão(ões) da prega vocal, o bordo livre de cada prega vocal deve ficar completamente reto sem pregas mucosas exofíticas e sem uma depressão ao longo do bordo livre da prega vocal nos locais cirúrgicos.

Quase todos os procedimentos fonomicrocirúrgicos são seguidos por algum período variável de repouso da voz. Este período pode variar de 2 a 14 dias, dependendo da natureza específica da cirurgia, a obediência do paciente e a filosofia e a experiência prévia do cirurgião. Além do repouso vocal, o paciente deve ser incentivado a permanecer bem hidratado e a continuar o tratamento para a doença de refluxo laringofaríngeo com um inibidor da bomba de prótons e modificações comportamentais para a doença do refluxo gastroesofágico (DRGE). Ao término do período prescrito de repouso estrito da voz, deve ser realizada estroboscopia para avaliar a recuperação e o processo de cura da prega vocal. Com cobertura epitelial adequada, o paciente pode fazer a transição para o uso leve da voz, que é geralmente definido como falar empregando um tipo respirado, "aerado", de voz durante 5 a 10 minutos por hora. O uso leve da voz é freqüentemente realizado durante adicionais 7 a 10 dias depois do período de repouso estrito da voz. Raramente, existe uma indicação de antibióticos associada à fonomicrocirurgia ou ao uso de esteróide em longo prazo. Alguns cirurgiões podem usar esteróides IV ou IM perioperatoriamente para minimizar um edema pós-operatório.

Freqüentemente é aconselhável utilizar um foniatra para ajudar o paciente a fazer a transição do repouso estrito da voz para o uso leve da voz a fim de assegurar que o paciente esteja realizando uma técnica de voz pós-operatória ótima para facilitar a cura e evitar uma lesão neste importante período de tempo.

As complicações da fonomicrocirurgia incluem falha do microrretalho em redispor-se apropriadamente e aderir à prega vocal. Quando isto ocorre, ocorrem crescimentos epiteliais penetrantes embaixo do microrretalho que obrigam à excisão cirúrgica do microrretalho. Esta é uma complicação rara. Edema excessivo e mesmo necrose podem ocorrer no microrretalho; isto tipicamente ocorre quando o microrretalho é excessivamente traumatizado ou lesado durante o procedimento cirúrgico. Muitas vezes, quando isto ocorre, a prega vocal curar-se-á adequadamente por si mesma com tempo e cuidado apropriados. Lesões dentárias subseqüentes à fonomicrocirurgia devem ser reparadas até a satisfação do paciente de uma maneira pronta para minimizar quaisquer sentimentos negativos que o paciente possa ter para com o cirurgião. Lesões do nervo lingual (p. ex., entorpecimento da língua e uma alteração na sensibilidade do paladar) ocorrem em aproximadamente 10% a 20% dos pacientes após fonomicrocirurgia. Estes sintomas geralmente são transitórios e, assim, o paciente deve ser informado de que estas alterações pós-operatórias se resolverão por si mesmas dentro do mês seguinte à cirurgia (12).

> **PONTOS IMPORTANTES**
>
> - As mais comuns lesões benignas de prega vocal envolvem massas submucosas (p. ex., nódulos vocais, massa fibrosa da prega vocal e cistos de prega vocal). A diferenciação destas lesões envolve estroboscopia, avaliação longitudinal da(s) lesão(ões), e às vezes achados intra-operatórios.
> - Cicatriz de prega vocal e sulco vocal são entidades que envolvem um desarranjo importante da lâmina própria da prega vocal sem acúmulo focal de uma lesão tipo massa. Estas patologias tipicamente envolvem disfonia grave, que é causada pelas más características vibratórias da mucosa e insuficiência glótica.
> - Fonomicrocirurgia é cirurgia eletiva, precisa, que visa melhorar a função vocal baseando-se nos princípios da fisiologia das pregas vocais.
> - Fonomicrocirurgia, que exige o uso de pequena e delicada instrumentação cirúrgica, é feita com máximo controle através de microlaringoscopia de grande aumento para resultados ótimos.
> - Remoção conservadora da patologia submucosa com preservação do epitélio normal sobrejacente permite a cura por primeira intenção e a qualidade ótima da voz após a fonomicrocirurgia.
> - Via de acesso por microrretalho à patologia submucosa da prega vocal é um componente essencial da maioria dos procedimentos fonomicrocirúrgicos e constitui uma tarefa desafiadora que exige paciência, instrumentação apropriada, e perícia e experiência cirúrgicas.

REFERÊNCIAS

1. Verdolini K, Ramig LO. Review: occupational risks for voice problems. *Logoped Phoniatr Vocol* 2001;26(1):37-46.
2. Schweinfurth JM, Powitzky E, Ossoff RH. Regression of laryngeal dysplasia after serial microflap excision. *Ann Otol Rhinol Laryngol* 2001;110(9):811-814.
3. Hochman I, Sataloff RT, Hillman RE, et al. Ectasias and varices of the vocal fold: clearing the striking zone. *Ann Otol Rhinol Laryngol* 1999;108(1):10-16.
4. Rosen CA, Simpson CB, Postma GN, Courey M, Sataloff RT. *Lumps and bumps of the vocal fold: controversy and consensus.* AAOHNSF Annual Meeting. Orlando, FL. September 24, 2003.
5. Woo P, Casper J, Cotton R, et al. Diagnosis and treatment of persistent dysphonia after laryngeal surgery:

a retrospective analysis of 62 patients. *Laryngoscope* 1994;104:1084-1091.
6. Ford CN, Inagi K, Khidr A, *et al.* Sulcus vocalis: a rational analytical approach to diagnosis and management. *Ann Otol Rhinol Laryngol* 1996;105(3):189-200.
7. Andrade Filho PA, Rosen CA. Bilateral vocal fold paralysis: an unusual treatment with botulinum toxin. *J Voice* 2004;18(2):254-255.
8. Sataloff RT, Spiegel JR, Hawkshaw M, *et al.* Autologous fat implantation for vocal fold scar: a preliminary report. *J Voice* 1997;11:238-246.
9. Pontes P, Behlau M. Treatment of sulcus vocalis: auditory perceptual and acoustic analysis of the slicing mucosa surgical technique. *J Voice* 1993;7:365-376.
10. Rosen CA. Phonosurgical vocal fold injection procedures and materials. In: Rosen CA, Murry T, guest eds. *The Otolaryngologic Clinics of North America: Voice Disorders and Phonosurgery II.* Philadelphia: WB Saunders, 2000:1087-1096.
11. Ford CN, Bless DM, Loftus JM. Role of injectable collagen in the treatment of glottic insufficiency. A study of 119 patients. *Ann Otol Rhinol Laryngol* 1992;101:237-247.
12. Rosen CA, Andrade Filho PA, Scheffel L, *et al.* Oropharyngeal complications of suspension laryngoscopy: a prospective study. *Laryngoscope* 2005;115:1

CAPÍTULO 14

Tratamento da Paralisia das Pregas Vocais

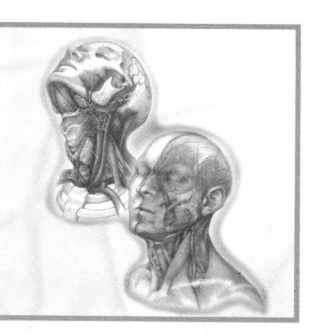

C. Blake Simpson

A paralisia de prega vocal (VFP) pode ter um impacto profundo na qualidade de vida do paciente. A paralisia bilateral de pregas vocais (BVFP) pode ameaçar a vida, uma vez que compromete a via aérea, e ocasionalmente a paralisia unilateral de prega vocal (UVFP) também pode ameaçar a vida, se uma fraca proteção da via aérea levar à pneumonia aspirativa. No caso de uma UVFP em um profissional da voz, disfonia grave ou afonia podem levar à perda do salário ou do emprego. Por essas razões, pronto atendimento e, algumas vezes, atendimento agressivo da VFP é freqüentemente indicado. O aparato cirúrgico disponível para tratar a UVFP ou a BVFP teve significativa expansão nos últimos 15 anos, e os otorrinolaringologistas têm que estar atentos à miríade de opções de tratamento disponível para o paciente. Este capítulo realçará as muitas mudanças que ocorreram no diagnóstico e no tratamento da VFP durante os últimos anos, destacando o aparato que está disponível para o tratamento otorrinolaringológico.

Para o propósito de clareza, este capítulo abrange primeiramente VFP em adultos, e é dividido em dois tópicos distintos: VFP unilateral e VFP bilateral.

PARALISIA UNILATERAL DE PREGA VOCAL

Etiologia

A etiologia da UVFP envolve uma disfunção ou qualquer outro problema dos núcleos nervosos, do nervo vago ou do nervo laríngeo recorrente (RLN), que inervam o lado afetado da laringe (Fig. 14.1). As fibras corticobulbares do córtex cerebral descendem pela cápsula interna e fazem sinapse com neurônio motor no núcleo ambíguo. O núcleo ambíguo é a área dentro do sistema nervoso (medula oblonga) do qual vão surgir às fibras que irão constituir para o nervo vago. O neurônio motor inferior deixa o núcleo ambíguo e viaja lateralmente saindo da medula oblonga entre a oliva e a pirâmide com uma série de 8 ou 10 rotas. Essas rotas coalescem numa única rota nervosa, conhecida como nervo vago, que então deixa a base do crânio pelo forame jugular. O nervo vago descende na bainha carótida, e resulta em 3 ramos maiores: o ramo faríngeo, o nervo laríngeo superior (SLN) e o RLN. O SLN supre a sensação para a glote e a supraglote, assim como o impulso motor para o músculo cricotireóideo, que controla a extensibilidade e o *pitch* da prega vocal. O RLN surge do nervo vago na parte superior do tórax e desce contornando o arco aórtico (esquerda) ou a artéria subclávia (direita) e sobe por trás no pescoço, viajando no sulco traqueoesofágico. O nervo penetra na laringe posteriormente, adjacente à junção cricotireóidea. O RLN inerva os músculos cricoaritenóideo posterior ipsolateral (PCA), interaritenóideo (IA) (um músculo ímpar), cricoaritenóideo lateral (LCA) e o tireoaritenóideo (TA). Então, o RLN inerva todos os músculos intrínsecos da laringe, com exceção do músculo cricotireóideo (CT). A transecção do RLN resulta numa completa imobilidade próxima da prega vocal ipsolateral (o músculo cricotireóideo não contribui nem para a adução das pregas vocais e nem para a abdução). É importante lembrar, no entanto, que o músculo IA é ímpar e o impulso nervoso do RLN contralateral pode permitir uma certa adução da prega vocal no lado paralisado (Fig. 14.2) (1).

Há uma miríade de causas para a VFP unilateral, mas elas podem ser organizadas em categorias para ressaltar a patofisiologia relevante (2). Isto será mostrado na Tabela 14.1.

A causa mais comum citada para uma UVFP é a malignidade não-laríngea; entretanto, a injúria hiatrogênica do nervo representa a causa mais comum referida pelos otorrinolaringologistas. A sabedoria tradicional leva à conclusão de que a tireoidectomia é a responsável pela maioria destes casos, mas elas, atualmente, são responsáveis por menos de 1/3 dos casos hiatrogênicos vistos de UVFP. Outras causas cirúrgicas comuns hiatrogênicas incluem os procedimentos

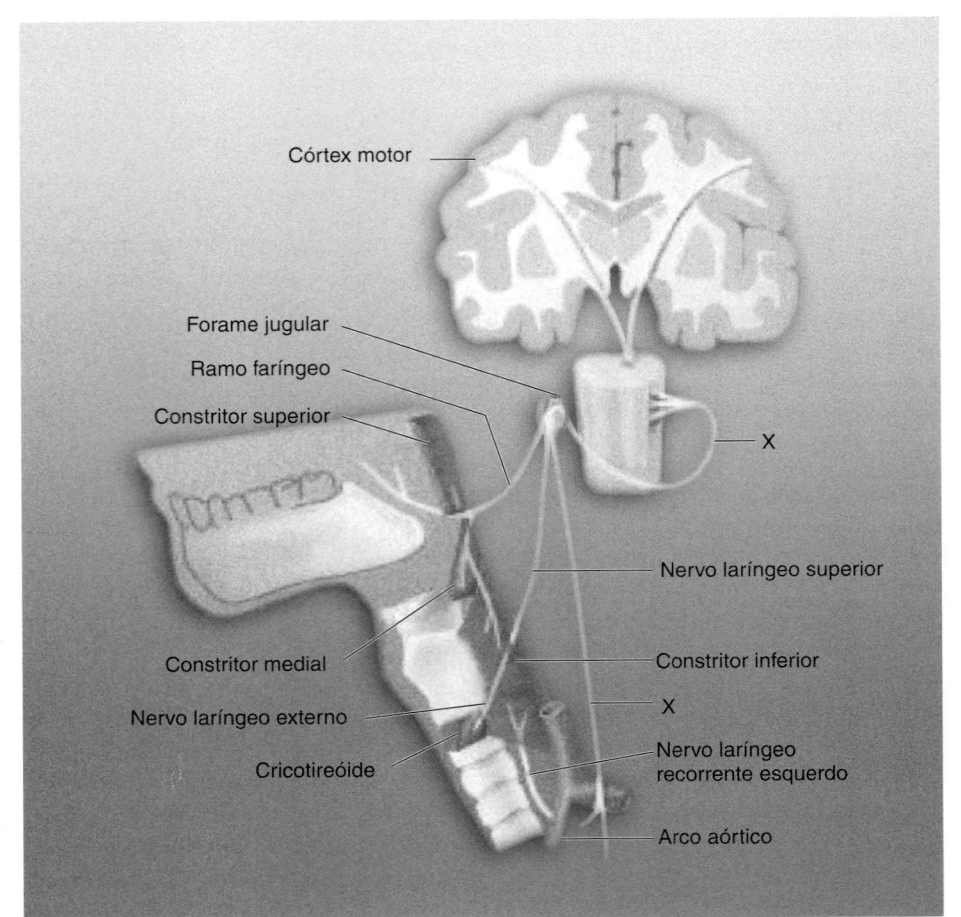

Figura 14.1
Ilustração do caminho neuronal para os nervos que controlam a função laríngea, iniciando no sistema nervoso central, e terminando com o nervo laríngeo recorrente na endolaringe. (De Academy of Otolaryngology – Head and Neck Surgery: Patient of the Month Program, Volume 31, Number 7. Simpson CB: Breathy dysphonia. Hamilton, Ontario: BC Decker Inc., 2002, com permissão.)

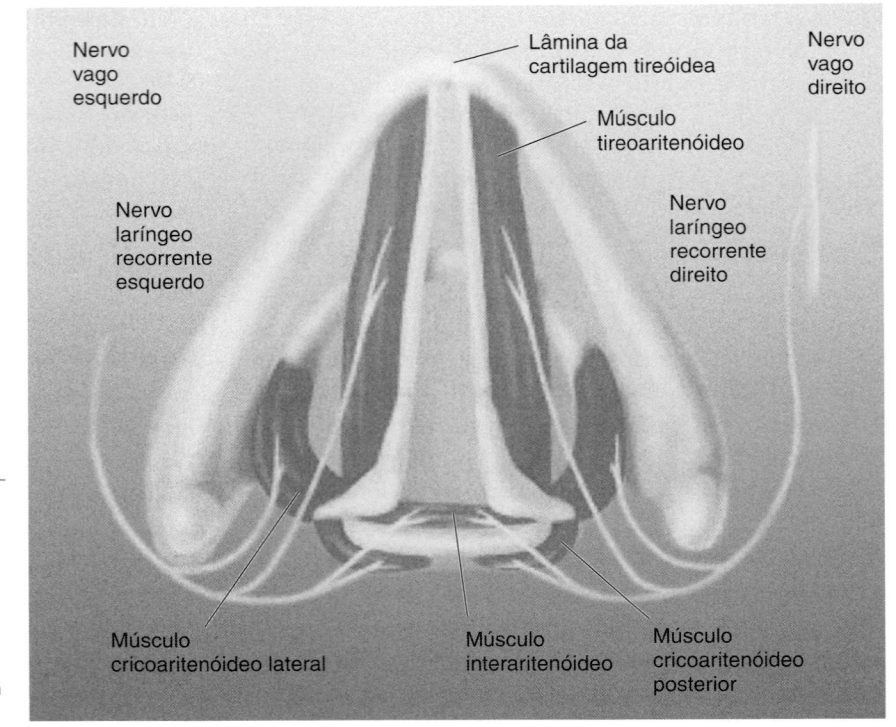

Figura 14.2
Esquema da musculatura e inervação laríngea. Observe a inervação bilateral do músculo interaritenóideo (IA) pelos nervos laríngeos recorrentes (RLN). (De Academy of Otolaryngology – Head and Neck Surgery: Patient of the Month Program, Volume 31, Number 7. Simpson CB: Breathy dysphonia. Hamilton, Ontario: BC Decker Inc., 2002, com permissão.)

TABELA 14.1
CAUSAS DA IMOBILIDADE UNILATERAL DAS PREGAS VOCAIS

Causa	Porcentagem
Malignidade (não-laríngea)	24,7
Hiatrogênica (trauma cirúrgico)	23,9
Idiopática	19,6
Trauma não-cirúrgico	11,1
Intubação	7,5
Neurológico	7,9
Aneurisma aórtico torácico	4,3
Tuberculose pulmonar ou mediastinal	1,1

Adaptado de Benninger MS, Gillen JB, Altman JS. Changing etiology of vocal fold immobility. *Laryngoscope* 1998;108:1346-1349, com permissão.

na coluna cervical anterior, esofagectomia, timectomia, dissecação do pescoço, endarterectomia da carótida, mediastinoscopia, cirurgias cardiotorácicas, enxerto de *bypass* em artéria coronária e ressecção de lobo pulmonar (2–4). Intubação endotraqueal (5), colocação prolongada de sonda nasogástrica e, até mesmo, a colocação do estetoscópio esofagiano têm sido implicadas como causas da VFP (Tabela 14.2).

A paralisia de prega vocal hiatrogênica causada por cirurgia de coluna cervical anterior parece estar aumentando. Não está claro se este aumento está sendo causado por uma mudança na técnica de cirurgia ou porque houve um aumento do número desse tipo de cirurgia. O total de incidência dessa complicação é notificado em torno de 1%. Netterville (6) notou que a complicação é quase exclusivamente localizada no lado direito e é provavelmente causada por estiramento do RLN pelo retrator de Cloward. O curso menor, oblíquo do RLN, parece predispô-lo à injúria (6).

As malignidades não-laríngeas são outra causa comum de VFP. O cenário mais comum envolve o carcinoma bronquiogênico do pulmão associado à paralisia esquerda do RLN. A causa nessas ocorrências é comumente uma metástase mediastinal dentro da janela aortopulmonar. Essas paralisias raramente se resolvem espontaneamente e merecem intervenção precoce. Outras malignidades não-laríngeas incluem a tireóide, o esôfago e tumores da base do crânio (*i. e.*, paraganglioma). Por causa da associação comum entre a VFP e as malignidades não-laríngeas, é imperativo, que casos não-explicados de VFP, sejam avaliados por meio de um estudo apropriado de imagens, que veja todo o trajeto do vago cervicotorácico e do RLN (1).

O evento neurológico mais comumente associado ao unilateral VFP são os AVC. Nestes pacientes, todavia, outros sintomas neurológicos (p. ex., paraplegia) ou adicional envolvimento de outros nervos cranianos é a regra, e uma VFP unilateral isolada neste cenário não é típica (1). Muitos desses pacientes apresentam disfagia grave e aspiração causada por déficits sensoriais e motores ipsolaterais laringofaríngeos. Tais pacientes podem ser desafiadores para serem tratados e, mesmo que haja uma correta cirurgia de medialização da prega vocal, isso pode não ser suficiente para sua melhora.

Casos neurológicos raros de VFP incluem a má formação de Arnold-Chiari, esclerose lateral amiotrófica (ELA), síndrome de Guillain-Barré, síndrome de Eaton-Lambert, doença de Parkinson, síndrome de Shy-Drager, paralisia bulbar progressiva e a síndrome pós-poliomielite. Quase todas esses distúrbios terão outros sintomas óbvios, de doenças neurológicas progressivas somadas à VFP unilateral, e, em muitos casos, a condição neurológica já foi diagnosticada antes de o paciente apresentar suas queixas de voz. Muitas dessas condições neurológicas progressivas apresentam achados muito mais complicados (algumas vezes súbitos) em um exame de cabeça e pescoço, como prega vocal abaulada ou atrofia de prega vocal (Parkinson, ELA, síndrome pós-pólio), inexplicável fadiga vocal com súbita redução de mobilidade da prega vocal (miastenia grave, em particular), espasmos vocais (ELA), fasciculações de língua (ELA), disartria (ELA,

TABELA 14.2
CAUSAS CIRÚRGICAS OU IATROGÊNICAS DE PARALISIA DE PREGAS VOCAIS

Procedimento ou Cirurgia	Lesões de Nervo ou de Anatomia Relevante
Coluna cervical anterior	Retração da lesão por estiramento do RLN (direito mais comum) (6)
Esofagectomia	Lesão de RLN no sulco traqueoesofágico
Endarterectomia carótida	Lesão durante a dissecação do vago
Mediastinoscopia	Lesão de RLN, geralmente esquerdo
Bypass de artéria coronária	1. Retração ou lesão direta ao vago ou ao RLN durante a secção da artéria mamária (4)
	2. Lesão nervosa por hipotermia na cardioplegia com gelo (3)
Ressecção pulmonar	Geralmente lobo esquerdo superior ou lesão no RLN
Entubação endotraqueal	Possível neuropraxia por pressão devido a compressão do ramo anterior do RLN causada por um *cuff* endotraqueal posicionado alto na subglote (5)

RLN, nervo laríngeo recorrente.

paralisia bulbar), ou ambos. É importante obter um exame neurológico quando há a suspeita de uma doença neurológica progressiva.

Causas idiopáticas e mistura de diversas causas de VFP unilateral, também são freqüentes. Alguns casos comunicados sugerem que a UVFP "idiopática" deve ser causada pela infecção de herpes simples (HSV1) nos ramos do nervo vago. A injúria é considerada uma neuropatia inflamatória, similar à neurite observada na paralisia de Bell (7). Embora essa teoria seja bem vista como verdadeira, poucos dados científicos foram publicados para demonstrar que o HSV é o agente causador na UVFP "idiopática". Em acréscimo, não existem estudos que avaliem o benefício dos corticosteróides ou medicamentos antivirais no tratamento dessa condição. Dados limitados são encontrados para documentar a história natural dessa UVFP "idiopática", embora Blau *et al.* (8) comuniquem a recuperação espontânea em aproximadamente 50% dos casos. É aparente que estudos adicionais são necessários para avaliar a causa e o tratamento da UVFP "idiopática". Por fim, é importante lembrar que a UVFP idiopática é um diagnóstico de exclusão, quando a história detalhada e os estudos de imagens apropriados falham em demonstrar a causa.

Raramente, medicações podem causar VFP. A substância mais notória é a Vinca alcalóide (vincristina e vimblastina), que é conhecida por causar neurotoxidade. A VFP neste caso é relacionada com a dose, e geralmente é resolvida depois de parar com a medicação por 4 a 6 semanas, ou depois de haver um ajuste na dose da medicação. Existem comunicados tanto de VFP unilateral, como de VFP bilateral relacionadas com essa medicação (9). Cisplatina, uma fonte de neurotoxidade, também tem sido implicada como causa de VFP bilateral reversível (10).

Doenças sistêmicas podem (também raramente) causar imobilidade de prega vocal, por causa de paralisia de 1 ou das 2 pregas vocais, ou ainda, por fixação de articulação. Essas doenças incluem gota, sarcoidose, tuberculose, artrite reumatóide e hipotireoidismo (somente em casos de mixedema) (11). De novo, nessas doenças sistêmicas, é esperada a presença de outros sintomas em acréscimo à paralisia unilateral de prega vocal, e essas condições não deverão ser suspeitadas em casos isolados de VFP.

No caso de intubação endotraqueal impedindo a mobilidade de apenas uma prega vocal, é importante apurar a possibilidade do deslocamento ou subluxação da cartilagem aritenóidea como no caso da verdadeira imobilidade da prega vocal. Isto é mais bem feito com eletromiografia da laringe (EMG) (ver a seguir). Outras causas traumáticas de VFP incluem punção ou traumas de penetração no pescoço. A Figura 14.3 descreve a avaliação clínica da UVFP.

História

Qualidade Vocal e Deglutição

A avaliação da paralisia unilateral de prega vocal inicia-se com história completa e exame físico. Os sintomas da UVFP são bem conhecidos por todos os otorrinolaringologistas. Estes sintomas estão relacionados com a insuficiência glótica resultante de algum grau de deslocamento da prega vocal paralisada. O 1º sintoma da UVFP é disfonia ou rouquidão. A voz pode variar de uma simples fadiga vocal, em casos leves ou bem compensados, até a afonia, em casos graves. Muito da qualidade da voz é determinada pelo tono muscular e pela posição da prega vocal afetada e em cada estratégia única de compensação glótica do paciente durante a fonação. Uma VFP atrófica e pobremente compensada, apresenta uma voz tipicamente soprosa, fraca, causada pelo escape de ar. A voz também pode apresentar-se como "voz molhada" ou "som de gargarejo" se as secreções ficaram retidas nos seios piriformes, como é típico em grandes injúrias do vago. Com o tempo, muitos pacientes progridem a uma voz mais forte, mas não normal, usando várias estratégias compensatórias. As estratégias de hiperfunção supraglótica são comuns. Esses pacientes constringem o trato supraglótico de cada lado, aproximando as falsas pregas, ou numa dimensão ântero-posterior, aproximando a epiglote das aritenóideas, ou a cartilagem aritenóidea da falsa prega contralateral. A contração muscular hiperfuncional leva a uma voz áspera, com fechamento do *pitch* e baixa freqüência. Esta voz pode soar similar àquela do paciente com disfonia primária de tensão muscular e o diagnóstico de VFP pode não ser suspeitado (12). A "suavização" da voz, como será descrito mais tarde neste capítulo, é usada para ajudar a analisar esses pacientes. Em contraste, outros pacientes, principalmente mulheres, podem desenvolver uma voz aguda *(high-pitch)* antinatural que tem qualidade soprosa. Isto tem sido referido como um "falseto paralítico" e é caracterizado por um aumento do desvio médio na freqüência fundamental de 85 Hz acima do *pitch* natural; acredita-se que esta condição seja causada por uma contração compensatória do músculo CT contralateral, que permanece inervado na paralisia RLN isolada (13).

Dificuldades de deglutição são freqüentemente encontradas, especificamente com aspiração de líquidos, junto com uma tosse fraca e não-efetiva. Alguma disfagia para sólidos também pode estar presente, principalmente em injúrias do sistema nervoso ou grandes injúrias do nervo vago, em decorrência da denervação concomitante dos constritores faríngeos. O risco de aspiração é muito alto nessas instâncias, por causa da perda da sensação laríngea ipsolateral ao envolvimento do SLN.

Capítulo 14 ▪ TRATAMENTO DA PARALISIA DAS PREGAS VOCAIS | 181

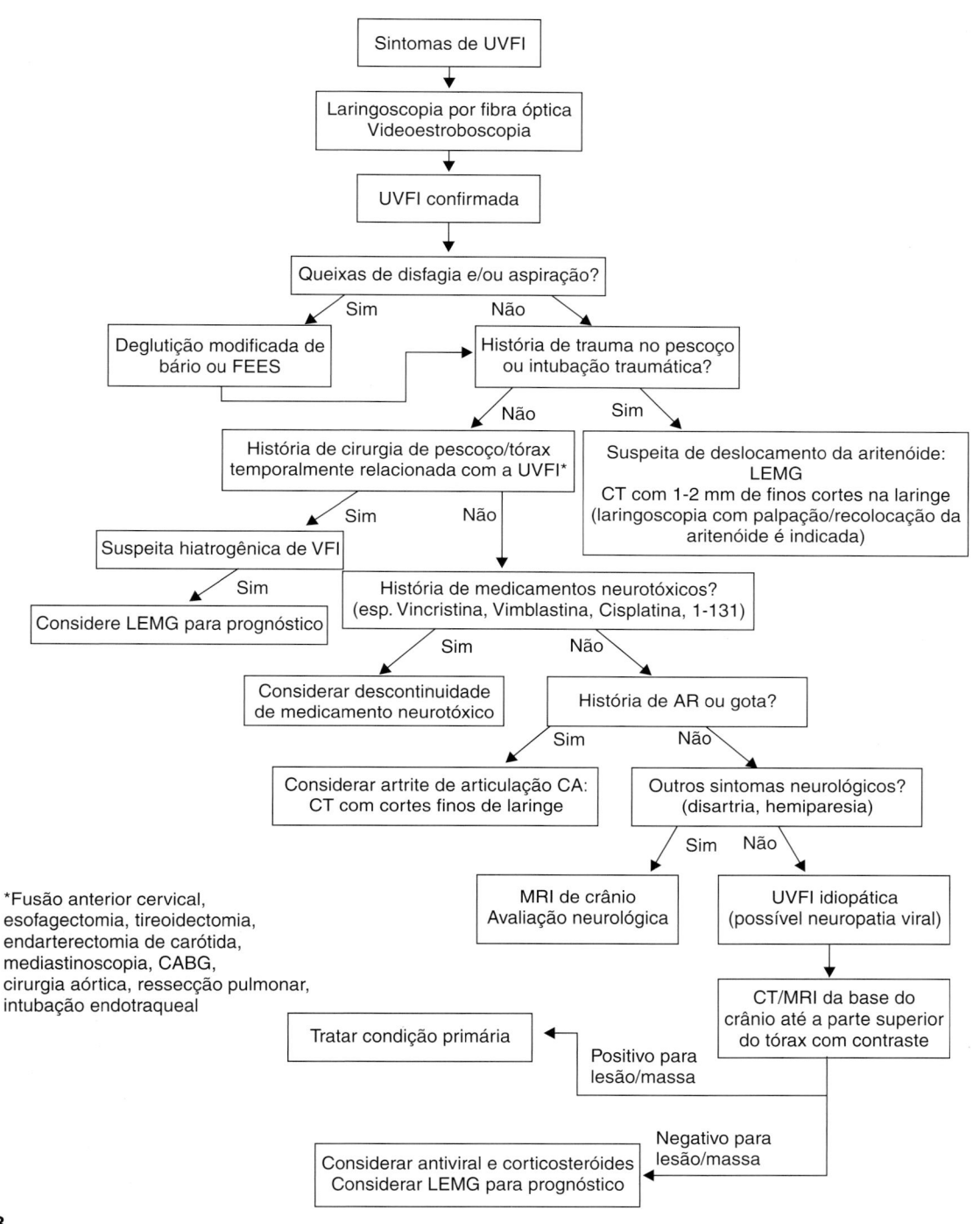

Figura 14.3

Algoritmo de avaliação para paralisia de prega vocal unilateral. FEES, avaliação endoscópica flexível da deglutição; LEMG, eletromiografia da laringe; AR, artrite reumatóide; CA, cricoaritenóidea; UVFI, imobilidade unilateral de prega vocal; CABG, *bypass* de artéria coronária.

Inventário Vocal

É importante obter um inventário vocal das responsabilidades vocais do paciente (tanto profissional, quanto social). Profissionais da voz confiam numa voz de serviço para sua sobrevivência, e esses pacientes devem ser questionados sobre a possibilidade da suspensão do seu esquema de trabalho para uma intervenção cirúrgica de urgência (14). Muitos profissionais da voz optarão por um aumento temporário das pregas vocais (p. ex., colágeno, Gelfoam) de forma que eles possam voltar ao trabalho o mais cedo possível. Padronizar a alteração de base vocal do paciente através de instrumentos é útil durante a avaliação inicial e para a documentação dos progressos do tratamento (ver Capítulo 11).

Via Aérea

Um paciente com UVFP pode ocasionalmente se queixar de "respiração curta"; todavia, uma história cuidadosa demostrará que o paciente não está experimentando uma obstrução aérea, como foi visto na BVFP. Esses pacientes estão comunicando que atualmente sentem pouca respiração, principalmente quando estão conversando e isto é causado pelo ineficiente fechamento glótico. O fechamento glótico pobre prejudica a capacidade de projetar a voz por causa de uma válvula "mal vedada". Muitos pacientes aumentam o esforço respiratório e a atividade do músculo laríngeo para conseguir o fechamento glótico e produzir uma voz mais alta. Esses comportamentos compensatórios são muito ineficientes e, quando são usados, induzem esforço ou tensão na musculatura paralisada, resultando em fadiga vocal. Essa válvula laríngea mal fechada obviamente requer um aumento do direcionamento da respiração para funcionar, certamente contribuindo para o sentimento de "pouco ar" que muitos dos pacientes comunicam. Em acréscimo, as atividades de exercícios como levantar, empurrar e puxar podem ser difíceis para os pacientes com UVFP, por causa da perda do mecanismo efetivo de Valsalva.

Exame Físico

Geral

Um exame do pescoço buscando adenopatia e massas tireóideas deve ser realizado. A compressão ou infiltração do X nervo craniano por um processo neoplásico da tireóide no pescoço pode levar a uma VFP em casos mais avançados. O movimento do palato mole enquanto um /a/ é pronunciado, deve ser observado. A paralisia de palato mole combinada com uma VFP ipsolateral pode indicar uma grande lesão de nervo vago. No caso de paralisia palatal, o palato retrai-se em torno do lado "bom" (p. ex., numa paralisia de vago esquerdo, o palato retrai-se para a direita). Um exame completo dos nervos cranianos deve ser feito, buscando envolvimento de outros nervos, principalmente CN XI e XII por causa da íntima proximidade que eles têm com o X CN, principalmente na base do crânio. O envolvimento desses nervos adjacentes justifica uma avaliação radiográfica completa da base do crânio.

Laríngea

A avaliação adequada para uma VFP inicia-se com o reconhecimento da imobilidade de uma prega vocal no exame. A avaliação laringoscópica indireta da laringe (espelho) e um laringoscópio rígido de 70° ou 90° são bastante úteis, mas não substituem a laringoscopia de fibra óptica. A laringoscopia de fibra óptica é o único meio de ver a mobilidade da prega vocal no seu estado natural. A protusão da língua e a imobilidade produzida pelo seu estiramento com um pedaço de gaze, durante a laringoscopia indireta ou rígida, em consultório, mudam a biomecânica da laringe e podem afetar os achados do exame. É importante obter um extenso período de visualização da execução de diferentes tarefas, de forma livre, pelas pregas vocais. A melhor forma de obter isto é através do laringoscópio de fibra óptica (ver Capítulo 11).

Quando a avaliação for para a suspeita de paralisia ou paresia UVF, é útil pedir ao paciente que faça uma manobra de espirro ("a, a, atchim"), fazendo-o alternar entre a fonação da vogal /a/ e um espirro vigoroso. Este movimento leva a adução e abdução máximas das pregas vocais e é um excelente meio para julgar o grau de paralisia ou paresia. Qualquer **ab**dução da prega vocal afetada indica paralisia incompleta (paresia), que geralmente tem melhor prognóstico que uma paralisia completa. Isto é importante para não falsear a evidência de inervação parcial por uma pequena quantidade de **ad**ução da prega vocal afetada. A secção do RLN leva à paralisia do tireoaritenóideo ipsolateral, cricoaritenóideo posterior e do cricoaritenóideo lateral, mas não afeta o interaritenóideo. O interaritenóideo é um músculo medial que recebe inervação dos dois RLN; dessa forma, alguma adução deverá estar presente numa VFP unilateral, em decorrência da inervação do RLN contralateral.

Uma prega vocal paralisada pode estar em diferentes posições, incluindo a lateral (cadavérica), mediana, paramediana e intermediária (Fig. 14.4). Estas

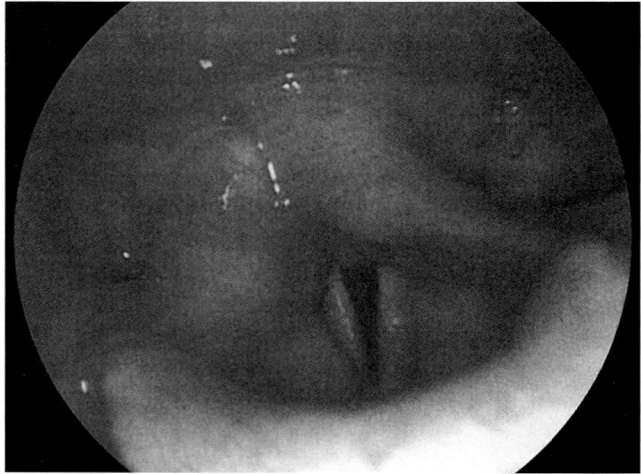

Figura 14.4

Vista laringoscópica de paralisia unilateral de prega vocal direita durante a fonação. Observe a posição lateralizada da prega vocal direita e o espaço glótico ao longo de toda a extensão das pregas vocais. Tipicamente, o espaço glótico é máximo no aspecto posterior da prega vocal, como é visto neste paciente. (De Academy of Otolaryngology – Head and Neck Surgery: Patient of the Month Program, Volume 31, Number 7. Simpson CB: Breathy Dysphonia. Hamilton, Ontario: BC Decker Inc., 2002, com permissão.)

diferentes posições das pregas vocais, durante um certo tempo, foi considerado como tendo alguma significância de topodiagnóstico (p. ex., que a posição lateral da prega vocal indicava paralisia completa do X CN causada pelo envolvimento do RLN e do SLN). Esta teoria foi mais tarde contestada por Woodson (15). A posição da prega vocal depois da injúria do nervo parece ser causada inteiramente pelo grau de reinervação e sinquinese presentes, e nada mais.

Alguns clínicos focam a posição da aritenóidea quando avaliam a imobilidade de prega vocal. Em muitos casos, é muito mais frutífero focalizar propriamente o movimento da prega que a posição da cartilagem aritenóidea, para determinar a imobilidade da prega vocal. Em alguns casos de imobilidade de prega vocal, todavia, a projeção da cartilagem aritenóidea obscurece a observação da prega vocal por baixo, tornando impossível não observar sua posição. Essa projeção, coloca a cartilagem aritenóidea mais anteriormente e algumas vezes é confundida com o deslocamento da cartilagem aritenóidea (Fig. 14.5). Os dados de EMG para um paciente com imobilidade de prega vocal acompanhado de uma "projeção" da cartilagem aritenóidea, todavia, irão mostrar desnervação completa do músculo TA (16). No entanto, em casos não-traumáticos, um deslocamento ou uma projeção anterior, a queda da cartilagem aritenóidea *não* aumenta a suspeita de deslocamento da aritenóidea.

A incidência atual da luxação ou da subluxação da cartilagem aritenóidea, é fonte de muitos debates. Muitos investigadores acreditam que ela seja uma entidade clínica de exceção rara, e é quase totalmente causada por traumas externos, associados a acidentes automobilísticos e ferimentos penetrantes. Alguns laringologistas sentem que a intubação relacionada com o deslocamento da cartilagem cricoaritenóidea é virtualmente não existente, devido ao suporte de ligamentos extremamente fortes da cricoaritenóidea (Netterville, comunicação pessoal). Uma pequena quantidade de casos, todavia, demonstraram a associação da intubação endotraqueal com o deslocamento da cartilagem aritenóidea. Um estudo por Sataloff *et al.* (17) descreveu 26 casos de deslocamentos e subluxações em um período de 9 anos; todavia, apenas 6 casos nessa série tinham a confirmação do EMG da associação da intubação com o deslocamento da cartilagem aritenóidea.

Pistas que podem suportar a suspeita de deslocamento da aritenóidea quando da avaliação de imobilidade unilateral de prega vocal, incluem as seguintes:

1. Edema da cartilagem aritenóidea.
2. Diferença no nível da prega vocal (geralmente em um processo de deslocamento da cartilagem aritenóidea resulta numa posição mais baixa da prega vocal no lado afetado). Note que diferenças de altura nas pregas vocais são comumente vistas numa VFP.
3. Ausência do "sinal de colisão" *(jostle sign)*, que é um movimento lateral curto da cartilagem aritenóidea do lado imóvel durante o fechamento glótico pelo contato da aritenóidea móvel.

Uma vez que nenhum dos elementos acima são patognomônicos para o deslocamento da cartilagem aritenóidea, um alto grau de suspeição e ainda testes diagnósticos são necessários para confirmar esta entidade.

Em alguns pacientes com UVFP, contrações supraglóticas compensatórias (*i. e.,* "bandas ventriculares") obscurecem o movimento das pregas vocais. Nestes casos, o autor advoga que o paciente faça uma fonação com um início fácil como um "suspiro", ou seja, instruído a fazer um "hum pelo nariz". Esta técnica conhecida como "sem carga" *(unloading)* é útil para remover qualquer compensação hiperfuncional supraglótica indesejada que obscureça a visualização da prega vocal. Esta técnica não apresenta valor para muitos casos de compensação, como na VFP há muito tempo existente e na incompetência glótica que tenham sido mal diagnosticadas como "disfonia por tensão muscular" ou "bandas ventriculares" (Fig. 14.6A, B).

A videoestroboscopia é uma parte muito útil na descoberta de anormalidades dos movimentos das pregas vocais. A videoestroboscopia pode mostrar o fechamento glótico incompleto ou um grande espaço glótico numa VFP não-compensada, e, nesses casos, a utilidade da informação do exame de estroboscopia pode ser limitada se a vibração das pregas vocais não puderem ser iniciadas. Em muitos casos de VFP, toda-

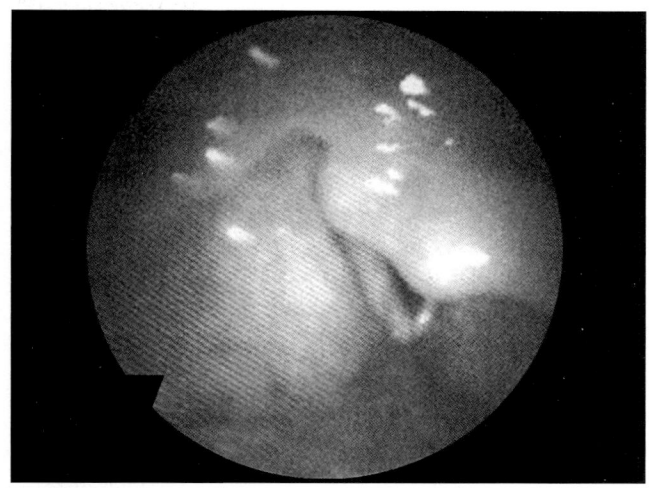

Figura 14.5
Vista laringoscópica de um paciente com imobilidade de prega vocal esquerda e uma aritenóide sufocante *(overhanging)*.
A eletromiografia da laringe (LEMG) confirmou que a imobilidade foi causada por um processo neuropático, não por deslocamento ou subluxação da articulação cricoaritenóidea.

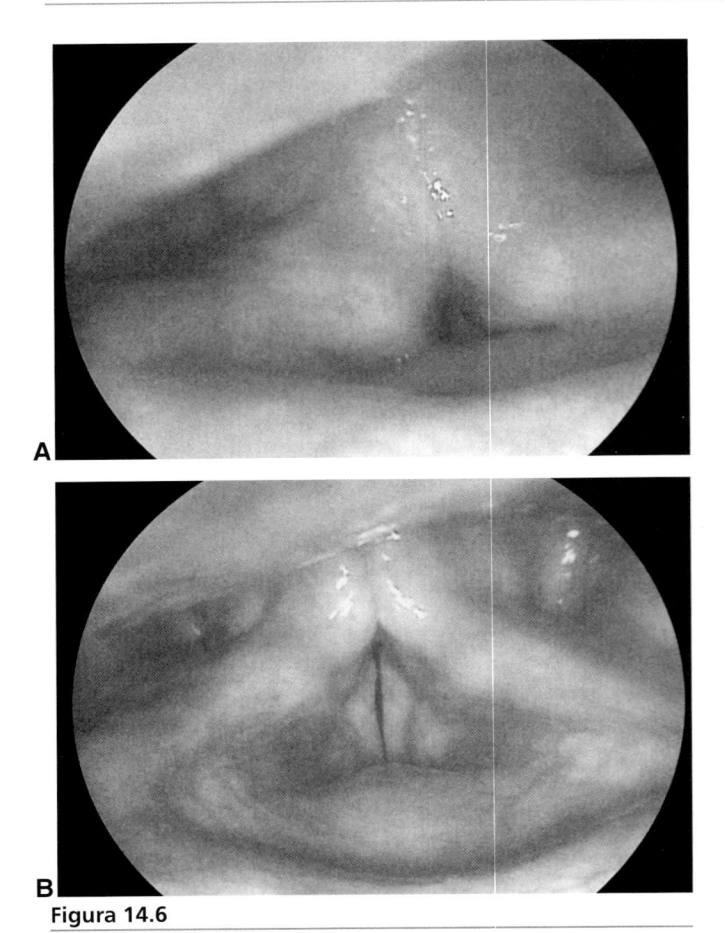

Figura 14.6
A: Vista laringoscópica de um paciente com paralisia de prega vocal esquerda (VFP) e compensação muscular supraglótica constritiva durante a fonação. O movimento das pregas vocais e o fechamento glótico são difíceis de ser vistos. **B:** Vista laringoscópica do mesmo paciente depois de removida a compensação da atividade muscular supraglótica. As pregas vocais podem, agora, ser vistas claramente, e um pequeno espaço glótico é notado por causa da paralisia de prega vocal direita com uma prega vocal "solta" ou atrófica.

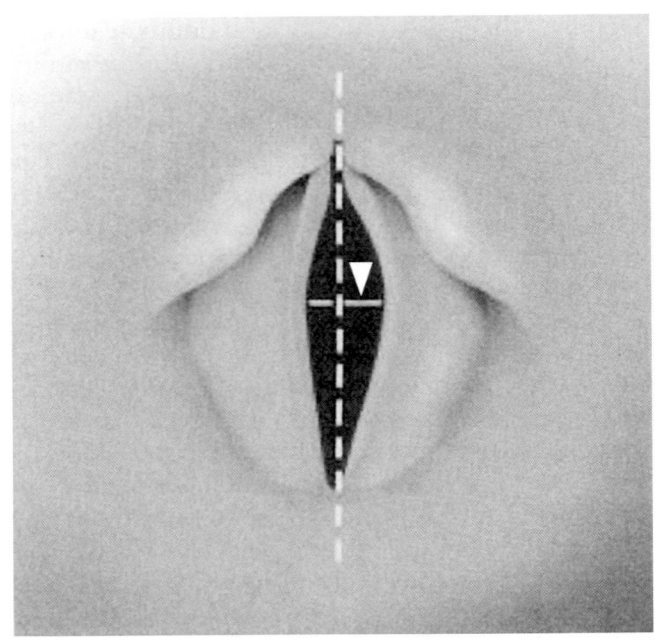

Figura 14.7
Ilustração de laringovideoestroboscopia durante a fonação. As pregas vocais estão na fase aberta, na máxima amplitude. Observe o aumento da amplitude (excursão lateral das pregas vocais da linha média) da prega vocal esquerda, comparada com a direita. Isto é consistente com uma prega vocal esquerda atrófica, parética. (De Academy of Otolaryngology- Head and Neck Surgery: Patient of the Month Program, Volume 31, Number 7. Simpson CB: Breathy. Hamilton, Ontario: BC Decker Inc., 2002, com permissão).

via, a prega vocal paralisada mostra um aumento da amplitude de vibração, por causa do atrófico, natureza "frouxa", músculo vocal desnervado. Em casos de *paresias* da prega vocal suave ou moderada, o aumento da amplitude visto no estroboscópio pode ser o único sinal de fraqueza da prega vocal (Fig. 14.7). Outra informação potencialmente útil obtida através do estroboscópio diz respeito às diferenças de altura da prega vocal e ao *status* do contato do processo vocal durante a fonação. Esses parâmetros ajudam a determinar a necessidade de adução da cartilagem aritenóidea, quando na avaliação de pacientes para a fonocirurgia de laringoplastia.

Um teste simples para avaliar o grau de prejuízo vocal e a incompetência glótica é medir o tempo de máxima fonação do paciente (MPT). Isto é feito simplesmente instruindo o paciente a fazer uma respiração profunda e vocalizar uma vogal/i/o maior tempo possível. O MPT normal para um adulto saudável é aparentemente 25 segundos. Em casos de VFP o MPT típico para 10 segundos ou menos. Valores menores de MPT indicam maior incompetência glótica grave, pior voz e maior fadiga vocal. Valores de MPT de 5 ou menos indicam VFP sem compensação grave que pode necessitar de adução da aritenóidea em adição a uma laringoplastia de medialização (18). Uma pobre reserva pulmonar de asma ou de obstrução pulmonar crônica pode reduzir a MPT significativamente, assim resultar a necessidade de ser tomada a MPT no contexto do *status* pulmonar do paciente e níveis de esforço. A MPT deve sofrer uma melhora após uma cirurgia de medialização bem-sucedida para uma VFP.

Por último, deveria ser notado que "a imobilidade unilateral da prega vocal" é uma descoberta física e não um diagnóstico; a causa da imobilidade precisa ser determinada. Na maioria dos casos de imobilidade unilateral da prega vocal a VFP é a causa. Portanto, a magnitude da avaliação pertence a UVFP. Em poucos casos a causa pode ser a artrite da articulação cricoaritenóidea (artrite reumatóide, gota); efusão da articulação cricoaritenóidea, subluxação ou deslocamento (trauma externo ou intubação endotraqueal traumática); ou infiltração neoplásica (carcinoma "oculto" de células escamosas no espaço ventricular ou paraglótico). Em geral, o histórico sugerirá se os desarranjos da articulação CA serão os culpados e a laringoscopia de fibra óptica cuidadosa combinada com a tomografia computadorizada revelará uma infiltração neoplásica como a causa da imobilidade da prega vocal. Em casos em que não se pode confidencialmente excluir o envolvimento neoplásico da articulação CA, em casos de imobilidade unilateral da prega vocal a eletromiografia da laringe e uma laringoscopia com palpação para avaliar a mobilidade passiva das pregas vocais são justificadas (ver Capítulo 15).

Estudo do Caso

Sorologia

Este é um pequeno resumo para ordenar testes de laboratório de análise de separação de elementos, como um painel químico, contagem completa do sangue, análise de urina, VDRL ou teste fluorescente de absorção de anticorpos ao treponema (FTA-ABS), testes funcionais da tireóide, painéis de auto-imunidade, índice de sedimentação de eritrócitos. Terris *et al.* (19) estudaram 84 pacientes com UVFP nos quais os estudos sorológicos tiveram 0% de descoberta para determinar a causa. Se os elementos da história e o exame físico apontam na direção de um processo sistêmico como causa da UVFP, testes sorológicos diretos podem ser indicados. Em geral, todavia, para uma avaliação direta e objetiva de uma UVFP sem complicações, os exames sorológicos são desnecessários e perda de tempo.

Estudos de Imagens

Como ferramentas de análise, a deglutição de bário e os *scan*s de tireóide não têm virtualmente importância para determinar a causa de uma VFP e não são pedidos no levantamento deste diagnóstico (20). Em contraste, a deglutição modificada de bário ou a avaliação da endoscopia funcional da deglutição para avaliar a deglutição e o risco de aspiração (21), são freqüentemente úteis na avaliação de casos de disfagia no exame da VFP.

Nos casos em que existe uma relação temporal clara entre um trauma iatrogênico cirúrgico e a VFP, nenhum exame radiológico é mais necessário. Nos casos em que nenhuma causa pode ser achada, os exames de imagens são essenciais. Algumas discordâncias existem sobre o que constitui um adequado acesso radiológico para uma VFP sem explicação. Muitos investigadores concordam que a TC *scan* (com contraste) e uma ressonância magnética (RM) rodeando a base do crânio através da parte superior do tórax é adequado. O radiologista deve ser informado que todo o trajeto do vago abaixo do ponto do lugar de partida do RLN na cavidade torácica necessita ser incluído no estudo. Benninger *et al.* (1) colocaram que a TC mais a RM do pescoço combinadas com uma radiografia do tórax é uma análise adequada. Eles notaram que 100% das malignidades de pulmão ou de mediastino associadas a VFP eram detectadas nas radiografias de rotina do tórax, e que a imagem do tórax por TC era desnecessária. Outros discordam dessa posição. Glazer *et al.* (20) demonstraram que de 18 massas metastáticas mediastinais vistas na TC, apenas 5 foram visualizadas nos estudos das radiografias de rotina do tórax. Koufman *et al.* (22) advogaram a adição da RM do sistema nervoso central nos casos de óbvia lesão alta do vago (paralisia palatal + VFP), porque esta é uma área difícil de obter imagens e pequenas lesões podem ser perdidas.

A EMG da laringe (LEMG) indubitavelmente é adequada na análise da imobilidade unilateral de prega vocal em algumas instâncias, especialmente para o prognóstico e a diferenciação entre a UVFP e a patologia da articulação cricoaritenóidea (CA) (ver Capítulo 15).

Informação útil com a LEMG é obtida entre **1 a 6 meses** após o início da VFP. Avaliação fora desses parâmetros pode proporcionar informação confusa (cedo demais), ou utilidade limitada (tarde demais) (23). A Tabela 14.3 pode ser usada para dar uma idéia geral do prognóstico de recuperação dos pacientes com VFP (24). O termo "atividade espontânea" refere-se à fibrilações potenciais (descargas espontâneas durante o repouso). Este achado é consistente com uma ativa desnervação do nervo (Fig. 14.8). "Recrutamento" é o achado do aumento do número e a velocidade das unidades de descargas motoras assim que a contração é aumentada (assim que o paciente aumenta a intensidade *(loudness)* da vocalização); isto pode estar

TABELA 14.3
CLASSIFICAÇÃO DOS ACHADOS ELETROMIOGRÁFICOS NA PARALISIA LARÍNGEA

Classe	Atividade Espontânea	Recrutamento	Morfologia de Unidade Motora	Interpretacão
I	Ausente	Normal	Normal	Normal
II	Ausente	Reduzido	Pequena amplitude polifásica	Reinervação
III	Ausente	Reduzido	Unidades polifásicas gigantes	Injúria antiga
IV	Presente	Reduzido	Unidades polifásicas	Ambíguo/vago
V	Presente	Nenhum	Fibrilações, ondas *sharp* positivas	Desnervação

Adaptado de Koufman JA, walker FO. Laryngeal electromyography in clinical practice indications, techniques, and interpretation. Phonoscope 1998;1:57-70, com permissão.

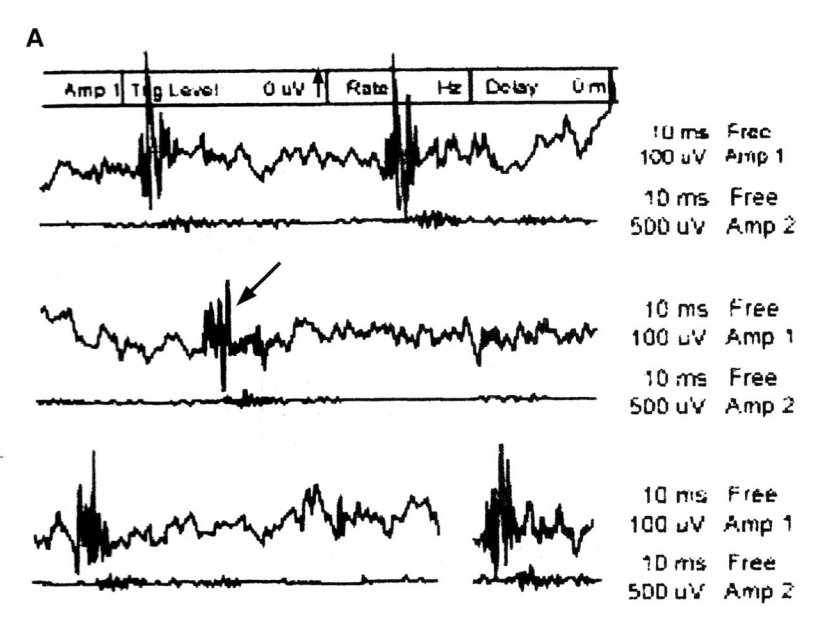

Figura 14.8
A: Traçado eletromiográfico laríngeo anormal (LEMG). Este traçado é do músculo tireoaritenóideo de um paciente com paralisia unilateral de prega vocal (UVFP) e demonstra uma única unidade motora repetitiva que é complexa e polifásica. Isto é consistente com injúria nervosa e reinervação ativa.
B: Traçado de LEMG anormal, demonstrando atividade espontânea no músculo tireoaritenóideo esquerdo. Potenciais de fibrilação (2º e 4º setas) e ondas sharp positivas (1º, 3º e 5º setas) são vistas, o que indica desnervação ativa. (De Academy of Otolaryngology- Head and Neck Surgery: Patient of the Month Program, Volume 31, Number 7. Simpson CB: Breathy dysphonia. Hamilton, Ontario: BC Decker Inc., 2002, com permissão.)

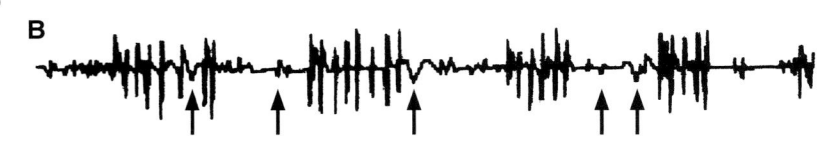

ausente ou reduzido com a injúria do nervo. A unidade de potencial motor normal (MUP) é bifásica ou trifásica. Quando a MUP se apresenta polifásica, indica reinervação recente. A comparação entre casos normais (classe I) e grosseiramente anormais (classe V) dão boa informação de prognóstico. Munin *et al.* (23) demonstraram que a LEMG seriada provê melhor informação de prognóstico na determinação da recuperação da UVFP.

Tratamento

O tratamento da VFP (25) pode ser dividido em 3 estratégias de atuação:

1. Observação por 6 a 12 meses, mantendo tratamento para pacientes com disfonia continuada.
2. Recomendação de fonoaudiologia para fortalecimento da voz ou para a terapia de deglutição, conforme o caso.
3. Intervenção cirúrgica precoce:
   a. Temporária: injeção de aumento da prega vocal com substância temporária de "preenchimento".
   b. Permanente: laringoplastia de medialização (com ou sem adução de aritenóidea) ou injeção de aumento da prega vocal com substância durável.

Obviamente estas estratégias de tratamento poderão ser usadas independente ou simultaneamente, mas um plano de tratamento deve ser desenvolvido conforme todas as informações diagnósticas importantes forem obtidas. Inúmeros fatores deverão ser considerados quando for determinado o melhor curso de ação e o tratamento deverá ser individualizado para cada paciente, como mostrado na Tabela 14.4. Um algoritmo de *tratamento* não é advogado pelo autor, já que as expectativas e necessidades de cada paciente são únicas.

O ensino clássico do tratamento da VFP advoga um período de cuidadosa observação e espera de 9 a 12 meses antes de a intervenção cirúrgica ser considerada. Esta estratégia de intervenção foi desenvolvida na década de 1970, quando o único tratamento viável para a VFP era a injeção de aumento da prega vocal de Teflon. Como a injeção de Teflon é irreversível e algumas vezes associada a uma desfavorável qualidade vocal, a intervenção cirúrgica precoce não era indicada durante esta era. As modernas técnicas de laringoplastia, junto a um arsenal de substâncias injetáveis, fizeram da intervenção cirúrgica precoce uma excelente opção de tratamento para a VFP. Atualmente, 6 a 9 meses após o aparecimento da UVFP é considerado um tempo razoável para uma intervenção cirúrgica permanente.

TABELA 14.4
FATORES DO PACIENTE AFETANDO A ESTRATÉGIA DE TRATAMENTO DA PARALISIA DE PREGAS VOCAIS

Fator do Paciente	Influência no Tratamento (Intervenção Cirúrgica Precoce vs. Observação)
Presença de aspiração clínica	Favorecimento de intervenção cirúrgica precoce
Natureza da injúria nervosa (transecção, estiramento ou desconhecida)	Corte de nervo: favorece tratamento precoce[a] Nervo intacto ou injúria de estiramento: favorece tratamento conservativo (observação vs. injeção laringoscópica temporária)
Demandas vocais do paciente	Uso vocal não profissional ou uso limitado de voz: favorece observação Uso profissional da voz – favorece tratamento cirúrgico precoce
Co-morbidade médica	Co-morbidade mínima: todas as possibilidades são possíveis Co-morbidade significativa: favorece anestesia local (intervenções no consultório injeções vs. ML em OR)
Achados da LEMG	Bom prognóstico: favorece observação ou injeção temporária Prognóstico pobre: favorece ML[a] precoce ou injeção permanente

LEMG, eletromiografia da laringe; ML, medialização da laringe; OR, sala de cirurgia.
[a]Em geral, é recomendado que seja aguardado um prazo de 2 a 3 meses após injúria nervosa ou transecção nervosa antes da cirurgia permanente. Ela é feita para permitir que não haja atrofia muscular da prega vocal, evitando a revisão de cirurgia meses mais tarde.

Determinando a Necessidade da Intervenção Precoce

A intervenção cirúrgica é indicada para pacientes com uma clara aspiração causada pela VFP, ou através da injeção de aumento das pregas vocais ou através da laringoplastia de medialização (ML). Evidência de injúria de desnervação grave (classe V) no LEMG pode também levar à intervenção cirúrgica precoce. A experiência clínica tem mostrado que a paralisia do RLN por carcinoma pulmonar ou por injúria hiatrogênica de cirurgia torácica (especialmente reparo de aneurisma da aorta) raramente é recuperável, e os pacientes, nestes casos, são aconselhados a considerar uma intervenção cirúrgica precoce. Pacientes com VFP e alto nível de demandas vocais (p. ex., vendedores, clérigos, professores, advogados) freqüentemente têm dificuldade de continuar suas obrigações relacionadas com o seu trabalho. Nestes casos, poderá ser necessário intervir cedo (< 6 meses) para fazer o paciente voltar ao trabalho. Procedimentos cirúrgicos temporários (p. ex., injeção de aumento das pregas vocais com materiais temporários) devem ser considerados nessa população.

O estado geral de saúde do paciente deverá ser considerado. Pacientes com co-morbidades significativas cardiopulmonares ou outra co-morbidade, podem não ser candidatos para uma anestesia geral (i. e. microlaringoscópio com injeção de aumento das pregas vocais), mas podem ser perfeitamente candidatos para ML ou injeção de aumento das pregas vocais com anestesia local. Em muitos casos, o paciente deve ser aconselhado a olhar as diferentes opções de tratamento, incluindo as vantagens e desvantagens das 3 mais importantes estratégias de tratamento. Dessa forma, o paciente pode participar ativamente no processo de tomada de decisão (25). Quando a LEMG é disponível, serve como um guia crucial para o paciente e o cirurgião contemplarem (1) tratamento e observação e (2) tratamento temporário *versus* tratamento permanente (23).

Tratamento Cirúrgico

Injeções de Aumento

A injeção de aumento das pregas vocais com materiais temporários é um excelente meio de contemporizar a voz do paciente por semanas ou meses enquanto o retorno da função é aguardado. As características gerais dos materiais correntes disponíveis para efetuar o aumento das pregas vocais estão listadas na Tabela 14.5. As informações específicas voltadas para a preparação dos injetáveis, bem como as técnicas das injeções, estão contidas nas referências. O leitor é encorajado a consultar essas referências antes do uso dos materiais para o aumento das pregas vocais.

Inúmeros pontos merecem destaque. Nas mãos do autor, injeções de Gelfoam (26) têm uma duração muito curta para justificar uma viagem à sala de cirurgia e é raramente empregada. Os colágenos bovinos injetáveis (27) (Zyplast, McGhan Pharmaceuticals, Santa Bárbara, CA) permanecem por 4 a 6 meses e são boas substâncias temporárias. Teste de alergia é recomendável antes da aplicação da injeção, todavia, é necessário 2 a 4 semanas para interpretar os resultados. O surgimento de Cymetra, ou o AlloDerm micronizado (LifeCell Corporation, Branchburg, NJ) eliminaram a necessidade do teste de pele. Cymetra está imediatamente disponível para a injeção com um mínimo de preparação, e permanece por 2 a 4 meses. O período do efeito é um pouco variável e imprevisível, em contraste com o Zyplast. Calcium hydroxylapatite vem em forma injetável (Radiesse, BioForm, San Mateo, CA) esperando-se ser o mais duradouro (2 a 5 meses a mais), mas existem pou-

TABELA 14.5
INJETÁVEIS LARÍNGEOS

Material	Duração do Efeito	Vantagens	Desvantagens
Gelfoam®	4-6 semanas	Longa faixa de registro (*long track record*)	Pequena duração Deve-se usar 18 g
Zyplast® (Colágeno bovino)	4-6 meses	Agulha de 27 g pode ser usada em consultório	Teste de alergia é necessário (demora)
Cymetra® (Micronized AlloDerm®)	2-4 meses	Não é necessário teste de alergia	1. Maior tempo de preparação 2. Caro 3. Imprevisível
Gordura	2 anos ou +	*Autologous "Forgiving"*	1. Tempo/Morbidade do corte 2. Imprevisível
Teflon®	Para sempre	Longa duração	1. Granuloma 2. Engrossamento da prega vocal
Radiesse® (Ca hidroxilapatite)	2 anos ou + permanente?	Agulha de 25 g no consultório Longa duração	Nova/poucos dados

cos dados disponíveis para conferir o seu uso na laringe. Atualmente, está sendo feito um estudo multiinstitucional para definir melhor a segurança e a eficácia do Radiesse. As desvantagens do Teflon são bem conhecidas (28) e a maioria dos otolaringologistas abandonou o seu uso, exceto em raras instâncias. Gordura autóloga (29) continua sendo uma substância imprevisível, com alguns pacientes tendo a reabsorção do enxerto de gordura em 2 meses, enquanto outros o enxerto de gordura perdura por anos. O enxerto de gordura tem sido descrito como feito de uma substância "generosa" (*"forgiving"*), que sendo uma injeção "menos-que-perfeita" (*less-than-perfect*) pode ainda resultar em bons resultados de voz. A lipoinjeção requer uma dose maior em 30% a 50% para corrigir a esperada reabsorção da gordura em 4 a 6 semanas.

O material é tipicamente injetado com uma seringa Bruening (Storz Medical AG, Kreuzlingen, Switzerland) ou com um injetor orotraqueal (Medtronic Xomed, Jacksonville, FL), dependendo do calibre da agulha que é necessário. As injeções devem ser aplicadas na porção "profunda" da prega vocal para evitar a separação da camada superficial da lâmina própria. A intenção da localização da injeção é o aspecto medial do músculo TA (músculo vocal), na metade da membrana e a parte posterior da prega vocal (Fig. 14.9). A injeção nos ligamentos tem sido advogada por alguns autores, mas Courey (30) mostrou que as limitações no tamanho do calibre da agulha usada faz da injeção nos ligamentos vocais uma tarefa virtualmente impossível. Cuidado deve ser tomado para não injetar superficialmente no espaço de Reinke, porque isto pode resultar em perda permanente da função de vibração.

A injeção de laringoplastia pode ser feita sob anestesia local numa clínica com orientação de um telescópio de fibra óptica ou rígido, usando um método perioral ou transcutâneo (Fig. 14.10A, B). As vantagens desse método para as injeções incluem a conveniência do paciente e permitem o *feedback* vocal para o cálculo da quantidade de substância necessitada. Alternativamente, a injeção de laringoplastia via laringoscópio direto pode ser feita sob anestesia geral tanto com a orientação do telescópio como do microscópio. As vantagens do último são o conforto do paciente (especialmente para os pacientes com um reflexo de náusea ativo) e o aumento da precisão. As desvantagens incluem a perda do *feedback* vocal para a medida da quantidade da injeção. Por último, a técnica usada e o material escolhido para a injeção de laringoplastia dependerão da experiência do cirurgião e do nível de conforto (31).

Estrutura de Cirurgia para UVFP: Laringoplastia de Medialização e Adução de Aritenóidea

A estrutura da cirurgia de laringe, que ganhou grande popularidade nos Estados Unidos, na última década, é agora o tratamento padrão de longo tempo para a VFP unilateral. ML (*i. e.*, tiroplastia tipo I Isshiki) e adução de aritenóidea são as vigas mestras da estrutura da cirurgia da VFP unilateral. Isshiki aperfeiçoou a técnica da tiroplastia no início da década de 1970, mas foi Koufman quem popularizou a técnica nos Estados Unidos e advogou o uso do elastomer de silicone esculpido à mão (Silastic) implantado no lugar da cartilagem.

A técnica de ML representa um considerável início na mudança do tratamento tradicional da VFP. A operação é reversível (diferente da laringoplastia de injeção de Teflon, o primeiro tratamento para VFP na década de 1970 e no início da década de 1980) e a

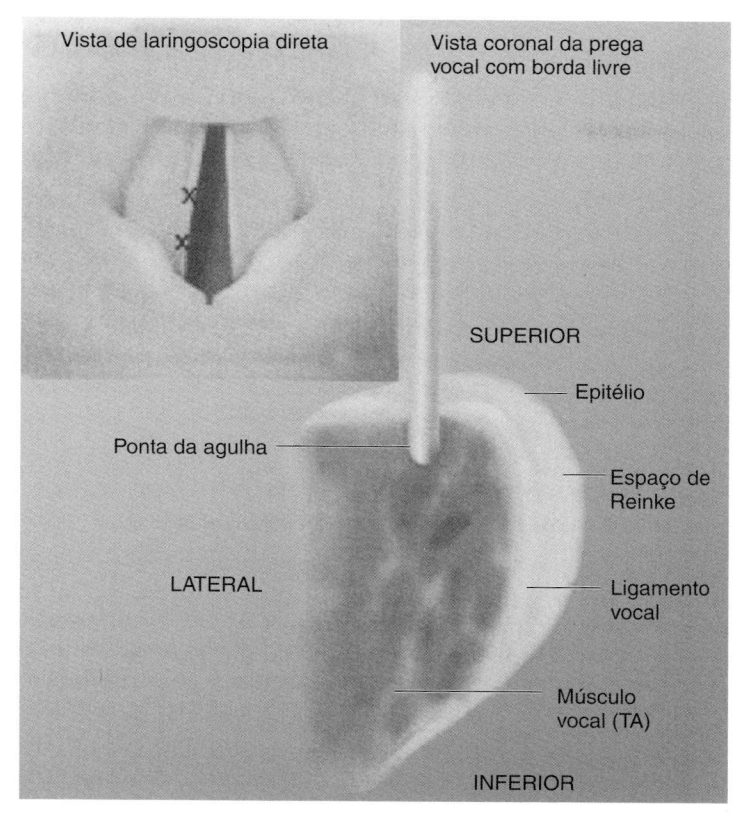

Capítulo 14 ▪ TRATAMENTO DA PARALISIA DAS PREGAS VOCAIS | 189

Figura 14.9
Ilustração de uma injeção de aumento da prega vocal esquerda sob laringoscopia direta. "X" marca os 2 lugares da injeção vistos em visualização direta: (1) no aspecto posterior da prega vocal, lateral ao processo vocal, e (2) o meio da prega vocal. A ilustração abaixo demonstra a profundidade da injeção no músculo tireoaritenóideo (TA), como representado na seção coronal. A ponta da agulha deve ir fundo na prega vocal e, não superficialmente, no espaço de Reinke.

"afinação" da voz pode ser conseguida, porque o procedimento é feito sob anestesia local. Muitos materiais de medialização foram desenvolvidos, incluindo a faixa de Gore-Tex, Silastic, e pré-formada por Silastic ou blocos de hidroxipatita. Nenhum outro material de implante é superior a qualquer 1 dos 2 na cirurgia de ML. É mais uma questão de preferência do cirurgião. O autor defende a escultura à mão de um bloco de Silastic em grau médio, usando a técnica de Netterville et al. (32,33). Nas mãos do autor, isto leva a mais precisa medialização, resultados superiores de voz e um melhor entendimento da dinâmica da medialização da prega vocal. Outros sistemas (p. ex., os blocos de implante pré-formados do sistema de implante tiroplástico de Montgomery (Montgomery Thyroplasty Implant System) (34) [Boston Medical Products, Inc, Westborough, MA] ou a faixa Gore-Tex (35) (William L. Gore, Flagstaff, AZ) e VoCoM Hydroxyapatite (Smith and Nephew, Bartlett, TN) podem também ser usados com sucesso.

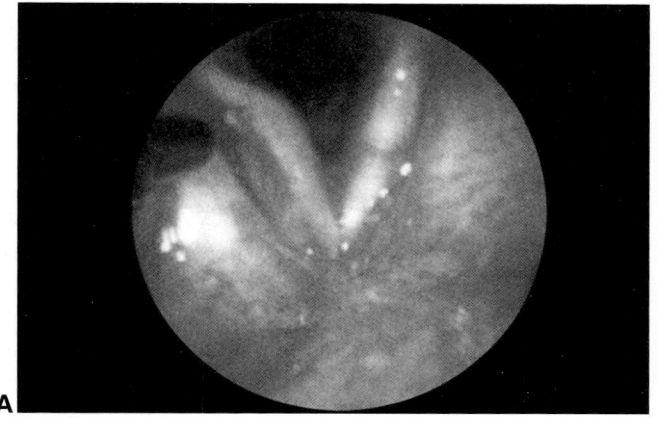

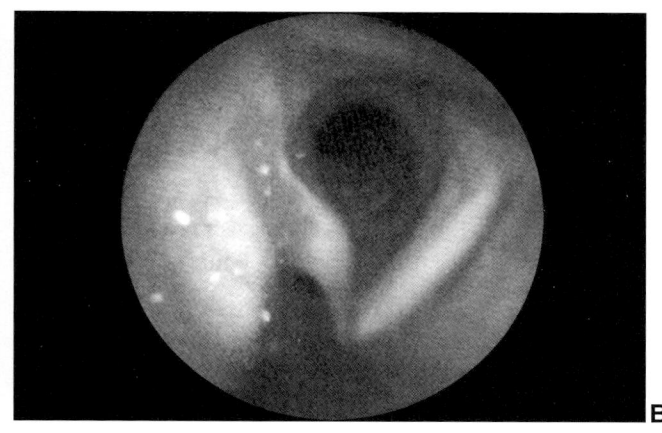

Figura 14.10
A: Vista laringoscópica de injeção de aumento da prega vocal direita por fibra óptica. A injeção está sendo administrada por via perioral, sob anestesia local e no consultório. A injeção inicial é feita no aspecto posterior da prega vocal, exatamente lateral ao processo vocal.
B: O passo final envolve uma injeção adicional na metade da prega vocal. Uma injeção com mais de 30% de injetável na prega vocal é recomendada. (Do ENT Journal, com permissão.)

O leitor é encorajado a rever as referências apropriadas para descrições mais detalhadas de ML (32-35).

Muitos pacientes que sofreram uma ML apresentam uma boa voz durante a operação, mas desenvolvem vários graus de disfonia pós-operatória, como resultado de um edema paraglótico ou de hemorragia submucosa. Em horas, uma boa voz pós-operatória torna-se áspera e soprosa. O paciente deve ser avisado disso antes da cirurgia. Todos os pacientes são mantidos em observação por 23 horas, por causa do edema de via aérea concernente. O dexametasona intravenoso (IV) (10 mg) é aplicado antes da cirurgia, e mais 2 doses de 8 mg são aplicadas após a cirurgia; a 1ª, 8 horas após, e a 2ª, 16 horas após. O período da disfonia pós-operatória é variável, mas pode permanecer por 2 a 6 semanas (32). Em raros casos pode permanecer até 3 meses. É defendido um uso de conservação da voz, mas não é necessário um repouso vocal total.

Ambos os implantes de Gore-Tex e Silastic são reversíveis (36,37), se houver necessidade de uma revisão da cirurgia mais tarde. Uma fina cápsula fibrosa forma-se em volta do implante, e isto precisa ser cortado e realizado no aspecto medial para permitir uma medialização sem "endurecimento" (thetering). Nem Gore-Tex, nem implantes de Silastic são mais problemáticos na revisão de cirurgia, isto se apenas uma faixa de Gore-Tex for usada (ao contrário de múltiplas faixas pequenas), e o implante não for inadvertidamente colocado muito profundo (na substância do músculo TA), que parece levar a excessiva fibrose e ao "endurecimento" do implante (thetering).

Pacientes que tiveram uma ML de sucesso, com ou sem adução de aritenóideas (AA), freqüentemente expressam preocupação a respeito da segurança de algum procedimento cirúrgico, no futuro, que necessite de intubação endotraqueal. Um período de 6 meses de espera, após a ML, é recomendado (se o propósito da cirurgia for eletivo). O anestesiologista deverá colocar um tubo endotraqueal de 6,0 (ou menor) para impedir a indução de edema de laringe de uma abertura glótica estreita e apertada.

A ML é uma operação designada para aumentar ou medializar a prega vocal em 3 dimensões: ântero-posterior, médio-lateral e súpero-inferior. Durante a ML, o cirurgião deve estar alerta para estas três dimensões e ter a habilidade de controlar a forma do implante para estas 3 dimensões. A ML é uma operação que tem uma simples premissa (a colocação de um implante para a medialização da prega vocal) mas nuances estão presentes, que podem impactar significativamente o sucesso da cirurgia. Em geral, o cirurgião deve evitar colocar o implante muito anterior (qualidade de voz apertada) ou muito para cima. Esses são os erros mais comuns na cirurgia de ML. Experiência com a cirurgia de ML (maior que 10 e com uma freqüência de 2 ou mais por ano) tem-se mostrado capaz de diminuir a probabilidade de complicações pós-operatórias (incluindo a melhora da voz) (38).

A AA é um importante adjunto em casos especiais de VFP. Essa operação envolve a colocação de uma sutura do processo muscular da aritenóidea à posição anterior da cartilagem tireóidea. Isto simula a ação da contração da LCA. Os efeitos fisiológicos das AA não são completamente entendidos e alguns debates continuam. Existe um consenso geral nas seguintes premissas básicas (39):

Adução das aritenóideas:

- Abaixa a posição do processo vocal.
- Medializa e estabiliza o processo vocal.
- Faz rotação da cartilagem aritenóidea.

Nos pacientes com VFP que têm a perda do contato vocal durante a fonação (fenda posterior grande) e para aqueles com pregas vocais em níveis diferentes, AA deve ser considerada em adição à ML. A videoestroboscopia freqüentemente prové informações valiosas a respeito do contato do processo vocal e da altura da prega vocal, conseqüentemente, é um exame pré-operatório muito útil para verificar se o paciente precisa de uma AA. A MPT com menos de 5 segundos também é um fator de predição da necessidade da AA nos casos de VFP (18). A técnica de AA foi originalmente descrita por Isshiki, e ilustrações excelentes da técnica têm sido publicadas por Netterville (40) e outros.

PARALISIA BILATERAL DE PREGAS VOCAIS

A imobilidade bilateral das pregas vocais (BVFI) pode ser causada por paralisia bilateral das pregas vocais (BVFB) ou por estenose glótica posterior (PGS) com ou sem fixação da articulação cricoaritenóidea. Nesta seção, o foco será na BVFP, embora seja importante distinguir clinicamente essas 2 entidades para que o tratamento da BVFI tenha sucesso.

Etiologia

A etiologia da BVFP está listada na Tabela 14.6. Na maioria dos casos, a BVFP é causada por injúria iatrogênica cirúrgica (82,8%), e a maioria dos casos ocorre durante a revisão da cirurgia da tireóide (41). A malignidade (esofágica ou broncogênica) e causas neurológicas são responsáveis pelo resto dos casos. Em contraste com os dados listados da BVFP, BVFI não tem uma causa dominante (2) (ver Tabela 14.6), provavelmente porque esse grupo de pacientes representa uma população mais heterogênea apresentando ambos os casos de paralisia e casos de estenose.

TABELA 14.6
ETIOLOGIA DA PARALISIA BILATERAL DE PREGAS VOCAIS (BVFP) E IMOBILIDADE BILATERAL DE PREGAS VOCAIS (BVFI)

Etiologia	Percentagem
BVFP	
Iatrogênica	82,8
Malignidade	8,6
Neurológica	3,8
Intubação	2,7
Idiopática	2,2
TOTAL	100
BVFI	
Iatrogênica	25,7
Malignidade	17
Neurológica	12,8
Intubação	15,4
Idiopática	12,8
Trauma externo	11,1
Artrite reumatóide ou doença inflamatória	3,4
Radioterapia	1,7
TOTAL	100

TABELA 14.7
CAUSAS NÃO-CIRÚRGICAS DE PARALISIA BILATERAL DE PREGAS VOCAIS

I. Neurológicas
   a. Ataques transientes isquêmicos ou AVC
   b. Neoplasia de sistema nervoso central
   c. Infecções do sistema nervoso central e doença de Creutzfeldt-Jacob
   d. Má formação de Arnold Chiari
   e. Paralisia bilateral congênita idiopática de pregas vocais
   f. Hidrocefalia
   g. Meningocele
   h. Siringomielia
   i. Traumatismo craniano
   j. Mioclonia
   k. Síndrome de Parkinson-Plus
      i. Atrofia sistêmica múltipla
      ii. Shy-Drager
      iii. Paralisia supranuclear progressiva
   l. Miastenia grave
   m. Ataxia espinocerebelar
   n. Charcot-Marie-Tooth
   o. Poliomielite e síndrome pós-pólio
   p. Esclerose múltipla
   q. Esclerose lateral amiotrófica
   r. Síndrome de Guillain-Barré
   s. Miopatia
   t. Pseudotétano (espasmofilia, hiperventilação)
II. Malignidade
   a. Câncer broncogênico
   b. Câncer do esôfago
   c. Câncer da tireóide
III. Endócrina ou metabólica
   a. Diabetes melito
   b. Hipocalemia ou hipocalcemia
IV. Medicação
   a. Terapia de vincristina
   b. Tratamento I-131
V. Outras
   a. Intubação endotraqueal
   b. Síndrome do tubo nasogástrico
   c. Radioterapia

Adaptado de Dray TG, Robinson LR, Hillel AD. Idiopathic bilateral vocal fold weakness. *Laryngoscope* 1999;109:995-1002, com permissão.

É claro que a maioria dos pacientes com BVFP apresenta um quadro simples de diagnóstico que aponta para a injúria cirúrgica iatrogênica envolvendo os 2 RLN; nestes casos, pequena metodologia de diagnóstico é necessária. As apresentações não-iatrogênicas de BVFP, todavia, requerem uma extensiva e detalhada metodologia para revelar a causa. As chamadas causas "idiopáticas" de BVFP são raras, em contraste com a UVFP. Em acréscimo, um número substancial de condições raras neurológicas podem apresentar BVFP, e uma extensiva lista de diagnóstico diferencial (Tabela 14.7) deve ser usada como guia na metodologia de uma "inexplicada" BVFP (42,43). Freqüentemente, uma consulta neurológica é necessária para esclarecer uma complexa apresentação de BVFP.

Apresentação Clínica e Avaliação

A apresentação clínica da BVFP é consideravelmente diferente daquela observada em pacientes com UVFP. A queixa principal apresentada em BVFP é relativa ao encurtamento da respiração ou estridor, muitas vezes acompanhada com uma voz normal. As pregas vocais tipicamente flutuam cedo para a linha média, depois de um dano neurológico (embora isso possa demorar por dias ou meses, em alguns casos). Isto deixa uma fenda estreita de 1 a 3 mm, o que resulta em comprometimento da via aérea (Fig. 14.11). O grau do comprometimento da via aérea é altamente variável, pode variar de um estridor suave associado somente a expiração à ameaça da vida pela obstrução da via aérea. A qualidade da voz pode ser relativamente boa porque dá íntima proximidade às pregas vocais imóveis. Não é incomum, no entanto, para os pacientes, demonstrarem uma voz monótona e um padrão de fala caracterizado por frases curtas, apressadas, seguidas por estridores e interrupções de inspiração.

História Clínica

A parte mais importante da história quando da avaliação de uma paciente com BVFP é a história cirúrgica. Especificamente, deve-se perguntar se o paciente teve algum procedimento cirúrgico no pescoço, no tórax, ou neurocirúrgico antes do aparecimento da condição atual. Em geral, os pacientes com BVFI têm uma história dirigida para a sugestão de uma causa iatrogênica, porque a dificuldade de respiração é temporalmente

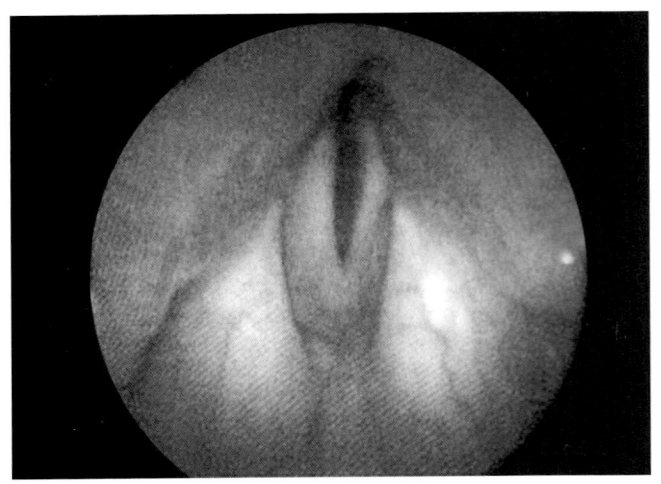

Figura 14.11
Laringoscopia de fibra óptica em um paciente com paralisia bilateral de pregas vocais (BVFI). Ambas as pregas vocais estão imóveis e localizadas próximas à linha média, resultando em uma fenda estreita da entrada glótica.

relacionada com o procedimento cirúrgico que coloca os 2 RLN em risco. Isto parece ser mais comum com tireoidectomia. Na maioria dos casos, o paciente desenvolve o estridor imediatamente após a retirada da intubação ou algumas horas depois do procedimento, e uma imediata avaliação por um otorrinolaringologista revela os achados típicos de uma BVFI. É importante para o otorrinolaringologista perguntar diretamente ao cirurgião, de forma específica, sobre a integridade dos nervos (se estiver atuando como um consultor): especificamente se os nervos foram identificados, ou se uma transecção sabida de algum nervo ocorreu. Esta informação não é freqüentemente muito reveladora, mas pode determinar o curso imediato da ação em muitos casos.

Em casos nos quais não há uma clara pista de cirurgia (pescoço ou tórax) que tenha induzido à paralisia, o trauma de RLN, para ajudar a metodologia de ação, 3 perguntas são necessárias (43):

1. Histórico de artrite reumatóide.
2. História de punção ou trauma penetrante de pescoço.
3. Intubação endotraqueal em casos não relacionados ao pescoço ou ao tórax, especialmente se existir uma história de dependência ventilatória prolongada.

Se alguma das questões acima for positiva, existe uma grande probabilidade da fixação da cricoaritenóidea ou PGS ser a causa da imobilidade bilateral, não paralisia. Isto necessita de um algoritmo de diagnóstico diferente daquele que é usado para paralisia bilateral. Por outro lado, se todas as respostas para as questões acima forem negativas, então BVFP certamente está presente, e representa uma manifestação de uma doença neurológica progressiva, congênita, endócrina, metabólica, tóxica, neoplásica ou uma condição inflamatória. Essas condições estão listadas na Tabela 14.7. Como observado, isto é uma extensiva e exaustiva listas de causas que formam uma pequena fração de uma rara condição de BVFP.

Em decorrência da raridade de uma BVFP não-iatrogênica, é melhor ter uma lista de diagnósticos diferenciais à mão, para uma revisão quando um cenário deste tipo se apresentar. Freqüentemente, os médicos que admitem o caso ou aqueles que são solicitados para a avaliação destes casos difíceis (medicina interna, neurologia) *não* estão atentos que uma BVFP pode manifestar-se nas condições listadas na Tabela 14.7. Por essa razão, o otorrinolaringologista consultor pode prover informação valiosa para a equipe tanto pela identificação da presença de uma BVFP quanto pela outorga de uma lista de diagnósticos diferenciais para os médicos que fazem a consultoria. Este autor tem observado múltiplos casos em que o achado de uma BVFP serve como uma peça crítica de informação que permite a solução do "quebra-cabeça".

Exame Físico

O exame físico deve consistir de um exame completo de cabeça e pescoço (42), bem como de uma avaliação neurológica e um exame de nervos cranianos. A parte mais importante do exame físico em pacientes apresentando BVFI, todavia, é um exame sistemático e detalhado com laringoscópio de fibra óptica.

Estudo do Caso

Sorologia

Nenhuma justificativa é vista para ordenar uma rotina de exames laboratoriais na metodologia de trabalho de uma BVFI não-explicada. Uma bateria de testes diretos pode ser usada pela prudência da equipe médica ou neurológica, baseada na suspeita de causas. Em um raro caso de BVFP pediátrica e congênita associada a outras anormalidades, a análise cromossômica deve ser feita com a avaliação de um geneticista (45).

Imagens

Em casos não-explicados de BVFI de adultos, estudos de imagens (geralmente RM) podem ser ordenados para avaliar a base do crânio, sistema nervoso ou patologia mediastinal. Na população pediátrica com BVFI, RM é particularmente valiosa porque 40% dos casos têm origem neurológica. Os casos comuns de BVFI em crianças estão relacionados com hidrocefalia ou malformação de Arnold-Chiari (44).

Metodologia de Trabalho de Medicina Interna e Neurologia

Como foi dito, os casos não-iatrogênicos de BVFP são raros, mas por outro lado um achado inexplicável de BVFP em um paciente faz surgirem suspeitas que um processo subjacente de doença global está presente. Um levantamento de todas as possibilidades pela equipe médica do paciente (com consultoria neurológica) é imperativo nestes raros casos.

Eletromiografia Laríngea

A eletromiografia laríngea é um componente importante na avaliação de uma BVFI. Hillel *et al.* (42) defende não apenas o teste dos músculos TA e CT, mas também os músculos PCA bilatérias. A evidência de atividade do PCA durante a vocalização de/iii/é considerada uma atividade cinética anormal. Em contraste, a atividade do músculo TA pode ocorrer junto com um espirro, mas isto não representa a atividade predominante do TA (*i. e.*, mais unidades motoras devem ser recrutadas no músculo TA durante a fonação).

As utilidades da LEMG são as seguintes:

1. LEMG pode diferenciar entre a atividade muscular cinética laríngea da VFP e a fixação da articulação CA da prega vocal.
2. LEMG pode ser útil em determinar o prognóstico da reabilitação da mobilidade da prega vocal, o que pode auxiliar no plano de tratamento.
3. LEMG pode determinar se a causa tem origem periférica ou central, porque os processos miopáticos têm achados únicos no EMG.
4. LEMG pode determinar qual prega vocal tem o *status* neuromotor mais forte. Isso auxilia na determinação de qual prega vocal não deve ser selecionada para qualquer procedimento destrutivo, como o alargamento da glote (ver abaixo).

Por causa da experiência com o *status* da via aérea em pacientes com BVFP, cuidado deve ser tomado se a LEMG for feita, nesses pacientes, em consultório.

Microlaringoscopia Direta ou Palpação da Mobilidade da Prega Vocal

A despeito do grande papel da LEMG na avaliação de uma BVFI, a laringoscopia direta sob anestesia ainda provê informação clínica muito útil. Este exame deve incluir a inspeção do espaço interaritenóideo para ver se há cicatrização, junto com a palpação das pregas vocais para a mobilização passiva. É importante notar que a cicatriz interaritenóidea, a fixação da CA e a VFP podem todas existir no mesmo paciente. Uma LEMG anormal sugere paralisia como a causa da imobilidade da prega vocal, mas ela *não* exclui a PGS e/ou a fixação da articulação CA como fatores contribuintes. O único método confiável para avaliar a PGS ou a fixação da articulação CA é examinar a comissura posterior e o teste de mobilidade passiva da prega vocal (46).

A avaliação deverá ser feita *sem* o tubo endotraqueal para não obter uma visão obscurecida da glote; o jato de ventilação pode ser usado para pacientes que não tiverem uma traqueostomia. Em pacientes com PGS, o espaço posterior da glote é obliterado por um tecido acatricial, dando à via aérea glótica remanescente um aspecto triangular (Fig. 14.12). Em contraste, os pacientes com BVFP (sem estenose) têm um espaço de via aérea que se parece com um cone de sorvete, com preservação do espaço posterior glótico representando a casquinha do sorvete (Fig. 14.13).

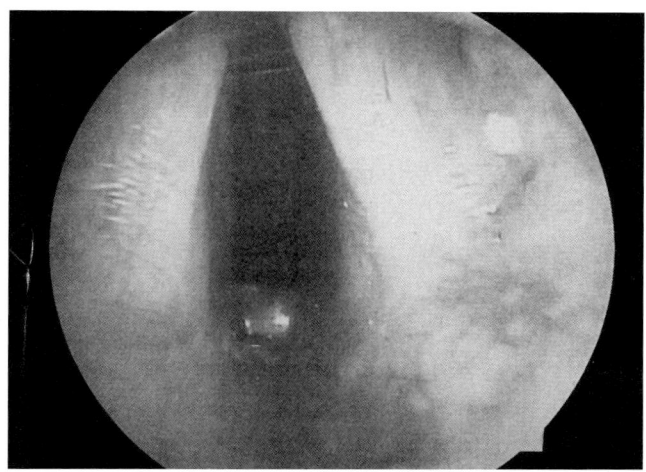

Figura 14.12
Vista laringoscópica da laringe de um paciente com estenose posterior glótica (PGS). Observe a aparência triangular da abertura glótica causada pela perda da região posterior glótica (região respiratória).

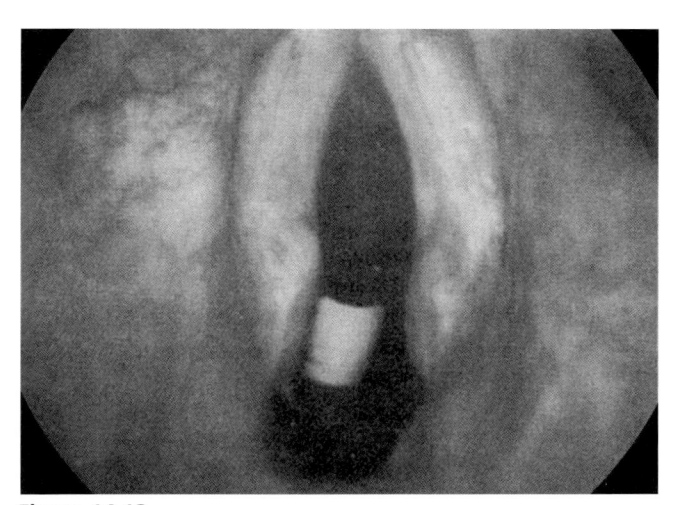

Figura 14.13
Vista laringoscópica da laringe de uma laringe normal. A via aérea tem a forma de um cone de sorvete.

A palpação da articulação cricoaritenóidea é feita através do uso de um instrumento rígido (p. ex., um grande fórceps), colocando-a adjacente ao processo vocal e empurrando rapidamente o processo vocal lateralmente. Com essa manobra, o cirurgião pode calcular o grau de esforço requerido para o deslocamento lateral do processo vocal, assim como a velocidade do recolhimento do tecido à direção medial. Este mesmo procedimento deve ser feito no lado contralateral e usado para comparar o grau de inflexibilidade e a extensão de mobilidade da articulação CA. Durante esta manobra, a glote posterior e a prega vocal contralateral devem ser observadas. Em pacientes com PGS ou cicatriz de IA, a comissura posterior e a cartilagem contralateral aritenóidea será movida para a linha média durante a palpação do processo vocal porque todo o complexo posterior glótico estará fixado com a cicatriz do tecido.

Tratamento

Tratamento Inicial da Via Aérea

A estratégia de tratamento da BVFP varia, dependendo de vários fatores descritos no planejamento de tratamento para UVFP (Tabela 14.4), com apenas uma diferença. O aspecto mais importante para a intervenção é o *status* da via aérea do paciente. Um paciente com BVFP desenvolve rapidamente um estridor progressivo e dispnéia necessitando de intervenção imediata. Geralmente, a intubação endotraqueal é preferida como a 1ª medida. É importante notar que a intubação é usada para assegurar a via aérea nos casos de BVFP, mas *não* é usada quando a PGS está presente. A intubação dá à equipe médica um tempo valioso para obter mais dados sobre o paciente, de tal forma que uma decisão formal pode ser feita objetivando estratégias de tratamento a curto ou longo prazos para a via aérea. Embora a tentação da traqueostomia exista para manter a segurança da via aérea, alguns casos de injúria neuropráxica de RLN podem ser manejados com intubação e sedação, com boa perspectiva, em unidades de cuidados intensivos (ICU), administração de corticosteróides IV e o controle da retirada da intubação em poucos dias. Esta é uma estratégia atrativa quando o paciente tem uma ferida recente no pescoço após uma tiroidectomia. Geralmente, se a BVFP está ainda presente depois de 5 ou 10 dias após a lesão iatrogênica, assegurar a via aérea com uma traqueostomia ou possivelmente um meio temporário (listado abaixo) é um plano razoável de ação. LEMG pode ser útil para planejar tratamentos precoces *versus* observação (em antecipação ao restabelecimento da mobilidade de 1 ou das 2 pregas vocais, que possa ocorrer).

Tratamentos Temporalizadores (Reversíveis)

Traqueostomia

A traqueostomia é um excelente tratamento para assegurar o funcionamento da via aérea até que um restabelecimento espontâneo ocorra (6 a 12 meses). Em geral, não é uma boa estratégia a longo prazo, porque a maioria dos pacientes não fica feliz com uma traqueostomia permanente. Isto é especialmente verdadeiro na perspectiva de que muitos tratamentos endoscópicos podem preservar uma voz razoável e permite a decanulação.

Sutura de Lateralização Endo-Extralaríngea

A sutura de lateralização endo-extralaríngea, como foi popularizada por Lichtenberger e Toohill (46), é uma opção viável para a temporalização do funcionamento das vias aéreas de pacientes em casos selecionados de BVFP. Esta técnica usa uma sutura não-absorvível colocada através de endoscópio acima e embaixo na prega vocal posterior na região do processo vocal. A sutura é trazida para fora da pele do pescoço e fixada por um botão externo. A tensão da sutura pode ser ajustada intra-operatoriamente e pós-operatoriamente para o ajuste fino do grau de lateralização da prega vocal para a abertura da via aérea.

Injeção Laríngea de Botox

Em casos cuidadosamente selecionados de BVFP, quando a obstrução não é iminente e os sintomas são principalmente de esforço, a injeção de Botox no complexo muscular TA-LCA pode resultar numa leve melhora do funcionamento da via aérea (47) não mais do que 2 a 4 meses. A melhora dos sintomas é considerada pelo resultado do bloqueio da atividade cinética do músculo TA durante a inspiração. Os efeitos colaterais são disfonia soprosa, aspiração de líquidos, ou os 2, que geralmente são temporários.

Soluções Cirúrgicas a Longo Prazo

Um conceito importante deve ser trazido para a atenção do paciente, no aconselhamento pré-operatório: quase todos os procedimentos usados para o tratamento da BVFP, exceto a traqueostomia, resultam em algum grau de disfonia. Em geral, as intervenções cirúrgicas não podem resolver simultaneamente uma melhora no funcionamento da via aérea sem algum grau de perda da função vocal; um é geralmente melhorado à custa do outro. As pregas vocais têm que ser aproximadas para a melhora da voz, mas isto estreita a passagem da via aérea. Similarmente, as pregas vocais podem ser separadas para abrir a passagem da via aérea, mas aí a voz sofre. Este conceito tem que ser explicado ao paciente, de tal forma que expectativas realistas possam ser estabelecidas pré-operatóriamente. Qualquer discussão de tratamento cirúrgico de BVFP que não envolva a equação "via aérea × voz" é falha.

Cordotomia Transversa

Talvez o procedimento cirúrgico mais popular usado para o tratamento da BVFP, seja o procedimento endoscópico de cordotomia (TC) transversa com *laser* de CO_2, que é uma opção cirúrgica excelente. Originalmente descrito por Kashima (48) em 1991, esta técnica é menos exigente tecnicamente do que uma aritenoidectomia endoscópia à *laser*, e resulta em um alargamento da passagem da via aérea. A qualidade vocal dos pacientes que sofreram uma TC não piora, tornam-se levemente mais soprosos e sem sonoridade, mas muitos pacientes mantêm uma razoável voz de conversação (49). Este procedimento consiste em cordotomia transverso com *laser* de CO_2 através de uma microlaringoscopia, anterior ao processo vocal. A cordotomia deve ser estendida lateralmente, incluindo a divisão das falsas pregas vocais. O objetivo maior é separar o máximo possível o músculo tireoaritenóideo (TA) da cartilagem aritenóidea (Fig. 14.14). O músculo TA retrai-se anteriormente, e cicatriza em poucas semanas, deixando uma fenda redonda anterior à aritenóidea (Fig. 14.15). Embora o aumento na abertura do diâmetro da passagem de ar da via aérea é de apenas alguns centímetros a mais, isto resulta numa melhora significativa no funcionamento da via aérea do paciente. O procedimento pode ser repetido ipsolateralmente ou contralateralmente se a ajuda à abertura da via aérea for indicada. Uma traqueostomia não é freqüentemente necessária

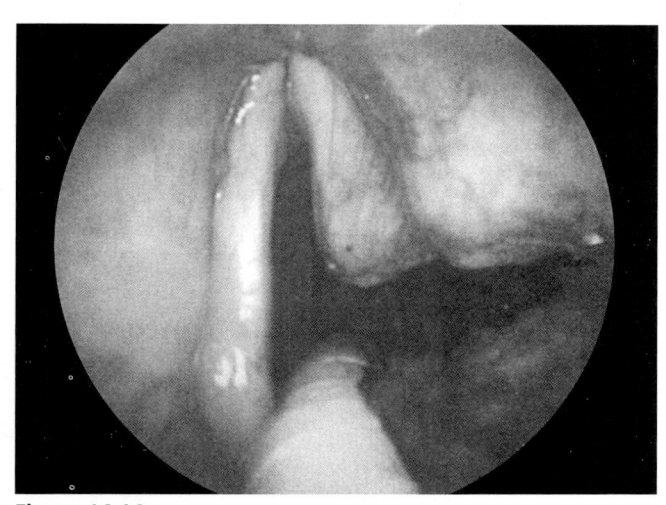

Figura 14.15
Laringoscopia de fibra óptica da laringe do paciente visto na Figura 14.13, 3 meses após a cordotomia por paralisia bilateral de pregas vocais (BVFP). Observe a abertura glótica alargada enquanto a prega vocal direita cicatrizada está em uma posição lateralizada.

durante a cirurgia (48). Embora a TC tenha sido usada principalmente em adultos, Friedman *et al.* (50) reportaram sucessos com uma variante de TC (uma cunha adicional de tecido é removida) em um pequeno número de pacientes pediátricos.

Aritenoidectomia Endoscópica a *Laser*

Aritenoidectomia Endoscópica a* Laser *Total. Aritenoidectomia endoscópica a *laser* foi introduzida em 1984 por Ossoff *et al.* (51,52), levou a uma substancial mudança no paradigma de tratamento da BVFP. A aritenoidectomia endoscópica mudou o tratamento até então externo da BVFP (procedimento de Woodman) para um procedimento endoscópico auxiliado pelo *laser*. A técnica do *laser* de CO_2 permite uma melhor homeostase do que técnicas anteriores, a frio, e foi o catalisador que levou ao ressurgimento da cirurgia endoscópica para a estenose glótica e a BVFP. Toda a cartilagem aritenóidea sofre uma ablação (Fig. 14.16), e uma pequena cunha é retirada da porção posterior da prega vocal, junto com um pequeno corte lateral justamente de onde foi retirada a cunha "para facilitar a lateralização da prega durante o restabelecimento". Existe um índice de sucesso dessa técnica a longo prazo em torno de 86% e a qualidade vocal é julgada subjetivamente como "boa". Embora esta técnica tenha sido o suporte principal do tratamento da BVFP por uma década, ela foi sendo amplamente substituída pela técnica TC, ou pela aritenoidectomia parcial, desde os meados de 1990.

Aritenoidectomia Endoscópica *a* Laser *Parcial*. A *aritenoidectomia endoscópica a laser parcial é uma variante*

Figura 14.14
Fotografia intra-operatória da laringe de um procedimento de cordotomia posterior direta com *laser* de CO_2. Observe que a cordotomia se estende lateralmente através da musculatura da prega vocal falsa.

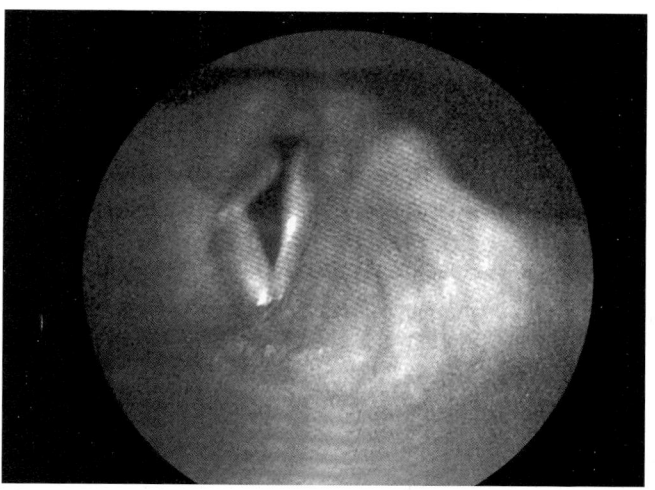

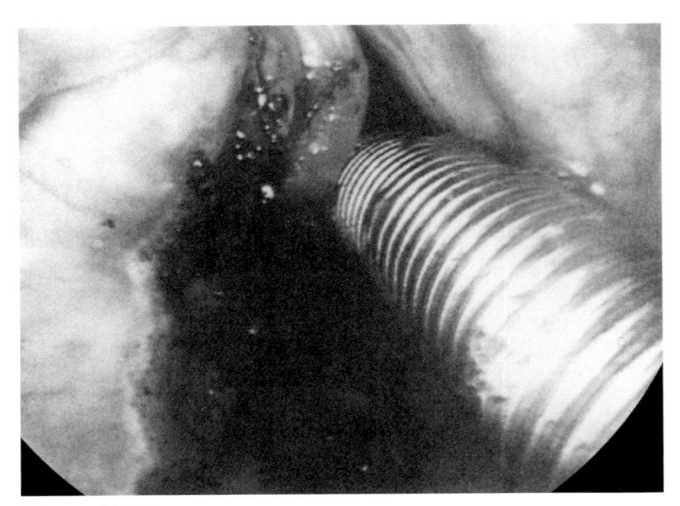

Figura 14.16
Fotografia intra-operativa de uma aritenoidectomia total com *laser* de CO_2.

da técnica aritenoidectomia endoscópica a laser total que preserva uma parte da aritenóidea. Teoricamente, isso reduz o risco de aspiração, enquanto permite resultados comparáveis de voz e via aérea. Originalmente descrita por Crumley (53), a "aritenoidectomia medial" preserva o aspecto lateral da aritenóidea. Uma outra modificação feita por Remacle *et al.* (54) envolve a preservação da parte posterior do corpo da aritenóidea. Os resultados dessa técnica são comparáveis à técnica TC e, teoricamente, isto causa menos disfunção vocal porque houve um menor rompimento da membranosa da prega vocal.

Pacing Laríngeo

Talvez o tratamento mais promissor para a BVFP seja o *pacing* laríngeo. Este processo envolve um gerador de pulso programável que é implantado embaixo da pele e envia estimulação elétrica para o músculo PCA durante a inspiração. O *pacing* laríngeo pode recentemente provar ser uma ótima solução para um problema clínico difícil que tem frustado otolaringologistas por décadas.

Traqueostomia *Flap-type*

Deve ser notado que todas as "estatísticas" dos tratamentos a *laser* da BVFP (TC, aritenoidectomia) resultam em calibre subótimo da via aérea e piora de voz, quando comparadas com os resultados da traqueostomia. Isto é importante para lembrar ao paciente que nenhuma cirurgia (com a possível exceção do *pacing* laríngeo) pode prover o calibre da via aérea e preservar a qualidade da voz, tão bem quanto a traqueostomia. Deve ser dada ao paciente a opção da traqueostomia -

quando se discute as opções de tratamento da BVFP. Claramente, muitos pacientes que marcam uma consulta com um otorrinolaringologista para discutir o tratamento de sua BVFP considerem a traqueostomia uma opção inaceitável. Eles, simplesmente, necessitam ser alertados, que os tratamentos endoscópicos para sua condição representam comprometimentos de voz e de via aérea necessários para o sucesso da decanulação. Nos pacientes enfermos ou com co-morbidade pulmonar (p. ex., doença pulmonar obstrutiva crônica, OSA), a traqueostomia é, geralmente, o tratamento mais apropriado. Uma traqueostomia modificada *flap-type*, como descrita por Miller e Eliachar (56), com um *stent* de Hood no estoma é o meio ideal para otimizar a aceitação da traqueostomia a longo prazo, nestes casos.

SUMÁRIO

A avaliação e o tratamento da UVFP e da BVFP desenvolveram-se consideravelmente na última década. A EMG laríngea está gradualmente se tornando parte do *workup* na VFP, assim como seu papel no diagnóstico e prognóstico de recuperação continua a se desenvolver. O armamento cirúrgico para o tratamento da UVFP continua a se expandir, com a introdução de múltiplas substâncias injetáveis para o aumento da prega vocal na última década. Essas inovações, acopladas ao ressurgimento e ao refinamento do aumento da prega vocal em consultório com base nas injeções de substâncias, têm mudado o tratamento de UVFP de uma perspectiva "olhe e espere" (*"watch and wait"*) para aquela da intervenção precoce. Em acréscimo, a estrutura cirúrgica (p. ex., ML e AA) emergiu como o "padrão-ouro" para o tratamento a longo prazo da UVFP pobremente compensada.

No caso da BVFP, a cordotomia transversa e a aritenoidectomia parcial aparecem como os procedimentos estaticamente mais efetivos para a melhora da via aérea e com um impacto mínimo negativo na qualidade vocal.

PONTOS IMPORTANTES

- A paralisia de prega vocal comumente ocorre de uma anormalidade do sistema nervoso periférico que provê inervação para a laringe, especificamente os nervos vago e o laríngeo recorrente.
- A paralisia unilateral de prega vocal e a paralisia bilateral de prega vocal freqüentemente têm uma etiologia compartilhada (p. ex., cirúrgica, malignidade, idiopática), todavia, seus sintomas variam significativamente. Os sintomas primários da paralisia unilateral de prega vocal são disfunções vocais e de deglutição, e na paralisia bilateral os sintomas primários estão relacionados com a restrição da via aérea.

- A avaliação da paralisia de pregas vocais requer uma exclusão de malignidade como fator causal. Este processo de avaliação requer neuroimagens e de todo o percurso do nervo vago e do laríngeo recorrente.
- A eletromiografia da laringe pode permitir informações importantes sobre o diagnóstico e prognóstico da paralisia de prega vocal com encurtamento do tempo antes de proceder a um tratamento permanente.
- As opções de tratamento para a paralisia unilateral de pregas vocais incluem terapia vocal, injeção na prega vocal (temporária ou permanente), e a cirurgia do arcabouço laríngeo (medialização laringoplástica ou adução da cartilagem aritenóidea).
- A avaliação de pacientes com imobilidade bilateral de prega vocal requer a diferenciação entre as entidades clínicas da paralisia bilateral de prega vocal e a estenose glótica posterior.
- O alargamento cirúrgico na via aérea glótica nos casos de paralisia bilateral de prega vocal tipicamente envolve uma tradição de piora da qualidade vocal para melhorar a via aérea.

REFERÊNCIAS

1. Benninger MS, Crumley RL, Ford CN, et al. Evaluation and treatment of the unilateral paralyzed vocal fold. Otolaryngol Head Neck Surg 1994;111:497-508.
2. Benninger MS, Gillen JB, Altman JS. Changing etiology of vocal fold immobility. Laryngoscope 1998;108:1346-1349.
3. Ishimoto S, Kondo K, Ito K, Oshima K. Hoarseness after cardiac surgery: possible contribution of low temperature to the recurrent nerve paralysis. Laryngoscope 2003; 113:1088.
4. Phillips TG, Green GE. Left recurrent laryngeal nerve injury following internal mammary artery bypass. Ann Thoracic Surg 1987;3:440.
5. Cavo JW. True vocal cord paralysis following intubation. Laryngoscope 1985;95:1352-1359.
6. Netterville JL, Koriwchak MJ, Winkle M, et al. Vocal fold paralysis following the anterior approach to the cervical spine. Ann Otol Rhinol Laryngol 1996;105:85-91.
7. Flowers RH, Kemodle DS. Vagal mononeuritis caused by herpes simplex virus: association with unilateral vocal cord paralysis. Am J Med 1990;88:686-688.
8. Blau JN, Kapadia R. Idiopathic palsy of the recurrent laryngeal nerve: a transient cranial mononeuropathy. BMJ 1972;4:259-261.
9. Annino DJ, MacArthur CJ, Friedman EM. Vincristine-induced recurrent laryngeal nerve paralysis. Laryngoscope 1992;102:1260-1262.
10. Taha H, Irfan S, Krishnamurthy M. Cisplatin induced reversible bilateral vocal cord paralysis: an undescribed complication of cisplatin. Head Neck 1999;21:78-79.
11. Maisel RH, Ogura J. Evaluation and treatment of vocal cord paralysis. Laryngoscope 1974;84:302-316.
12. Koufman JA, Postma GN, Cummings MM, et al. Vocal fold paresis. Otolaryngol Head Neck Surg 2000;122:537-541.
13. Lundy DS, Casiano RR. Compensatory falsetto: effects on vocal quality. J Voice 1995;9(4):439-442.
14. Simpson CB, Fleming DI. Medical and vocal history in the evaluation of dysphonia. Otolaryngol Clin North Am 2000;33:719-729.
15. Woodson GE. Configuration of the glottis in laryngeal paralysis. I: Clinical study. Laryngoscope 1993;103:1227-1234.
16. Blitzer A, Jahn AF, Keider A. Semon's law revisited: an electromyographic analysis of laryngeal synkinesis. Ann Otol Rhinol Laryngol 1996;105:764-769.
17. Sataloff RT, Bough ID, Spiegel JR. Arytenoid dislocation: diagnosis and treatment. Laryngoscope 1994;104:1353-1361.
18. Woo P. Arytenoid adduction and medialization laryngoplasty. Otolaryngol Clin North Am 2000;33:817-839.
19. Terris DJ, Armstein DP, Nguyen HH. Contemporary evaluation of unilateral vocal cord paralysis. Otolaryngol Head Neck Surg 1992;107:84-90.
20. Glazer HS, Aronberg DJ, Lee JKT, et al. Extralaryngeal causes of vocal cord paralysis: CT evaluation. AJR 1983;141:527-531.
21. Aviv JE. Prospective, randomized outcome study of endoscopy versus modified barium swallow in patients with dysphagia. Laryngoscope 2000;110:563-574.
22. Koufman JA, Postma GN, Whang SC, et al. Diagnostic laryngeal electromyography: the Wake Forest experience: 1995-1999. Otolaryngol Head Neck Surg 1992;124:603-606.
23. Munin MC, Murry T, Rosen CA. Laryngeal electromyography. Otolaryngol Clin North Am 2000;33:759-770.
24. Koufman JA, Walker FO. Laryngeal electromyography in clinical practice; indications, techniques, and interpretation. Phonoscope 1998;1:57-70.
25. Simpson, CB. Breathy dysphonia (evaluation and treatment of vocal fold paralysis). Patient of the Month Program, American Academy of Otolaryngology Head and Neck Surgery Foundation, Inc 2002;31:1-37.
26. Schramm VJ, May M, Lavorato AS. Gelfoam paste injection for vocal cord paralysis: temporary rehabilitation of glottic incompetence. Laryngoscope 1978;88:1268-1273.
27. Ford CN, Bless DM. Clinical experience with injectable collagen for vocal fold augmentation. Laryngoscope 1986;96:863-869.
28. Varvares MA, Montgomery WM, Hillman RE. Teflon granuloma of the larynx: etiology, pathophysiology, and management. Ann Otol Rhinol Laryngol 1995;104:511-515.
29. Brandenburg JH, Unger JM, Koschkee D. Vocal cord injection with autogenous fat: a long-term magnetic resonance imaging evaluation. Laryngoscope 1996;106:174-180.
30. Courey MS. Homologous collagen substances for vocal fold augmentation. Laryngoscope 2001;111(5):747-758.
31. Simpson CB, Amin MR. Office-based procedures for the voice. Ear Nose Throat J 2004;83(Suppl 2):10-12.
32. Netterville JM, Stone RE, Luken ES. Silastic medialization and arytenoid adduction: the Vanderbilt experience. Ann Otol Rhinol Laryngol 1993;102:413-424.
33. Wanamaker JR, Netterville JL, Ossoff RH. Phonosurgery: Silastic medialization for unilateral vocal fold paralysis. Operative Techniques in Otolaryngology-Head and Neck Surgery 1993;4:207-217.
34. Montgomery WW Montgomery SK. Montgomery thyroplasty implant system. Ann Otol Rhinol Laryngol 1997;106(Suppl 170):1-16.

35. Hoffman HT, McCulloch TM. Medialization laryngoplasty with Gore-Tex. Operative Techniques in *Otolaryngology-Head and Neck Surgery* 1999;10:6-8.
36. Simpson CB, Sheshul M, Lennington WE et al. Histologic findings of Silastic vocal fold medialization in the canine model. *Laryngoscope* 1999;109:1424-1427.
37. Cashman S, Simpson CB, McGuff HS. The soft tissue response of the rabbit larynx to Gore-Tex implants. *Ann Otol Rhinol Laryngol* 2002;111:977-982.
38. Rosen CA. Complications of phonosurgery: results of a national survey. *Laryngoscope* 1998 Nov.;108(11 Pt 1):1697-1703.
39. Woodson GE, Picerno R, Yeung D, et al. Arytenoid adduction: controlling vertical position. *Ann Otol Rhinol Laryngol* 2000;109:360-364.
40. Miller FR, Bryant GL, Netterville JL. Arytenoid adduction in vocal fold paralysis. Operative Techniques in *Otolaryngology-Head and Neck Surgery* 1999;10:36-41.
41. Eckel HE, Wittenkindt C, Klussman JP, et al. Management of bilateral arytenoids cartilage fixation versus recurrent laryngeal nerve paralysis. *Ann Otol Rhinol Laryngol* 2003;112:103-108.
42. Hillel AD, Benninger M, Blitzer A, et al. Evaluation and management of bilateral vocal cord immobility. *Otolaryngol Head Neck Surg* 1999;120:760-765.
43. Dray TG, Robinson LR, Hillel AD. Idiopathic bilateral vocal fold weakness. *Laryngoscope* 1999;109:995-1002.
44. Holinger LD, Holinger PC, Holinger PH. Etiology of bilateral abductor vocal cord paralysis: a review of 389 cases. *Ann Otol Rhinol Laryngol* 1976;85:428-436.
45. Berkowitz RG, Bankier A, Moxham JP, et al. Chromosomal abnormalities in idiopathic congenital bilateral vocal cord paralysis. *Ann Otol Rhinol Laryngol* 2001;110:624-626.
46. Lichtenberger G, Toohill RJ. Technique of endo-extralaryngeal suture lateralization for bilateral abductor vocal cord paralysis. *Laryngoscope* 1997;107:1281-1283.
47. Andrade Filho PA, Rosen CA. Bilateral vocal fold paralysis: an unusual treatment with botulinum toxin. *J Voice* 2004;18(2):254-255.
48. Kashima HK. Bilateral vocal fold motion impairment: pathophysiology and management by transverse cordotomy. *Ann Otol Rhinol Laryngol* 1991;100:717-721.
49. Lawson G, Remacle M, Hamoir M, et al. Posterior cordectomy and subtotal arytenoidectomy for the treatment of bilateral vocal fold immobility: functional results. *J Voice* 1996;10:314-319.
50. Friedman EM, DeJong AL, Sulek M. Pediatric bilateral vocal fold immobility: the role of carbon dioxide laser posterior transverse partial cordectomy. *Ann Otol Rhinol Laryngol* 2001;110:723-728.
51. Ossoff RH, Sisson GA, Moselle HI, et al. Endoscopic laser arytenoidectomy for the treatment of bilateral vocal cord paralysis. *Laryngoscope* 1984;94:1293-1297.
52. Ossoff RH, Duncavage JA, Shapshay SM, et al. Endoscopic laser arytenoidectomy revisited. *Ann Otol Rhinol Laryngol* 1990;99:764-771.
53. Crumley RL. Endoscopic laser medial arytenoidectomy for airway management in bilateral laryngeal paralysis. *Ann Otol Rhinol Laryngol* 1993;102:81-84.
54. Remade M, Lawson G, Mayne A, et al. Subtotal carbon dioxide laser arytenoidectomy by endoscopic approach for treatment of bilateral cord immobility in adduction. *Ann Otol Rhinol Laryngol* 1996;105:438-445.
55. Zelear DL, Billante CR, Courey MS, et al. Electrically stimulated glottal opening combined with adductor muscle Botox blockade restores both ventilation and voice in a patient with bilateral laryngeal paralysis. *Ann Otol Rhinol Laryngol* 2002;111:500-506.
56. Miller FR, Eliachar I, Tucker HM. Technique, management, and complications of the long-term flap tracheosostomy. *Laryngoscope* 1995;105(5 Pt 1):543-547.

CAPÍTULO 15

Distúrbios Neurológicos da Laringe

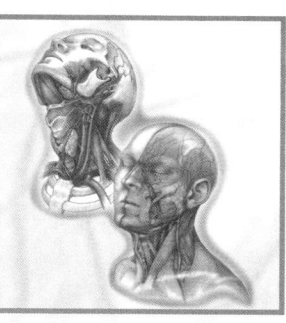

Andrew Blitzer ▪ Tanya Meyer

A laringofaringe coordena as quatro funções fisiológicas básicas do trato digestivo superior: proteção da via aérea, respiração, deglutição e fonação. De uma perspectiva filogenética, a parte mais importante da laringe é o esfíncter situado dentro da via aérea, o qual previne a penetração de água e alimento. A laringe mais primitiva, em algum peixe com pulmão, é simplesmente um músculo tônico contraído, circular, que protege o saco pulmonar primitivo, da água. Os anfíbios e os répteis desenvolveram estruturas laríngeas mais rígidas, com músculos dilatadores e constritores. Nos mamíferos, a closura laríngea é necessária para gerar o aumento da pressão intratorácica necessária para defecação, parto e estabilização do tórax para atividades como puxar ou levantar pesos. Em animais herbívoros, uma grande laringe, com contato entre a epiglote e a úvula, permite o olfato, enquanto o animal está bebendo, para se prevenir de predadores. Assim que os macacos desceram das árvores, eles desenvolveram um sistema de comunicação oral mais complexo com a descida da laringe para permitir melhor ressonância vocal. Embora a posição mais baixa favoreça a fonação, ela é posicionada cautelosamente durante a deglutição para proteger a via aérea. A closura glótica tornou-se essencial para prevenir a aspiração. A faringolaringe humana evolui para facilitar a fonação em detrimento das suas funções protetora e olfativa. Na infância, a laringe humana é posicionada alta, com contato entre a úvula e a epiglote para permitir que o bebê sugue, enquanto respira. Assim que a criança se matura, a laringe desce para a posição adulta com dissociação entre a respiração e a deglutição (Fig. 15.1).

Devido às alterações neurológicas da laringe serem muito mais de função que de anatomia, é útil classificá-las baseadas no movimento: alterações hipocinéticas, hipercinéticas e alterações mistas. Tal classificação facilita o planejamento de tratamento. As alterações hipocinéticas respondem à terapia vocal (para facilitar a compensação), aumento de prega vocal, suporte mecânico, traqueotomia, ou medicações sistêmicas para aumentar a resposta neural. As alterações hipercinéticas respondem à terapia vocal (para desencorajar a compensação), desnervação química, desnervação cirúrgica, ou medicação sistêmica para inibir a resposta neural.

O diagnóstico das doenças neurológicas da laringe repousa grandemente na tradicional história e exame físico (Tabela 15.1). Embora os exames de imagens, a eletromiografia laríngea (LEMG) e os testes sensoriais possam adicionar informações valiosas, eles sozinhos não farão o diagnóstico. Além disso, a doença neurológica é freqüentemente sistêmica, de tal forma que um exame neurológico é principalmente necessário. A consulta com um neurologista interessado em alterações dos movimentos é indispensável para o efetivo tratamento do paciente, porque esses indivíduos freqüentemente têm manifestações causadas pelo tratamento medicamentoso.

Finalmente, o laringoscópio transnasal flexível é preferível ao laringoscópio transoral rígido porque ele altera menos os mecanismos laríngeos e permite uma avaliação que poderá comportar muitas tarefas laríngeas. Nas palavras de Jamie Koufman, MD, "examinar a laringe de um paciente com alterações de movimentos usando um espelho ou um laringoscópio transoral rígido é como examinar um paciente com desordem no modo de andar, enquanto ele está sentado numa cadeira".

ALTERAÇÕES HIPOCINÉTICAS

Doenças do Sistema Nervoso Central

A fonação, a articulação, a fala e a linguagem são tarefas inter-relacionadas que requerem progressivamente cada vez mais altos comandos da função cerebral. Fonação, definida como a produção do som pelo aparato vocal (usualmente as pregas vocais), é modificada e ampliada através da ressonância dos espaços dos seios da face, nariz, boca e hipofaringe. A articulação promove

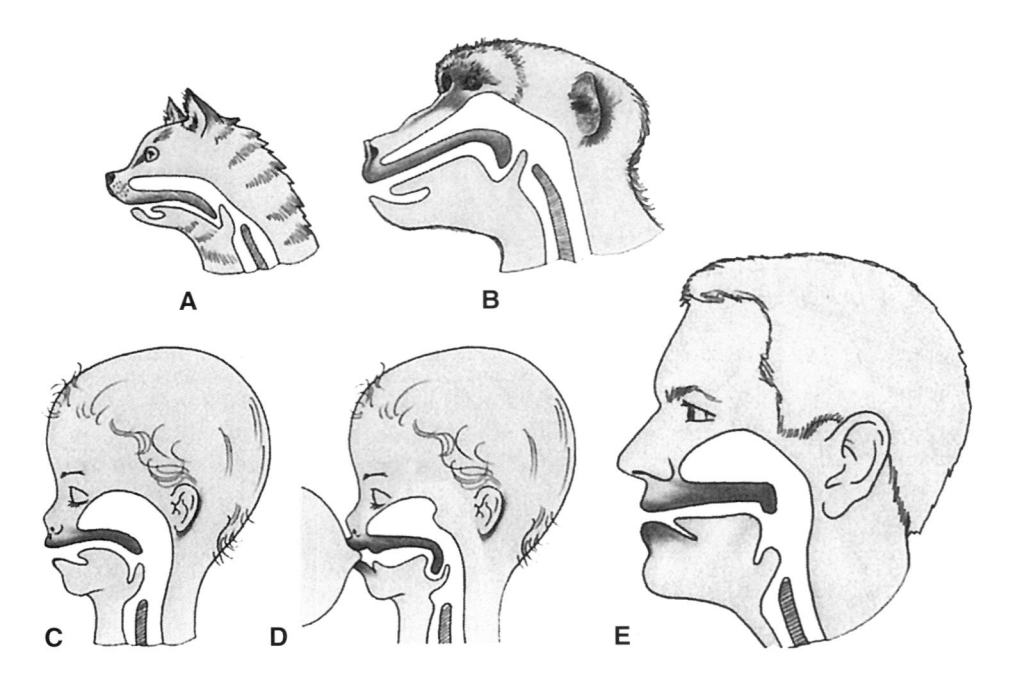

Figura 15.1
Esta série de imagens mostram a relação entre o palato mole e a epiglote entre os mamíferos, como (**A**) gato; (**B**) babuíno; (**C, D**) crianças humanas; e (**E**) adulto humano. O palato mole da criança e a epiglote interpõem-se durante a mamada para permitir, simultaneamente, a sucção e a respiração (**D**). Os bebês humanos e muitos mamíferos possuem uma anatomia de via aérea superior que coloca a epiglote dorsal ao palato mole, separando desta forma as passagens respiratórias e de deglutição pelo efetivo fechamento da via aérea laríngea dentro da nasofaringe durante a alimentação. A laringe do adulto desce, necessitando da separação das funções de respiração e deglutição. Alguns *experts* especulam que o abaixamento da laringe aumentou o âmbito fonético e facilitou o desenvolvimento da fala humana.

a modulação desse som com o palato, a língua e os lábios para produzir fonemas específicos. A fala requer a pronúncia das palavras de uma coleção de fonemas, e a linguagem envolve grupos significativos de palavras em frases para comunicar idéias. A neuroanatomia da fonação básica e da articulação envolve as sinapses oriundas do tronco cerebral, enquanto que a linguagem requer controle pelo córtex.

As alterações provenientes do controle motor central classicamente são grupadas em duas grandes categorias: piramidal, que se refere aos tratos corticobulbares e corticoespinais e a categoria extrapiramidal que se refere aos gânglios da base e ao cerebelo. Muitas alterações, no entanto, não residem nitidamente dentro dessas definições, e essa terminologia é apenas mencionada porque persiste na literatura. Existem múltiplas causas centrais de disfunções laringofaríngeas, incluindo a malformação da fossa posterior, hidrocefalia, siringomielia, desmielinizações, miopatias, desordens neurodegenerativas, AVC, tumores, encefalite e trauma craniano.

Malformações de Arnold-Chiari

As malformações de Arnold-Chiari são as deformações mais importantes da fossa posterior e, dos quatro tipos, Chiari I e II são encontradas mais comumente. Indivíduos com Chiari I têm herniação da tonsila cerebelar ≥ 5 mm abaixo do forame magno sem outra malformação no cérebro. Isto ocorre com uma incidência de 1% (1) e causa compressão das sinapses nervosas, incluindo o vago.

Os sintomas, que não se desenvolvem, geralmente, até a vida adulta, incluem dor de cabeça com tosse (aumentando a pressão intracranial), mudanças visuais, síncope, vertigem, disfagia e rouquidão (X), ausência do reflexo de vômitos (*gag*) (IX) e ataxia. Uma grande incidência é vista com a associação com a siringomielia (cavitação das partes centrais da medula espinal usualmente na região cervical) (Fig. 15.2).

Na Chiari II, a fossa posterior é pequena e o cerebelo, a ponte e a medula estão deslocados em vários graus dentro do canal cervical. Os bebês apresentam disfunções de transmissão nervosa, incluindo dificuldades de deglutição, lentidão de alimentação, aspirações repetidas e dificuldades respiratórias (p. ex., apnéia e estridores) ocasionadas por paresia de pregas vocais. Crianças mais velhas e adultos têm extrema fraqueza, mudanças sensoriais e dificuldades de deglutição. Em pacientes selecionados, a descompressão cirúrgica da fossa posterior permitirá a recuperação neurológica.

> **TABELA 15.1**
> **EXAME NEUROLARINGOLÓGICO**
>
> **Exame neurológico**
> - Avalia a marcha enquanto o paciente anda pela sala
> - Exame completo de cabeça e pescoço
> - Exame dos pares cranianos:
>   - Prestar atenção especial à língua em relação ao tônus e às fasciculações; atrofia, fasciculações e flacidez indicam uma lesão de LMN, espasticidade indica uma lesão de UMN
>   - Buscar por movimentos rápidos involuntários, postura distônica ou sincinesias da musculatura facial, especialmente dos olhos (7) e da mandíbula (5)
>   - Buscar a função da mobilidade e tonicidade labial através da repetição da sílaba /PA/
>   - Buscar a função de mobilidade e tonicidade das regiões da língua através da repetição das sílabas: /TA/, ponta da língua e /KA/ parte posterior ou dorso da língua
>   - Buscar a função de mobilidade e tonicidade do palato mole através da produção da alternância do /a/,/ã/ (Adaptei as provas que estavam no texto original, pois está mal escrito, na minha opinião. Para a pesquisa da função do palato ele coloca "Kitty cat", o que não seria possível em português. Além disso, tanto o fonema /k/ precisa do palato, quanto da parte posterior da língua. No entanto a alternância de /a/x/ã/ verifica só o palato)
> - Buscar por tremores pedindo que o paciente estique as mãos
>
> **Exame vocal**
> - Através da fala do paciente perceba: fluência (central), qualidade da articulação (central ou periférica), qualidade do sinal vocal (periférico, postura laríngea, lesão de mucosa)
> - Diferenciação de hiperfunção, espasmos adutores, espasmos abdutores e tremor
>   - Hiperfunção dará uma qualidade forçada à voz que não permitirá mudanças vocais entre uma palavra e outra
>   - O tremor será rítmico
>   - Os espasmos adutores serão mais bem escutados em fonemas sonoros como o /oi/ em 80
>   - Os espasmos abdutores poderão ser eliciados com uma vogal antecedida por uma consoante surda. Na palavra "táxi", haverá uma falha de respiração involuntária durante o /a/ depois da consoante surda /t/
>
> **Exame de laringoscopia de fibra óptica**
> - Pare no nível do pálato e peça que o paciente diga: /a/x/ã/
> - Com o paciente respirando normalmente pelo nariz, avalie a glote em repouso para tremor ou movimento paradoxal
> - Avalie a quantidade de secreções
> - Avalie o padrão de closura glótica, mobilidade de prega vocal e hiperfunção supraglótica
> - Repetição de tarefas vocais durante a visualização inclui:
>   - Glissando ("escorregar" de um *pitch* grave até um mais agudo): avalie a função dos músculos CT
>   - "Fungar /i/": esta manobra alterna adução e abdução e irá enfatizar anormalidades de movimentos com uma paresia súbita
>   - Peça que faça um estridor inspiratório voluntário, o qual poderá demonstrar lesões na superfície interna no TVF
>   - Agilidade e fatigabilidade das pregas vocais: peça que o paciente fale "PATAKA" abaixo do ponto em que o paciente fique sem respiração, acessando mobilidade, simetria de movimento, destreza e evidência de fadiga com a repetição

CT, cricotireóideo; LMN, neurônio motor inferior; TVF, pregas vocais verdadeiras; UMN, neurônio motor superior.

Esclerose Múltipla

A esclerose múltipla (MS) é uma mielopatia desmielinizante caracterizada pela reincidência e ocasionando déficits sensoriais e motores. Problemas visuais (p. ex., súbito escurecimento ou perda da visão em um dos olhos indicando neurite óptica), dormência e fraqueza nos membros são comuns. Mais de 50% dos pacientes com MS têm queixas que estão dentro dos domínios dos otolaringologistas, incluindo vertigens, tremores, fala escandida (fala lenta com ênfase igual em todas as sílabas) e disfagia. O pico de incidência é entre as idades de 20 e 40 anos, com as mulheres sendo afetadas duas vezes mais que os homens. O norte da Europa e o norte dos Estados Unidos têm a maior prevalência, com mais de 30 casos por 100.000 pessoas. Uma pré-disposição genética é sugerida por estudos com gêmeos e uma rara incidência familiar é associada aos antígenos HLA DR2. Muitas evidências suportam a base de que é uma doença auto-imune.

Histologicamente, as áreas focais de desmielinização são seguidas por uma gliose reativa na substância branca do cérebro, medula espinhal e nervo óptico (Fig. 15.3). O tratamento inclui interferon-β, acetato glatirâmero (uma mistura de polímeros simulando uma proteína básica de mielina), imunoglobulina intravenosa (IVIg), corticosteróides e agentes citotóxicos. Embora nenhuma cura para essa doença exista, pelo menos uma recuperação parcial de um episódio agudo pode ser antecipada.

Mal de Parkinson

O mal de Parkinson, a mais comum alteração de movimentos entre os pacientes mais velhos, afeta acima de 2% as pessoas em torno da idade de 60 anos entre todos

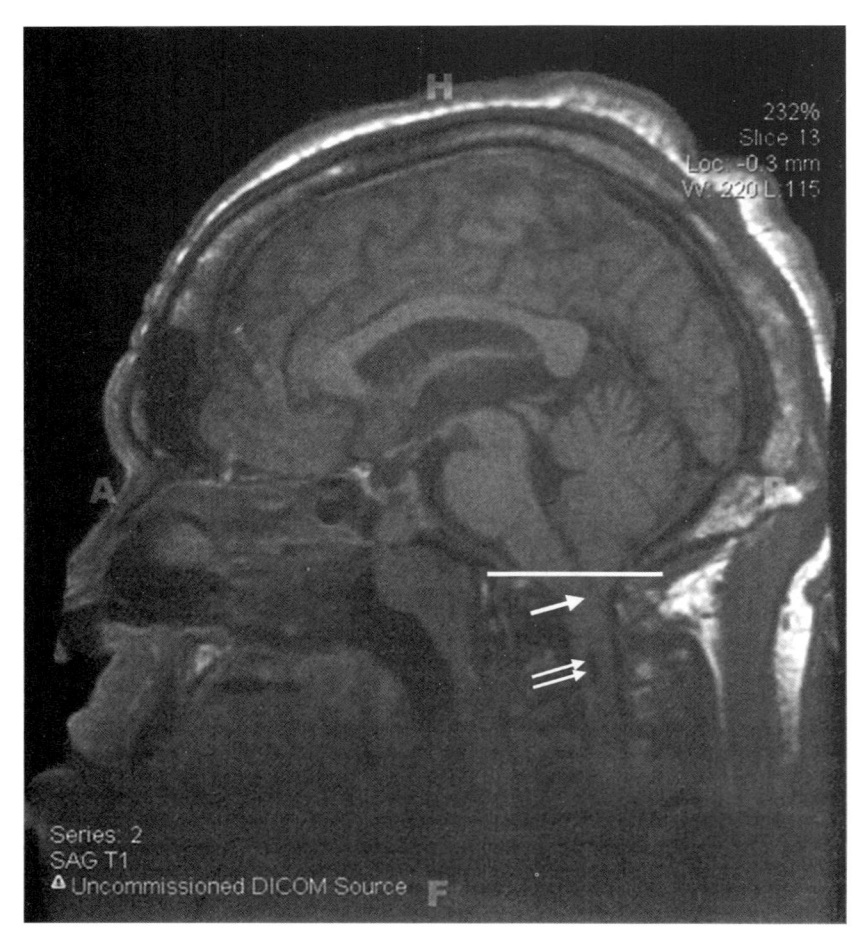

Figura 15.2

Imagem de ressonância magnética (RM) T1-pesada em um plano sagital mostrando a presença de uma malformação de Chiari tipo I associada a uma fístula cervical (*flechas dobradas*) e uma hérnia de tonsila cerebelar (*flecha única*) através do nível do forame magno (*linha branca*). (Cortesia de M. Michel e M. Kocak. Medical College of Wisconsin, Milwaukee.)

os grupos étnicos e com igual distribuição entre os sexos. Mais de 80% apresentam dificuldades vocais, com 30% definindo-a como sendo a pior dificuldade da doença. Os sintomas clássicos incluem um tremor de "rolar pílula", uma rigidez de roda dentada, face de máscara, pouca capacidade de escrita manual, diminuição de piscar os olhos, postura fletida, com marcha de arrastar os pés e redução do balanço dos braços. O mal de Parkinson é a causa mais comum do parkinsonismo, mas outras causa devem ser excluídas porque elas têm prog-

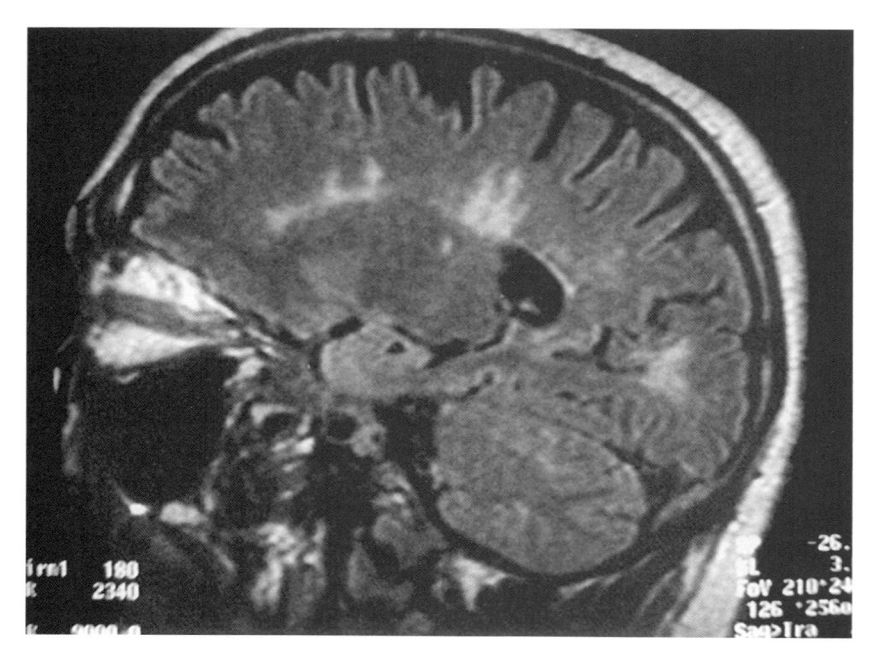

Figura 15.3

Imagem FLAIR em um plano sagital perto da linha média, demonstrando sinais de anormalidades na substância branca periventricular orientada perpendicularmente à superfície ventricular, típico de esclerose múltipla. Uma área adicional de anormalidade é também vista na substância branca do occipital. (Cortesia de M. Kocak. Medical College of Wisconsin Wisconsin, Milwaukee.)

nósticos diferentes e respondem diferentemente à medicação e aos tratamentos cirúrgicos.

O exame histológico mostra perda de pigmentação na substância negra, globo pálido e putame com a presença de grânulos chamados corpos de Lewy. Acredita-se que o balanço normal entre os antagonistas neurotransmissores de dopamina e acetilcolina estão perturbados em conseqüência da diminuição dos neurônios dopaminérgicos. As causas secundárias do mal de Parkinson incluem AVC, pós-encefalite, paraneoplasia, traumas (encefalopatia dos lutadores de boxe), indução por drogas (fenotiazinas) e efeitos tóxicos (pesticidas e drogas designadas como a MPTP, uma análoga de meperidina). Uma rara forma da doença familiar inclui uma mutação autossômica dominante no gen α-sinucléico (4q21) e uma mutação autossômica recessiva do *gen parkin* (6q25.2-q27).

As características vocais do mal de Parkinson incluem uma voz soprosa monótona percebida pelo paciente com uma intensidade normal. Isto é causado pelo pobre esforço de uma bradicinesia sob o mecanismo (parede do peito e diafragma), mas também por uma percepção imprópria do paciente sobre o esforço pessoal da fala. Componentes adicionais incluem tremor vocal, articulação pobre, qualidade disfluente, dificuldade de iniciar a fala e dificuldades de deglutição.

A laringoscopia mostra pregas vocais abauladas na fonação e vibração lenta. Outros achados incluem porções de secreções hipofaríngeas, diminuição de sensibilidade, diminuição do reflexo de tosse com aspiração e pobre coordenação das pregas vocais com o esforço respiratório. A identificação de alteração de mobilidade de prega vocal, sugere um parkinsonismo mais outra síndrome, especificamente atrofia multissistêmica.

O tratamento padrão do mal de Parkinson com L-DOPA tem mostrado resultados diversos na disfonia, embora muitos estudos mostraram não haver estatisticamente melhora (2). O aumento das pregas vocais ou a medialização laringoplásica pode melhorar a intensidade e o tempo máximo de fonação se a direção respiratória para a fonação existe, mas geralmente tem mostrado apenas efetividade temporária (mais provavelmente em decorrência da natureza transiente do material de aumento usado e a progressão da doença). A cirurgia laríngea não melhora a função prosódica ou a articulação. Estimulação profunda do cérebro tem mostrado melhoras limitadas na fala, a despeito de mudanças significativas nos membros (3). Somente a terapia comportamental tem mostrado efeitos positivos consistentes com a doença de Parkinson.

Lee Silverman Voice Therapy (LSVT) é o melhor estudo das técnicas comportamentais para a doença de Parkinson (Tabela 15.2). O programa trabalha com o aumento dos esforços do paciente e também, teoricamente, pela melhora da sua percepção sensorial do seu próprio *output* vocal. No estudo original, 35 pacientes formam randomizados em dois grupos, um placebo e o outro de tratamento. Depois de 2 anos, os pacientes no grupo LSVT sustentou ou melhorou a intensidade vocal acima dos níveis do pré-tratamento, enquanto no grupo placebo houve deterioração da voz (4). A função de deglutição também apareceu como tendo melhorado após o tratamento (5).

Parkinsonismo mais Síndromes

É importante em outros distúrbios nas quais o parkinsonismo é um aspecto porque essas entidades têm neuropatologias distintas e diferentes prognósticos e requerem diferentes formas de tratamento. As quatro síndromes mais comuns são a atrofia multissistêmica, paralisia supranuclear progressiva, doença dos corpos de Lewy difusos e degeneração cortical basal ganglionar; é crítico para os otolaringologistas estarem atentos a estas atrofias multissistêmicas.

TABELA 15.2
TERAPIA VOCAL DE LEE SILVERMAN – LSVT

Três características maiores contribuem para os distúrbios vocais em indivíduos com o mal de Parkinson:
1. A direção neural da escala global cai para o mecanismo da fala, resultando numa voz monótona e suave (bradicinesia)
2. A percepção sensorial imprópria do auto-esforço para a produção vocal, o qual impede o sujeito de ter uma monitoração adequada de seu *output* vocal: "Minha voz não é tão baixa, minha esposa precisa de um aparelho auditivo"
3. Dificuldade com a independência para gerar o esforço correto para a produção adequada de vocalização "Eu não posso falar nessa altura, eu sinto que estou gritando"

Cinco conceitos essenciais do LSVT:
- Aumentar a amplitude fonatória do *output* vocal (pense alto, fale alto)
- Aumentar a percepção sensorial do esforço (pense alto)
- Administrar o tratamento em estilo de grande esforço (recalibração)
- Administrar o tratamento de forma intensiva (4 vezes por semana para ter 16 sessões em 1 mês)
- Quantificar toda a produção vocal e de fala (medida sonora)

Atrofia Multissistêmica

A atrofia multissistêmica (síndrome MAS-Shy Drager) combina o parkinsonismo com falhas autonômicas e geralmente manifesta uma hipotensão ortostática grave, distúrbio do controle de esfíncteres (incontinência fecal ou urinária) e impotência. Muitos pacientes têm distonia orofacial ou craniocervical associada à característica de tremores agitados, uma disartria com *pitch* elevado. A diminuição da sensação da laringofaringe e a diminuição do reflexo da tosse pode permitir aspiração recorrente. Imobilidade de prega vocal em um paciente com parkinsonismo é altamente sugestivo de MAS. Estridores inspiratórios são desenvolvidos em 30% dos pacientes.

Esses indivíduos desenvolvem muitas alterações do sono, incluindo apnéia obstrutiva, apnéia central do sono, hipoxemia, alterações de oscilações fásicas da pressão arterial sistêmica, redução do sono REM e alterações comportamentais do sono REM. Quando a apnéia obstrutiva ocorre em pacientes com MAS, existe um risco significativo de morte súbita (6) e a traqueotomia é recomendada. Nenhum tratamento é consistentemente benéfico, e as terapias, também são apenas de suporte.

Doença de Wilson

A doença de Wilson é uma doença autossômica recessiva do metabolismo do cobre que produz disfunções neurológicas e hepáticas. Um achado comum é o anel de Kayser-Fleisher (*i. e.,* anéis bilaterais pigmentados de marrom que se desenvolvem no perímetro da íris, como um resultado da deposição do cobre). Neurologicamente, existe um desproporcional envolvimento dos gânglios basais, que corresponde à anormalidade de movimentos (tremor, movimentos coréicos dos membros, caretas faciais, rigidez, disartria, disfagia e ataxia). O tratamento é com penicilamina, um agente quelante de cobre, que continua por toda a vida. Com diagnóstico precoce e tratamento, os pacientes podem esperar uma recuperação total, ou próxima do total.

Acidentes Vasculares Cerebrais (AVC)

Os AVC e as doenças vasculares podem ter efeitos devastadores em todos os aspectos da fala e da deglutição. A artéria cerebral média tem uma associação particular grande com os déficits de linguagem que se seguem a um AVC, baseada nas tradicionais áreas de Broca e Wernicke. A paralisia de pregas vocais como um resultado direto de um AVC é mais comumente associada aos infartos de tronco cerebral (infarto da medula lateral ou síndrome de Wallenberg).

Disfunção Laríngea seguida a Traumatismo Fechado de Crânio

O traumatismo que ocasiona uma injúria cerebral produz um dano difuso às conexões neuronais entre as estruturas interativas do cérebro. Alguns indivíduos podem sofrer espasticidade laríngea e hiperfunção (7), enquanto outros experimentam uma incompetência glótica causada por paresia atrófica de pregas vocais freqüentemente composta por esforço pobre. A hipernasalidade causada pela incompetência velofaríngea também é observada.

Células do Corno Anterior/Doença do Neurônio Motor

Paralisia Bulbar

A paralisia bulbar é a fraqueza ou a paralisia dos músculos supridos pelo núcleo motor do baixo tronco cerebral, especificamente nervos cranianos IX-XII. O nervo trigêmeo e o nervo facial podem ser envolvidos, mas eles não estão estritamente dentro do "bulbo" ou da medula. Fraquezas de mandíbula, face, esternocleidomastóideo (SCM), trapézio, língua, faringe e laringe são proeminentes, junto a queda do palato, reflexo de *gag* deprimido, resíduos de saliva na faringe, tosse fraca e língua debilitada e com fasciculações. Isto pode ocorrer em inúmeras doenças como difteria, poliomielite, miastenia grave, distrofia miotônica, botulismo e malformações de Chiari. A **paralisia bulbar progressiva** é um tipo distinto, no adulto, da doença de neurônio motor causada por lesões que afetem o núcleo dos nervos cranianos.

A **paralisia bulbar progressiva** é freqüentemente secundária à múltiplas lesões vasculares sobre o tronco cerebral mas pode também ser causada pela doença do neurônio motor. A fraqueza da musculatura bulbar com hiper-reflexia é evidente (reflexo de *gag* hiperativo e freqüentes espasmos de mandíbula), indicando uma causa de neurônio motor superior (UMN). A língua é contraída e espástica e não pode ser movida rapidamente de um lado para o outro. Adicionalmente, a labilidade emocional (choro e riso sem provocação externa), comprometimentos cognitivos subcorticais e disartria com articulação tosca, de pronúncia indistinta, trabalhosa e, algumas vezes, articulação explosiva está presente. Hipernasalidade marcante pode estar presente, mas os reflexos palatais e faríngeos estão preservados. É importante notar que, nenhuma doença envolvendo as ligações corticobulbares pode causar paralisia pseudobulbar, incluindo MS, neoplasias, encefalites e doenças vasculares.

Esclerose Lateral Amiotrófica

A esclerose lateral amiotrófica (ELA) é uma progressiva degeneração das células do corno anterior na medula óssea, núcleo motor inferior dos nervos cranianos no tronco cerebral e as sinapses corticoespinais ou corticobulbares resultando em déficits tanto do UMN, quanto do neurônio motor inferior (LMN). A doença tem seu início geralmente depois dos 50 anos e o processo é usualmente fatal após 3 a 6 anos. A incidência anual é de 2/100.00, com a predominância no sexo feminino e uma herança autossômica dominante de 5%.

A fraqueza dos músculos bulbares é vista como o sintoma inicial em 20% dos pacientes. Pobre função da língua é comum, manifestando um discurso com má pronúncia, disfagia ou baba. Pacientes podem ter dificuldade de respirar ou tossir, com a fraqueza e eventual paralisia da função respiratória. Outros sintomas incluem fraqueza progressiva, atrofia, fasciculação e hiper-reflexia da musculatura dos membros. Geralmente, não há envolvimento da musculatura extra-ocular ou dos esfíncteres.

Não existe um tratamento específico para as doenças dos neurônios motores, embora tentativas terapêuticas de fatores de crescimento dos nervos estejam em progresso. Muitas intervenções consistem em medidas sintomáticas como os anticolinérgicos para a baba, sonda de gastrostomia percutânea endoscópica (PEG) e finalmente, traqueotomia com ventilação. A doença do neurônio motor é progressiva e geralmente tem um desfecho fatal em 3 a 5 anos, mais comumente com infecções pulmonares.

Doenças Infecciosas das Células do Corno Anterior

Poliomielite

A poliomielite, atualmente rara em se desenvolver em países desde a vacinação, é causada por um vírus do grupo picornavírus que ataca o RNA. Depois de uma fase prodrômica fluída, fraqueza assimétrica se desenvolve nos músculos bulbares e respiratórios, com ou sem fraqueza associada dos membros. Não há déficit sensorial. O tratamento é de suporte.

Síndrome Pós-Pólio

A síndrome pós-pólio é caracterizada pela recorrência da doença original após alguns anos, com aumento de fraqueza dos músculos previamente envolvidos ou similarmente em não envolvidos anteriormente. O tratamento é de suporte. A causa aparente é favorecida pela perda das células do corno anterior causada pelo envelhecimento de um grupo de células que foram exauridas pela infecção original.

Neuropatias

Imobilidade, Paresia e Paralisia

A definição estrita da paresia de pregas vocais e de paralisia é um déficit de movimento ou uma perda total de movimento causada pela afecção ou perda da *inervação* para o músculo. Em uso geral, esses termos descrevem o *sintoma* do impedimento motor, que pode ser causado tanto por uma injúria ao nervo, quanto por uma fixação. Uma terminologia mais precisa só poderá ser usada por quem a descreve, após a determinação da causa. Se a causa não é óbvia (iatrogenia ou trauma), um *workup* típico irá incluir uma história e uma revisão dos sistemas, estudos de raios X do tórax, exames de imagens do trajeto do vago desde a base do crânio até o mediastino, com atenção à glândula tireóide e sorologia guiada pela história (*lyme titers*, títulos para doença de lyme, teste de tolerância à glicose, sorologias reumatológicas, sorologia para sífilis, enzima conversora de angiotensinogênio, nível de cálcio para avaliar sarcoidose, teste para hononucleose, teste para metais pesados – arsênico, chumbo e mercúrio). Porque pode ser difícil distinguir entre a paralisia e a fixação, e medidas diagnósticas adicionais podem ser necessárias. A eletromiografia da laringe pode sugerir paralisia (Fig. 15.4), fixação ou sinsinesia. A laringoscopia direta sob anestesia permitirá a avaliação para estenose glótica posterior e palpação da articulação cricoaritenóide para anquiloses. Freqüentemente a causa precisa nunca está aparente e é presumida como uma neuropatia viral.

Os pacientes reclamarão sempre de respiração tênica (fraca) e voz diplofônica (a voz é em duas freqüências vibratórias distintas, pois cada prega vocal está em uma tensão diferente). Pacientes podem reclamar de um encurtamento da respiração quando estão falando por causa da perda do ar. Eles serão incapazes de realizar a parada glótica (uh-oh) e têm uma tosse fraca devido à perda glótica e inabilidade para gerar pressão subglótica. A inabilidade para realizar a manobra de Valsalva pode inibir a habilidade do paciente em realizar esforço. Porque o nervo laríngeo recorrente é responsável para a inervação do músculo cricofaríngeo, pode haver retardamento no relaxamento do esfíncter esofágico superior durante a deglutição (Lembre-se, o músculo cricofaríngeo está tonicamente contraído e, durante a deglutição, o músculo cricofaríngeo deve abrir pela eletromiografia dos nervos). Além disso, pode haver aspiração secundária a isto. O esfíncter esofágico superior pode...

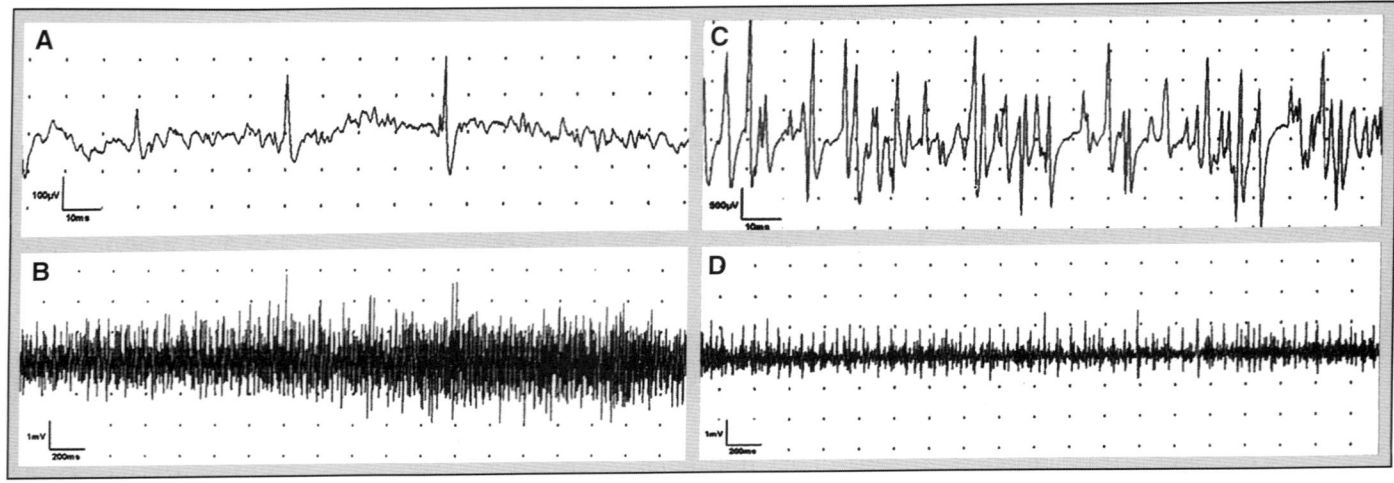

Figura 15.4

Traçado de uma eletromiografia da laringe (LEMG) de um paciente com paralisia de prega vocal esquerda causada por lesão do nervo laríngeo recorrente. **A:** Traçado da atividade elétrica do músculo tireoaritenóideo direito durante uma respiração normal, mostrando a conformação de potenciais de unidades motoras de morfologia normal. **B:** Os padrões normais de interferência completa do músculo tireoaritenóideo direito, obliterando a linha de base. **C:** Traçado da atividade elétrica do músculo tireoaritenóideo esquerdo durante o esforço de fonação mostrando ondas múltiplas gigantes polifásicas indicativas de reinervação. **D:** Um padrão de diminuição dos padrões de interferência do músculo tireoaritenóideo esquerdo, demonstrando o padrão de cerca-de-varas característico de neuropatia.

seios piriformes e um relaxamento retardado do músculo cricofaríngeo.

O exame revela lentidão ou imobilidade no lado afetado. Mesmo com paralisia completa pode parecer que há uma leve adução ou esforço fonatório causado pelas funções dos músculos cricotireóideo e interaritenóideo, mas a prega vocal não abduzirá da sua posição de repouso. Um bom trabalho vocal é solicitar ao paciente que alterne a vocalização do /i/ e fungar, que irá gerar a inabilidade da prega vogal em aduzir e abduzir. Embora a literatura antiga discuta a correlação do nível de lesão ao nervo vago com a posição da prega vocal, isto não tem sido comprovado e não existe uma relação de confiabilidade (8).

Como a paresia de prega vocal ou paralisia frequentemente se recupera espontaneamente ou o paciente desenvolve uma compensação satisfatória, um tratamento lógico precisa ser formulado levando em conta a progressão natural do problema. Se há potencial de recuperação espontânea, um método de aumento temporário da prega vocal para uma estabilização imediata da via aérea e competência glótica. Isto melhorará a voz e a deglutição e ajudará na prevenção. A terapia da voz deve ser oferecida se ou não, o aumento da prega vocal para a apropriada compensação sem mal adaptado.

Durante 6 meses após, se o exame mostrarem evidências de reinervação, e a recuperação de movimento não está de acordo, o paciente é um candidato a procedimentos permanentes como a medialização. É essencial fazer uma análise detalhada da configuração glótica antes de realizar uma intervenção cirúrgica. A posição da prega vocal precisa ser dirigida em ambos os planos, o coronal (rostral/caudal) e o axial (abdução/adução). Acrescentando um procedimento de adução aritenóidea haverá a *medialização e o abaixamento* do processo vocal. Se uma disfagia está presente com uma proeminente barreira cricofaríngea no exame de cinebário à deglutição, uma miotomia cricofaringeana pode prover alívio.

A paralisia bilateral mais comum resulta de um fracasso cirúrgico. A voz está próxima do normal, mas o paciente pode desenvolver um comprometimento significativo de via aérea pela inabilidade de abduzir as pregas vocais. Curiosamente, mesmo depois de uma lesão bilateral, os pacientes podem tolerar a restrição de via aérea por dias ou anos antes do desenvolvimento de sintomas que podem então ser erroneamente diagnosticados como asma ou bronquite até o exame da laringe. Assim é sempre importante acerca de cirurgias prévias — especialmente tireoidectomia ou cirurgia de coluna vertebral — e examinar o paciente para descobrir cicatrizes reveladoras. Se o comprometimento da via aérea é grave pode ser necessária uma traqueotomia. Isto é mais bem feito com o paciente acordado, porque pode não ser absolutamente evidente se o problema é causado por lesão nervosa, estenose glótica posterior ou outra fixação laríngea. Depois da via aérea do paciente ter sido assegurada, uma laringoscopia direta com avaliação da articulação cricotireóidea deve ser realizada. Em circunstâncias de menos emergência, outros procedimentos de lateralização da prega vocal podem ser considerados (p. ex., procedimentos ablativos parciais ou totais da aritenóidea, cordotomia posterior ou uma lateralização externa fixa) (ver Capítulo 14). Esses procedimentos são recomendados para manter a aproximação da membrana anterior da prega vocal para a fonação, mas também aumentam a abertura glótica respiratória.

A **paresia do nervo laríngeo superior** manifesta-se uma perda sensorial do ramo interno com fraqueza motora do músculo cricotireóideo inervado pelo ramo externo. Isto pode ocorrer independente de uma lesão ao nervo recorrente, e pode ser iatrogênica (tireoidectomia, dissecação do pescoço) ou idiopática (neuropatia viral?). Uma perda sensorial unilateral pode causar limpeza de garganta, tosse e uma sensação de globo. Uma perda sensorial bilateral pode levar a uma grave aspiração com risco à vida. As características vocais são causadas pela assimetria da função do músculo cricotireóideo. Embora indivíduos sem demandas vocais complicadas podem não notar nenhum defeito vocal, os cantores irão se queixar de um efeito de "teto" *(ceiling effect)* (p. ex., inabilidade de alcançar os seus registros mais altos). Em acréscimo, as pessoas podem reclamar de fadiga vocal e diplofonia. Sob exame, resíduos de secreção vão ser vistos no seio piriforme do lado afetado refletindo o defeito sensorial, e a rotação da comissura posterior em direção ao lado da paralisia pode ocorrer durante a fonação (9). O diagnóstico pode ser confirmado pela LEMG. Embora alguns defendam a terapia de voz para perda unilateral e a aproximação cricotireóidea para perda completa bilateral não-comprovada, intervenções médicas úteis ou cirúrgicas estão disponíveis. Entretanto, a recuperação espontânea é comum.

Junção Neuromuscular

Miastenia Grave

A miastenia grave, uma disfunção auto-imune causada pelos anticorpos para os receptores de acetilcolina, pós-junção, é caracterizada pela fadiga em grupos musculares afetados com a atividade que é restaurada após descanso. A incidência é menor que 10 para 100.000 pessoas e é, às vezes, associada a tumor do timo, artrite reumatóide, tirotoxicoses ou eritematose do lúpus disseminado. Os pacientes mais comumente se apresentam com o envolvimento dos músculos oculares e reclamam de ptoses ou diplopia. A fadiga geral também é comum. Se a doença está localizada na garganta, os pacientes podem ter dificuldade em falar, respirar ou engolir e o exame da laringe e do palato revelará a fadiga com movimentos repetitivos. Por causa da contração mantida dos músculos vocais e cricotireóideo requeridos para manter um alto *pitch* musical, os indivíduos com envolvimento miastênico desses músculos cansam-se rapidamente com um abaixamento do *pitch*, em poucos segundos (10). A rinolalia (voz hipernasal) e a regurgitação nasal dos alimentos são manifestações de envolvimento miastênico da musculatura palatal.

Uma pequena dose de anticolinesterase, edrofônio (Tensilon), o teste diagnóstico mais comumente usado, aumentará a disponibilidade neurotransmissora na junção neuromuscular com óbvia melhora na força muscular. A EMG mostrará um decréscimo de amplitude e quantidade dos potenciais das unidades motoras com o uso repetitivo, que normalizará a administração do edrofônio. A maioria dos pacientes terá resultados positivos para anticorpos contra o receptor da acetilcolina. A detecção precoce é inestimável porque um tratamento médico é efetivo e potencialmente capaz de salvar vidas. O tratamento inclui drogas anticolinesterase (piridostigmina), corticosteróides, azatioprina, plasmaféreses, IVIg e outras medicações imunomoduladoras.

Síndrome Miastênica ou Síndrome de Lambert-Eaton

A síndrome miastênica ou síndrome de Lambert-Eaton tem associações bem reconhecidas com cada uma das doenças subjacentes, neoplásica ou auto-imune, embora ocasionalmente, nenhuma causa seja encontrada. Na disfunção paraneoplásica, anticorpos contra tumores antigênicos reagem entre si com canais de cálcio envolvidos na liberação de acetilcolina, levando a um distúrbio de transmissão neuromuscular. Em contraste com a miastenia grave, a potência muscular aumenta continuamente se uma contração é mantida. Drogas imunossupressoras, plasmaféreses ou terapia IVIg podem conduzir a melhoras.

Botulismo

O botulismo é uma doença paralítica causada por envenenamento com a toxina anaeróbica formadora de hastes de esporos Gram-positivos de *Clostridium botulinum*. O botulismo ocorre mais comumente com a ingestão de alimentos impropriamente enlatados. A fraqueza fulminante que se inicia de 12 a 72 horas após a ingestão da toxina se manifesta inicialmente por diplopia, ptoses, fraqueza facial, disfagia e rinolalia, prosseguindo então até colapso respiratório. A fraqueza geralmente aparece no final nos membros. Também podem estar presentes os sintomas anticolinérgicos de escurecimento da visão, boca seca, paralisia do íleo e hipotensão postural. Os sintomas podem progredir por vários dias. Existe a antitoxina disponível, embora o efeito no curso da doença não seja claro. Guanidina hidroclorídrica (facilita a liberação de acetilcolina pelas extremidades nervosas) pode melhorar a força muscular. A terapia de suporte é a parte principal do tratamento.

Mecanismos do Botox

A bactéria *C. botulinum* é um organismo do solo anaeróbico, formador de hastes de esporos Gram-positivos. A doença é causada por (1) inoculação de um ferimento com a proliferação local da bactéria e dispersão sistêmica da toxina; (2) ingestão dos esporos nos alimentos impropriamente cozidos, com germinação e crescimento no intestino e absorção da toxina; ou (3) ingestão da toxina preparada em alimentos impropriamente cozidos com absorção sistêmica. A toxina é sensível ao calor e pode ser neutralizada por fervura por vários minutos.

Existem sete sorotipos (de A a G), que exercem seu efeito paralisante pela inibição da liberação exocitótica de acetilcolina na junção neuromuscular, e pode ter atividade inibitória na transmissão aferente de dor pela prevenção da liberação de mediadores de dor, como as substâncias P, peptídeo calcitonina gen-relacionado (CGRP), glutamato ou neuroquinino A. As toxinas são compostas de cadeias pesada e leve. A cadeia pesada é responsável pela ligação específica com os neurônios e a internalização, e a cadeia leve é uma proteiforme que se gruda na fusão das proteínas responsáveis pela destruição das vesículas, deste modo impedindo a exocitose dos neurotransmissores. Sorotipos específicos têm como alvo diferentes proteínas eliminadoras, a toxina botulina A e E têm como alvo a SNAP-25 e a toxina botulina B, D, F e G têm como alvo a sinaptobrevina, e o tipo C têm como alvo a sintaxina. Demoram mais ou menos 3 meses para a proteína Snap-25 voltar a ser funcional de novo, e 2 meses para a sinaptobrevina ser regenerada, o que se correlaciona com a fraqueza muscular observada clinicamente.

Quando a transmissão neuromuscular é inicialmente interrompida, o axônio responde criando brotamentos para estabelecer novas sinapses. Essas novas ligações permitem fracos estímulos por cerca de 1 mês. Em aproximadamente 90 dias, os terminais originais retomam a atividade, resultando na regressão dos brotamentos.

A potência da toxina é determinada *in vivo* por ratos experimentais. Uma unidade de BOTOX, nome comercial da toxina botulínica A–Allergan, é definida como a quantidade para matar 50% de um grupo de ratas Swiss-Webster. A dose letal para seres humanos é estimada em aproximadamente em 3.500 unidades de BOTOX. Dysport (Ipsen Pharmaceuticals, Berkshire, England) é também uma botulina A, mas 1 unidade de BOTOX é estimada como equivalente a 3 ou 4 unidades de Dysport. Myobloc (Élan), que é a toxina botulínica B, tem características finamente diferentes. Ela tem um rápido início (24 h *vs.* 1-3 dias) e uma curta duração (2 meses vs. 3 meses). Uma unidade de BOTOX é considerada equivalente à 54 unidades de Myobloc.

Os indivíduos podem formar anticorpos para a toxina, o que parece não causar nenhum dano para a reatividade anafilática, mas fazem com que os pacientes fiquem mais resistentes aos efeitos paralíticos da toxina. Indivíduos imunorresistentes a um sorotipo da toxina normalmente têm benefícios com a troca para outro sorotipo.

Antibióticos Aminoglicosados

Grandes doses de antibióticos aminoglicosados podem produzir uma síndrome como o botulismo devido ao impedimento da recaptura da acetilcolina pelas terminações nervosas. Isto é similar ao bloqueio dos canais de cálcio. Os sintomas resolvem-se se a droga é descontinuada. Estes antibióticos são mais indicados em pacientes com distúrbios de transmissão neuromuscular e devem ser administrados em pacientes com miastenia grave.

Alterações Miopáticas

Distrofias Musculares

As distrofias musculares são um grupo de distúrbios hereditários miopáticos caracterizados por progressiva fraqueza e debilidade muscular. Muitas formas afetam predominantemente a musculatura dos membros e da cintura, embora distrofias oculares e oculofaríngeas possam ocorrer com uma hereditariedade autossômica dominante.

A miotonia é uma anormalidade da membrana das fibras musculares que leva o músculo de um ganho de tensão a uma marcada perda, antes que os músculos afetados possam relaxar após uma contração. A **distrofia miotônica tipo I** é uma distrofia de hereditariedade dominante com fraqueza e atrofia das musculaturas facial, esternocleidomastóidea e dos músculos distais dos membros.

Polimiosite e Dermatomiosite

A polimiosite e a dermatomiosite são miopatias inflamatórias freqüentemente associadas a carcinoma pulmonar, desordens auto-imunes ou pólio. Essas miopatias são geralmente associadas a dores musculares, fraqueza, disfagia e dificuldades respiratórias. A dermatomiosite é distinguida da polimiosite pela presença de um heliotrópio *rash*.

DISTÚRBIOS HIPERFUNCIONAIS

Distonia

Distonia é uma doença crônica neurológica do processamento central motor localizada nos gânglios basais (sistema extrapiramidal) caracterizada pela sustentação de contrações musculares, especificamente relacionadas com tarefas, causando movimentos de torção e movimentos repetidos ou posturas anormais. A ansiedade irá agravar os movimentos, sedativos poderão mitigar os movimentos, e as posturas e movimentos desaparecem durante o sono. A distonia pode ser focal (disfonia espasmódica, cãibra de escrivão), regional (distonia cervical), ou generalizada e pode ser idiopática ou secundária à uma grande variedade de causas, incluindo síndromes hereditárias (genes *locus* DYT1), AVC, trauma e efeitos de drogas.

Disfonia Espasmódica

A disfonia espasmódica é uma distonia focal laríngea na qual ocorrem as contrações espasmódicas dos músculos intrínsecos da laringe. Se há predomínio da contração da musculatura adutora, ela é chamada de "disfonia espasmódica adutora" (AddSD) e é caracterizada por uma voz áspera, forçada e qualidade estrangulada com quebras de sustentação vocal. Se as contrações predominam no músculo abdutor, ela é chamada de disfonia espasmódica abdutora (ABdSD), que é caracterizada por uma respiração sustentada, com quebras de voz sussurrada. As contrações musculares distônicas (espasmódica) são específicas de tarefa, normalmente afetando a fala, enquanto preserva outras tarefas laríngeas como respirar, cantar, deglutir ou tossir.

A disfonia espasmódica adutora foi primeiramente descrita por Traube em 1871 numa mulher tendo uma "forma espástica de rouquidão nervosa" *(spatiche form der nervosen helserkeit)*. A disfonia espasmódica foi considerada como tendo uma causa psicogênica, em decorrência da flutuação dos sintomas e freqüentemente uma coexistência com a depressão e a ansiedade. Em 1976, Dedo, todavia descreveu a dramática resposta (embora temporária) da doença da secção do nervo laríngeo recorrente, dando forte suporte para uma causa orgânica (11). Em muitos pacientes, os sintomas de ansiedade e depressão normalizam-se depois de um tratamento de sucesso de sua disfonia espasmódica (12). Embora a exata patofisiologia da distonia seja desconhecida, algumas autópsias detectaram níveis alterados de neurotransmissores no núcleo caudado, no putame, no globo pálido e no núcleo denteado, dando suporte à teoria atual de que o sítio da patologia envolve o gânglio basal (13).

A disfonia espasmódica é uma alteração que surge no adulto com uma predominância feminina. Quando classificada, 83% dos casos são AddSD, 17% ABdSD, com raras formas mistas e raros casos de distonia respiratória. A disfonia espasmódica é associada a o tremor essencial em 30% de pacientes com outras formas de distonia, como o blefaroespasmo e a cãibra de escrivão, em 14% dos pacientes (14). Mais de 23% dos pacientes com disfonia espasmódica referem-se a uma história familiar de distonia ou outras alterações de movimentos (15).

A distonia é específica de tarefas e irá afetar a voz na fala, mas preservam outras tarefas vocais como o canto, a fala de personagens (p. ex., falar como a Minnie Mouse) ou o grito. Tipicamente, os pacientes descrevem mais dificuldade em falar ao telefone, fala em público e comunicar em situações estressantes. Álcool ou sedativos podem reduzir as quebras vocais, e a fala no sono é normal. Os pacientes descrevem um sentimento de "estrangulamento" quando tentam falar e têm grande dificuldade de "imediatez lingüística". Os indivíduos com disfonia espasmódica têm um grande espectro de padrões vocais, dependendo da gravidade dos espasmos, estratégias compensatórias vocais e a presença de um tremor subjacente. Alguns pacientes com AddSD usam uma voz baixa, sussurrada como um mecanismo compensatório e tornam-se parecidos com os portadores de ABdSD. Ocasionalmente, pode ser difícil distinguir a disfonia espasmódica de alterações psicogênicas vocais ou disfonia de tensão muscular.

As características vocais de AddSD incluem quebras estranguladas na juntura da fala, especialmente proeminente com palavras que se iniciam por vogais. Frases de eliciação de fala incluem contar de 80 a 90 e a sentença "eu almoço antes de ir à escola". As características vocais de ABdSD incluem quebras soprosas na juntura das palavras, especialmente para vogais seguidas por uma consoante surda. As frases de eliciação deverão incluir "Toda boneca pode tomar café" e "Real é a rara rica roupa". O examinador deve notar a demora do início da fonação depois das consoantes surdas p, t e k.

O diagnóstico é feito pela história, características vocais e exame de fibra óptica da laringe durante múltiplas tarefas de fala. Pacientes com AddSD demonstram hiperadução das pregas vocais e hiperfunção da supraglote. Pacientes com ABdSD demonstram sustentação de parte da prega vocal com "enforcamento aritenóideo" correlacionado com uma quebra de respiração vocal. Alguns indivíduos têm a capacidade de suprimir o sintoma com um truque sensorial *(gesto antagônico)* como uma fonação mastigada, mordendo a língua, ou segurando o dedo no canto da boca. Similarmente, a inserção do laringoscópio de fibróptica pode diminuir as contrações involuntárias e normalizar a fala. As doenças neurológicas devem ser excluídas através de consulta com neurologista, neuroimagens e testes sorológicos específicos (exame do ceruloplasma, exame sorológico de sífilis, B_{12}, folato).

A injeção de toxina botulina nos músculos laríngeos afetados é o tratamento de escolha para os sintomas da disfonia espasmódica, e resulta em melhora em mais de 90% dos pacientes. Para AddSD, o complexo muscular tireoaritenóideo lateral e cricoaritenóideo (TA-LCA) é o mais comumente injetado; para ABdSD, o cricoaritenóideo posterior (PCA) é o injetado. Complicações são causadas por excessiva fraqueza glótica e problemas respiratórios com injeções no TA-LCA, estridores com injeção no PCA e disfagia para líquidos se a toxina se difundir para os adutores adjacentes. A resistência à toxina nas doses usadas para tratar a disfonia espasmódica é rara e muitas falhas de tratamentos estão relacionadas a problemas técnicos (doses impróprias ou localização da injeção da toxina).

Com sucessivas injeções, os pacientes podem esperar redução nas quebras vocais, no esforço para falar e na desconfortável sensação de estrangulamento. O grupo de músculos adutores e o abdutor podem ser efetivamente alvejados, e a dose medida para prover a fraqueza suficiente para retirar os espasmos sem causar excessiva fraqueza com subseqüente dificuldade de respirar (Add) ou estridores (ABd). Isto é uma vantagem significativa sobre o procedimento de ressecção do nervo laríngeo recorrente (RLN), o qual ocasiona uma paralisia global e um alto grau de reincidência da distonia. Os resultados são criticamente dependentes de se conseguir suficiente fraqueza para melhorar os espasmos sem causar efeitos colaterais. As injeções podem ser feitas transoralmente ou, mais comumente, transcutaneamente. O guia através da EMG é obrigatório para se conseguir a localização adequada na locação ativa do músculo correto. Para AddSD, a dose comum é de 1 U de BOTOX (outras toxinas têm outras doses) para os músculos tireoaritenóideos bilateralmente, com uma variação entre 0,05 a 10 U. Muitos pacientes recebem as injeções através da membrana cricotireóidea aproximadamente de 3 a 4 meses, embora alguns indivíduos encontrem benefício de injeções unilaterais em intervalos menores. Efeitos colaterais incluem fraqueza de inspiração e dificuldade de engolir líquidos, que surge após 1 a 3 dias e pode ficar até 2 semanas ou mais. Para ABdSD, a porção da dose é de 2 a 5 U, unilateralmente no PCA. (Ver a seção de eletromiografia da laringe para uma explicação detalhada da técnica das injeções.) Os efeitos colaterais são estridores com comprometimento da via aérea (ocasionado pela fraqueza da musculatura abdutora) e disfagia. Por esta razão as injeções são comumente dadas de forma unilateral para evitar o comprometimento da via aérea. Todos os pacientes devem ser examinados pela laringoscopia transnasal para verificar a adequação glótica, antes das injeções no PCA.

Embora a toxina enfraqueça os músculos, o verdadeiro efeito do procedimento é atribuído à modulação do sistema nervoso central através do *feedback* periférico. Isto é sustentado por estudos nos quais as injeções unilaterais podem conferir os mesmos benefícios vocais e, após as injeções unilaterais, a incidência da eclosão dos espasmos musculares decai bilateralmente.

A terapia cirúrgica para a disfonia espasmódica – rizotomia, miomectomia ou denervação ou reinervação com um faixa de alça – geralmente permite resultados transitórios. A terapia médica e a terapia vocal fonoaudiológica são úteis apenas como coadjuvantes das injeções de toxina. Até hoje, todos os tratamentos de sucesso para a disfonia espasmódica foram focados no melhoramento dos sintomas finalizando no órgão da laringe, e não foram efetivos em corrigir o processo de doença subjacente no cérebro.

Tremor Essencial

O tremor essencial é um tremor involuntário que afeta mais pacientes do sexo feminino que do masculino, com 30% de incidência de envolvimento vocal. O balançar oscilatório das mãos e titubeação rítmica da cabeça são comumente as áreas mais afetadas. Os sintomas vocais são relacionados com o tremor dos músculos da laringe, da faringe, do palato mole e dos músculos escalenos do pescoço. Também agravado pela ansiedade, falar em público e ao telefone, e mitigado por sedativos, o tremor difere da disfonia espasmódica pela sua ritmicidade e presença através de todas as tarefas de falar. A maioria dos pacientes com tremor são tratados com agentes sistêmicos; todavia, em nossa experiência, o tremor vocal não responde tão bem quanto o tremor das mãos ou da cabeça. Injeções de toxina botulínica podem ser úteis na diminuição da amplitude do tremor pelo enfraquecimento da musculatura afetada, mas não elimina o tremor.

Distúrbios de Tiques

Os tiques são movimentos ou vocalizações anormais, súbitas, rápidas e que abruptamente interrompem a atividade normal. Eles podem ser temporariamente suprimidos, embora quando se faça isso se causa ansiedade. Eles geralmente são agravados por estresse, raiva e excitamento e podem decrescer com relaxamento e com sono. Os distúrbios dos tiques, um diagnóstico clínico, freqüentemente exibe uma boa resposta com tratamento médico.

A síndrome de Gilles de la Tourette é uma síndrome de aparecimento na infância, um distúrbio de tique com outras anormalidades de comportamento (96% na idade de 11 anos). O distúrbio de personalidade compulsiva, distúrbio de déficit de atenção e ansiedade estão presentes na maioria desses indivíduos. Somente 10% a 20% demonstraram coprolalia.

Mioclono

O mioclono oculopalatolaringofaringeal é um distúrbio raro consistindo de contrações rítmicas parecidas com beliscões, no palato mole, na faringe e na laringe em um freqüência de uma a duas contrações por segundo. Essa condição pode afetar somente o palato ou pode afetar toda a laringofaringe. Essa condição pode ser parte de um distúrbio de paroxismo, pode ser pós-traumática ou causada por uma encefalopatia viral, tóxica ou metabólica, com mudanças no núcleo da oliva. A fala pode ser rápida com hipernasalidade intermitente oriunda da disfunção palatal. Freqüentemente a maior queixa será sobre um "clique" persistente na orelha. O palato e as pregas vocais podem ser tratados com injeções de toxina botulínica para diminuir a gravidade das contrações, mas a disfunção da trompa de Eustáquio e a insuficiência velofaríngea são limitações importantes. Medicação sistêmica pode ser útil.

Distúrbios Mistos de Voz

Muitos distúrbios de voz ocorrem sem uma clara disfunção anatômica e, ou, neurológica da laringe (p. ex., afonia funcional, disfonia por tensão muscular e o distúrbio paradoxal do movimento das pregas vocais). Esses distúrbios são causados por uma postura laríngea anormal e freqüentemente ocorrem como a compensação para uma deficiência funcional temporária da laringe (i. e., laringite) depois da qual a postura anormal persiste a despeito da resolução do problema original. Menos freqüentemente, a postura anormal reflete uma manifestação física das demandas sociais concernentes ao paciente. Esses distúrbios não representam doenças neurológicas verdadeiras, mas estão presentes nos diagnósticos diferenciais.

Afonia Funcional

A afonia funcional (na literatura antiga ela é chamada de disfonia psicogênica, mas esta terminologia foi abandonada por causa das conotações inerentes pejorativas) é uma condição vocal caracterizada por perda grave ou completa de voz, a despeito de uma laringe neurologicamente intacta. O exame laríngeo nesses pacientes revela respostas normais laríngeas para manobras não relacionadas com a fala (p. ex., fungar, tossir ou fazer *humming*, mas quando é pedida a fonação, uma completa incoordenação dos sistemas respiratório e laríngeo está presente. A forma de tratar esses pacientes deve inicialmente consistir do tratamento médico de todas as co-morbidades existentes e uma triagem de terapia vocal por um profissional qualificado.

Disfonia por Tensão Muscular

A disfonia por tensão muscular é uma alteração na qual os pacientes posturam suas pregas vocais usando os músculos intrínsecos e extrínsecos da laringe numa forma hiperfuncional, causando tensão e disfonia com rouquidão, barulho respiratório e produções vocais rápidas. No exame, nota-se uma hiperadução das pregas vocais com contração sustentada da supraglote (em contraste com as contrações espasmódicas vistas na disfonia espasmódica). É importante que a disfonia por contração muscular seja uma condição primária ou secundária. A disfonia primária de contração muscular pode ocorrer em indivíduos que são "entusiastas vocais" ou que têm demandas vocais excessivas, e muitas vezes manifestam seguidas infecções respiratórias superiores ou em associação à doença do refluxo laringofaríngeo. Todas as co-morbidades médicas devem ser tratadas em conjunção com a terapia vocal por um profissional qualificado (ver Capítulo 16). A disfonia secundária por tensão muscular ocorre por uma incompetência glótica subjacente. O tratamento envolve primeiro se dirigir para a patologia glótica subjacente (paralisia ou paresia de pregas vocais, atrofia, lesões de mucosa) e depois providenciar terapia vocal para o restabelecimento da biomecânica laríngea.

Distúrbio Paradoxal do Movimento da Prega Vocal

As pregas vocais mantêm uma abertura entre as margens das pregas vocais (o espaço ou a abertura entre as pregas vocais) no repouso, abduzindo-as durante a inspiração e as aduzindo levemente durante a expiração. O distúrbio paradoxal do movimento da prega vocal (PVFMD) é uma condição em que a laringe exibe uma adução paradoxal das pregas vocais durante a inspiração. A atenuação do componente inspiratório do volume de ar inspirado deve ser visto quando é sintomático, indicando uma variável de obstrução de via aérea extratorácica (Fig. 15.5). Este é um distúrbio pobremente definido no qual o diagnóstico recai sobre a exclusão de outros distúrbios com sintomas similares (p. ex., asma ou patologia subglótica traqueal).

PVFMD é mais comum em indivíduos entre 10 e 40 anos que são considerados grandes consumidores, bem educados e competitivos em sua carreira ou em seus grupos atléticos. Um alto nível de ansiedade é visto nessa população. Em adultos, o distúrbio é predominantemente encontrado entre mulheres, mas a diferença de gênero não é dramática entre crianças e adolescentes (16). Adicionalmente, há a coexistência de 60% de asma, que freqüentemente complica o diagnóstico e o tratamento (17). Os pacientes descrevem uma grande variedade de sintomas, incluindo tosse, sons de "assobio", dispnéia, rouquidão, contração de garganta e estridores. Alguns indivíduos podem ter uma história de falhas respiratórias recorrentes, requerendo intubação ou traqueotomia, e extensivas avaliações que não revelaram a causa apropriada da patologia. Uma pergunta importante a ser feita é se o paciente tem dificuldade de respirar, na inspiração (PVFMD) ou na expiração (asma), e se tem uma sensação de choque no nível da laringe ou uma constrição crônica da garganta com disfonia associada (PVFMD).

O foco principal do manuseio desses pacientes inclui o tratamento agressivo da co-morbidade, como refluxo laringofaríngeo (LPR), alergias, asma em conjunto com terapia vocal (ver Capítulo 16). A terapia com Heliox e pressão aérea positiva, em conjunto com ansiolíticos e reafirmação, podem ajudar a aliviar os sintomas numa crise aguda. A terapia vocal foca em expiração e técnicas de respiração abdominal com respiração ofegante (respiração "cachorrinho") e respiração fungada, para encorajar a abdução das pregas vocais. O *biofeedback* laringoscópico, também tem sido usado com sucesso.

ELETROMIOGRAFIA DOS MÚSCULOS DA LARINGE E DA FARINGE

A eletromiografia testa a atividade elétrica e os sinais neurais enviados por aquele músculo. EMG pode dar informação valiosa olhando o músculo pertinente e também a função da inervação do sistema nervoso, particularmente do neurônio motor inferior. Os padrões da atividade elétrica, avaliados tanto no relaxamento quanto na contração, foram bem caracterizados. Esses padrões, tomados dentro do contexto do cenário clínico, podem ajudar no diagnóstico e na tomada de decisões terapêuticas.

Na sua maior parte, a EMG da laringe é feita usando uma agulha de eletrodo monopolar de gravação e uma superfície referencial, e eletrodos terra. A atividade elétrica no eletrodo de gravação é comparada com aquela do eletrodo de referência, o qual é denominado como zero. A diferença entre esses dois pontos é determinada e mostrada no osciloscópio ou na tela de computador e através de um *loudspeaker* permitindo interpretação visual e auditiva.

Resumindo, um eletrodo é inserido através da pele e dentro do músculo de interesse. A inserção apropriada é verificada por pedir ao paciente que execute uma tarefa de verificação apropriada como a vocalização (para o tireoaritenóideo) ou que fungue

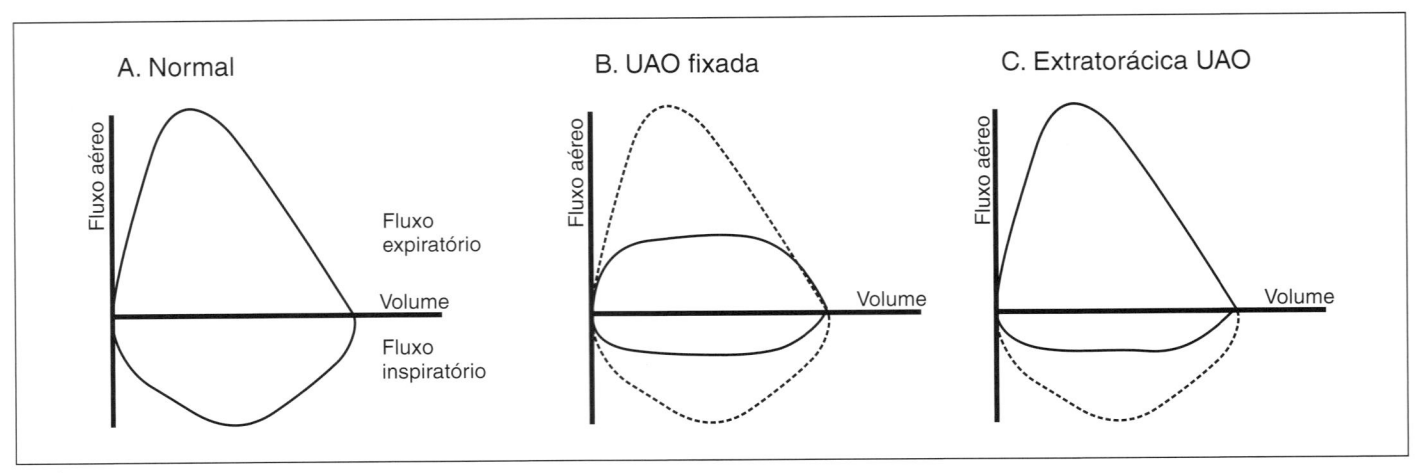

Figura 15.5

Uma curva de fluxo aéreo é representada graficamente para os fluxos expiratório e inspiratório em litros/segundo (eixo *y*) contra o volume em litros (eixo *x*) durante manobra de inspiração máxima forçada e de expiração máxima forçada. O contorno da curva pode ajudar a localizar e diagnosticar a obstrução. **A:** Uma curva normal de fluxo de volume. **B:** O padrão com uma obstrução fixa de via aérea (como uma estenose glótica). Fluxo limitado e achatamento tanto da extremidade inspiratória quanto da expiratória na curva de fluxo e que volume, podem ser vistos. **C:** O padrão de uma obstrução extratorácica (como um espasmo laríngeo ou distúrbio paradoxal da mobilidade das pregas vocais). A limitação de fluxo e a diminuição da curva inspiratória podem ser vistas, enquanto a curva expiratória permanece inafetada. Esse padrão só pode ser visto quando o paciente é sintomático.

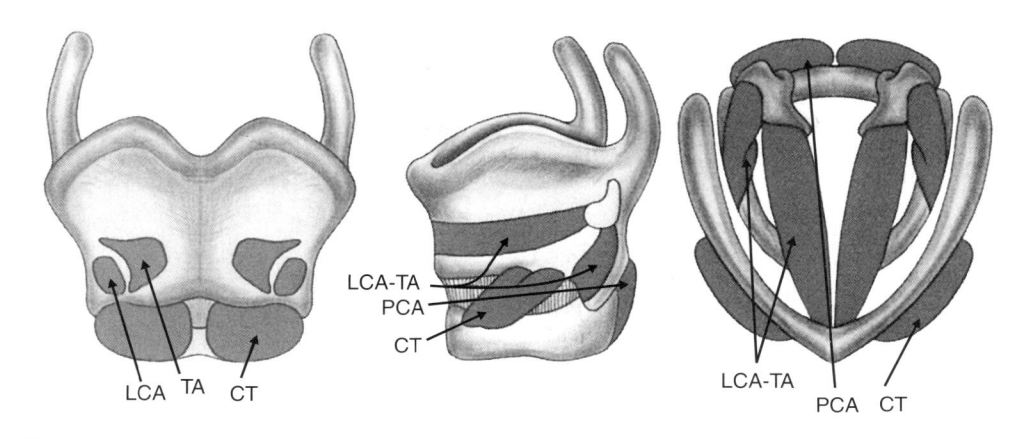

Figura 15.6

Colocação do eletrodo de agulha para o músculo tireoaritenóideo (*TA*), cricotireóideo (*CT*), cricoaritenóideo lateral (*LCA*) e cricoaritenóideo posterior (*PCA*).

(para o cricoaritenóideo posterior). A avaliação por EMG consiste em exemplificar a atividade elétrica durante três eventos: a inserção da agulha de eletrodo no músculo selecionado, a atividade espontânea do músculo em repouso e a atividade voluntária do músculo durante a contração.

Técnica

Em geral, três grupos de músculos são testados durante a rotina da LEMG: o cricotireóideo reflete a função do nervo laríngeo superior, e o tireoaritenóideo e o cricoaritenóideo posterior (PCA) refletem a função do nervo laríngeo recorrente.

O músculo cricoaritenóideo é acessado pela inserção da agulha de eletrodo a 5 mm lateralmente da linha média na margem inferior da cartilagem cricóidea e dirigindo a ponta da agulha na direção do tubérculo inferior da cartilagem tiróide. A correta localização é verificada pelo aumento da atividade com um glissando. O músculo tireoaritenóideo é acessado pela inserção da agulha através da membrana cricotireóidea na linha média e dirigindo a ponta por baixo da mucosa e lateralmente em direção ao corno tireóideo superior. A localização correta é verificada com o aumento da atividade através da fonação. O PCA pode ser acessado lateralmente pela rotação laríngea ou através da glote pela perfuração da lâmina posterior da cartilagem cricóidea. A correta localização é verificada pelo aumento de atividade durante a tarefa de fungar, mas não durante a fonação (Fig. 15.6).

Quando é sentido que a agulha está no músculo de interesse, é pedido ao paciente que descanse e respire quietamente para avaliar a atividade espontânea. Em geral, músculos estriados sadios não emitem atividade capaz de ser registrada na EMG, ou apenas mínimas despolarizações não propagadas na proximidade à lâmina posterior motora. Músculos que apresentam danos neuropáticos com desnervação desenvolverão atividade espontânea anormal, como o potencial de fibrilação e ondas positivas *sharp* aproximadamente duas semanas após a lesão, que persiste até que a reinervação ocorra ou até que a lâmina posterior motora do músculo degenere (Fig. 15.7).

A atividade voluntária é medida pedindo-se ao paciente que realize tarefas vocais selecionadas. As unidades potenciais motoras (MUP) são avaliadas por fase, duração, amplitude e interferência ou padrões de recrutamento.

Uma MUP normal é bi ou trifásica (as fases são contadas pela anotação do número de vezes que o potencial cruza a linha de base). Mais de quatro fases é considerado anormal e é chamada de polifásica. A onda polifásica ocorre quando as fibras isoladas do músculo não estão sincronizadas. Embora isso possa ocorrer por muitas razões diferentes, isso geralmente

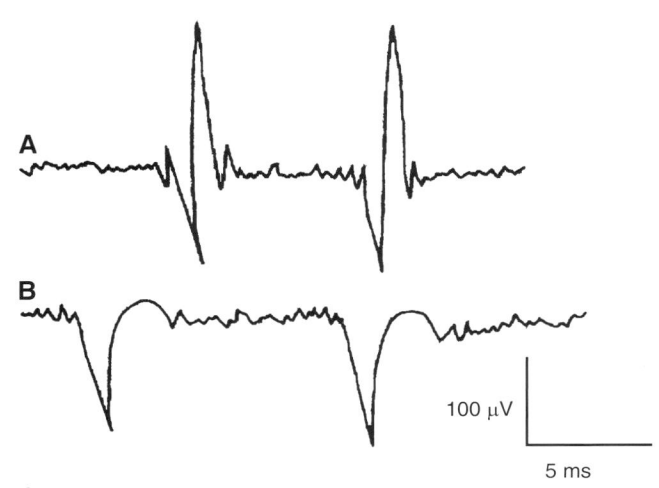

Figura 15.7

Diagrama de atividade espontânea anormal sugestiva de desnervação. **A:** Potencial de fibrilação. **B:** Onda *sharp* positiva.

ocorre com a reinervação do músculo depois de uma injúria neuropática. Em acréscimo às ondas polifásicas, os potenciais de reinervação também demonstram aumento de duração e amplitude. As ondas "poli" e as ondas MUP "gigantes" caracterizam as injúrias neuropáticas.

Nas condições de miopatia, o número do funcionamento das fibras musculares em unidades motora decai, assim como a amplitude das MUP associadas. A MUP da miopatia, é, todavia, polifásica, mas elas apresentam decréscimo de amplitude e duração (breves, pequena amplitude de potenciais polifásicos [BSAP]) (Fig. 15.8).

Finalmente, o padrão de recrutamento é determinado. Quando um músculo é contraído intensamente, a freqüência da unidade motora irá aumentar, enchendo o mostrador de MUP de tal forma que os padrões não são discerníveis e a linha de base é obliterada. O padrão cheio de recrutamento é também chamado por nós como um padrão de interferência. Com um processo neuropático, é notada uma redução do padrão de recrutamento, que aparece como um grupo de varas ao longo de uma cerca de varas e é isso o que aparece na tela da EMG. A redução do recrutamento indica uma redução das unidades motoras. Com um processo miopático, a perda do funcionamento de fibras musculares com a fraqueza do músculo é notada. Todas as unidades motoras são recrutadas rapidamente, chamado de recrutamento pleno precoce. Isto produz um padrão de interferência que é reduzido em amplitude mas ainda capaz de obliterar a linha de base (Fig. 15.9)

Usos em Laringologia

1. Paralisia *vs.* fixação: A paralisia de pregas vocais deve ter achados de EMG de neuropatia, enquan-

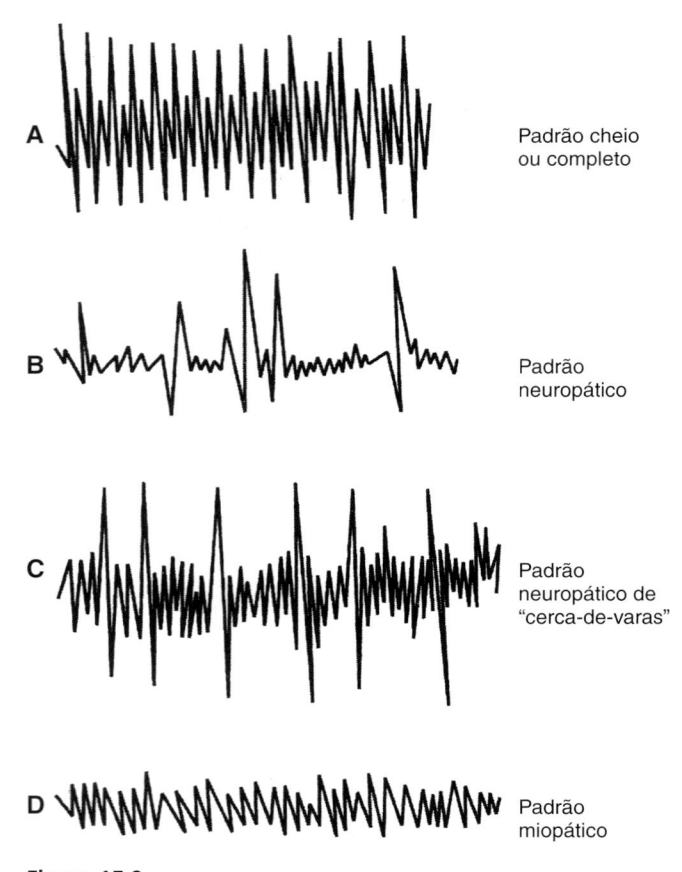

Figura 15.9

Exemplos de padrões de recrutamento. **A:** Padrões normais com uma interferência completa obliterando a linha de base. **B:** Recrutamento reduzido visto com um processo neuropático. Note que a linha de base não se encontra obliterada. **C:** Padrão de "cerca-de-varas" com um processo neuropático. **D:** Padrão de recrutamento precoce visto em um processo miopático. A linha de base é obliterada completamente e de forma rápida com uma amplitude diminuída.

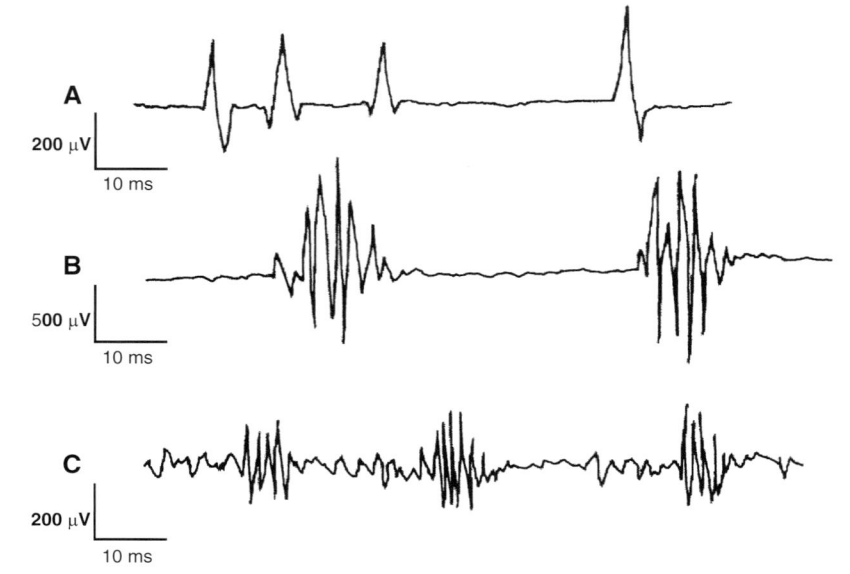

Figura 15.8

Exemplos de potenciais de unidades motoras. **A:** Unidades normais. **B:** Unidades neuropáticas. **C:** Unidades miopáticas.

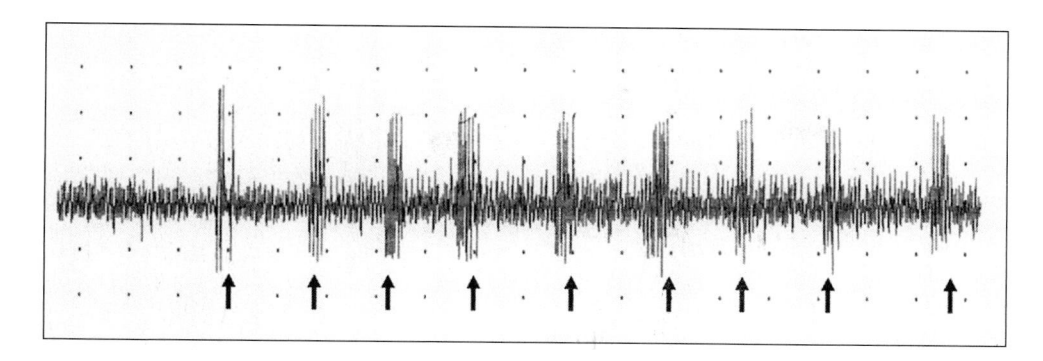

Figura 15.10
Sincinesia. Uma gravação de um músculo tireoaritenóideo de um paciente com uma imobilidade de prega vocal antiga, demonstrando ativação imprópria quando é pedido ao paciente que "fungue" (*setas*), uma tarefa abdutora em que normalmente o músculo tireoaritenóideo não está ativo.

to a artrite cricoaritenóidea, deslocamento e cicatriz glótica posterior produzem um padrão normal de EMG.

2. Prognóstico de paralisia: Em geral, a presença de MUP em um paciente com imobilidade de prega vocal e sinais prévios de neuropatia implica em um excelente prognóstico. Potenciais polifásicos implicam numa boa chance do retorno da função, mas a presença de MUP e a presença de atividade espontânea indica um prognóstico pobre. Essa informação deve ser vista à luz do tempo do curso clínico, porque depois de 6 meses sem nenhum retorno da função da atividade elétrica a chance de recuperação é mínima.

3. Lugar da localização da lesão: O teste de EMG comparando o músculo cricotireóideo com o músculo tireoaritenóideo permite o isolamento dos dois componentes da inervação do vago na laringe. Uma grande lesão mostrará alterações nos padrões EMG dos dois músculos, e um dano isolado ou no laríngeo superior ou no vago, mostrará alteração apenas nos padrões de um músculo.

4. Sincinesias: O teste de EMG do músculo tireoaritenóideo e do músculo PCA mostrará ativação inapropriada dos grupos musculares com certos gestos laríngeos. Então, o tireoaritenóideo será ativado com o "fungar", ou o PCA será ativado com a vocalização. Isto é interpretado como causado pela regeneração de direção misturada das fibras entre os grupos musculares adutores e abdutores (Fig. 15.10).

5. EMG pode identificar os músculos apropriados para as injeções de toxina botulínica.

6. EMG pode ser usado para determinar um diagnóstico neurológico (miastenia grave, esclerose lateral amiotrófica, miopatia).

7. EMG pode ser usado para a monitoração intra-operatória de algum nervo.

8. EMG pode ser usado como *biofeedback* em distúrbios da fala e da deglutição.

PONTOS IMPORTANTES

- O diagnóstico acurado de doenças neurológicas da laringe, reside tanto na história quanto no exame físico, com testes adjuntivos e consulta com o neurologista.
- A laringoscopia transnasal de fibra óptica é o método preferido para a avaliação de doenças neurológicas da laringe. A laringoscopia transoral rígida e/ou a laringoscopia indireta com espelho alteram significantemente a mecânica laríngea pela tração da língua e pela inabilidade de o paciente executar as tarefas de fala e voz de forma normal.
- Os distúrbios neurológicos da laringe são, na sua maioria, alterações de função e podem ser classificados em hipocinético, hipercinético ou distúrbios mistos.
- A terapia comportamental (LSVT) é a única modalidade de tratamento que mostrou um efeito consistentemente positivo e durável na função das pregas vocais de muitos pacientes com o mal de Parkinson.
- Um indivíduo com traços de parkinsonismo e paralisia de prega vocal ou aspiração deve ser avaliado para atrofia multissistêmica. Se estes indivíduos desenvolverem distúrbios do sono, podem ter morte súbita.
- A paralisia de prega vocal pode ser diagnosticada em um indivíduo com imobilidade de prega vocal quando isto pode não ser mostrado pela história ou pelo exame em que há uma perda de continuidade do RLN ou as evidências da EMG indicam desnervação do músculo.
- Quando se considera a medialização da prega vocal, uma análise detalhada da configuração glótica deve ser feita para acessar a posição dos planos axial e coronal. Acrescentando uma adução de aritenóidea a um procedimento de tiroplastia, haverá o acréscimo da medialização e do abaixamento do processo vocal.
- A disfonia espasmódica é uma distonia focal laríngea causada pela disfunção do gânglio basal. As injeções de toxina botulínica têm efeitos centrais e periféricos. Os espasmos são melhorados pelo enfraquecimento dos grupos musculares afetados e a função do sistema nervoso central é modulada através das mudanças no *feedback* periférico. A terapia cirúrgica produz resultados transientes, e as terapias médicas e da fala são úteis somente como adjuntas às injeções de toxina botulínica.

REFERÊNCIAS

1. Kaufman BA. Neural tube defects. *Pediatr Clin North Am* 2004;51(2):389-419.
2. Poluha PC, Teulings HL, Brookshire RH. Handwriting and speech changes across the levodopa cycle in Parkinson's disease. *Acta Psychol (Amst)* 1998;100(1-2):71-84.
3. Gentil M, Pinto S, Pollak P, Benabid AL. Effect of bilateral stimulation of the subthalamic nucleus on parkinsonian dysarthria. *Brain Lang* 2003;85(2):190-196.
4. Ramig LO, Sapir S, Countryman S, et al. Intensive voice treatment (LSVT) for patients with Parkinson's disease: a 2-year follow up. *J Neurol Neurosurg Psychiatry* 2001;71(4):493-498.
5. Sharkawi AE, Ramig L, Logemann JA, et al. Swallowing and voice effects of Lee Silverman Voice Treatment (LSVT): a pilot study. *J Neurol Neurosurg Psychiatry* 2002;72(1):31-36.
6. Munschauer FE, Loh L, Bannister R, et al. Abnormal respiration and sudden death during sleep in multiple system atrophy with autonomic failure. *Neurology* 1990;40(4):677-679.
7. Theodoros DG, Murdoch BE. Laryngeal dysfunction in dysarthric speakers following severe closed-head injury. *Brain Inj* Nov-Dec 1994;8(8):667-684.
8. Blitzer A, Jan AF, Kidder A. Semon's s law revisited: an electromyographic analysis of laryngeal synkinesis. *Ann Otol Rhinol Laryngol* 1996;105(10):764-769.
9. Abelson TI, Tucker HM. Laryngeal findings in superior laryngeal nerve paralysis: a controversy. *Otolaryngol Head Neck Surg* 1981;89(3 Pt 1):463-470.
10. Walker FO. Voice fatigue in myasthenia gravis: the sinking pitch sign. *Neurology* 1997;48(4):1135-1136.
11. Dedo HH. Recurrent laryngeal nerve section for spastic dysphonia. *Ann Otol Rhinol Laryngol* 1976;85(4 Pt 1):451-459.
12. Murry T, Cannito MP, Woodson GE. Spasmodic dysphonia. Emotional status and botulinum toxin treatment. *Arch Otolaryngol Head Neck Surg* 1994;120(3):310-316.
13. Hornykiewicz O, Kish SL Becker LE, et al. Brain neurotransmitters in dystonia musculorum deformans. *N Engl J Med* 1986;315(6):347-353.
14. Greene P, Kang UJ, Fahn S. Spread of symptoms in idiopathic torsion dystonia. *Mov Disord* 1995;10(2):143-152.
15. Blitzer A, Brin MF, Stewart CE Botulinum toxin management of spasmodic dysphonia (laryngeal dystonia): a 12-year experience in more than 900 patients. *Laryngoscope* 1998;108(10):1435-1441.
16. Mathers-Schmidt BA. Paradoxical vocal fold motion: a tutorial on a complex disorder and the speech-language pathologist's role. *American Journal of Speech-Language Pathology* 2001;10:111-125.
17. Newman KB, Mason UG, 3rd, Schmaling KB. Clinical features of vocal cord dysfunction. *Am J Respir Crit Care Med* 1995;152(4 Pt 1):1382-1386.

CAPÍTULO 16

Terapia Vocal para o Tratamento de Distúrbios Vocais

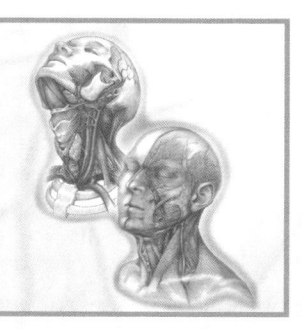

Jackie Gartner-Schimidt

Os otolaringologistas e os fonoaudiólogos são membros críticos da equipe dos tratamentos vocais (1). A atuação de cada um, todavia, é diferente. Os pacientes entram no cenário médico com o modelo médico na cabeça; explicando, há um remédio ou uma cirurgia que irá resolver seu problema de voz? Enquanto os otolaringologistas têm a responsabilidade para mudar o problema através de medicação ou cirurgia, o fonoaudiólogo ensina o paciente a adquirir responsabilidade para uma mudança comportamental porque, no seu censo mais básico, o fonoaudiólogo ensina ao paciente modificar seu comportamento vocal defeituoso. Persuadir os pacientes a se tornarem responsáveis pelos seus comportamentos vocais pode ser difícil, mas é o aspecto mais importante para uma terapia vocal de sucesso (2). Otolaringologistas são os primeiros a passarem essa mensagem para o paciente: a terapia vocal é freqüentemente de sucesso mas requer participação ativa do paciente. Além disso, porque muitos pacientes assumem o modelo médico de reabilitação, uma rápida restauração (i. e., "melhora rápida") da voz é esperada. A modificação comportamental não é uma "melhora rápida" e os pacientes precisam entender essa premissa.

Uma pergunta comum colocada pelos otolaringologistas para os fonoaudiólogos é "O que você faz na terapia vocal?". Neste capítulo, um modelo das partes componentes da terapia vocal primeiro será ilustrado por uma descrição condensada de algumas terapias vocais mais usadas e suas aplicações para distúrbios específicos de voz. Além disso, uma duração aproximada dos tratamentos, indicações de referências apropriadas e as limitações do sucesso terapêutico serão discutidas.

MODELO PARA TERAPIA VOCAL

O diagrama de Venn na Figura 16.1 ilustra as categorias chaves de qualquer programa de terapia vocal: aumento da higiene vocal, diminuição do fonotrauma e aumento da coordenação da produção vocal. Embora

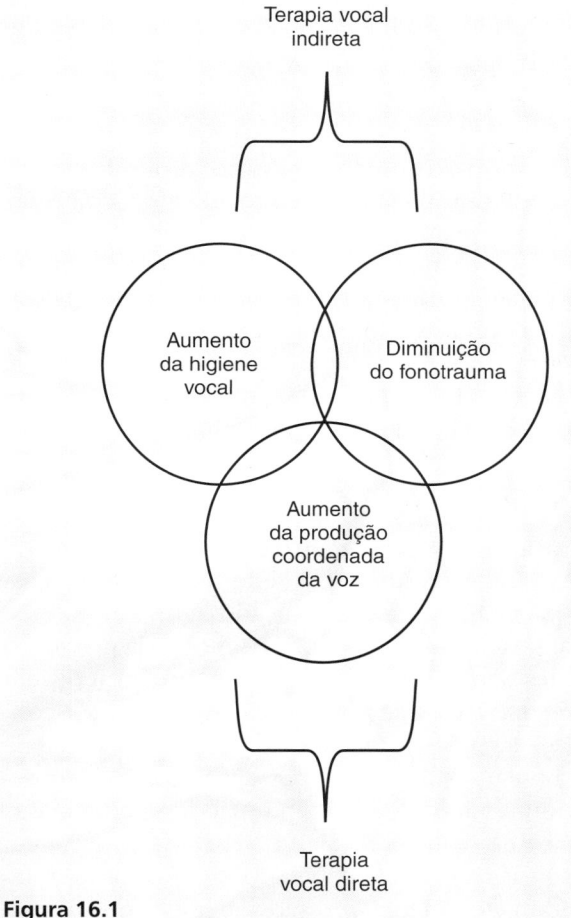

Figura 16.1
Modelo para terapia vocal: três categorias.

os círculos delineiem entidades separadas, elas não são mutuamente exclusivas. Esse modelo é muito similar às partes componentes (i. e., categorias) da terapia vocal. Os fonoaudiólogos determinam em qual categoria (i. e., círculos) vão trabalhar com o paciente, e modificações dos comportamentos mal adaptativos deverão ser enfatizados. O fonoaudiólogo deverá perceber que o paciente pode estar em mais de um círculo. Os dois primeiros círculos aumentam a higiene vocal e diminuem o fonotrauma, representam aproximações indiretas para a terapia vocal, em que o fonoaudiólogo essencialmente educa o paciente a respeito de como o mecanismo da sua laringe trabalha e o que pode prejudicá-la. O terceiro círculo aumenta a produção coordenada da voz, representa uma aproximação direta à terapia vocal. Aqui, o fonoaudiólogo dirige alterações na técnica de fala do paciente para melhorar a qualidade vocal e sua eficiência. A terapia vocal indireta normalmente requer 1 a 2 sessões semanais, enquanto a terapia direta requer 4 a 6 sessões semanais. Essa tabela reflete a terapia pré ou pós-operatória, nas quais o paciente recebe 1 a 2 sessões de terapia vocal pré-operativas e 4 a 6 sessões de terapia pós-operativa.

Higiene Vocal

A higiene vocal é o fundamento maior da terapia vocal. Pacientes são ensinados a serem cuidadosos com suas pregas vocais, mantendo-as hidratadas e limitando os agressores da laringe. A melhor terapia vocal se inicia com o paciente tomando conta da sua saúde vocal. Além disso, uma boa higiene vocal decresce a suscetibilidade de ficar com cicatrizes pós-operatórias (3). Dois tópicos gerais estão inclusos nesse círculo: hidratação e refluxo laringofaríngeo (LPR).

Hidratação

A secura laríngea é o aumento da viscosidade das secreções laríngeas e é resultado da redução de água no corpo. Os pacientes devem ser educados a respeito de que beber água é importante para a fisiologia da produção vocal; eles não devem simplesmente receber a ordem "beba 8 copos de água por dia". O aumento da viscosidade das secreções laríngeas causa o créscimo de viscosidade nas superfícies das pregas vocais e, por conseguinte, aumento de inflamação, fricção e edema das pregas vocais, o que pode elevar o risco de fonotrauma (4). Pesquisas mostraram que as pregas vocais hidratadas vibram com menor pressão subglótica que as pregas vocais não-hidratadas, especialmente em *pitches* altos (5-9). As pregas vocais hidratadas são menos propensas ao trauma que as pregas vocais secas e mostram maior poder de recuperação ao trauma (*i. e.*, fonotrauma) que as pregas vocais secas (4,7-10). Pacientes podem hidratar-se internamente (*i. e.*, bebendo água), externamente (*i. e.*, vapor do chuveiro, vapor para inalação e/ou vaporizador de água quente), ou ambas as hidratações, baseadas na história médica. Por exemplo, se o paciente é diagnosticado com uma doença cardíaca congestiva, ele não deve tomar grandes quantidades de água. Por outro lado, fumar, ou usar outras substâncias, deve ser eliminado. Engajar-se na terapia vocal quando pacientes continuam usando substâncias irritantes à laringe (p. ex., fumar) é contraproducente ao sucesso terapêutico.

Refluxo Laringofaríngeo

Pacientes diagnosticados com LPR devem ser medicados (p. ex., bomba inibitória de prótons, bloqueadores de H_2, antiácidos) para sua doença e engajarem-se no tratamento comportamental de LPR se for necessário (ver Capítulo 12). LPR pode inflamar as pregas vocais, mudar a biomecânica da fonação e influenciar potencialmente a patologias de pregas vocais (11). Iniciando a terapia vocal com as pregas vocais o mais saudáveis possível é a "plataforma de lançamento" da terapia. A terapia vocal é freqüentemente usada em conjunção com a intervenção médica neste círculo.

Diminuindo o Fonotrauma

O segundo círculo é intitulado "diminuindo o fonotrauma" (abuso vocal/uso demasiado da voz) e é definido como uma voz produzida com muito esforço por um tempo muito grande de fonação ou em um volume muito alto, geralmente resultando em patologia orgânica de pregas vocais. Os comportamentos vocais que levam ao fonotrauma podem resultar em lesões benignas (p. ex., nódulos, cistos, massa fibrosa, pólipos) e cicatriz. Estes comportamentos vocais são como gritar, berrar, limpeza de garganta, continuando a falar quando está doente, vocalização durante exercício físico vigoroso, uso demasiado da voz e falar com ruído de fundo são alguns exemplos. Embora a terapia vocal moderna seja mais uma lista de "faça/não faça", o "não" prevalente é "não grite". Um grito com *pitch* elevado pode resultar em hemorragia de pregas vocais. O uso demasiado da voz pode causar mudanças vasculares (*i. e.*, permeabilidade vascular) nas pregas vocais, o que pode predispor o paciente a ter uma pequena ou grande hemorragia, recorrentes na sua natureza. Microtraumas cumulativos nos tecidos das pregas vocais podem resultar em cicatrizes, sulcos vocais ou ambos. Neste círculo, a terapia vocal está geralmente em conjunção com a intervenção cirúrgica para as lesões de fonotrauma.

Pacientes devem ser educados no que se refere aos dois primeiros círculos (aumento de higiene vocal e diminuição de fonotrauma) na primeira e na segunda sessões de terapia vocal. Se os pacientes mostrarem dificuldades com a colaboração para aumentar a higiene vocal e diminuir o fonotrauma, o prognóstico para a melhora na terapia vocal é relativo.

Aumento da Coordenação da Produção Vocal

O terceiro círculo, aumento da coordenação da produção vocal (uso vocal), é o aspecto crucial da terapia vo-

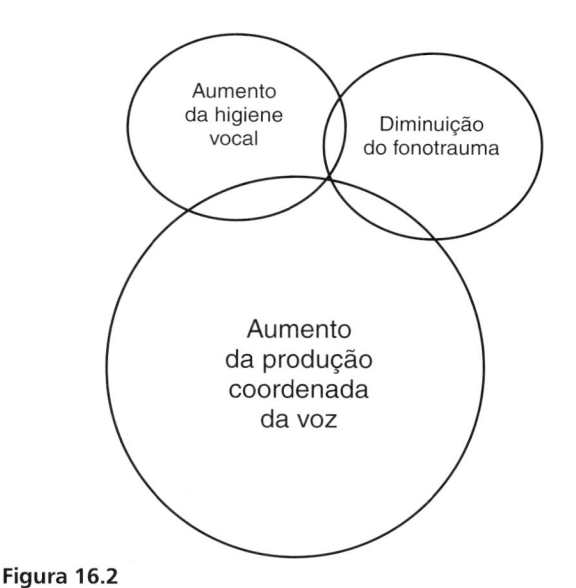

Figura 16.2
Interação entre as três categorias da terapia vocal.

cal. A produção vocal incoordenada é definida como uma produção vocal anormal de sonorização resultando da falta de coordenação entre respiração, fonação e ressonância. Como ilustrado na Figura 16.2, os pacientes iniciaram comportamentos que os levaram ao fonotrauma e desenvolveram lesões benignas só para perpetuarem seus problemas pela produção incoordenada da voz. Embora, os comportamentos da falta de higiene vocal e de fonotrauma devam diminuir, o paciente agora usa técnicas compensatórias mal adaptativas, as quais os colocam no terceiro círculo. De forma alternativa, o paciente pode ter uma laringe normal, mas, mesmo assim, continuam a produzir a voz de forma incoordenada. Exemplos disso podem ser encontrados na disfonia por tensão muscular (MTD) e, no caso mais extremo, a afonia funcional (ver Capítulo 15). Exemplos de balanceamento pobre entre respiração, fonação e ressonância, podem ser encontrados na retenção da respiração no nível das pregas vocais (p. ex., falha na competência de administrar a corrente aérea), tensão muscular laríngea intrínseca e extrínseca (p. ex., contração da laringe superior, glótica e supraglótica) e intensidade de *pitch* anormal. Esses exemplos definem a MTD. Muitos pacientes se queixam de fadiga vocal e de constrição no pescoço. É importante perguntar ao paciente não apenas pelo som da sua voz, mas também sobre a sensação da sua produção vocal. Alguns pacientes não são tão preocupados com o som da sua voz, são muito mais preocupados com a sensação da sua voz.

LINHAS DE TERAPIA VOCAL

O que vem a seguir é uma breve sinopse da variedade de diferentes linhas de terapia vocal que coordenam os sistemas da produção vocal. Os tipos de terapias mencionados não terão a intenção de serem, em sua essência, compreensiva ou instrutiva, ao contrário, eles são uma descrição dos tipos usados mais comumente em terapia vocal. Distúrbios vocais "típicos" serão pareados com cada terapia vocal voltada para eles, todavia, não há um acordo tácito entre os fonoaudiólogos a respeito de qual método deve ser usado para determinada alteração vocal. Em parte, isto é porque a alteração médica (p. ex., nódulos ou paralisia de pregas vocais) necessariamente não determina como o paciente usa seu mecanismo de produção vocal. Muitos fonoaudiólogos usam uma combinação das terapias listadas e não usam uma, em particular. Embora a lista a seguir defina cada terapia específica, a terapia vocal não é uma "receita de bolo." Cada paciente apresenta-se com necessidades individuais, e algumas terapias funcionam melhor com alguns pacientes que com outros. Como ilustrado na Tabela 16.1, uma atenção foi dada para colocar os itens de qual aplicação de terapia vocal funciona melhor para certos distúrbios vocais baseada na pesquisa e em comunicados "anedóticos" de sucessos terapêuticos.

Método dos Acentos

O método dos acentos, originalmente desenvolvido por Smith (12), foca uma respiração com ritmo como o mecanismo primário de controle e pareia movimentos de corpo com respiração e fonação para reorganizar o sistema. O método treina os pacientes para produzirem uma fonação fácil, movimentos respiratórios abdominais (por alternar contração e liberação), e abrindo as posturas da garganta. Essas produções são adquiridas pelo uso de vocalizações rítmicas de sons de consoantes (chamados acentos), em combinação com movimentos de corpo (p. ex., balançando suavemente, ao lado do corpo, os braços ou balançando-os mais forte para frente e para trás), enquanto dá ênfase ao suporte respiratório para cada consoante. Os propositores desse método reportam que os pacientes adquirem ótimo suporte respiratório, coordenação de expiração e início de fonação e esforço fonatório (13). Pesquisas investigando a eficácia do método do acento mostraram bons resultados (13,14).

Explicação Anatomofisiológica

O pareamento rítmico do tempo de respiração e fonação pode promover aprendizado motor de novos comportamentos fonatórios (15).

Aplicação

O método do acento pode ser usado no tratamento de lesões benignas, MTD, fadiga vocal, movimento paradoxal de prega vocal (PVFM) e incompetência glótica leve.

TABELA 16.1

ASSOCIAÇÕES COMUNS DE APLICAÇÕES DE TERAPIA COM OS DISTÚRBIOS DA VOZ

	Nódulos	Pólipos	Cistos	Massas Fibrosas	Paralisia/ Paresia	MTD	Afonia Funcional	Atrofia	Cicatriz/ Sulco	Edema de Reinke	PVMD	Parkinsonismo	SD	ET	Papiloma
Terapia vocal indireta:															
Aumento da higiene vocal	x	x	x	x	x			x	x	x					x
Diminuição do fonotrauma	x	x	x	x	x	x	x	x	x	x					x
Terapia vocal direta:															
Método dos acentos	x	x	x	x	x	x		x		x	x				
Voz confidencial	x	x	x	x		x				x					
LSVT												x			
Técnicas manuais circunlaríngeas						x	x								
Ressonância vocal	x	x	x	x	x	x				x					
Retreinamento respiratório											x				
Voz elástica e fluida						x	x								
Exercícios de função vocal	x	x	x	x	x	x		x		x					
Treinamento dos músculos inspiratórios					x						x				

MTD, disfonia primária por tensão muscular; PVMD, distúrbio paradoxal de pregas vocais; SD, disfonia espasmódica; ET, tremor essencial. LSVT, método de terapia vocal Lee Silverman. Técnicas facilitatórias – não estão categorizadas nesta tabela por serem em número muito avantajado, 25 no total. Áreas sombreadas:

1) Representam os distúrbios vocais que são menos sensíveis à terapia vocal.
2) Embora os pacientes possam requerer uma breve sessão de terapia vocal para serem educados a respeito do seu mecanismo laríngeo atual, existem limitações e ser instruído nas formas de reduzir suas compensações de tensão extralaríngea, terapia vocal, na maioria das vezes, não resolve o problema.
3) A terapia vocal deve ser tentada com pacientes diagnosticados com pólipos, cistos e massas fibrosas para possivelmente haver diferenciação entre essas três lesões, redução do edema em torno dessas três lesões para um sucesso maior da cirurgia e observar se o paciente poderá usar funcionalmente sua voz depois da terapia, mesmo que as lesões persistam.

N.B.: As técnicas facilitatórias não estão categorizadas nesta tabela em consequência do grande número de diferentes técnicas.

Voz Confidencial

A terapia da voz confidencial é usada para reduzir a força da colisão das pregas vocais e a hiperfunção excessiva laríngea durante a fonação. Uma voz suspirosa produzida com uma abdução suave de pregas vocais (16) é o objetivo terapêutico. A abdução suave das pregas vocais resulta em aumento da corrente aérea, diminui a intensidade e diminui a força da colisão. Embora uma voz suspirada não seja o objetivo final da terapia, ela é encorajada por um período determinado para promover a recuperação da mucosa. A terapia da voz confidencial é considerada para eliminar o fonotrauma, permitindo que lesões se curem sem forças fortes de colisão, elimina a atividade muscular excessiva e aumenta a atenção para o uso de intensidades vocais habituais.

Explicação Anatomofisiológica

A produção de uma voz suspirada resulta numa abdução lenta, escorregadia de pregas vocais, o que resulta em amplitudes menores de vibração e diminui a força da colisão. Como resultado, as pregas vocais deverão ficar protegidas de várias injúrias e irão sarar.

Aplicação

A terapia da voz confidencial pode ser usada para tratar lesões benignas, MTD e fadiga vocal e pode ser usada durante o período pós-operatório de recolocação da voz. Ela não é apropriada para pacientes com problemas vocais relacionados com a incompetência glótica. Também, a voz confidencial é somente usada por um período para promover a cura das pregas vocais; assim que esse período termina, a produção vocal será configurada numa produção sadia de voz por outras terapias mencionadas neste capítulo.

Técnicas de Facilitação

Boone *et al.* (17) descreveram originalmente técnicas para facilitar uma voz normal. Essas técnicas foram pensadas para facilitar um "alvo" ou uma melhor resposta vocal pelo paciente. Parte da terapia vocal consiste da busca de achar uma forma de facilitação que resulte numa produção vocal mais sadia e adicionar esta voz na fala de conversação. São 25 técnicas de facilitação no total (17). Porque as 25 técnicas não representam um único programa terapêutico, elas podem ser usadas individualmente ou em combinação para modificar os sintomas vocais desviantes.

Explicação Anatomofisiológica

Porque essas técnicas são todas diferentes, não há uma referência única a uma configuração fisiológica específica para a produção vocal, usando as técnicas de facilitação.

Aplicação

Em conseqüência do grande número de técnicas de facilitação, elas são apropriadas para um grande número de distúrbios vocais.

Treinamento do Ponto Inicial de Pressão Inspiratória e Expiratória

O treinamento da força muscular inspiratória é, relativamente, uma nova aproximação terapêutica descrita por Christine Sapienza, PhD (18,19). Ela desenvolveu um aparato que consiste de um bocal com uma válvula de uma via com uma mola que produz um som alto. A válvula bloqueia o fluxo aéreo até que o ponto inicial da pressão é produzido e supere a força da mola. O ponto inicial da pressão é determinado baseado na máxima pressão inspiratória, que é o primeiro indicador da força dos músculos inspiratórios. Então, o paciente deve gerar pressão inspiratória suficiente, usando a musculatura inspiratória, para abrir a válvula e liberar o fluxo aéreo. O treinamento da força muscular inspiratória (IMST) tem-se mostrado bem-sucedido no caso de paciente com paralisia bilateral de abdutor de pregas vocais (20,21) e com paciente com disfunção paradoxal presumida de indução de exercício (22).

Explicação Anatomofisiológica

IMST é baseado em dois princípios fisiológicos: especificidade e superação (19). A especificidade refere-se ao isolamento de músculos específicos no treinamento e a possível associação de padrões neuromusculares. A superação refere-se às adaptações fisiológicas que ocorrem no trabalho muscular quando estímulos apropriados são usados.

Aplicação

O treinamento do ponto inicial de pressão inspiratória e expiratória pode melhorar a função respiratória relacionada com disfunções de trato aéreo respiratório em pacientes com estes problemas.

Tratamento de Voz Lee Silverman

O tratamento de voz Lee Silverman (LSVT) é o mais pesquisado protocolo de terapia vocal até o momento. LSVT foi desenvolvido para a disfonia hipocinética, mais freqüentemente associada ao mal de Parkinson. LSVT é uma terapia de voz sistemática que é focado no aumento da intensidade durante quatro sessões por semana (23–25). Os pacientes são treinados a "recalibrarem" seu volume habitual de falar para um mais alto, porque a intensidade que eles julgam normal é, na realidade, muito baixa. Havendo pacientes que falem muito alto, também pode melhorar a articulação e a inflexão. O tratamento e a prática em casa são intensivos, e um alto grau de consentimento independente é exigido do paciente. A eficácia desse tratamento foi bem pesquisada (23-27). Deve ser mencionado que há uma versão de modificação do LSVT chamada tratamento vocal da limitação do *pitch* (PLVT), que exige que o paciente use um *pitch* cada vez mais alto para aumentar o volume e a inteligibilidade da voz (28).

Explicação Anatomofisiológica

O volume da voz tende a não ser apenas mais intenso, mas também mais inteligível. Muitas características da fala produzidas em ruído (*i. e.*, fala alta) são mais inteligíveis que a fala conversacional produzida em silêncio (29). Quando os pacientes são chamados a falar mais alto, não apenas a closura das pregas vocais aumenta, mas também a precisão articulatória.

Aplicação

LSVT foi mais bem pesquisado em pacientes com mal de Parkinson; todavia, LSVT pode ser útil para pacientes com mal de Parkinson atípico e outros tipos de doenças neurológicas.

Técnicas Manuais Circunlaríngeas

As técnicas manuais circunlaríngeas são técnicas do manuseio da laringe com as mãos, reposicionando-a durante a fonação, enquanto se observam as mudanças na voz. Essas técnicas são usadas quando há uma falta de regulação dos músculos extrínsecos e intrínsecos da laringe (incoordenação) contribuindo para uma sonorização anormal de voz. Quando a tensão muscular puxa a laringe para fora de sua posição neutra, a laringe é suspensa no pescoço e no ligamento laríngeo – o hióideo está esticado e afinado. Sintomas da tensão excessiva laríngea são geralmente pescoços duros, doloridos e tensos. Os sintomas unilaterais são comuns. Na palpação, as áreas focais de endurecimento podem ser sentidas na musculatura tíreo-hióidea, ao longo dos cornos superiores da cartilagem tireóidea e na borda inferior do osso hióide. O espaço tíreo-hióideo está freqüentemente estreitado como resultado da elevação laríngea. Existem três técnicas de reposturação laríngea: (a) manobra de "empurrar para trás", (b) manobra de "puxar para baixo", (c) manobra de compressão medial e tração de cima para baixo. A reposturação manual rápida sustenta a pressão, ou a tração de cima para baixo, enquanto o paciente fona, isto interfere com os padrões habituais da coordenação muscular. Momentos de melhora de voz são identificados, modelados e reforçados com as manipulações laríngeas (*i. e.*, pistas digitais). As pistas digitais são enfraquecidas enquanto o paciente aprende a confiar nos *feedbacks* vibrotátil, cinestésico e auditivo para manter uma voz melhor, coordenação muscular e posicionamento laríngeo.

Os fonoaudiólogos podem também usar a técnica de redução de tensão laríngea manual (*i. e.*, massagem circunlaríngea) (30), que se difere das técnicas manuais circunlaríngeas porque em vez da reposturação dos mecanismos laríngeos uma massagem direta é feita na área da laringe. Esta massagem foi elaborada por Morrison e Rammage (31). A massagem circunlaríngea é feita colocando-se o polegar e o indicador sobre as pontas do osso hióide enquanto se está usando um movimento circular para massagear inferiormente o espaço tíreo-hióideo e posteriormente a cartilagem tireóidea. Roy e Leeper (32) mostraram um retorno quase normal de voz seguido a uma única sessão em 93% dos 17 participantes com uma disfonia hiperfuncional. Mais adiante, Roy *et al.* (33) comunicaram valores significantes em ganhos de curto e longo prazos usando a terapia manual circunlaríngea para disfonia funcional, com breves episódios de recaída em 68% dos participantes.

Explicação Anatomofisiológica

A manobra "empurrar para trás" usa compressão digital na direção posterior dentro da região do osso hióide. A manobra de "puxa para baixo" impede a elevação laríngea pela aplicação da tração para baixo sobre a borda da cartilagem tireóidea. A manobra de compressão medial e tração para baixo coloca pressão diretamente sobre o aspecto da cartilagem tireóidea e o espaço tíreo-hióideo. A massagem circunlaríngea pode alongar diretamente os músculos laríngeos e causar um efeito de relaxamento.

Aplicação

As técnicas manuais circunlaríngeas e a massagem circunlaríngea podem ser usadas com pacientes MTD, mas elas também podem ser efetivas para pacientes com lesões orgânicas que desenvolveram excessiva tensão muscular compensatória mal adaptada.

Ressonância Vocal

Inúmeros fonoaudiólogos e treinadores de voz usaram alguma forma da terapia de foco de ressonância frontal de voz, que é iniciada pedindo-se ao paciente que faça "hum" ou sons nasais (/m/,/n/) e prolongamento de fricativas (/s/, /f/, /z/, /v/ etc.). A ressonância vocal ou "voz com foco para a frente" geralmente se refere a uma produção de voz fácil que é associada às sensações vibratórias nos ossos anteriores da face (34). A terapia de ressonância de Lessac-Madsen (LMRVT) (35) é provavelmente a mais conhecida. O programa de terapia é desenvolvido através de uma convergência de ciência básica e tradições de atuações artísticas e consiste em três pontos críticos: (a) fisiologia (biomecânica), (b) aprendizado, (c) consentimento do paciente. O alvo no LMRVT é "aduzir completamente" ou "abduzir completamente" a configuração das pregas vocais, facilitadas pelo uso da ressonância vocal, que é definida como uma produção vocal "fácil" com vibrações anteriores orais perceptíveis (35). Essa configuração glótica produz o maior conjunto acústico de produção com o menor conjunto de impacto de estresse intravocal associado à fonação (36,37). No LMRVT, a ênfase é colocada no aprendizado da experiência usando o alerta sensorial (38). Instruções formais escritas para o paciente e conselhos de monitoramento pessoal são usados para aumentar a colaboração. Oito sessões, em oito semanas consecutivas são prescritas. Verdolini-Marston *et al.* (39) investigaram a eficiência da terapia da voz confidencial e da terapia de ressonância da voz em pacientes com nódulos vocais. Houve melhora do esforço fonatório, da análise perceptiva auditiva e a da aparência da laringe no estroboscópio, independente do tipo de tratamento.

Explicação Anatomofisiológica

Inúmeros estudos mostraram que a voz fácil, com ressonância, é produzida com as pregas vocais que estão se tocando facilmente. Esta configuração glótica parece produzir a voz mais forte, a voz mais clara, com o menor esforço vocal (estresse de impacto das pregas vocais).

Aplicação

A ressonância vocal pode ser usada em pacientes com lesões benignas de pregas vocais, incompetência glótica leve e distúrbios vocais de hiperfunção laríngea (*i. e.*, MTD).

Retreinamento Respiratório

O retreinamento respiratório foi descrito por Florence Blager (40) para pacientes diagnosticados com PVFM. A terapia consiste em inspirar pelo nariz com uma postura de língua relaxada e prolongar uma expiração audível através de lábios enrugados ou pela produção de um /s/. A ênfase é colocada no movimento gentil do abdome na inspiração, e uma atenção extra é pedida para a expiração. Ocasionalmente, videonasoendoscopia é usada com a população de pacientes. A ênfase é colocada no paciente para se tornar consciente do seu ritmo respiratório.

Explicação Anatomofisiológica

As atividades no retreinamento respiratório estão voltadas para o paciente prestar atenção no seu ritmo respiratório. Também, pelo uso da inspiração nasal, que influi mais numa grande abdução glótica que a inspiração oral, pacientes são instruídos a prestar atenção à expiração e sobre o relaxamento.

Aplicação

O retreinamento respiratório é mais usado com pacientes diagnosticados com distúrbio de movimento paradoxal de pregas vocais (PVMD).

Fonação Elástica e Fluída

A fonação elástica e fluída foi desenvolvida por Stone e Casteel (41). A fonação elástica e fluída é um modelo de intervenção, que objetiva o manuseio da corrente aérea. Muitos pacientes apresentam tendência a prenderem a respiração que é também a causa de seus problemas de voz (p. ex., MTD ou afonia funcional) ou respostas de compensações mal adaptadas às limitações do mecanismo de sua laringe. O modelo incorpora cinco níveis de exercícios. Cada exercício, dentro de cada nível, é usado numa progressão hierárquica de situações de fala causadoras de ansiedade (p. ex., de sustentar sons a repetir as palavras até a fala conversacional).

- Nível 1: Controle do fluxo aéreo. Encoraje os pacientes a deixarem um fluxo de ar sem som a passar pela glote numa maneira estática.
- Nível 2: Fonação elástica e fluída. Esse exercício usa um fluxo vocal sussurrante livre através da glote e de movimentos articulatórios lentos e relaxados (elásticos) enquanto é mantido um *status* muscular relaxado.
- Nível 3: Fonação elástica e fluída. O parâmetro da voz é adicionado, enquanto é mantida a emissão de sons elásticos e relaxados e fluxo aéreo livre. Obter do paciente o reconhecimento de que ele não está prendendo sua respiração é o ponto chave.
- Nível 4: Redução da elasticidade e aumento do fluxo aéreo. Enquanto se vai recuperando um padrão mais apropriado, o aumento do fluxo aéreo é recomendado para ajudar a enfraquecer qualquer formador de padrões de estímulo-resposta com os velhos hábitos de fonação disfônicos.
- Nível %: Redução do fluxo aéreo. Diminuindo a qualidade de voz soprosa quando se pede ao paciente que execute um /hum/ ou produza uma voz mais alta sem aumentar o esforço. Este último exercício resulta em uma coordenação de produção "normal" de voz. Inerente a este modelo é que o paciente aceite a responsabilidade de sua produção vocal, discrimine entre uma produção vocal coordenada e uma incoordenada e sinta confiança em usar os passos hierárquicos do modelo se o problema voltar.

Explicação Anatomofisiológica

Por prestar atenção no fluxo aéreo que sai, os pacientes aprendem a não prender a respiração quando falam. Este modelo elicia a função laríngea com ausência de atividade muscular excessiva que aparece associada à fonação habitual e modela uma função laríngea relaxada no comportamento que resulta numa produção coordenada de voz.

Aplicação

A fonação elástica e fluída pode ser usada com pacientes com afonia funcional, MTD, mas também pode ser efetiva para pacientes com lesões benignas que desenvolveram excessiva tensão muscular compensatória mal adaptada.

Exercícios de Função Vocal

Em 1950, Briess (42,43) desenvolveu técnicas de terapia vocal baseadas nos músculos específicos da laringe. Mais recentemente, Stemple *et al.* (44) adaptaram este programa de terapia em uma série de exercícios de função vocal (VFEs). Esta série de exercícios vocais é feita por manipulações sistemáticas vocais, semelhantes na teoria à terapia física das pregas vocais, que objetivam dar força e balanceamento à musculatura laríngea e melhorar a eficiência da interação entre a corrente aérea, a vibração de pregas vocais e a ressonância. Existem quatro passos no programa: (a) aquecimento vocal pela sustentação da vogal /e/o máximo de tempo possível, (b) alongando os músculos vocais através de uma escala da nota mais baixa até a mais alta, (c) contração dos músculos laríngeos numa escala descendente da nota mais alta até a mais baixa e (d) construção do poder muscular pela sustentação de notas o máximo de tempo possível. Os exercícios são feitos duas vezes cada um e duas vezes por dia. Os exercícios devem ser feitos de maneira suave sem excesso de contração. Stemple *et al.* (45) investigaram a eficácia desses exercícios em mulheres adultas jovens sem nenhuma patologia ou queixa vocal e propuseram que estes exercícios podem melhorar os músculos laríngeos, o esforço respiratório e a colocação tonal supraglótica baseados em significativas melhoras medidas nessa população. Um outro estudo (46) sugeriu um papel benéfico para os cantores através destes exercícios.

Explicação Anatomofisiológica

A prática de prolongamentos máximos deve aumentar a força e a resistência dos músculos das pregas vocais e a coordenação com a respiração e a fonação. Pela execução dos tons crescentes e decrescentes, o músculo cricotireóideo e os músculos das pregas vocais serão alongados e encurtados, induzindo flexibilidade e força.

Aplicação

Esses exercícios podem ser usados com pacientes com lesões benignas de pregas vocais, incompetência glótica medial e MTD.

REFERÊNCIAS APROPRIADAS PARA A TERAPIA VOCAL

Nem todos os pacientes são apropriados para a terapia vocal. Uma referência apropriada é a chave do sucesso da terapia. A terapia vocal inicia-se com um diagnóstico acurado e referido por um otorrinolaringologista. O otorrinolaringologista diagnostica o problema vocal e o fonoaudiólogo avalia o comportamento vocal enquanto determina a capacidade de estimulação para a melhora. Assim como um otorrinolaringologista tem que "pensar duas vezes" a respeito de fazer cirurgia laríngea em alguns pacientes, o fonoaudiólogo também tem que "pensar duas vezes" a respeito da terapia vocal para alguns problemas. Embora muitos pacientes se beneficiem de uma breve sessão (1 a 2) de terapia indireta vocal (aumento da higiene vocal e diminuição do fonotrauma), múltiplas sessões de terapia vocal são inadequadas para certos distúrbios da voz. As referências que podem resultar em limitar o sucesso da terapia vocal podem ser categorizadas nos dois tópicos a seguir: fatores do paciente e *status* laríngeo. Os *fatores do paciente* se referem a coisas do tipo motivação para mudar, atitude positiva, confiança na modificação do comportamento, aderência aos exercícios de casa, perda auditiva e aceitação da responsabilidade para mudar. O *status* laríngeo refere-se à integridade fisiológica do mecanismo laríngeo.

Os distúrbios vocais a seguir representam problemas orgânicos que são menos favorecidos pela terapia vocal como o resultado das limitações fisiológicas da laringe. As áreas sombreadas da Tabela 16.1 sumarizam os pontos a seguir.

Cicatriz Laríngea/Sulco Vocal

Embora alguns fonoaudiólogos ofereçam exercícios de terapia vocal como os trinados e os exercícios de extensão tonal de voz como estratégias possíveis para curar a cicatriz de mucosa pela criação de mais força para a oscilação da prega vocal e para o alongamento ativo da mucosa cicatrizada, resultados anedóticos desses exercícios mostram um sucesso limitado. A pesquisa atual que está sendo feita na University of Pittsburgh indica que os exercícios de terapia vocal podem melhorar a cura da ferida quando são usados logo depois da injúria da prega vocal. Esta pesquisa pode demonstrar que a terapia vocal para lesões agudas de pregas vocais pode ser benéfica.

Papiloma

Como resultado de múltiplas cirurgias e aumento subseqüente de cicatrizes nos tecidos, a terapia fica limitada no seu sucesso, como será discutido a seguir.

Edema de Reinke Grave

O edema de Reinke é freqüentemente encontrado em pacientes que fumam, têm LPR ou incorrem em fonotrauma (*i. e.*, abuso vocal). Enquanto a terapia vocal pode ser útil para reduzir o fonotrauma, os pacientes com edema de Reinke grave (extenso) têm anormalidades significantes das pregas vocais, o que limita o sucesso da terapia vocal.

Cistos, Massas Fibrosas e Pólipos

Cistos, massas fibrosas e pólipos geralmente não desaparecem apenas com terapia vocal. Todavia, um pequeno período sob terapia vocal é freqüentemente o tratamento de escolha para o diagnóstico diferencial e para a redução dos edemas em torno das lesões. Deve ser notado que as lesões reativas contralaterais geralmente acompanham essas lesões.

Disfonia Espasmódica/Tremor Essencial

A terapia vocal não funciona bem para esta população de pacientes. Todavia, a terapia vocal mostrou algum valor pelo aumento do intervalo das injeções de Botox para os pacientes com disfonia espasmódica (47). No entanto, a maioria dos pacientes não solicita terapia vocal nem para disfonia espasmódica e nem para tremor essencial.

Paralisia de Prega Vocal numa Posição Paramediana

As controvérsias continuam em torno do papel da terapia vocal para a paralisia unilateral de prega vocal (48). O sucesso da terapia vocal parece estar baseado na posição da prega paralisada, diferenças de tamanho/massa das pregas vocais e a tensão da prega paralisada. Uma prega vocal paralisada numa boa posição medial é a de melhor prognóstico de sucesso para a terapia vocal. Mesmo depois da cirurgia para paralisia de prega vocal através da cirurgia de estrutura laríngea (p. ex., tipo tireoplastia) ou injeções de aumento, a terapia continua problemática. A closura glótica completa resultante de uma cirurgia não se endereça à natureza dinâmica da vibração da prega vocal (p. ex., perda de sangue de tecidos do tamanho/ massa, tensão, cicatriz e planos glóticos diferentes entre as duas pregas vocais).

Atrofia Grave de Prega Vocal Associada ao Envelhecimento

Os efeitos biológicos do envelhecimento podem ser vistos na população de idosos através da incompetência glótica como o achado de maior prevalência laríngea. Se as pregas vocais forem gravemente afetadas pela atrofia, a cirurgia de aumento das pregas vocais é freqüentemente necessária, antes do início da terapia vocal. A perda auditiva, comumente associada, é uma outra variável negativa que prejudica os resultados com a terapia vocal.

Disfonia Primária *vs*. Secundária de Tensão Muscular

A disfonia primária de tensão muscular é vista em pacientes com uma laringe normal, apesar da disfonia. A disfonia primária de tensão muscular responde extremamente bem à terapia vocal. Todavia, a disfonia secundária de tensão muscular é uma resposta de compensação mal adaptada para uma incompetência glótica subjacente. A terapia vocal tem um sucesso limitado. Por exemplo, se um paciente mostra uma constrição supraglótica medial e anterior/posterior como resultado de uma atrofia de prega vocal, LPR, cicatriz ou paralisia de prega vocal, a terapia vocal ficará limitada até que o problema laríngeo subjacente seja cirurgicamente alterado.

É necessário a uma reflexão sobre a aplicabilidade da terapia vocal para os distúrbios vocais previamente mencionados, e essa reflexão é que algumas vezes os pacientes necessitam de uma breve sessão de terapia vocal para serem educados a respeito do seu mecanismo laríngeo atual e suas limitações – em particular, a diferença entre som *versus* sensação da produção de voz. Por exemplo, em muitos distúrbios de voz, os pacientes irão usar tensão/constrição extralaríngea para compensar suas limitações de fonte sonora glótica. Essas compensações extralaríngeas geralmente são acompanhadas de um preço, como a fadiga ou a dor vocal. Então, os pacientes têm possibilidade de falar mais alto e claro com esforço vocal, mas isto irá custar-lhes a fadiga vocal. Alternativamente, os pacientes devem ser ensinados a relaxarem sua musculatura extralaríngea mas, pagam o preço de ficar com uma voz mais suave com menos claridade. É importante para os pacientes entenderem essa diferença.

LIMITAÇÕES DO SUCESSO DA TERAPIA VOCAL

Assumindo uma referência apropriada, a lista a seguir de considerações de prognóstico será oferecida. Primeiro, o paciente deve ser estimulável para a mudança de comportamento. Pode o fonoaudiólogo eliciar uma produção vocal mais sadia e com melhor sonoridade para o paciente? Segundo, o paciente deve estar motivado para a mudança comportamental e aceitar sua responsabilidade sobre a mesma. O paciente está no controle de seu mecanismo laríngeo e faz a maior parte do "trabalho" na terapia vocal. Se isto não for bem compreendido no início da terapia, o sucesso será limitado. Terceiro, o paciente deve estar de acordo com os exercícios vocais passados para casa. A terapia vocal requer mudança comportamental. Por outro lado, é somente através da prática dos novos comportamentos vocais que eles poderão ser adquiridos. Quarto, resultados positivos de terapia vocal devem ser estabelecidos de forma imediata. Desafortunadamente, as limitações fisiológicas do mecanismo laríngeo do paciente podem impedir uma volta da voz pré-mórbida do paciente. Em outras palavras, as pregas vocais podem estar tão alteradas na sua extensão que as características vocais "normais" pré-mórbidas nunca ocorrerão. O paciente deve ser instruído para qualquer limitação no sucesso pretendido. Quinto, emoção, personalidade, estresse e ansiedade podem ser componentes de inúmeros distúrbios vocais (49), ao mesmo tempo podem ser etiologia ou conseqüência. Verificando-se essa realidade, uma terapia concomitante psicológica pode ser necessária. Sexto, embora a terapia vocal possa ser efetiva, existem fonoaudiólogos que são melhores na terapia vocal que outros. Um fonoaudiólogo com especialização em voz deve conduzir a terapia vocal. Encaminhar pacientes para fonoaudiólogos com pequeno treinamento ou interesse em voz faz com que o paciente perca seu tempo e seus convênios de saúde e inevitavelmente falhe. A Tabela 16.2 sumariza esses pontos.

O QUE FAZ O SUCESSO NA TERAPIA VOCAL?

A resposta a esta questão é crivada de enigmas. Porque existe uma escassez de prospectivas, achados clínicos randomizados a respeito da eficácia da terapia vocal, a resposta a essa pergunta parece conduzir mais para as opiniões dos especialistas que a dados de pesquisas. Muitos profissionais acreditam, de forma anedótica, que o sucesso na terapia é definido pelo retorno ao nível funcional da vocalização e não pela redução do tamanho da lesão.

SUMÁRIO

Otolaringologistas, fonoaudiólogos e pacientes são testemunhas do sucesso da terapia vocal. Todavia, o sucesso é limitado pela falta de dados para confirmar resultados positivos. Necessitam-se muitos estudos sobre a eficácia da terapia vocal para se contrapor ao sucesso anedótico dessa terapia. Este capítulo não tenciona ser uma lista completa de todas as terapias de voz; ele é uma síntese de algumas terapias mais comumente usadas e dos pré-requisitos de sucesso. Um sumário de técnicas de terapia vocal pareada com certos distúrbios vocais é apresentada na Tabela 16.2. Embora a terapia vocal não seja uma "receita de bolo", a Tabela 16.2 demonstra as terapias vocais mais usadas e quais distúrbios vocais respondem mais favoravelmente. Em geral, quando um otolaringologista faz uma indicação apropriada a um fonoaudiólogo que é especializado em voz, a terapia comportamental de voz é altamente efetiva no tratamento de pacientes com distúrbios vocais.

TABELA 16.2
TERAPIA VOCAL: RAZÕES DO SUCESSO E DAS FALHAS

Sucesso	Falhas
Encaminhamento apropriado • Estimulável para uma voz melhor • Deseja evitar a cirurgia — motivado para mudar sua produção de voz • Aceita a higiene vocal, tratamento do refluxo laringofaríngeo (LPR), diminuindo o fonotrauma e fazendo diariamente os exercícios • Torna-se responsável pela mudança	Encaminhamento impróprio • Não é estimulável a ter uma voz melhor • Pequena motivação para a mudança (i. e., deseja uma "mudança rápida") • Não aceita a higiene vocal, não faz os tratamentos para o LPR, para a diminuição do fonotrauma e os exercícios diários. • Não aceita a responsabilidade para a mudança • Perda auditiva • Possíveis problemas emocionais/psicológicos concomitantes • Encaminhamento a um fonoaudiólogo inexperiente • Problemas médico-legais não resolvidos

PONTOS IMPORTANTES

- A terapia vocal ensina aos pacientes a modificar seu comportamento ineficiente vocal causador de fonotrauma e requer a cumplicidade do paciente para os exercícios diários; a terapia vocal não supõe uma "mudança rápida".

- A terapia vocal requer que os pacientes assumam a responsabilidade pelo seu comportamento vocal.

- As três categorias-chaves de qualquer programa de terapia vocal incluem o seguinte: aumento da higiene vocal, diminuição do fonotrauma e aumento da produção coordenada da voz.

- A terapia vocal indireta inclui a educação do paciente sobre as funções dos seus mecanismos laríngeos, a identificação de quais causas podem estar causando danos a esse mecanismo e o estabelecimento de objetivos realísticos; ela geralmente precisa de 1 a 2 sessões semanais.

- A terapia vocal direta inclui a alteração ativa da técnica de fala do paciente através de vários exercícios e manipulações para aumentar a eficiência e a qualidade vocal; ela geralmente dura 4 a 6 sessões semanais.

- Existem muitas terapias vocais diferentes e a maioria dos fonoaudiólogos usa uma combinação delas; todavia, algumas são melhores para determinados problemas vocais que outras.

- Nem todos os pacientes são apropriadamente encaminhados para a terapia vocal. Embora muitos pacientes se beneficiem de um tempo curto de terapia vocal, múltiplas sessões de terapia vocal direta para pacientes com problemas como cicatriz de prega vocal/sulco vocal, papilomatose respiratória recorrente, edema de Reinke grave, massas fibrosas, disfonia espasmódica, paralisia de pregas vocais com incompetência grave glótica, atrofia grave e MTD secundária ficam limitados no sucesso.

- Uma terapia vocal de sucesso envolve o seguinte: um apropriado encaminhamento para um fonoaudiólogo especializado em voz, um paciente estimulável para obter um som melhor ou uma melhor sensação com sua voz e um paciente motivado que assuma a responsabilidade pela sua mudança de comportamento.

REFERÊNCIAS

1. Titze IR. Rationale and structure of a curriculum in vocology. *J Voice* 1992;6:1-9.
2. Stone RE, Casteel RL. Changing patients' (clients') concepts of voice production in behavioral models of intervention. *Curr Opin Otolaryngol Head Neck Surg* 1998;6:175-179.
3. Thibeault SL, Gray S. Response of the vocal mechanism to trauma. In: Sapienza CM, Casper J, eds. *For clinicians by clinicians: vocal rehabilitation for medical speech-language pathology*. Pro-ed: Austin, TX, 2004:26.
4. Titze IR. Heat generation in the vocal folds and its possible effect on vocal endurance. In: Lawrence, VL, ed. *Transcripts of the Tenth Symposium: Care of the Professional Voice, Part I: Instrumentation in Voice Research*. The Voice Foundation: New York, 1981:52-65.
5. Verdolini K, Min Y, Titze IR, et al. Biological mechanisms underlying voice changes due to dehydration. *J Speech Lang Hear Res* 2002;45(2):268-281.
6. Jiang J, Ng J, Hanson D. The effects of rehydration on phonation in excised canine larynges. *J Voice* 1999;13(1):51-59.
7. Titze IR. The physics of small-amplitude oscillation of the vocal folds. *J Acoustical Soc Am* 1988;83:1536-1552.
8. Verdolini-Marston K, Titze IR, Druker DG. Changes in phonation threshold pressure with induced conditions of hydration. *J Voice* 1990;4:142-151.
9. Verdolini K, Titze IR, Fennell A. Dependence of phonatory effort on hydration level. *J Speech Hear Res* 1994;37:1001-1007.
10. Verdolini-Marston K, Sandage M, Titze IR. Effect of hydration treatments on laryngeal nodules and polyps and related voice measures. *J Voice* 1994;8:30-47.
11. Koufman JA. The otolaryngologic manifestations of gastroesophageal reflux disease (GERD): a clinical investigation of 225 patients using ambulatory 24-hour pH monitoring and an experimental investigation of the role of acid and pepsin in the development of laryngeal injury. *Laryngoscope* 1991;101(4 Pt 2 Suppl 153):1-78.
12. Smith S, Thyme K. Statistic research on changes in speech due to pedagogic treatment (the accent method). *Folia Phoniatrica* 1976;28:98-103.
13. Kotby MN, Shiromoto O, Hirano M. The accent method of voice therapy: effect of accentuations on FO, SPL, and airflow. *J Voice* 1993;7(4):319-325.
14. Kotby M, El-Sady SF, Basiouny S, et al. Efficacy of the accent method of voice therapy. *J Voice* 1991;110:407-413.
15. Verdolini K, Devore K, McCoy S, et al. *Guide to vocology*. The National Center for Voice and Speech: Iowa City, 1998.
16. Casper JK, Colton RH, Woo P, et al. Physiological characteristics of selected voice therapy techniques: A preliminary research note. *Voice* 1992;1:131-141.
17. Boone DR, McFarlane SC, vonBerg SL. *The voice and voice therapy*, 7th ed. Allyn & Bacon: Boston, 2004.
18. Sapienza CM, Brown J, Martin D, et al. Inspiratory pressure threshold training for glottal airway limitation in laryngeal papilloma. *J Voice* 1999;13(3):382-388.
19. Davenport P, Sapienza CM. Pulmonary junction and breathing for speech. In: Sapienza CM, Cooper J, eds. *For clinicians by clinicians: vocal rehabilitation for medical speech-language pathology*. Proed: Austin, TX, 2004:355.
20. Baker SE, Sapienza CM, Martin D, et al. Inspiratory pressure threshold training for upper airway limitation: a case of bilateral abductor vocal fold paralysis. *J Voice* 2003;17(3):384-394.
21. Baker SE, Sapienza CM, Collins S. Inspiratory pressure threshold training in a case of congenital bilateral abductor vocal fold paralysis. *Int J Pediatr Otorhinolaryngol* 2003;67:413-416.
22. Ruddy BH, Davenport P, Baylor J, et al. Inspiratory muscle strength training with behavioral therapy in the case of a rower with presumed exercise-induced paradoxical vocal fold dysfunction. *Int J Pediatr Otorhinolaryngol* 2004;68(10):1327-1332.
23. Ramie LO, Pawl's AA, Countryman S. *The Lee Silbermann voice treatment: a practical guide for treating the voice and speech disorders in Parkinson's Disease*. The National Center for Voice and Speech: Iowa City, 1995.
24. Ramig LO. Speech therapy for patients with Parkinson's disease. In: Koller W, Paulson G, eds. *Therapy for*

Parkinson's disease. Marcel Dekker: New York, 1995:539-550.
25. Ramig LO, Bonitati CM, Lemke JH. Voice treatment for patients with Parkinson's disease: Development of an approach and preliminary efficacy data. *J Med Speech-Lang Pathol* 1994;2:191-209.
26. Ramig LO, Verdolini K. Treatment efficacy: voice disorders. *J Speech Lang Hear Res* 1998;41(1):S101-116.
27. Ramig LO, Countryman S, Thompson L, *et al.* Intensive speech treatment for patients with Parkinson's disease: Short and long-term comparison of two techniques. *Neurology* 1995;47:149G-1504.
28. de Swart BJ, Willemse SC, Maassen BA, *et al.* Improvement of voicing in patients with Parkinson's disease by speech therapy. *Neurology* 2003;60(3):498-500.
29. Pittman AL, Wiley TL. Recognition of speech produced in noise. *J Speech Lang Hear Res* 2001;44:487-496.
30. Aronson AE. *Clinical voice disorders.* Thieme-Stratton: New York, 1990.
31. Morrison MD, Rammage LA. Muscle misuse voice disorders: Description and classification. *Acta Otolaryngol* (Stockh) 1993;113:428-434.
32. Roy N, Leeper HA. Effects of the manual laryngeal musculoskeletal tension reduction techniques as a treatment for functional voice disorders: perceptual and acoustic measures. *J Voice* 1993;7:242-249.
33. Roy N, Bless DM, Heisey D, *et al.* Manual circumlaryngeal therapy for functional dysphonia: an evaluation of short-and longterm treatment outcomes. *J Voice* 1997;11:321-331.
34. Stemple JC. Principles of voice therapy. In: Stemple JC, ed. *Voice therapy: clinical studies.* Mosby Year Book: St. Louis, 1993.
35. Verdolini K. Case study: resonant voice therapy. In: Stemple JC, ed. *Voice therapy: clinical studies,* 2nd ed. Singular Publishing Group, Inc.: San Diego, 2000.
36. Verdolini K, Druker DG, Palmer PM, *et al.* Laryngeal adduction in resonant voice. *J Voice* 1998;12:315-327.
37. Berry DA, Verdolini K, Montequin DW, *et al.* A quantitative output-cost ratio in voice production. *J Speech Lang Hear Res* 2001;44(1):29-37.
38. Verdolini K. Principles of skill acquisition. Implications for voice training. In: Acker MHB, ed. *The vocal vision: views on voice.* Applause: New York, 1997:65-80.
39. Verdolini-Marston K, Burke MK, Lessac A, *et al.* A preliminary study on two methods of treatment for laryngeal nodules. *J Voice* 1995,9:74-85.
40. Martin RJ, Blager FB, Gray ML, *et al.* Paradoxical vocal cord motion in presumed asthmatics. *Semin Respir Med* 1987;8:332-337.
41. Stone RE, Casteel RL. Restoration of voice in nonorganically based dysphonia. In: Filter MD, ed. *Phonatory voice disorders in children.* Charles C. Thomas Publisher: Springfield, IL, 1982:166-180.
42. Briess FB. Voice therapy. Part L Identification of specific laryngeal muscle dysfunction by testing. *Arch Otolaryngol* 1957;66:375-382.
43. Briess, FB. Voice therapy. Part II. Essential treatment phases of specific laryngeal muscle dysfunction. *Arch Otolaryngol* 1959;69:61-69.
44. Stemple JC, Glaze LE, Gerdeman BK. *Clinical voice pathology,* 2nd ed. Singular Publishing Group: San Diego, 1995:221-224.
45. Stemple JC, Lee L, D'Amico B, *et al.* Efficacy of vocal function exercises as a method of improving voice production. *J Voice* 1994;8:271-278.
46. Sabol JW, Lee L, Stemple JC. The value of vocal function exercises in the practice regimen of singers. *J Voice* 1995;9:27-36.
47. Murray T, Woodson GE. Combined modality treatment of adductor spasmodic dysphonia with botulinum toxin and voice therapy. *J Voice* 1995;9(4):460-465.
48. Colton R Casper JK. *Understanding voice problems: A physiological perspective for diagnosis and treatment,* 2nd ed. Baltimore: Williams & Wilkins, 1996.
49. Nelson R, Bless D. Personality and voice disorders: A superfactor trait analysis. *J Speech Lang Hear Res* 2000;43:749-768.

CAPÍTULO 17

Cuidados com a Voz Profissional

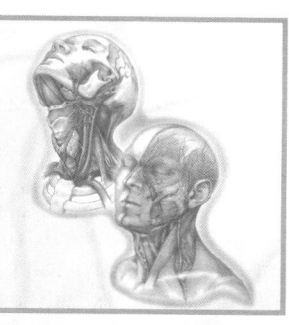

Mark S. Courey

Um entendimento completo dos princípios da anatomia laríngea, fisiologia e a produção do som provêem um excelente *background* no qual se podem construir diagnóstico e estratégias terapêuticas para todos os tipos de distúrbios vocais (ver Capítulo 11). No século 21, não é mais adequado para otolaringologistas tratar as queixas de voz de forma diferente entre os vários tipos de usuários da voz. Ao contrário, o apropriado gerenciamento de todos os distúrbios é baseado em um conhecimento completo dos princípios de produção da voz. O otorrinolaringologista/laringologista deve ter um básico entendimento das necessidades da voz e demandas fisiológicas para todos os pacientes desde a criança até o cantor de ópera. Com este conhecimento, o otolaringologista pode fazer decisões corretas no gerenciamento de todos os problemas da voz, desde o edema transiente secundário ao uso excessivo da voz até o tratamento de lesões das pregas vocais.

ANATOMIA E FISIOLOGIA DA PRODUÇÃO DA VOZ

Detalhes da anatomia laríngea, embriologia e desenvolvimento foram apresentados no Capítulo 11. Será importante tornar a enfatizar certos conceitos.

No nascimento, o neonato tem seu par de pregas vocais coberto pelo epitélio respiratório. A organização trilaminar da lâmina própria, que está presente nos adultos, não está ainda desenvolvida (1). No neonato, o tecido subepitelial da prega vocal é composto de um arranjo relativo denso de fibroblastos e matrizes de proteínas celulares extras. Assim que o neonato produz sons, as pregas vocais vibram. Acredita-se que esta vibração influencia a expressão genética dos fibroblastos para produzir os componentes maturados da matriz extracelular (2). Através do crescimento e da maturação, os tecidos subepiteliais na região das pregas vocais organizam-se em várias camadas baseadas na maior concentração de proteínas extracelulares.

Essa forma especializada é identificada por volta da idade de 14 anos. Essa teoria de desenvolvimento é sustentada através da avaliação histológica da lâmina própria de pacientes de várias idades (3). Alterações nos movimentos passivos dos fibroblastos laríngeos em cultura de células demonstraram influência genética dessas células (4). Uma vez que a atividade influencia a expressão genética, é possível que a atividade vocal durante os anos de formação irá finalmente afetar todo o desenvolvimento da lâmina própria. Entretanto, o uso de voz infantil ou o abuso vocal podem afetar o potencial de desenvolvimento dessas estruturas.

O conjunto de fibras musculares inseridas no exterior da estrutura laríngea é chamado de musculatura extrínseca da laringe. Eles são pares e consistem do esterno-hióideo, do tíreo-hióideo e dos músculos esternotireóideos. Eles são inervados pelo ramo cervical, o qual surge como uma ramificação do nervo craniano XII. Para os propósitos da produção vocal, aceita-se que esses músculos influenciam a posição da laringe dentro do pescoço. A posição da laringe afeta a extensão do trato vocal, que por outro lado altera as características de ressonância da voz. Deve ser notado também que a musculatura da língua e do assoalho da boca, incluindo o par de músculos digástrico, o genio-hióideo, o genioglosso, o hioglosso e o milo-hióideo, todos enseridos na porção superior da estrutura laríngea, no osso hióide. Embora esses músculos não façam parte da musculatura extrínseca da laringe, eles influenciam a posição da laringe dentro do pescoço por estarem presos ao osso hióide. Esses músculos também recebem uma porção de sua inervação através do nervo craniano XII, e sua função primária é mover a língua para a articulação da fala. Uma vez que os dois grupos de músculos controlam a altura e a articulação laríngea e são inervados pelo mesmo sistema motor, sobreposições ou generalizações de estímulos podem ocorrer durante a fala. Para produzir um som balanceado e agradável, o profissional da voz precisa aprender a controlar a altura de sua laringe para a ressonância, separadamente dos movimentos da língua para a articulação da fala (5).

É também importante considerar a musculatura laríngea. O constritor inferior insere-se no aspecto posterior da estrutura tireóidea. Esse músculo modela a faringe durante a produção da fala e, junto com os constritores medial e superior, também altera a altura da laringe e os padrões de fechamento. Os constritores recebem inervação de ramos do X par craniano. O X par craniano também controla a musculatura intrínseca da laringe. Desta forma, generalizações de estímulos podem ocorrer quando o profissional da voz fica atento para separar a função intrínseca da forma faríngea e altura laríngea para características de ressonância.

As menores cartilagens laríngeas, que incluem a corniculada, a cuneiforme e a epiglote, não funcionam de forma direta na produção vocal. Sua presença aparentemente resulta na alteração da configuração e da firmeza do trato vocal, que por fim altera a forma e ainda a qualidade de ressonância do trato vocal (5).

Os músculos intrínsecos pares estão inseridos nas cartilagens aritenóideas, cricóidea e tireóidea. Como existem muitos músculos eles são chamados pelas suas origens e inserções. Primeiro, o músculo tireoaritenóideo (TA) origina-se perto da porção mais anterior da cartilagem tireóidea e insere-se no lado do processo vocal da aritenóide e na porção média superior do corpo da cartilagem. Esse músculo é inervado pelo X par craniano. Através da ativação muscular, a distância entre as cartilagens tireóidea e aritenóidea é encurtada. Isso ocorre primariamente pelo tração da aritenóidea para diante anel da cricóide. Como a distância diminui, a membrana mucosa que envolve o músculo fica mais espessa, e a matriz de proteínas extracelulares são trazidas numa aproximação de fechamento, uma com a outra. O espessamento do tecido irá afetar suas características de vibração.

O músculo cricoaritenóideo lateral (LCA) origina-se no aspecto lateral do anel cricóideo e então se insere no processo muscular da aritenóidea. Esse par de músculos recebe inervação motora do X par craniano. Quando o músculo se contrai, o processo muscular é puxado lateralmente e para baixo. Essa ação desloca o processo vocal medial e inferiormente devido ao ângulo da articulação cricoaritenóidea. Quando as pregas vocais se aduzem, o aspecto anterior permanece fixo na porção anterior da cartilagem tireóidea, mas o aspecto posterior se move para dentro e inferiormente. Este conceito é crítico quando se tenta medializar uma prega vocal paralisada.

O interaritenóideo (IA) também é inervado pelo X par craniano, está inserido aos corpos superiores das aritenóideas nas suas faces posteriores e mediais. Ambas as fibras musculares correm oblíqua e transversalmente. Quando o IA se contrai, as porções superiores dos corpos aritenóideos inclinam-se para a linha média. Esta ação aproxima os tecidos em cima do plano do processo vocal suavemente. Nos homens, com uma mucosa grossa e grandes estruturas laríngeas, secundárias aos efeitos andrógenos da testosterona, todo o espaço entre o processo vocal é obliterado. Nas mulheres, com estruturas mais delicadas, por causa dos efeitos andrógenos relativamente limitados dos estrogênios, o espaço não preenchido ou obliterado totalmente com freqüência é considerado como uma abertura posterior no processo vocal ou ela é denominada de "fenda aberta posterior". Este fenômeno tem sido encontrado em 70% das mulheres.

O cricoaritenóideo posterior (PCA) é o único abdutor da prega vocal. Ele se origina no aspecto posterior do anel cricóideo e prende-se ao processo muscular da aritenóidea. A contração estimulada pelo nervo laríngeo recorrente do X par craniano, resulta em um deslocamento medial e inferior do processo muscular. Isto provoca um deslocamento lateral e superior do processo vocal e, com isto, o deslocamento do aspecto posterior da prega vocal.

Finalmente, o músculo cricotireóideo (CT) origina-se no aspecto anterior do anel cricóideo e se insere no aspecto anterior da cartilagem tireóidea no tubérculo inferior. A contração é regulada pelo ramo externo do nervo laríngeo superior, que é um ramo do X par craniano. Assim que o músculo CT se contrai, a lâmina tireóidea é puxada para perto do anel cricóideo. O anel cricóideo situa-se anteriormente à lâmina tireóidea. Assim que a lâmina tireóidea é deslocada para a frente, a prega vocal é esticada. A ação tensiona a prega vocal e afina a cobertura mucosa, diminuindo a massa da prega vocal disponível para participar na vibração. Isso é análogo à ação de uma tira elástica. Assim que a tira elástica é esticada, ela se torna tensa e afina-se na sua dimensão lateral, e com este afinamento a dimensão vertical é reduzida.

A ativação elétrica desses músculos durante a fonação das vogais foi determinada através de estudos eletromiográficos. Durante a fonação, ativação mínima relativa do PCA foi encontrada. A função do TA e do LCA são mais ativas no início da fonação e depois a atividade é reduzida durante a continuação da fonação. O IA é continuamente ativo durante a fonação e ele é responsável por manter as pregas vocais em aproximação durante a fonação das vogais para a produção da fala (6). A redução da contração ativa no TA, quando o som da fala é iniciado, tem implicações importantes para a geração e a manutenção da atividade vibratória das pregas vocais. Se o músculo TA é mantido muito tenso durante a fonação, isto poderá afetar as características vibratórias por toda a extensão do ligamento vocal e da cobertura, por não amortecer de forma passiva as forças vibratórias. Uma redução de flexibilidade subjacente no TA pode aumentar o estresse situado em todo o ligamento e toda a cobertura, aumentando então a probabilidade de lesões durante certas produções vocais. Finalmente, o aumento da atividade do músculo CT resulta numa aproximação cricotireóidea gerando tensão e afinamento das pregas vocais. Uma vez que a freqüência da vibração da prega vocal é diretamente relacionada com a tensão e inversamente relacionada com a massa, a atividade do CT aumenta a freqüência da vibração da prega vocal. O aumento da atividade eletromiográfica do CT é visto com o aumento da freqüência da fonação.

PRINCÍPIOS DE PRODUÇÃO DOS SONS

A produção sonora de todos os tipos requer três componentes básicos: um fonte de força, uma fonte de vibração e o ressonador. Na produção da voz humana, o ar exalado dos pulmões serve como a fonte de força que dirige a vibração da prega vocal, a fonte de vibração. As pregas vocais verdadeiras produzem a primeira fonte sonora, que é então modulada pela câmara de ressonância do trato vocal supraglótico. O trato vocal supraglótico é formado pela laringe e pela faringe, acima das pregas vocais. Se a câmara de ressonância não estivesse presente, a fonte primária produziria um som do tipo de zumbido semelhante a um grasnar fraco.

A comunicação humana pode ser dividida em linguagem, fala e voz. Especificamente, a produção lingüística requer esquemas cognitivos regulados pelo córtex cerebral. Os pacientes integram-altas funções corticais para expressar a si mesmos através de palavras e ações familiares a uma certa região na qual eles foram educados. A produção da fala refere-se à articulação de palavras para produzir a linguagem. Ela está sob o controle do córtex cerebral, mas é regulada pelos centros de coordenação nos gânglios basais e no tronco cerebral (7). A voz é produzida pela vibração das pregas vocais e especificamente se refere ao som que emana das pregas vocais enquanto elas estão aduzidas e vibram passivamente pelo ar que flui entre elas, e então é moldado ou modificado pelo trato vocal supraglótico. Os sons produzidos por esta ação são chamados de *sons vocálicos*. Comumente estes são as vogais e as consoantes, que requerem vibração da prega vocal para serem produzidos. O controle de abdução, adução e tensão da prega vocal é regulado pela atividade do córtex cerebral e é coordenado através dos gânglios basais também.

Os pacientes podem-se apresentar com problemas de linguagem, fala ou voz, ou ainda, com uma combinação deles. No usuário da voz profissional, nós estamos mais freqüentemente preocupados com problemas da produção vocal. A atividade de vibração da prega vocal é crítica para a produção da voz, desde que ela provê a fonte primária de som, que é modulada por ações do trato vocal (8). As vibrações de prega vocal produzem um tom complexo. Isto é, elas vibram em um conjunto de freqüências que possuem uma relação matemática integral entre elas. A freqüência primária de vibração é chamada de *freqüência fundamental*, e é considerada como muito próxima ao *pitch* percebido na voz. A freqüência fundamental (Fo) e cada integral multiplicada pela Fo é chamada *harmônico*. A terminologia é tal que a Fo é classificada como o primeiro harmônico (H_1), e cada múltiplo daquela freqüência é o segundo, o terceiro, o quarto e o quinto harmônicos (H_2, H_3, H_4, H_5 etc.) e assim por diante até o infinito.

O espectro harmônico está presente no trato vocal. Por causa da extensão, da forma e da abertura distal (movimentos articulatórios para produzir as características da fala), certos harmônicos são amplificados ou ressoados, e outros são abafados ou atenuados (8). Esse padrão, conhecido como *invólucro espectral*, cria o som que nós ouvimos na produção da fala. As regiões em que os harmônicos são ressoados ou amplificados neste invólucro espectral são chamadas de regiões de *formantes*. As duas primeiras regiões de formantes são responsáveis pela diferenciação das vogais, enquanto a terceira à quinta regiões são responsáveis pela qualidade do som. Os diferentes sons da fala são produzidos por alterações na extensão, na forma e na abertura da boca do trato vocal. Isto está sob controle voluntário. O profissional da voz aprende a alterar a forma do trato vocal para produzir a qualidade-alvo de som.

As regiões dos formantes podem ser avaliadas através da análise espectral do sinal vocal. O espectrograma é uma representação visual do som vocal audível. Ele é um pedaço de freqüência e intensidade sonora que se modifica a todo o tempo (9). O som emanado do trato vocal é quebrado em várias regiões de freqüências assim que ele passa através de um filtro *band-pass*. O filtro identifica as regiões de freqüências audíveis entre 0 e 8.000 Hz. As freqüências harmônicas dentro dessa região são representadas sobre o eixo x e com relação ao tempo, ele é representado no eixo y. A intensidade dos vários harmônicos é representada pela banda escura de freqüências nos gráficos. As bandas escuras representam os harmônicos amplificados e são chamadas de regiões de formantes.

As vogais faladas têm características das primeira e segunda freqüências de formantes. Isto é representado como F1 e F2. Os harmônicos mais altos são seletivamente amplificados por mudanças na extensão, na forma e na abertura distal características do trato vocal. Isto é responsável pelo timbre do som e pelas características de diferenças entre os falantes. Cantores clássicos treinados aprendem a aglomerar a terceira, a quarta e a quinta regiões de formantes para amplificar os sons harmônicos das freqüências entre 2.800 e 3.500 Hz (10). O som amplificado neste intervalo de freqüência é preferencialmente detectado pelo ouvido humano com relação a outros sons. Isto é conhecido como o *formante do cantor*, e é produzido através de comportamento aprendido no qual o cantor clássico treinado, através de movimentos da língua, da faringe e dos lábios, manipula o trato vocal numa certa forma para amplificar seletivamente os harmônicos nas regiões desejadas.

Embora a qualidade do invólucro espectral seja largamente influenciada pela forma, pela extensão e pela abertura distal do trato vocal, ele também é afetado pela riqueza e pela qualidade do espectro harmônico apresentado a ele pela fonte sonora. O profissional da voz deve ser capaz de regular a fonte do espectro harmônico da laringe, assim como a forma do trato vocal supraglótico. Através de manipulações desses dois sistemas orgânicos, todos os sons falados, por vozes profissionais e não-profissionais, são produzidos (11).

Nós previamente discutimos as ações do trato vocal supraglótico. Especificamente, na produção da fala, o falante mexe a língua, a faringe e os lábios para alterar a forma, a extensão e a abertura distal do trato vocal. Desta forma, as regiões de formantes são manipuladas para amplificar os harmônicos desejados produzidos pela fonte sonora. O falante também manipula a fonte sonora para realçar o espectro de harmônicos presente no trato vocal (12). A manipulação da fonte vibratória é aperfeiçoada em todos os estilos de produção da voz com os mesmos mecanismos básicos. Esses mecanismos incluem o controle da pressão subglótica, controle da aproximação das pregas vocais e controle da tensão das pregas vocais.

A pressão subglótica é a pressão imediatamente abaixo das pregas vocais durante a vibração das pregas vocais. Ela é gerada por uma combinação da força do ar expelido e pela força de fechamento das pregas vocais para resistir ao fluxo aéreo. A pressão subglótica correlaciona-se diretamente com o volume do som que é produzido pela fonte sonora (13). O som é uma alteração na pressão e na densidade do equilíbrio da atmosfera. Grandes alterações resultam em sons altos. Durante a fase de fechamento e vibração das cordas vocais, como as superfícies mucosas estão aproximadas, a alteração na pressão e densidade é mínima. Assim que o ar explode pela glote, a alteração de pressão e densidade é maximizada. Grandes pressões subglóticas construídas através do fechamento glótico prolongado explodem através da glote e resultam numa grande alteração do equilíbrio de pressão e densidade. Tanto o grau absoluto da mudança quanto a duração da mudança são importantes. Uma fonte de som alto apresenta harmônicos mais intensos à câmara de ressonância. O envoltório espectral é modificado porque mais harmônicos intensos são mais bem amplificados. Desta forma, todos os formantes, incluindo aqueles na extensão de 2.800 Hz a 3.500 Hz, que são mais bem percebidos pelo ouvido humano, são amplificados. Logo, todos os formantes são dinamizados por uma fonte sonora alta (10).

Os cantores podem criar mais volume e então mais amplificação dos harmônicos pelo aumento da pressão subglótica. Os profissionais da voz, e todos os produtores de voz com relação a essa matéria, controlam a intensidade da exalação durante a produção vocal por permitirem um incremento de relaxamento dos músculos que expandem o tórax. O diafragma é o primeiro músculo usado para expandir o tórax. Ele é auxiliado pelos músculos intercostais, que expandem as costelas e os músculos acessórios espinais, que elevam as clavículas e primeira e segunda costelas. Durante a inspiração, o tórax é expandido além do seu volume de repouso. O ar entra nos pulmões pela pressão negativa criada através da expansão. Quando o diafragma está relaxado, o tórax passivamente retorna ao seu tamanho de repouso. Durante a produção da voz, o índice de recolhimento é resistido através do incremento do relaxamento dos músculos da inspiração e através da contração dos músculos da cavidade abdominal, que se opõe ao recolhimento torácico. Esse fenômeno é chamado de *suporte respiratório* e é considerado como o mecanismo mais eficiente de regulação da pressão subglótica. Todavia, durante todos os tipos de produção vocal, o aumento das forças de adução da prega vocal, que resiste ao escape de ar e sobrefecha a laringe, também pode ser usado para aumentar a pressão subglótica e, com ela, o volume da fonte sonora. Acredita-se que este mecanismo para aumentar a pressão subglótica é ineficiente e pode resultar em excesso de fadiga muscular através da hipercontração tanto do músculo TA, quanto do LCA, ou dos dois, que muitas vezes se relaxam durante a fonação. O estado de sobrefechamento da laringe, através de uma combinação da hipercontração dos músculos laríngeos intrínsecos e extrínsecos, podem ser usados para aumentar o grau de fechamento laríngeo, afetando a extensão da fase de fechamento durante a vibração, e alterando a forma do trato de ressonância vocal. Então eles afetam o espectro sonoro através da alteração da fonte sonora assim como a forma do trato vocal.

Finalmente, a tensão laríngea para a freqüência de vibração e o controle do *pitch* estão sob regulação voluntária. A regulação da tensão pode ocorrer primariamente através da ação dos músculos CT. A contração dos músculo CT resulta em um aumento da tensão das pregas e dos ligamentos vocais por alongamento e estiramento da prega vocal. Em acréscimo, a contração do músculo CT resulta em uma diminuição de massa das pregas vocais disponíveis para participar da vibração através do afinamento da cobertura vocal enquanto ela está sendo alongada. Ambas as ações levam a uma elevação do *pitch*. Todavia, as pregas vocais podem ser tensionadas e mantidas em um estado artificial de estreitamento. Isto resultará em alteração dos padrões de vibração vocal com um fechamento prolongado. Esta fase de fechamento prolongado irá alterar a fonte sonora e poderá produzir características harmônicas desejadas. Estes harmônicos intensificados são mais facilmente amplificados pelo trato vocal, e a região dos formantes do cantor é propugnada. Por causa do impulso nessa região, o som é preferencialmente distinguido como humano e é agradável. Este fenômeno é freqüentemente usado pelas vocalistas comerciais quando elas aventuram-se a cantar num *pitch* relativamente alto e robusto. Ele é chamado de *belting*. Durante a produção de uma voz *belt*, uma brilhante voz metálica é produzida às expensas de uma hipercontração da laringe e dos músculos cervicais (14).

ESTILOS DE DESEMPENHOS VOCAIS

As pessoas atuam usando tanto a voz cantada quanto a voz falada. Como coberto na última seção, esses sons são produzidos pelo uso dos mesmos princípios anatômicos e fisiológicos. O sucesso do ator está em ele ser capaz de manipular a fonte sonora e as características do trato de ressonância vocal para produzir o som de um estilo desejado.

Não se levando em conta o estilo, as vozes podem ser categorizadas pela extensão de *pitches* que elas podem produzir. A média das pessoas pode produzir *pitches* sobre a extensão de 12 a 30 notas musicais. Para os homens, a média de *pitch* para a voz falada gira em torno de 120 Hz e para as mulheres, aproximadamente de 200 Hz. A nota mais baixa que uma pessoa pode produzir é freqüentemente 4 a 5 notas abaixo dessa extensão média de *pitch*. No entanto, dentro da análise de vozes individuais, variações significantes são encontradas nas médias de *pitch*, a capacidade de alcançar *pitches* mais altos e mais baixos e seu total de possibilidades de *pitches*. No total, essas características vocais, médias de *pitch* e a extensão do *pitch*, são descritas como perfil vocal. Homens e mulheres geralmente exibem perfis vocais mais altos ou mais baixos que a média de *pitch* para seu gênero. Para homens, as vozes mais baixas são classificadas no canto clássico como vozes de baixos, as vozes de *pitch* médio são chamadas de vozes de barítonos e os mais altos de vozes de tenores. Nas mulheres, as vozes mais baixas são chamadas de contralto ou alto, e as mais altas, de soprano (5).

As classificações das vozes são determinadas por diversos fatores. Esses fatores incluem a extensão absoluta de *pitch*, características de timbre e pontos de quebras vocais ou de vibração dentro da voz. Como foi dito antes, a freqüência vibratória ou *pitch* da voz é proporcional à tensão dentro da prega vocal e a massa existente da prega vocal para participar da vibração. A massa da nossa prega vocal é uma característica física dentro de cada um de nós. Nós então manipulamos o *pitch* (freqüência de vibração) pelo ajustamento da tensão da prega vocal. A tensão pode ser ajustada de duas formas. A tensão é ajustada preliminarmente pela contração do músculo CT, que resulta em um deslocamento anterior da comissura anterior da laringe. Como as pregas vocais estão firmemente presas na comissura anterior, elas são esticadas para a frente assim que a comissura anterior é deslocada anteriormente. Esta ação tensiona a prega vocal. Assim que a prega vocal ficar esticada anterior e posteriormente, como uma banda de borracha, ela será reduzida inferior e superiormente na sua espessura. Então, a massa disponível para participar da vibração será reduzida. Assim, a freqüência de vibração será influenciada pelo aumento de tensão e pela relativa redução de massa vertical. Esta ação é regulada através da coordenação da ação dos músculos TA e CT. O usuário coordenado e, particularmente, o profissional da voz, aprendem a controlar seu mecanismo vocal eficientemente até o máximo. A contração do músculo TA geralmente não afeta o *pitch*. As pregas vocais estão colocadas numa posição para vibrar. A tensão relativa da freqüência vibratória desejada é colocada pelo tônus do músculo CT, o qual é chamado de *tônus pré-fonatório*, e então o ar passa através das pregas vocais e a vibração inicia-se. Durante a fase de produção sonora, o músculo TA relaxa e as pregas vocais são mantidas numa posição próxima pela atividade do músculo interaritenóideo. Este padrão de ativação foi estudado e documentado através da eletromiografia da laringe.

A aproximação da prega vocal, pelo músculo IA, todavia, sofre oposição da ação do músculo CT. Assim que o CT se contrai e a porção anterior do músculo TA é esticada para a frente, a ligadura posterior à aritenóidea permanece relativamente fixa. Uma vez que a borda posterior do anel cricóideo e a articulação cricoaritenóidea estão anguladas superior e inferiormente, a oposição continuada da contração do músculo CT levará a deslocamento lateral das aritenóideas e aspecto posterior das pregas vocais. Assim que as pregas vocais são afastadas por esta ação, a largura da glote aumenta e a vibração irá parar, a menos que a distância glótica diminua através da coordenação da musculatura intrínseca da laringe (LCA, TA) ou a corrente aérea vinda dos pulmões seja aumentada. Logo, para manter um *continuum* de *pitches*, sem permitir uma quebra na fonação, o usuário coordenado da voz equilibra a tensão desejada das pregas vocais contra as forças adutoras, de tal forma que as pregas vocais mantenham uma posição de aproximação aerodinâmica. Em acréscimo, o profissional treinado da voz está provavelmente alterando a velocidade do fluxo aéreo de uma forma capaz de ajudar a fundir este âmbito de vibrações.

Na terminologia do canto, esse âmbito correlaciona-se grosseiramente com voz de peito e voz de cabeça. A área entre esses dois âmbitos é chamada de *âmbito de voz mista*. No começo e no final do âmbito misto, as notas envolvidas são chamadas de *passagio* ou passagem. Estas características ajudam a determinar pontos do âmbito do uso da voz e suas qualidades. Em geral, as vozes masculinas têm um menor âmbito de voz mista que as vozes femininas, e as mulheres são convocadas a cantar muito mais vezes, no seu âmbito de voz mista, que os homens. Os baixos masculinos normalmente são convocados a cantar abaixo do seu âmbito de voz mista, enquanto os tenores são convocados a cantarem acima. Esse ponto de *passagio* ocorre com relativa freqüência consistente e é usada com o âmbito de alto e baixo absoluto para determinar a classe da voz ou o tipo no *continuum* baixo-parassoprano (5).

Em geral, os cantores podem ser colocados em dois tipos básicos, que são os estilos comercial e clássico de desempenho. Dentro, que estilo, existem muitos subtipos. A ópera, a música de arte e o legítimo teatro musical são geralmente considerados dentro do estilo clássico de produção vocal. Esses cantores têm geralmente significativos recursos de treino vocal e condições de tirar vantagem das características dos formantes de ressonância dos cantores para terem suas vozes ouvidas acima dos instrumentos de acompanhamento. Dentro desses estilos, todavia, existem muitas escolas de treinamento de técnicas diferentes que são provavelmente mais adequadas às diferentes características anatômicas do trato vocal. Os cantores de sucesso acharam um estilo de treino que é relativamente não-traumático para seus mecanismos vocais. Em acréscimo, dentro de cada um dos seus estilos, eles identificaram um número particular de papéis vocais que podem aprender e desempenhar bem. Eles se tornam conhecedores desses papéis e são solicitados a aparecer em cada um desses papéis. Os cantores que não têm sucesso estarão freqüentemente se aventurando a atuar em um papel para o qual ele ou ela não estarão anatomica ou fisiologicamente bem modelados para ele.

Isto levará freqüentemente para comportamentos vocais ineficientes e para um trauma vocal excessivo.

Os estilos dos cantores comerciais são aqueles que não usam os formantes dos cantores para serem ouvidos acima dos instrumentos de acompanhamento. *Gospel, rhythm and blues, country, bluegrass, pop, rock* e teatro musical *belting* são usualmente considerados estilos comerciais de produção vocal cantada. Freqüentemente estes cantores tiveram pequeno treino vocal e podem nunca estar conhecedores do seu âmbito vocal absoluto. Eles cantam como eles falam, com o propósito de contar uma história. A comunicação da mensagem através das palavras e da canção é, todavia, de importância crítica para sua atuação e para legitimar seu estilo. A forma da laringe não está configurada para produzir "formantes de cantores" e eles usam o volume com ou sem amplificação para serem ouvidos acima dos instrumentos de acompanhamento. O estilo do cantor é dependente da região na qual, ele ou ela, aprenderam a cantar e é influenciado pelo tipo de mensagem que, ele ou ela, desejam transmitir.

A evolução da atuação na música demonstra como esses dois estilos de produção vocal se desenvolveram. Assim que as civilizações humanas se desenvolveram, os eventos históricos e diários foram freqüentemente contados através da música. Os músicos originais, contudo, eram trovadores viajantes que entretinham e contavam suas histórias para pequenos grupos de pessoas. Eles esperavam ser recompensados através de contribuições de caridade pelo público e aprenderam a contar suas histórias em música que a população local gostava. Essa é a forma original da música popular e persiste até hoje através de vários estilos. Durante a Idade Média, os humanos começaram a viver mais comumente em áreas civilizadas. Em acréscimo, os instrumentos musicais começaram a ser desenvolvidos. Assim, também, os compositores começaram a desenvolver música para que vários instrumentos tocassem juntos. Essas peças eram freqüentemente combinadas com vozes humanas. Assim que o número de instrumentos musicais aumentou e as casas de atuação tornaram-se maiores para acomodar grandes audiências, os cantores necessitaram desenvolver uma técnica que fosse permitir que suas vozes alcançassem o final da sala e fosse ouvida acima dos instrumentos de acompanhamento. A voz de chamamento ou os formantes do cantor eram uma via natural para cumprir este requerimento e, dentro da Europa, durante a Idade Média, muitas escolas diferentes de educação musical se desenvolveram em diferentes regiões para treinar cantores nesses estilos diferentes (15). O objetivo comum a estas escolas era a produção da voz que iria crescer acima dos instrumentos musicais, já que a amplificação elétrica não tinha sido ainda criada.

Na música popular, estes cantores fizeram enquanto mantiveram suas *performance*s em pequenas jurisdições. Todavia, com o nascimento da indústria de gravação no início da metade do século XX e a urbanização continuada, as jurisdições dessas *performance*s cresceu. Em acréscimo, a amplificação elétrica foi desenvolvida. Esses inventos de amplificação haviam sido construídos dentro dos instrumentos musicais, mas não dentro do instrumento vocal. Dessa forma, os cantores tiveram que aprender como amplificar sua voz ou a produzir uma voz alta para ser ouvida acima do acompanhamento. Os cantores de sucesso aprenderam como fazer isso de forma eficiente através do controle do volume do uso da voz e aplicando amplificação elétrica apropriada para preservar suas vozes.

FISIOPATOLOGIA

Quando locutores e artistas usam suas vozes no máximo, abusam de suas vozes ou usam o mecanismo de produção da voz de forma ineficiente, as dificuldades desenvolvem-se. Freqüentemente, profissionais vão aparecer para a avaliação quando notam uma primeira mudança em suas vozes. Se eles são preocupados com suas vozes, isto geralmente ocorre antes que outros ao redor deles notem uma mudança vocal. Todavia, pode ser que sua voz falada e cantada continue normal em qualidade. A queixa mais comum de um cantor é freqüentemente a percepção de um esforço maior necessário para produzir a voz ou uma fadiga vocal precoce. Eles também podem notar que isto ocorre mais freqüentemente na sua voz mista, na qual eles estão atentos para ajustar finamente a tensão e o fluxo aéreo para regular o som. Finalmente eles também poderão queixar-se de uma perda do seu âmbito de voz mais alta (especialmente se cantam suavemente) quando a vibração é confinada à porção mais superficial da lâmina própria. Isto pode até mesmo resultar na perda de uma ou duas notas do topo do seu âmbito vocal.

Os cantores não tão preocupados com suas vozes podem não se revelar até que uma óbvia rouquidão ou perda de âmbito ocorra em suas vozes. Todavia, isto se pode desenvolver através de anos e, agora, a rouquidão é considerada parte integral de seu estilo. Freqüentemente eles são procurados por seus fãs por causa dessa voz rouca ou soprosa. Este problema é freqüente quando eles não podem mais manter a estabilidade nas suas vozes.

Essas mudanças no esforço vocal e na qualidade são secundárias ao excesso e ao ineficiente uso do mecanismo vocal e de trauma repetido da mucosa da prega vocal. Todo padrão carregado de excesso de vibração laríngea resulta em trauma vocal. A vibração é associada ao esforço e ao estresse da mucosa. A mucosa é especificamente definida como o epitélio mais o suporte superficial da mucosa ou da lâmina própria superficial. A vibração prolongada leva ao trauma das camadas superficiais do epitélio mais a quebra dos filamentos de ancoragem na zona inferior da membrana, os quais unem o epitélio à submucosa superficial subjacente (16).

Trauma prolongado ou repetido cria lesão, que o corpo tenta curar. A lesão induz a inflamação que é o começo do processo de cura. A lesão e a subseqüente inflamação podem ser computadas pelo trauma repetido, antes do adequado restabelecimento ou, pela superinfecção bacteriana, que pode ocorrer secundariamente mais rapidamente, após a perda da camada epitelial de proteção. Acredita-se fortemente que o refluxo com conteúdo gástrico também pode irritar esta região e impedir a cura. Um pequeno estudo animal, todavia, não mostrou nenhuma alteração significante na fase aguda do restabelecimento depois de lesão cirúrgica das pregas vocais as quais foram cobertas repetidamente com solução salina e conteúdo gástrico com pH variável (17).

Os mediadores inflamatórios induzem angiogêneses (18). Apesar dessas lesões de pregas vocais serem, na maioria das vezes, de natureza vascular e poderem ser associadas a vasos teleangiectáticos (Capítulo 13). O processo de cura também resulta em um excesso de depósito de colágeno e a formação excessiva de ligamentos cruzados. A submucosa regenerada é de natureza e viscosidade diferentes da mucosa original. Os padrões de vibração das pregas vocais são alterados porque a submucosa é menos elástica do que antes da lesão. No início do processo, essa perda de elasticidade é difícil de ser visualizada. Ela pode resultar em fadiga vocal precoce ou pequenas mudanças vocais que são problemáticas apenas para os cantores. Em formas relativamente severas, essas diferenças de elasticidade podem ser visualizadas como uma assimetria vibratória no exame estroboscópico da laringe e causa disfonia tanto na voz falada quanto na cantada.

Formas severas e repetidas de trauma vocal resultam como resposta em doenças benignas crônicas (19). Uma vez que a vibração é traumática por si só, muita vibração e vibração produzida com aplicação imprópria dos princípios fisiológicos da adução laríngea, tensão e suporte respiratório são provavelmente traumáticos ao epitélio da prega vocal.

Baseando-se em longa observação de como o organismo responde ao trauma, as pregas vocais cicatrizam em um padrão que pode alterar as características da submucosa ou da lâmina própria superficial. Esses padrões são chamados clinicamente de lesões benignas da lâmina própria (nódulos, pólipos, massas fibrosas; ver Capítulo 13). Elas representam uma resposta crônica ao trauma e, no geral, essa resposta é acelular. Isto é provavelmente regulado pela atividade dos fibroblastos das pregas vocais, que é alterado pelo trauma e pelos padrões de vibração. O epitélio, que é inicialmente danificado em cada uma das regiões das lesões, geralmente se regenera com alterações mínimas, como um leve engrossamento ou uma queratose. As camadas basais são bem formadas, e a maturação das camadas de epitélio ocorrem como o esperado. Dentro da porção superficial da lâmina própria, a matriz de proteínas extracelular está desorganizada. As concentrações de colágeno e fibronectina são aumentadas e a aparência normal da lâmina própria está destruída.

A vibração laríngea é afetada pela mudança na viscosidade da mucosa, pela interrupção da configuração aerodinâmica da laringe, ou por ambas. Como foi dito, a lesão em si, é formada por um arranjo e concentração da matriz de proteínas extracelulares diferentes das da lâmina própria. Isto resulta numa mudança de viscosidade da lâmina própria, perda da liberdade do tecido de vibrar e aumento da massa da prega vocal. A lesão também pode ser tão grande que a proximidade normal da configuração do fechamento laríngeo pode não ser conseguida. Nesta instância, a vibração é obtida somente através do aumento do fluxo aéreo. O aumento necessário pode não ser fisiologicamente possível, e então a vibração laríngea não poderá ser iniciada ou facilmente sustentada. Nestas instâncias, o mecanismo vibratório não gera uma fonte sonora harmônica adequada para a ressonância através do trato vocal.

AVALIAÇÃO DO PACIENTE COM DIFICULDADES VOCAIS

É bom dar-se ao luxo de ter tempo para cuidar dos pacientes com problemas vocais. Todavia, os pacientes, na maioria das vezes, não aparecem até que suas dificuldades vocais tenham criado, finalmente, para eles, uma situação perto de uma crise. O otorrinolaringologista tem que ser sensível à pequena mudança vocal que pode ter efeitos negativos significativos na *performance* do paciente. O médico deve aconselhar o paciente atento à dificuldade de determinar a causa exata do problema vocal. O diagnóstico irá requerer uma história completa da queixa vocal, bem como um exame físico focando a cabeça e o pescoço e uma cuidadosa avaliação da técnica de produção vocal por um clínico interessado e ciente dos princípios previamente discutidos.

Uma história cuidadosa para ver a exata natureza do problema é crítica. O médico deve determinar quando e como o problema começou. O início foi associado a outro evento, tal como uma doença, ou aconteceu coincidentemente um período de estresse ou de dificuldade de atuação? Assim que eventos incitatórios tenham sido discutidos, o médico deverá determinar o que faz melhorar a voz e o que faz piorar. Muitas vezes os pacientes vão declarar que o descanso vocal faz o problema melhorar e aquele uso da voz faz o problema piorar, ou vice-versa. O primeiro é uma forte indicação de que o problema é secundário a técnicas vocais abusivas ou ineficientes. O segundo sugere que o edema agudo da voz pode ajudar com a insuficiência glótica subjacente relacionada com a patologia (lesão, cicatriz). O paciente pode atualmente não atestar que a voz fica pior depois do uso, mas que antes a voz era melhor ao despertar e que depois deteriorava ao longo do dia. Pelo fim do dia ou da *performance*, o paciente pode-se queixar de uma dor no pescoço ou uma sensação de cansaço.

Em seguida, o médico deve fazer com que o paciente descreva a mudança vocal. Não é suficiente o paciente dizer que está "rouco". Antes, o médico deve perguntar ao paciente sobre as sensações de fadiga na laringe (pescoço, garganta), mudanças na qualidade, com destaque para rouquidão e soprosidade, e, finalmente, qual parte do âmbito vocal está mais afetada. Muitas vezes, o cantor foi examinado antes das mudanças óbvias que ocorreram em todas as partes de sua voz de atuação. A voz falada pode continuar normal. Logo, alguma idéia do âmbito vocal e das necessidades do estilo é imperativa para dirigir uma acurada história de queixa vocal.

Finalmente, com relação à história, o médico deve determinar o que o paciente deve fazer de forma correta para a situação. Eles estão tomando remédios além da conta, e/ou remédios de amigos? Eles estão seguindo conselhos de outro médico ou de amigos? Eles iniciaram o tratamento para as doenças do refluxo? Eles têm sintomas de refluxo, e se eles estão tomando medicações, estão tomando-as de forma apropriada? Se estiverem, a medicação fez diferença na queixa? Freqüentemente, os pacientes foram informados que o refluxo é a causa de suas dificuldades vocais e que eles precisam de medicação. Todavia, para problemas vocais não-associados aos sintomas clássicos de refluxo, este tipo de tratamento radical não se tem mostrado, particularmente, com sucesso (20). Estudos randomizados de medicamentos *versus* placebo e uso de inibidores de bomba de prótons (PPIs), para esses tipos de pacientes, envolveram um número limitado de pacientes. Embora esses estudos não tenham mostrado um benefício particular da medicação sobre o placebo para a administração de queixas não-específicas de voz, ambos os estudos tiveram falhas de metodologia significantes que impedem conclusões definitivas sobre o uso dos PPIs para queixas não-específicas de voz (21,22). O que é conhecido a respeito de refluxo extra-esofágico é que não é prejudicial tratar um paciente com doença de refluxo com PPIs; que quando questionados, muitos pacientes com sintomas atípicos de refluxo gastroesofágico (GER) e muitos pacientes com GER primário terão atualmente a coexistência de sintomas atípicos. Em prática clínica, se os pacientes têm sintomas típicos de GER, suas queixas vocais são mais parecidas nas suas respostas, pelo menos em parte, para a terapia anti-refluxo (23,24).

O exame físico da cabeça e do pescoço deve ocorrer depois da finalização da história. A palpação das estruturas externas do pescoço em silêncio e na fonação é freqüentemente útil na identificação da desnecessária tensão nessas estruturas. No silêncio, os músculo extrínsecos da laringe no pescoço, na base da língua sobre o osso hióide, e as membranas componentes da estrutura laríngea devem ser macias e sem tensão. Com a fonação, elas devem ficar minimamente tensas, mas o paciente deve ser capaz de falar com pequena ou nenhuma dificuldade enquanto essas estruturas estão sendo suavemente apalpadas. Se a palpação suave provoca dor significativa, se o espaço tireohióideo se contrai durante a fonação ou se as estruturas estão tensas ou se tornam tensas, isso pode indicar uso ineficiente do mecanismo laríngeo (25). A palpação dos ligamento das tiras de músculos ao hióide é particularmente útil para ter acesso à tensão excessiva externa dos músculos laríngeos. Durante a palpação, a dor no pescoço e na garganta do paciente pode ser freqüentemente reproduzida.

A condição da cavidade oral, orofaringe, cavidade nasal e nasofaringe deve ser pesquisada para a presença de eritema, edema, inflamação ou outros sinais de infecção. A função muscular da faringe deve ser avaliada, sob dois aspectos: a adequação da elevação do palato e a contração lateral da parede faríngea.

O exame da laringe deve prestar grande atenção à adução e abdução das pregas vocais. Isto é avaliado com uma fonte de luz constante e pode ser gravado em videotape por prender uma câmera em um laringoscópio indireto flexível ou rígido. O exame através do espelho não é mais adequado porque as novas tecnologias do endoscópio de Hopkins ou um endoscópio flexível de fibra óptica são verdadeiramente acessíveis. Na maioria dos pacientes, esses endoscópios permitem uma visualização mais prolongada que o exame com o espelho. Dependendo da técnica do examinador, os pacientes ficam mais confortáveis com um telescópio rígido transoral ou com um flexível transnasal. Proponentes de cada técnica irão citar vantagens de sua técnica preferida sobre a outra. Todavia, nenhum estudo científico adequado pode carregar ou suportar uma técnica sobre a outra. Elas são mais bem usadas como técnicas complementares e o laringologista deve ser familiarizado com ambas (ver Capítulo 11).

Depois de ter acessado a abdução e a adução das pregas vocais, uma fonte de luz estroboscópica deve ser usada para acessar os parâmetros de vibração das pregas vocais. Esses parâmetros foram discutidos em detalhes no Capítulo 11. O otorrinolaringologista deve entender os requerimentos fisiológicos para a vibração das pregas vocais e o que a ausência de vibração pode indicar. Quando as pregas vocais não estão vibrando periodicamente, o estroboscópio é de pequeno uso porque a fonte de luz estroboscópica não pode iluminar de maneira relativamente periódica para os padrões aperiódicos de vibração.

Neste ponto da visita clínica, o paciente geralmente espera ser esclarecido sobre a causa de seu problema. Quando uma óbvia lesão de pregas vocais, um impedimento de fechamento glótico ou um padrão assimétrico de vibração são identificados, o médico pode apontar este achado para o paciente e iniciarem a discussão que a influência dos achados poderá ter na função da fonte sonora. Cuidado deve ser tomado quando se discute uma lesão aparente frente a possível inflamação aguda causada por uso abusivo recente da voz ou uma infecção do trato respiratório superior. Antes de discutir o diagnóstico e o tratamento de uma lesão com um profissional de atuação vocal, todos os cuidados devem ser tomados para diferenciar um edema localizado de prega vocal *versus* uma lesão de prega vocal. Exatamente porque a anormalidade está presente, todavia, o médico não deve sempre assumir que ela é a causa do problema, a menos que um exame preexistente tenha sido feito quando o paciente não tinha a queixa e a lesão ou a mudança não estava presente. Em acréscimo, mesmo que uma lesão óbvia esteja presente, o comportamento do paciente provavelmente contribuiu para a formação da lesão. Se os comportamentos são alterados, então a lesão será resolvida. O paciente deve ser perguntado na continuação da avaliação da técnica vocal. Exames periódicos da laringe durante o período da alteração do comportamento devem ser feitos para acessar o efeito que a mudança de comportamento teve sobre a lesão. Se uma mudança significativa na aparência ocorreu com relativa rapidez, então a intervenção cirúrgica não é indicada.

TRATAMENTO

Princípios Gerais

Na maior parte das vezes, os problemas vocais são secundários aos padrões ineficientes de uso da voz ou abusos vocais ou sobre seu uso. Embora o médico deva identificar e registrar os problemas médicos secundários que podem afetar a produção vocal, como uma doença crônica de pulmão, distúrbios gastrointestinais e doenças neurológicas sistêmicas, o tratamento é preliminarmente dirigido a eliminar a fonte do trauma e melhorar a eficiência do mecanismo vocal. O primeiro passo no tratamento, todavia, é a educação do paciente nos efeitos particulares da produção vocal e os efeitos potencialmente nocivos dos irritativos às pregas vocais, como fumo, ar não-umidificado e refluxo (26). O processo de educação é mais bem desenvolvido por uma equipe de profissionais. O otorrinolaringologista administra os aspectos médicos e enfatiza a eliminação dos irritantes. Um fonoaudiólogo volta-se para o uso errado ou o abuso da voz falada e um pedagogo vocal sinaliza os aspectos eficientes. Todos os três clínicos devem avaliar e discutir os aspectos dos cuidados clínicos de forma a identificar um plano de tratamento unificado que possa ser apresentado e desenvolvido com o paciente.

Essas mudanças de comportamento se iniciam com modificações no estilo de vida, como parar de fumar, evitar bebidas alcoólicas e eliminar o uso errado da voz fora da carreira profissional. Os pacientes também são chamados a alterar suas dietas através da mudança de horário e da quantidade de comida consumida. Eles são instruídos a evitar alimentos altamente calóricos e alimentos contendo diuréticos naturais. Em acréscimo, o paciente deve ser instruído a aumentar sua ingestão de água. Essas medidas são designadas para promover a cura da mucosa laríngea pela promoção do descanso de vibração, redução de irritação e cobertura de um muco saudável, tênue para agir como um lubrificante para as pregas vocais. Essas intervenções são freqüentemente rotuladas como "medidas de higiene vocal" e são uma forma de terapia vocal. Sua aplicação deve ser monitorizada e elas são mais bem-sucedidas se os pacientes recebem um esquema de reforço positivo. Freqüentemente, as melhoras vocais experimentadas por eles mesmos são a forma mais positiva de reforço.

Se a avaliação pelo otorrinolaringologista, fonoaudiólogo e pedagogo vocal não pode ocorrer simultaneamente, então o primeiro clínico a examinar o paciente, freqüentemente o otorrinolaringologista, deverá discutir essas mudanças fisiológicas e instituir as intervenções de higiene laríngea até que as técnicas vocais do paciente para a fala e para o canto possam ser plenamente avaliadas. As medidas de higiene propostas comumente permitem algum grau de alívio e podem também eliminar o problema para sempre (27). Este fenômeno é particularmente verdadeiro em cantores compromissados na medida em que eles continuam a tomar mais obrigações tanto na sua vida pessoal, quanto profissional. Um exemplo é o de uma artista, cantora de um coral amador, que se encontra experimentando dificuldades vocais assim que sua filha começou a falar. Em acréscimo aos seus usos de voz prévios, ela agora se encontra lendo ou cantando para sua filha quando ela estaria normalmente descansando a sua voz.

A agenda e o estilo do cantor também devem ser pesquisados na apresentação inicial. As agendas dos cantores muitas vezes requerem sobre uso/abuso do mecanismo vocal. Interessantemente, muitas companhias de ópera pedem a seus cantores que se apresentem somente em dias alternados. Tipicamente, grandes companhias irão levar dois *shows* com um cantor nas quintas-feiras e nos sábados e outro cantor nas sextas-feiras e nos domingos. As companhias de ópera devem ter reconhecido bem cedo que mesmo os estilos clássicos de produção vocal são traumáticos e os cantores beneficiam-se do descanso entre as apresentações. As companhias de ópera também esperam perder dinheiro em cada apresentação e sobreviver somente através dos investimentos de suas doações e contribuições de caridade. Os cantores comerciais, por outro lado, apresentam-se entre 4 e 7 noites consecutivas. Este hábito reduz os custos de financiamento de cada apresentação e permite ao grupo sobreviver e cobrir suas despesas. Ele não permite descanso significativo entre as apresentações. Os pacientes freqüentemente necessitam de aconselhamento para evitar muitos *shows* consecutivos e sobre a necessidade do descanso de sua voz entre as apresentações. Lembrá-los que eles estão sendo pagos para cantar e não para falar com seus fãs e amigos é, geralmente, bastante útil.

As medidas de higiene vocal retiram comportamentos danosos. O recondicionamento psicológico para a eliminação dos comportamentos é uma tarefa difícil de cumprir para o paciente e para o clínico. O reforço positivo é fornecido através da facilidade e da melhora na produção vocal; todavia, isto pode não ser suficiente para melhorar a voz significativamente (27). Debaixo dessas circunstâncias, os pacientes devem ser encaminhados para a instrução vocal de métodos mais saudáveis e mais eficientes de produção vocal. Estas intervenções introduzem novos comportamentos que serão mais facilmente recompensados numa forma positiva quando eles forem completamente bem-sucedidos. Este tipo de terapia vocal deve ser executado por um clínico com experiência na produção vocal (ver Capítulo 16). Os fonoaudiólogos que completem um nível superior de estádio clínico ou estádio de observação recebem certificados da American Speech and Hearing Association. Este certificado não implica em o clínico ser interessado ou experiente em métodos de produção vocal. A fonoaudiologia é um campo muito amplo, e o clínico pode ter um maior interesse em linguagem ou fala que em voz. Usualmente, o clínico interessado em voz terá que procurar experiências individuais em educação nesse campo logo que apenas um mínimo de instrução vocal seja requerido na graduação. Assim como o otorrinolaringologista pode estar mais interessado em outras áreas da sua especialidade que a laringologia, isto também pode acontecer com o fonoaudiólogo. O otorrinolaringologista interessado em praticar laringologia deve procurar fonoaudiólogos com interesse similar na sua comunidade.

Algumas dessas técnicas de retreinamento vocal incluem as técnicas de manipulação laríngea para permitir que o paciente elimine tensões excessivas cervicais ou laríngeas através de massagens e reposicionamentos. Outras se orientam para a redução da hiperatividade muscular cervical ou laríngea através de técnicas de relaxamento generalizado para todo o corpo. Ainda outras se orientam para os aspectos da produção vocal, como a terapia do fluxo de fonação ou a terapia da ressonância vocal, que buscam que o paciente aprenda novas sensações físicas durante a produção vocal (ver Capítulo 16).

Com respeito às técnicas de voz cantada, muitos artistas estão temerosos que alguém esteja interessado em mudar seu estilo ou o som que faz eles terem sucesso. Os cantores clássicos têm anos de estudo e uma relação emocional complicada com seus professores anteriores investida nas suas vozes. Geralmente eles só responderão a alguém que tenha empatia com suas experiências. O cantor comercial é geralmente uma pessoa feita por si mesma que não quer parecer confiante em outros. Sua técnica de estilo de vida deu a eles o que eles têm e não pode ser a causa do seu problema de voz. O pedagogo de sucesso deve estar alerta para esses sentimentos. Os pacientes precisam expressar um nível de prontidão para a mudança, antes de a terapia ser instituída. O otorrinolaringologista deve identificar um pedagogo vocal que tenha um entendimento dos métodos de produção de voz fisiológicos e maturidade para trabalhar com esse grupo de pacientes.

Cuidados Críticos para a Emergência de Problema Vocal

Quando os pacientes aparecem para a avaliação, eles geralmente esperam ter seu problema resolvido rapidamente. Eles querem uma pílula ou uma cirurgia para corrigir a dificuldade. O médico deve explicar a eles que a maioria dos problemas vocais são criados por comportamentos vocais ineficientes. O médico também deve explicar o papel do paciente na criação dos problemas vocais e conscientizá-lo para abolir a mentalidade de resolução rápida. Isto pode ser auxiliado pela explicação da complexidade da produção vocal. Atentar para relatar as queixas antes dos padrões de uso da voz também pode ajudar a estabelecer o conceito de que os comportamentos do paciente contribuíram para a dificuldade. Finalmente, no paciente resistente, o descanso vocal para eliminar todos os comportamentos ineficientes também pode ser usado.

Descanso Vocal

Por 1 semana, é pedido ao paciente que cumpra um absoluto descanso vocal. Ele ou ela, então retornarão para a avaliação e a realização de um exame com estroboscopia. Se o paciente nota que a queixa vocal está significantemente reduzida ou que a aparência estroboscópica da laringe está significantemente melhor, então o paciente estará mais propenso a aceitar o fato de o seu comportamento ser responsável, pelo menos, por uma parte do problema. O descanso vocal é uma ferramenta de diagnóstico que não deve ser usada facilmente. É emocionalmente difícil cumprir com o descanso vocal, e ele pode ter implicações significantes financeiras. Períodos prolongados não são benéficos e são desnecessariamente estressantes. O descanso vocal é como uma dieta de impacto. Assim que o comportamento volta, a lesão irá aumentar. O período livre da doença pode permitir que o paciente passe através de uma apresentação difícil ou importante e isto pode aumentar o nível de prontidão para que o paciente aceite a intervenção terapêutica baseada no comportamento.

Esteróides

Esteróides sistêmicos também podem ser usados para apressar a reversão da inflamação da laringe induzida por comportamento abusivo ou por infecção do trato respiratório superior. Mais uma vez, estes podem ajudar o paciente durante uma *performace* difícil, mas não são uma opção para o tratamento de longa duração. Em acréscimo, os pacientes devem ser avisados que os esteróides, quer oral, intramuscular (IM) ou intravenoso (IV), podem não alterar significantemente a laringe ou a produção da voz e que ele pode estar associado a efeitos colaterais. Isto inclui alterações do estado mental, ganho de peso temporário, insônia, acne, hiperatividade e necrose acética do quadril. O uso do esteróide deve ser evitado antes de uma apresentação importante. Finalmente, se uma lesão vascular está presente, os esteróides devem ser relativamente contra-indicados, assim como pode resultar em um aumento na permeabilidade dos capilares da membrana e predispor para uma hemorragia de prega vocal.

Esteróides tópicos inalantes são contra-indicados no tratamento dos problemas vocais. Esses esteróides são indicados para reduzir a inflamação nos pulmões. Nas pregas vocais, eles são irritantes, predispõem ao crescimento de fungos e aumentam a probabilidade da laringite por fungos. A medicação e as embalagens com as quais eles são aerolizados ressecam a mucosa da prega vocal; logo eles alteram a viscosidade e criam um distúrbio nas habilidades de vibração das pregas vocais. Foi sugerido que seu uso prolongado pode levar à atrofia de prega vocal. Este último, todavia, não foi comprovado cientificamente.

Cancelamento de Apresentação

Ocasionalmente, o profissional vocal apresenta ao médico um problema vocal agudo imediatamente antes de uma apresentação vocal. O médico será questionado a determinar se o paciente poderá se apresentar. Contra-indicações aceitas para uma *performance* incluem hemorragia de prega vocal, ulceração de prega vocal, inflamação aguda de causa presumida bacteriana ou viral e sentimento do paciente de que se apresentar naquele momento vai ser difícil, não sendo capaz de produzir uma voz de boa qualidade sendo danoso para sua imagem e para sua carreira. O médico deve documentar a história vocal, a aparência da laringe e uma conversa com o paciente ou com seu agente, ou ainda, com os dois. Isto se torna uma parte legal das documentações médicas. Ela é partilhada somente uma vez que o paciente tenha assinado uma permissão para ser revelada às partes designadas. Isto não deve ser feito como rotina, assim como o ato de cancelar uma apresentação pode, ela própria, ser danosa para a reputação do cantor. A dinâmica da relação médico-paciente pode ser estragada ou alterada pelo envolvimento da instituição que empregou o cantor doente. O otorrinolaringologista deve tratar os detalhes desse triângulo de forma cuidadosa. Algumas vezes um cantor irá procurar um assistente de um otorrinolaringologista para obter ajuda para sair de uma pendência de obrigação de cantar (geralmente em favor de um papel mais lucrativo em algum outro lugar). Esta situação deve ser levada com grande delicadeza, e a permissão documentada deve ser obtida do paciente antes que a comunicação com o empregador seja efetuada. É melhor rever, em detalhes, o laudo que será dado ao empregador (uma vez que a aprovação do paciente tenha sido obtida) antes de dar sua opinião ao empregador do cantor.

Tratamento Cirúrgico

Indicações

A mera presença de uma lesão nas pregas vocais não é uma indicação para uma intervenção cirúrgica. Devido ao sobreuso da voz e ao abuso vocal, os cantores estão em risco crescente de desenvolver lesões nas porções vibratórias de suas pregas vocais. Uma vez que estas lesões se desenvolvem como uma resposta histológica ao trauma, a fonte da lesão deve ser eliminada. Isto pode ser feito através das medidas de higiene vocal, as quais reduzem a atividade absoluta, ou os pacientes podem ser reeducados a usar seus mecanismos vocais mais eficientemente de tal forma que eles poderão atuar por longos períodos sem estresse vocal. Nem todos os pacientes querem ou são capazes de fazer as mudanças requeridas. Por esta razão, alguns pacientes nunca se tornam candidatos à cirurgia. Em outros, a voz melhora, e a lesão pode ou não reduzir de tamanho. Se o paciente é capaz de se apresentar no nível desejado, então não existe razão para remover a lesão residual (ver Capítulo 13).

Quando o paciente está disposto a cumprir as recomendações de comportamento, três resultados são possíveis. Primeiro, as mudanças comportamentais podem resultar em solução suficiente para permitir que o paciente se apresente no nível desejado. Segundo, o paciente não é capaz de fazer as mudanças. Terceiro, o paciente parece fazer as mudanças, mas a lesão pode não ficar pequena o suficiente para permitir ao paciente um apropriado funcionamento. Na segunda e na terceira condições, a cirurgia pode ser indicada. Na segunda situação, a esperança é que, melhorando a configuração laríngea, o paciente será capaz de funcionar mais eficientemente de forma que a lesão não volte. Na terceira situação, a esperança é de que a lesão não seja persistente, sendo devida a um comportamento inadequado não-reconhecido. Em ambas essas instâncias, o cirurgião precisa confiar nas opiniões dos seus colegas fonoaudiólogo e pedagogo vocal. O paciente deve ser alertado pelos riscos da cirurgia, incluindo a falta de flexibilidade de suas pregas vocais por um dano indesejado e a promoção de um impedimento da função vibratória laríngea. O paciente deve estar ciente de que existe o risco de a voz ou a função pós-operatória poderem ser piores, secundariamente a um pobre restabelecimento. O paciente também deverá estar ciente que as mudanças comportamentais pós-operatórias serão necessárias para diminuir a possibilidade da recorrência da lesão, e esse período de restabelecimento e reeducação levará de 2 a 6 meses antes que o paciente esteja pronto para se apresentar em um ótimo nível. Finalmente, o paciente deve estar ciente que se ele não for capaz de fazer as mudanças comportamentais necessárias, então a lesão, ou uma lesão similar, poderá ocorrer.

Se um paciente não acata as recomendações da equipe de cuidados com a voz, mesmo que a lesão esteja aumentando, o paciente não deve ser submetido à cirurgia durante todo o tempo que o cirurgião tenha certeza de que não se trata de uma lesão de origem neoplásica. Nessa instância, se a lesão for removida e um estilo abusivo de fonação continua, a voz do paciente não irá melhorar ou, até mesmo, deteriorar. O cirurgião será culpabilizado por esse pobre resultado. O paciente não expressou um nível adequado para a cirurgia. Essa conversação deverá ser documentada com o paciente e torna-se parte das gravações médicas. A discussão não desculpa as técnicas cirúrgicas pobres mas documenta que esses resultados potenciais e as terapias alternativas foram considerados. Desta forma, o paciente é completamente informado de todas as opções.

Técnicas Cirúrgicas

Nos pacientes profissionais da voz, assim como na maioria dos pacientes, com dificuldades vocais, que não sejam resultado de danos neurológicos, a disfonia resulta de indução de mudanças acelulares traumáticas na prega vocal como uma resposta à lesão repetida. Essas lesões interrompem os padrões normais de vibração laríngea e levam a uma desordem do som com relação a fonte do sinal sonoro. Essas lesões geralmente se desenvolvem na porção superficial da submucosa. A cirurgia é orientada para restaurar a configuração normal da laringe com um mínimo envolvimento das regiões não-afetadas. As técnicas que usam grande ampliação e microinstrumentos foram desenvolvidas para ajudar na aquisição desses resultados. Essas técnicas, chamadas *cirurgias microflap*, têm sido usadas por mais de uma década. Elas foram usadas por inúmeros cirurgiões e são associadas a resultados confiáveis (28–30) (ver Capítulo 13).

CONCLUSÕES

As técnicas usadas para tratar pacientes profissionais da voz são baseadas no entendimento da anatomia laríngea e na fisiologia humana da produção da voz. O laringologista deve ter um conhecimento das demandas vocais da voz do paciente. Esses conceitos são importantes tanto para os pacientes profissionais da voz, quanto para os que não são profissionais da voz, e devem ser generalizadas de um grupo para o outro. A diferença entre os grupos de pacientes é que, por causa das necessidades das *performance*s vocais, os profissionais da voz podem colocar seu mecanismo laríngeo em grande risco de danos, muito mais que os pacientes não-profissionais da voz. O otorrinolaringologista está mais bem preparado para tratar o paciente, quando demanda seu tempo para aprender essas necessidades especiais ou divide-o com alguém que tenha esses conhecimentos.

PONTOS IMPORTANTES

- A lâmina própria da prega vocal desenvolve-se em uma estrutura de três camadas aproximadamente na idade de 14 anos. A expressão genética de fibroblastos que dirige essa organização é provavelmente afetada pelo uso.
- A produção da voz humana requer que o poder derivado do ar dos pulmões dirija-se para as pregas vocais passivamente gerando vibração. Essa vibração cria uma fonte sonora que é modulada através do trato supraglótico vocal.
- Durante a produção da voz, o falante controla o som através da fina regulação da pressão subglótica, do fechamento laríngeo e da tensão das pregas vocais.
- A fonte sonora harmônica da laringe é modulada por mudanças na forma, na extensão e na abertura distal do trato supraglótico. Essas mudanças físicas no trato supraglótico são criadas pela contração muscular e pelos movimentos da língua, faringe e lábios.
- As regiões dos harmônicos que são amplificadas pelo trato vocal são chamadas *formantes*. O primeiro formante é responsável pela diferenciação das vogais, enquanto o terceiro, o quarto e o quinto formantes provêem o timbre do som. O formante do cantor é criado pela mudança na forma do trato supraglótico para impulsionar os formantes mais altos.
- Muitos problemas vocais são secundários ao uso ineficiente dos mecanismos de produção vocal.
- A maior parte das lesões de pregas vocais da lâmina própria resultam de um trauma prolongado ou repetido em decorrência de padrões ineficientes de vibração laríngea. Essas lesões são uma forma de resposta à lesão.
- Avaliar pacientes com queixas vocais requer uma história específica completa a respeito da voz e do exame de cabeça e pescoço, provavelmente incluindo laringoscopia estroboscópica, conhecimento voltado para os requerimentos vocais e os princípios fisiológicos usados para a produção da voz.
- A laringoscopia estroboscópica é usada para avaliar a atividade vibratória da prega vocal.
- A laringoscopia é usada para avaliar a movimentação da articulação cricoaritenóidea.
- O descanso vocal é uma ferramenta diagnóstica. O descanso vocal prolongado pode ser emocionalmente difícil, e danoso para a parte financeira e ele é raramente indicado.
- Os esteróides sistêmicos podem ser benéficos na redução do edema de prega vocal. Os esteróide tópicos são irritativos para as pregas vocais, são associados com o aumento da incidência da laringite por fungos e são contra-indicados no tratamento de pacientes com problemas vocais.

REFERÊNCIAS

1. Henick DH. Laryngeal development. In: Ruben JS, Sataloff RT, Korovin GS, eds. *Diagnosis and treatment of voice disorders*, 2nd ed. New York: Delmar Learning, 2003.
2. Gray S, Thibeault S, Tresco P. Witnessing a revolution in voice research: genomics, tissue engineering, biochips and what's next! *Logoped Phoniatr Vocol* 2003;28:7-13; discussion 14-17.
3. Hartnick Q, Rehbar R, Prasad V. Development and maturation of the pediatric human vocal fold lamina propria. *Laryngoscope* 2005;115:4-15.
4. Titze IR, Hitchcock RW, Broadhead K, *et al*. Design and validation of a bioreactor for engineering vocal fold

tissues under combined tensile and vibrational stresses. *J Biomech* 2004;37:1521-1529.
5. Miller R. *Structure of singing: system and art of vocal technique.* New York: Wadsworth, 2001.
6. Hillel AD. The study of laryngeal muscle activity in normal human subjects and in patients with laryngeal dystonia using multiple fine-wire electromyography. *Laryngoscope* 2001;(Apr.)111(4 Pt 2 Suppl 97):1-47.
7. Lieberman P. On the nature and evolution of the neural bases of human language. *Am J Phys Anthropol* 2002;[Suppl 351]:36-62.
8. Kent RD. Vocal tract acoustics. *J Voice* 1993;(June)7(2):97-117.
9. Pantalony D. Seeing a voice: Rudolph Koenig's instruments for studying vowel sounds. Am 1 Psychol 2004;(Fall)117(3):425-442.
10. Sundberg J. Level and center frequency of the singer's formant. *J Voice* 2001;(June) 152:176-186.
11. Alku P, Vintturi J, Vilkman E. Evidence of the significance of secondary excitations of the vocal tract for vocal intensity *Folia Phoniatr Logop* 2001;(July-Aug.)53(4):185-197.
12. Fant G. The relations between area functions and the acoustic signal. *Phonetica* 1980;37(1-2):55-86.
13. Verneuil A, Berry DA, Kreiman J, et al. Modeling measured glottal volume velocity waveforms. *Ann Otol Rhinol Laryngol* 2003;(Feb. 112)(2):120-131.
14. Sundberg J, Cramming P, Lovetri J. Comparisons of pharynx, source, formant, and pressure characteristics in operatic and musical theatre singing. *J Voice* 1993;(Dec. 7)4:301-310.
15. Miller R. *National schools of singing: English, French, German and Italian techniques of singing revisited.* Lanham: Rowman & Littlefield, 2003.
16. Gray S, Titze I. Histologic investigation of hyperphonated canine vocal cords. *Ann Otol Rhinol Laryngol* 1988;(July-Aug.)97(4 Pt 1):381-388.
17. Cohen SM, Huang S, Garrett CG, et al. Acute histology effects of extraesophageal reflux on membranous vocal fold healing. *Ann Otol Rhinol Laryngol* 2005;114(4):296-303.
18. Komori M, Tomizawa Y, Takada K, et al. A single local application of recombinant human basic fibroblast growth factor accelerates initial angiogenesis during wound healing in rabbit ear chamber. *Anesth Analg* 2005;(Mar. 100)3:830-834.
19. Gray SD, Hammond E, Hanson DE Benign pathologic responses of the larynx. *Ann Otol Rhinol Laryngol* 1995;(Jan. 104)1:13-18.
20. Tutuian R, Castell DO. Diagnosis of laryngopharyngeal reflux. *Curr Opin Otolaryngol Head Neck Surg* 2004;(June)12(3):174-179.
21. Steward DL, Wilson KM, Kelly DH, et al. Proton pump inhibitor therapy for chronic laryngo-phatyngitis: a randomized placebocontrol trial. *Otolaryngol Head Neck Surg* 2004;(Oct. 131)(4):342-350.
22. Noordzij JP, Khidr A, Evans BA, et al. Evaluation of omeprazole in the treatment of reflux laryngitis: a prospective, placebo-controlled, randomized, double-blind study. *Laryngoscope* 2001;(Dec.)111(12):2147-2151.
23. Powitzky ES, Khaitan L, Garrett CG, et al. Symptoms, quality of life, videolaryngoscopy, and twenty-four-hour triple-probe pH monitoring in patients with typical and extraesophageal reflux. *Ann Otol Rhinol Laryngol* 2003;(Oct. 112)(10):859-865.
24. Ylitalo R, Ramel S, Hammarlund B, et al. Prevalence of extraesophageal reflux in patients with symptoms of gastroesophageal reflux. *Otolaryngol Head Neck Surg* 2004;(July 131) (1):29-33.
25. Angsuwarangsee T, Morrison M. Extrinsic laryngeal muscular tension in patients with voice disorders. *J Voice* 2002;(Sept. 16)(3):333-343.
26. Murry T, Rosen CA. Vocal education for the professional voice user and singer. *Otolaryngol Clin North Am* 2000;(Oct. 33)(5):967-982.
27. Roy N, Weinrich B, Gray SD, et al. Voice amplification versus vocal hygiene instruction for teachers with voice disorders: a treatment outcomes study. *J Speech Lang Hear Res* 2002;(Aug. 45)(4):625-638.
28. Johns MM, Garrett CG, Hwang J, et al. Quality-of-life outcomes following laryngeal endoscopic surgery for non-neoplastic vocal fold lesions. *Ann Otol Rhinol Laryngol* 2004;(Aug. 113)(8):597-601.
29. Gray SD, Chan KJ, Turner B. Dissection plane of the human vocal fold lamina propria and elastin fibre concentration. *Acta Otolaryngol* 2000;(Jan. 120)(1):87-91.
30. Courey MS, Garrett CG, Ossoff RH. Medial microflap for excision of benign vocal fold lesions. *Laryngoscope* 1997;(Mar. 107)(3):340-344.

CAPÍTULO 18

Controvérsias em Laringologia

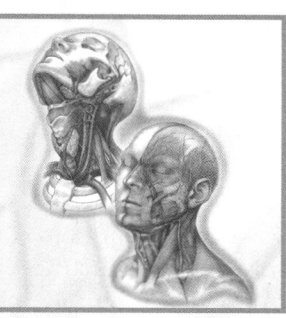

Jamie A. Koufman ▪ Stacey L. Halum ▪ Gregory N. Postma

Durante os últimos 25 anos, a especialidade da laringologia e da voz passou por um renascimento, principalmente em virtude de inovações na tecnologia diagnóstica e terapêutica. A especialidade evoluiu rapidamente, resultando em uma proliferação de tecnologias de transição, isto é, avanços que são rapidamente substituídos por instrumentos ou métodos superiores. Além disso, o problema da avaliação da nova tecnologia diagnóstica e métodos de tratamento é confundido pela falta de padrões aceitos. Existe uma disparidade entre os métodos de avaliação e terapia da voz, tratamento cirúrgico e ao descrever o resultado das intervenções clínicas. Neste capítulo, apresentamos nossas apreciações de alguns avanços e controvérsias importantes no campo da laringologia.

CONTROVÉRSIAS EM DIAGNÓSTICO

Exame Laríngeo Telescópico *versus* Fibroscópico

Dentro das últimas duas décadas, a instrumentação para o exame da laringe foi grandemente aperfeiçoada. Em virtude da sua óptica espetacular, o primeiro instrumento a ser popularizado foi o telescópio rígido, que atualmente foi ligado a um sistema videoestroboscópico. As imagens ampliadas com nitidez constituíram um avanço com relação ao exame com espelho para ver a laringe. Infelizmente, apesar das imagens de alta qualidade obtidas, as técnicas de exame *via oral* não permitiam a avaliação da biomecânica laríngea, uma vez que esta é dramaticamente alterada quando se puxa a língua. Acreditamos que as únicas indicações para a laringoscopia telescópica são para estroboscopia, quando ampliação ótima é necessária, e para a fotografia de patologia laríngea.

No nosso centro de voz, os métodos de exame *via oral* virtualmente não são mais usados, porque a nova geração de endoscópios com *chip* em câmera distal ("fibroscópios") fornece imagens ampliadas, brilhantes e naturais. Assim, todo o paciente é examinado por laringoscopia fibroscópica transnasal (LFT) com ou sem estroboscopia. O imageamento LFT é agora comparável à laringoscopia telescópica. A LFT permite a avaliação da biomecânica laríngea usando-se uma variedade de tarefas vocais, através de toda a faixa de freqüências para cantar e falar, bem como para fonação sustentada e fala conectada. Usando LFT, o clínico pode obter uma melhor compreensão das contribuições biomecânicas, como paresia laríngea sutil, que podem levar ao desenvolvimento de patologia de zona de choque de bordos livres. LFT também ajuda o clínico a diferenciar comportamentos laríngeos compensatórios de comportamentais (funcionais).

Estroboscopia

A videoestroboscopia é na realidade duas funções separadas: videoendoscopia e estroboscopia. Enquanto a videoendoscopia é essencial no diagnóstico e na documentação de virtualmente todos os distúrbios da laringe e da voz, a estroboscopia é importante em um número limitado de casos. A estroboscopia permite ao clínico avaliar as ondas mucosas das pregas vocais e os distúrbios sutis de insuficiência glótica. Ela nem sempre é útil para diferenciar os distúrbios da voz funcionais dos orgânicos, e não é útil na avaliação de lesões neoplásicas.

As principais indicações e usos da estroboscopia são (a) para avaliar patologias submucosas das pregas vocais; (b) para avaliar fibrose/cicatrização de prega vocal, isto é, segmentos adinâmicos (após trauma, cirurgia ou doença inflamatória); (c) para demonstrar a recuperação da função da prega vocal após cirurgia de prega vocal ou fonocirurgia laringoplástica; (d) para determinar o significado funcional de lesões vasculares de prega vocal; (e) para avaliar a espessura de algumas lesões neoplásicas do bordo livre, como leucoplasia ou carcinoma incipiente; e (f) para demonstrar o tônus diminuído de prega vocal sugerido por amplitude aumentada das ondas mucosas, compatível com uma paresia/paralisia ou atrofia de prega vocal ipsolateral. Estas indicações se encontram sumarizadas na Tabela 18.1.

Uma importante controvérsia contemporânea envolve a determinação de quem deve efetuar videoestroboscopia. Em alguns contextos clínicos, um terapeuta da voz e da fala (TVF) em vez de um médico efetua estes exames. Esta opção pode ser selecionada em virtude de perícia especial, como prática para poupar tempo, ou em virtude da disponibilidade do equipamento. No mínimo, um otorrinolaringologista deve rever o exame em videoteipe. Embora nós não tenhamos dúvida de que muitos terapeutas da voz e da fala são capazes de efetuar exames orais adequados, muitos não fazem LFT. Acreditamos que LFT é essencial para avaliar a maioria dos pacientes e que ela deve ser efetuada pelo médico examinador. Ter *feedback* direto do paciente durante o exame, com a capacidade de ajustar as tarefas vocais dependendo dos achados iniciais e de focalizar a avaliação conforme determinado pelo contexto clínico, é essencial para o diagnóstico preciso. Acreditamos que é especialmente importante que o otorrinolaringologista efetue os seus próprios exames nos casos cirúrgicos.

Eletromiografia Laríngea

A eletromiografia laríngea (EMG, EMGL) é um exame diagnóstico importante que fornece informação essencial acerca do estado neuromuscular da laringe que nenhum outro teste é capaz de fornecer (1,2). EMGL pode ser realizada rápida e precisamente na maioria dos casos. Nós advogamos uma abordagem de equipe para EMGL. O laringologista coloca os eletrodos de agulha, o neurologista opera a máquina de EMG e ambos contribuem para a interpretação dos achados. O eletromiografista deve ter certificação da junta em eletromiografia, e muitos sugerem que deve ser cegado para a situação clínica à mão. Isto reduzirá interpretações preconceituadas da EMGL. Nós rotineiramente testamos tanto os músculos cricotireóideos (supridos pelos nervos laríngeos superiores) quando os músculos tireoaritenóideos [supridos pelos nervos laríngeos recorrentes (NLRs)]. Se indicado, outros músculos podem ser testados. As estratégias de tratamento e recomendações específicas de tratamento freqüentemente são modificadas com base nessa informação (1,2). Em particular, usamos informação sobre local de lesão obtida com o teste dos músculos cricotireóideos e tireoaritenóideos para dirigir a avaliação radiográfica subseqüente. Se os nervos laríngeos superiores estiverem afetados, obtemos uma imagem de ressonância magnética do cérebro e da base do crânio; se eles não estiverem comprometidos, obtemos uma tomografia computadorizada (da base do crânio até o mediastino superior).

Além de determinar o local da lesão, a EMGL também pode indicar o prognóstico na paresia/paralisia, e diferencia confiavelmente entre paralisia e fixação. O achado de abundantes unidades motoras polifásicas (nascentes) de baixa amplitude, por exemplo, indica uma recuperação neural em andamento e um bom prognóstico. Em contraposição, recrutamento acentuadamente reduzido e unidades motoras de grande amplitude indicam mau prognóstico quanto à recuperação completa.

Em pacientes com imobilidade/hipomobilidade de prega vocal, a EMGL deve ser considerada um dos primeiros e mais importantes testes diagnósticos. Outros achados clínicos e exames não respondem a uma pergunta crucial: a hipomobilidade é devida a doença neural (paresia/paralisia) ou inflamação/cicatriz (*i. e.*, luxação ou fixação) da aritenóidea? Depois de lesões de intubação endotraqueal, por exemplo, EMGL diferencia entre luxação e paresia ou paralisia aritenóidea.

EMGL também é uma ferramenta essencial para efetuar injeções de toxina botulínica (Botox) para disfonia espasmódica (DE). Uma revisão baseada em evidência por Sataloff *et al.* (3) constatou que injeções de Botox para dentro do tireoaritenóideo com orientação de EMGL foram benéficas, enquanto injeções de Botox no cricoaritenóideo posterior para DE abdutora não foram significativamente benéficas com orientação por EMGL ou endoscópica. Isto sugere que a EMGL é útil para a localização de músculos laríngeos. Nós usamos orientação pela EMGL para injeções de

TABELA 18.1
ESTROBOSCOPIA

Muito útil
Avaliação de patologia submucosa de prega vocal
Avaliação de alteração das ondas mucosas devido a trauma ou cirurgia prévios
Avaliação de mobilidade de prega vocal após paralisia
Determinação do significado funcional de varizes de pregas vocais

Útil
Identificação de lesões iniciais ou pequenas de prega vocal, como nódulos, papilomas e carcinomas
Avaliação de espessura e profundidade de invasão de carcinomas mediomembranosos de prega vocal
Diagnóstico de paresia ou paralisia de nervo laríngeo superior

Não útil
Avaliação de disfunção de corda vocal quando está presente uma contração supraglótica primária ou compensatória
Avaliação de invasão de carcinoma inicial que compromete a comissura anterior ou aritenóidea
Diferenciação de distonia laríngea de disfonia de tensão muscular
Diagnóstico de disfonia de tensão muscular

toxina botulínica para dentro dos músculos laríngeos (tireoaritenóideo, cricoaritenóideo, interaritenóideo) para DE e no músculo cricofaríngeo para distúrbios selecionados do esfíncter esofágico superior.

Uma importante nova aplicação da EMGL é no diagnóstico de paresia de prega vocal. Atualmente, esta é a indicação mais comum para fazer EMGL na nossa clínica. Os pacientes vistos inicialmente com queixas vocais como fadiga vocal e amplitude vocal diminuída que têm anormalidades sutis no exame laríngeo (LFT), ou que têm condições laríngeas hipercinéticas que desafiam terapia vocal, comumente demonstram resultados anormais de EMGL (4). Estes achados indicam uma etiologia neuromuscular primária para o problema da voz. Sem esse teste, muitos desses pacientes são dispensados como tendo distúrbios funcionais (comportamentais) da voz ou ficam sem diagnóstico e assim não tratados.

Apesar da facilidade e da utilidade da EMGL, alguma resistência é encontrada ao seu uso de rotina na prática clínica. Suspeitamos que à medida que crescer a experiência com esta ferramenta diagnóstica, ela se tornará uma parte indispensável da prática da laringologia, analogamente à introdução e aceitação da estroboscopia no passado.

Diagnóstico de Refluxo Faringolaríngeo

As dificuldades com o diagnóstico do RFL ocorrem por diagnóstico insuficiente e excesso de diagnóstico. Várias razões parecem explicar por que os pacientes com RFL permanecem subdiagnosticados. Está se tornando cada vez mais claro que os mecanismos de refluxo em pacientes de otorrinolaringologia com RFL são bastante diferentes daqueles observados em pacientes com doença de refluxo gastroesofágico (DRGE) (5). Tradicionalmente, esofagite e seu sintoma principal, azia, eram considerados pré-requisitos para o diagnóstico da doença de refluxo. Muitos pacientes de otorrinolaringologia com RFL não têm esofagite ou azia porque têm refluxo ereto (diurno) com remoção normal ou quase normal do ácido esofágico. Em comparação, os pacientes com DRGE tradicionais com esofagite têm refluxo supino (noturno) com longos tempos de exposição esofágica ao ácido e pepsina (5,6).

A segunda razão por que RFL é freqüentemente subdiagnosticado é que os testes diagnósticos tradicionais para refluxo são essencialmente testes para esofagite. Em uma série de pacientes com RFL, Wiener *et al.* (7) demonstraram que apenas 27% dos pacientes de otorrinolaringologia disfônicos tinham esofagoscopia e biopsia anormais, mas 77% tinham RFL documentado pelo pH. Monitoramento ambulatorial do pH com duplo sensor, com eventos de refluxo faríngeo detectados por um segundo sensor na hipofaringe, tornou-se o padrão-ouro para o diagnóstico de RFL. Todavia os pacientes com RFL freqüentemente têm eventos de refluxo relacionados com o estilo de vida ou intermitentes, e o seu refluxo pode não ocorrer ao tempo do teste com sensor de pH. Além disso, o monitoramento do pH com duplo sensor detecta apenas eventos de refluxo ácido. Ademais, o monitoramento do pH não tem padrões para os valores de patologia normal do sensor superior e para a localização do sensor.

A impedância é uma ferramenta diagnóstica relativamente nova para o refluxo, desenhada com pares de eletrodos colocados em múltiplos locais em um cateter do tipo sensor de pH para rastrear um trânsito retrógrado de bolo do estômago para o esôfago. Os pares de eletrodos detectam alterações na resistência ao fluxo de corrente com bolos líquidos (baixa impedância) e são capazes de diferenciar estes de bolos de gás (alta impedância). A impedância assim permite a detecção de eventos de refluxo ácido e não-ácido. Embora esta seja uma nova ferramenta promissora, o seu papel no diagnóstico de RFL ainda está por ser estabelecido.

A terceira razão pela qual RFL é insuficientemente diagnosticado é que os clínicos não concordaram sobre os achados de exame mais sugestivos do diagnóstico de RFL (8,9). Durante anos, os clínicos procuraram laringite posterior (mucosa interaritenóidea hipertrófica e aritenóideas eritematosas) como o principal achado no RFL; entretanto, edema (e não eritema) é o principal achado no RFL. Os achados mais comuns do RFL são apagamento dos ventrículos pelas pregas vocais falsas e verdadeiras edemaciadas, chamada obliteração ventricular, e edema infraglótico (*pseudosulcus vocalis*). Diversamente do *pseudosulcus vocalis* e obliteração ventricular, foi na realidade demonstrado que a *pachydermia laryngis*/hipertrofia de comissura posterior *não* melhora significativamente com terapia supressora de ácido prolongada (10). Assim os clínicos subdiagnosticaram RFL porque achados validados de RFL não foram reconhecidos.

Excessivo diagnóstico pode ocorrer no RFL quando os médicos (otorrinolaringologistas, pneumologistas e médicos de atenção primária) fazem o diagnóstico de uma maneira presuntiva, sem qualquer outra evidência de apoio senão algum tipo de queixa do paciente atribuível à laringe ou faringe ou ambas. Nem todas as queixas faríngeas e da voz são devidas a RFL. Assim este tipo de erro de diagnóstico "lata de lixo" de RFL é um desperdício de tempo e dinheiro do paciente e resulta ainda em mais demora no diagnóstico e no tratamento adequados. Similarmente, RFL é freqüentemente uma condição co-mórbida em muitos pacientes com um distúrbio da voz, mas a condição primária não é identificada em virtude da confiança errada no RFL como *o* problema principal.

O diagnóstico do refluxo permanece uma área controvertida. Pesquisa de pH com duplo sensor, embora seja o padrão atual para o diagnóstico, não identificará positivamente RFL em todos os casos. A adição da impedância ao teste com duplo sensor de pH permite a detecção de eventos de refluxo ácido e não-ácido. Em última análise, no entanto, técnicas que quantificam expressão de proteína, como pepsina, anidrase carbônica e proteínas de choque térmico em amostras de mucosa ou saliva, poderão vir a ser os padrões-ouro para o diagnóstico de RFL.

Avaliação da Deglutição com Endoscópio Flexível

As avaliações tradicionais da deglutição foram dependentes de exames radiológicos porque o exame preciso do mecanismo da deglutição não era possível por outros meios. Avanços recentes possibilitaram que os fibroscópios se tornassem menores, e isto levou ao desenvolvimento da avaliação da deglutição com endoscópio flexível (ADEF), visualização endoscópica direta do mecanismo da deglutição. A ADEF é tipicamente efetuada por um otorrinolaringologista ou um terapeuta da voz e da fala (TVF), enquanto a deglutição modificada de bário (MBS) geralmente é efetuada por um TVF em conjunção com um radiologista. A ADEF é uma excelente maneira de avaliar a deglutição, e é significativamente menos cara que a MBS.

Embora haja preocupação com a quantidade de informação que pode ser obtida com a conduta endoscópica (uma vez que a faringe se contrai e por breve momento obscurece a visualização na deglutição), excelentes estudos confirmaram sua precisão e confiabilidade (11,12). Além disso, ao usar um laringoscópio especialmente desenhado, podem ser determinados limiares sensitivos laringofaríngeos reprodutíveis. Isto é feito dirigindo-se "sopros" calibrados de ar para várias localizações na laringofaringe. O teste de discriminação sensitiva laringofaríngea, quando combinada com a avaliação endoscópica da deglutição, é comumente chamada ADEFTS (avaliação da deglutição com endoscópio flexível com teste sensitivo). Esta tecnologia pode ter importante aplicabilidade para pacientes com disfagia devida a variadas causas e para a avaliação de pacientes em risco potencial de aspiração (p. ex., após acidente vascular cerebral) (12).

Esofagoscopia Transnasal

Até recentemente, os otorrinolaringologistas efetuavam esofagoscopia usando endoscópios de esofagoscopia rígida, sob anestesia geral, na sala de operações. Em contraste, os gastroenterologistas efetuavam esofagoscopia com endoscópios de fibra óptica transorais usando sedação intravenosa. Em 2001, a primeira série de uma nova conduta de esofagoscopia, chamada *esofagoscopia transnasal* (ETN), foi relatada (13,14).

A ETN envolve a passagem de um pequeno endoscópio flexível através da via nasal topicamente descongestionada e anestesiada em um paciente não-sedado em um contexto de consultório. Como o endoscópio tem a capacidade de aspirar e insuflar ar, as paredes do esôfago podem facilmente ser visualizadas em toda a extensão do esôfago até o fundo gástrico. O endoscópio de ETN também tem um canal de trabalho de 2 mm para a passagem de instrumentos como uma concha de biopsia ou uma fibra de *laser*. Essas opções tornam o endoscópio de ETN uma ferramenta que pode preencher uma ampla gama de aplicações, como triagem de patologia ou dismotilidade esofágica, biopsias de neoplasias laríngeas, esofágicas ou ambas, punção traqueoesofágica baseada no consultório, e tratamento de corpo estranho esofágico (15–18). Nós constatamos que o instrumento é um panendoscópio universal, e à medida que o tempo passa, estamos efetuando cada vez mais procedimentos no consultório com ele.

CONTROVÉRSIAS EM TRATAMENTO CLÍNICO

Tratamento do Refluxo Faringolaríngeo

Poucas áreas na otorrinolaringologia são tão controvertidas quanto o RFL. A controvérsia gira em torno não apenas do diagnóstico e do tratamento do RFL, mas também do seu papel em causar ou exacerbar uma variedade de diferentes sintomas e doenças laríngeas. Koufman *et al.* (19) estudaram prospectivamente 113 pacientes com distúrbios da laringe e da voz e observaram que 50% tinham refluxo documentado pelo monitoramento de pH com duplo sensor (simultâneo esofágico e faríngeo). O achado mais notável no seu estudo foi que 88% dos pacientes com lesões benignas ou malignas de corda vocal tinham RFL documentado pelo pH.

O tratamento clínico do RFL é freqüentemente considerado sem sucesso, com base em múltiplos fatores. Primeiro, tentativas terapêuticas com antagonistas da histamina (H_2) e inibidores da bomba de prótons (IBPs) em baixas doses freqüentemente são ineficazes para pacientes com RFL. Isto acontece porque a maioria das tentativas é dada apenas durante curtos períodos, enquanto o RFL muitas vezes leva vários meses para ser tratado. Adicionalmente, as doses tradicionais destas medicações são apenas parcialmente eficazes para suprimir a produção de ácido. Desde a introdução dos IBPs nos Estados Unidos, vários clínicos relataram sua superioridade aos antagonistas H_2 (20). Os IBPs têm um mecanismo diferente de ação em comparação com os antagonistas H_2. Os IBPs inibem o último estádio da produção de ácido teoricamente para realizar a supressão quase total de ácido. Não obstante, alguns pacientes não respondem mesmo à terapia com altas doses de IBP (21), e outros respondem à supressão de ácido mas ainda têm eventos de refluxo não-ácido sintomáticos. Agentes sobre a motilidade, como eritromicina, podem ser acrescentados nestes pacientes, mas o tratamento cirúrgico anti-refluxo (fundoplicatura) freqüentemente se comprova como a melhor opção viável. Terapias clínicas como formulações de alginato (derivado da alga marinha *Laminaria hyperborea*) originárias da Europa são novos tratamentos promissores para RFL.

Terapia Esteróide

Esteróides sistêmicos têm sido usados tradicionalmente para tratar inflamação laríngea aguda, edema ou ambos. Embora eles sejam eficazes para reduzir edema e inflamação laringotraqueais, os efeitos adversos dos esteróides sistêmicos impedem sua utilidade durante períodos prolongados. À primeira vista, esteróides inalatórios são uma opção atraente para o tratamento tópica da inflamação; entretanto, não há publicados dados confiáveis que mostrem o benefício dos esteróides inalatórios. Alguns estudos sugeriram que esteróides tópicos podem desempenhar um papel no desenvolvimento de granulomas laringeais (22) e laringite grave que se resolvem com a cessação do medicamento (23,24). A injeção intralesional de esteróides de depósito dentro de lesões laríngeas (como granulomas) é outra via possível de administração de esteróides, e pode ser realizada na sala de operações ou em consultório. Embora esteróides injetados tenham mostrado reduzir a inflamação laríngea em modelos animais, atualmente nenhum estudo demonstra resultados melhorados em pacientes humanos quando comparados com controles (25,26).

CONTROVÉRSIAS CIRÚRGICAS

Granulomas de Processos Vocais

Os granulomas de processos vocais podem ser unilaterais ou bilaterais, e sua etiologia é multifatorial. Uma vez que os processos vocais fazem contato um com outro durante a fonação, o fino epitélio sobrejacente ao fino pericôndrio pode ser traumatizado por comportamentos laríngeos hipercinéticos. Similarmente, tubos endotraqueais podem causar abrasão desta mucosa, ou o RFL pode levar à sua ulceração. RFL, intubação endotraqueal, compensação hiperfuncional secundária à paresia de prega vocal e abuso vocal foram todos implicados, isoladamente ou em combinação, como causas de granulomas. Cada uma das causas subjacentes de granulomas deve ser identificada e eficazmente tratada para que ocorra resolução. Remoção cirúrgica repetida é um esforço cirúrgico infrutífero.

Cirurgia tradicional pode ser considerada para granulomas de processos vocais sob três condições: (a) para biopsia, quando houver a possibilidade de carcinoma; (b) para a obstrução da via aérea, se os granulomas forem muito grandes; e incomumente (c) para restaurar a voz em casos selecionados (quando o granuloma impede contato das pregas vocais). Caso contrário, o tratamento deve focalizar a supressão de ácido com IBPs e terapia da voz. Mesmo com tratamento eficaz, os granulomas podem exigir meses para se resolver.

Uma excitante opção nova para tratamento de granuloma laríngeo envolve o tratamento sem sedação com o *laser* de corante pulsado (LCP; *PDL*) através do canal de trabalho de um endoscópio, assim permitindo o tratamento agressivo dos granulomas em um contexto de consultório (27). Embora esta modalidade possa não oferecer resultados melhorados quando comparada com cirurgia tradicional, sua principal vantagem é ser um procedimento clínico sem nenhuma das exigências de preparação (*i. e.*, liberação médica) ou riscos inerentes associados a anestesia geral.

Alguns investigadores sugeriram o uso de injeção de toxina botulínica para evitar hiperfunção glótica em casos recalcitrantes nos quais o trauma vocal continuado está implicado como causa primária do granuloma persistente (28). Nós acreditamos que é importante excluir outras causas antes deste tratamento, para evitar recorrência. Alguns pacientes com granulomas recalcitrantes têm uma paresia de prega vocal unilateral, resultando em hiperfunção compensatória. Este diagnóstico exige EMGL, e tratamento cirúrgico pode ser dirigido para melhorar o fechamento glótico.

Tratamento do Carcinoma Inicial da Prega Vocal

Radioterapia permanece o tratamento mais comumente usado para o carcinoma glótico T1, e na maioria dos casos oferece altas taxas de cura com relativa preservação da função vocal. Entretanto, desde o advento do *laser* cirúrgico de CO_2, as indicações para cirurgia com *laser* para tratar o carcinoma de prega vocal se expandiram. Alguns cirurgiões preferem o uso do *laser* para excisão primária do carcinoma incipiente. Estes proponentes sugerem que a ressecção a *laser* oferece diversas vantagens com relação à irradiação e que as taxas de cura e os resultados vocais são comparáveis (29,30). As vantagens relatadas são a exploração cirúrgica da lesão para revelar a extensão verdadeira da doença, diagnóstico (biopsia) e tratamento definitivo simultâneos, custo comparativamente baixo, e tratamento como paciente externo, com o paciente geralmente capaz de retornar ao trabalho dentro de dias da cirurgia. Estudos de análise de custo sugerem que a cirurgia a *laser* pode ter tão pouco quanto um décimo do custo da radioterapia. Além disso, menos complicações em longo prazo são descritas com a ressecção endoscópica, em comparação com a radioterapia. Finalmente, a irradiação fica retida como opção terapêutica futura. McGuirt *et al.* (30) compararam os resultados vocais de pacientes tratados por ressecção a *laser* com aqueles de um grupo comparável tratado com radioterapia. Embora a ressecção de metade ou mais do músculo vocal fosse associada a disfonia pós-operatória, os resultados vocais globais foram comparáveis ou superiores para o grupo cirúrgico.

A tecnologia diagnóstica contemporânea permite ao laringologista selecionar os candidatos cirúrgicos mais apropriados. Videoestroboscopia pré-operatória é essencial na avaliação da exeqüibilidade de obter uma boa voz pós-operatória. Quando a lesão é superficial, uma voz pós-operatória normal pode ser obtida se a dissecção puder ser limitada ao espaço de Reinke. Com lesões mais invasivas, a ressecção pode resultar em disfonia permanente, mas o mesmo é freqüentemente verdadeiro quanto à radioterapia. Embora seja importante obter margens livres, excisão ampla de pequenas lesões é desnecessária, e pode comprometer a voz pós-operatória. Com ressecção endoscópica, é imperativo que o cirurgião excise e não faça ablação da lesão. Os cirurgiões experientes com técnicas endoscópicas tendem mais a selecionar os pacientes adequadamente para cirurgia. Os pacientes também devem participar na seleção do seu tratamento.

Uso do Polytef (Teflon) em Laringologia

Depois da sua introdução em 1962 por Arnold (31), o Polytef ou Teflon tornou-se popular para o aumento, por injeção, na prega vocal paralisada. Infelizmente, essas injeções têm muitos inconvenientes, incluindo a formação de granuloma de Teflon (às vezes com obstrução da via aérea) e (b) fixação subseqüente da aritenóidea ou vibração prejudicada da prega vocal ou ambas por causa do processo inflamatório. Alguns clínicos acreditam que em todos os pacientes com injeções de Polytef, granulomas de Teflon eventualmente se desenvolverão. Em virtude deste problema, a maioria dos laringologistas concordam que a injeção de Polytef deve ser usada apenas em pacientes com expectativa limitada de vida, como aqueles com câncer terminal.

Agora existem duas condutas para remover Polytef. Até recentemente, era usada uma conduta endoscópica para a remoção de granulomas de Teflon. O objetivo da cirurgia era diminuir a massa do granuloma para melhorar a via aérea (quando comprometida) e para criar um bordo reto para o contato com a prega vocal contralateral. Uma vez que Teflon normalmente permanecia após o procedimento endoscópico, recorrência da formação de granuloma era comum. Uma nova conduta foi advogada que parece ser mais bem-sucedida. Um acesso laringoplástico ao espaço paraglótico permite a remoção completa do Teflon bem como reconstrução da prega vocal usando um retalho de músculo em fita (32). Alguns cirurgiões também usam um procedimento de adução das aritenóideas (AA) ao mesmo tempo. Os resultados desta conduta parecem ser excelentes (33).

Fonocirurgia Laringoplástica

Fonocirurgia laringoplástica é o termo usado para descrever todas as formas de cirurgia do arcabouço laríngeo para melhorar a voz (34). O conceito de alterar a voz pela alteração cirúrgica da estrutura laríngea não é novo, mas este tipo recebeu considerável atenção nos últimos anos (35). A laringoplastia de medialização (LM), unilateral ou bilateral, oferece novas opções aos pacientes com arqueamento de pregas vocais ou tecido mole deficiente com pregas móveis (36).

Técnicas de Laringoplastia de Medialização

Apropriadamente, implantes para LM não foram padronizados. Nós usamos tanto bloco de borracha de silicone (Silastic) quanto Gore-Tex. Silastic é fácil de esculpir "sob medida", implantar, modificar, estabilizar e remover. Além disso, não é antigênico nem tendente a migrar. Na nossa opinião, materiais como cartilagem autóloga ou hidroxiapatita não são realmente adequados para cirurgia de LM. Estes implantes são rígidos, difíceis de modelar e um pouco irreversíveis, especialmente a hidroxiapatita. Além disso, embora implantes preformados sejam disponíveis, nós acreditamos que excelentes resultados cirúrgicos exigem que o cirurgião ajuste cada implante para cada paciente. Embora materiais de implante pré-fabricados para laringoplastia de medialização compostos de substâncias como hidroxiapatita cálcica, Silastic ou titânio sejam comercialmente disponíveis, estes implantes pré-fabricados permitem menos adaptação intra-operatória. Excelentes resultados de voz vêm de o cirurgia controlar o aumento da prega vocal em três planos distintos: (a) mediolateral, (b) ântero-posterior e (c) súpero-inferior. Implantes pré-fabricados não permitem ao cirurgião o controle independente do aumento em cada um destes três planos.

O Gore-Tex também se tornou recentemente um material de implante popular. A vantagem deste material é que ele pode facilmente ser ajustado *in situ* sem causar edema importante, e exige menos perícia do que esculpir um implante de Silastic. Embora estejamos atualmente satisfeitos com os nossos resultados com laringoplastia com Gore-Tex em casos de paralisia de prega vocal, ele pode não oferecer a precisão do Silastic esculpido para alguns casos de branda paresia de prega vocal ou arqueamento. Apesar disto, medialização com Gore-Tex é facilmente aprendida em um instituto de ensino e também tem a vantagem de ser facilmente revisável se necessário (37).

Entre os cirurgiões experientes de laringoplastia não existe um consenso sobre a técnica da formação da janela de LM, formação do implante (forma e tamanho), e material de implante. Esta falta de consenso parece apropriada, porque a LM exige o mesmo julgamento cirúrgico e precisão ao atacar o problema anatômico que, por exemplo, cirurgia reconstrutora do nariz. A laringoplastia ainda é uma parte relativamente nova da laringologia operatória, de modo que é provável que a técnica da LM vá continuar a evoluir. É importante perceber que, apesar do desenho do implante, é impossível fechar a glote posterior com a LM unicamente. Quando a laringe posterior é aberta, AA, um procedimento único que também restaura comprimento e altura das pregas vocais, está indicada (38). Similarmente à LM, não existe uma técnica única bem aceita para a execução deste procedimento.

Nas mãos de alguns cirurgiões, a articulação crico-aritenóidea é aberta rotineiramente, enquanto outros desaconselham esta prática. Aqueles que abrem afirmam que isto libera as fixações laterais das aritenóideas de modo que as inserções musculares mediais e posteriores podem ajudar a restabelecer o posicionamento apropriado das aritenóideas. Mais importante é a questão de o procedimento de AA ser realizado. A maioria dos laringologistas experientes que usam este procedimento acreditam que ele não é reversível e assim não deve ser realizado a não ser que a causa da paralisia seja considerada permanente.

Também há controvérsia quanto à cronologia da laringoplastia depois de ressecção da base do crânio. Alguns clínicos preferem efetuar uma LM ao término do procedimento oncológico (39), enquanto outros preferem esperar alguns dias ou semanas até que o paciente seja capaz de tolerar um procedimento local de prontidão (LM e AA combinadas). Em pacientes que têm mínimas demandas vocais, nós ocasionalmente efetuamos aumento por injeção no momento da ressecção. Entretanto, nos usuários profissionais da voz, favorecemos aguardar dias a semanas, por várias razões. Primeira, LM e AA acrescentam tempo a um procedimento já longo. Segunda, é preferível fazer a LM/AA com o paciente acordado e capaz de fonar. E terceira, a AA não pode ser executada tão bem com um tubo endotraqueal no lugar. Recomendamos colocar um tubo de alimentação, mas não uma traqueotomia, no paciente com aspiração, e realizar um procedimento de LM/AA quando o paciente for pela primeira vez capaz de tolerar um procedimento local de prontidão, geralmente dentro de 1 a 2 semanas da ressecção. Nós acreditamos que os resultados desta conduta são superiores, com uma taxa de revisão muito baixa.

Microcirurgia da Laringe

A ligação do *laser* de CO_2 com o microscópio operatório revolucionou a microcirurgia laríngea, tornando obsoletos muitos procedimentos cirúrgicos abertos. Entretanto, até a introdução do *microspot*, houve debate entre os laringologistas sobre se o *laser* de CO_2 devia ser usado em delicados procedimentos fonocirúrgicos nas pregas vocais ou em usuários profissionais da voz. É importante reconhecer, no entanto, que a precisão da técnica cirúrgica depende apenas parcialmente da tecnologia da instrumentação. Claramente, há lesões para as quais o *laser* de CO_2 é o instrumento cirúrgico de escolha, incluindo lesões vasculares, falsos cistos de prega vocal e carcinoma incipiente de prega vocal. Para outras lesões, o uso do *laser* depende principalmente do treinamento e das preferências do cirurgião.

A remoção de um cisto submucoso de prega vocal ou descorticação de edema de Reinke podem ser realizados com ou sem o uso do *laser*. Alguns cirurgiões preferem usar o *laser* apenas para uma parte destes procedimentos (p. ex., para fazer incisões, coagular vasos). Atualmente, o *laser* de CO_2 deve ser visto como um instrumento cirúrgico que tem propriedades específicas, e a seleção da técnica deve ser caso a caso. O uso de *lasers* cirúrgicos (particularmente o *laser* de CO_2) no tratamento fonocirúrgico de lesões benignas permanece controverso. Alguns cirurgiões afirmam que o dano térmico criado pelo *laser* prejudica o resultado cirúrgico, enquanto outros afirmam que o uso do *laser* nas mãos de cirurgiões judiciosos é como o de qualquer outro instrumento. Benninger (40) observou que o resultado cirúrgico não foi diferente quando usando microdissecção fria ou o *laser* para a remoção de uma variedade de lesões. Este relatório sugere que diferenças de resultado podem ser relacionadas com a seleção de casos, técnica cirúrgica e experiência, em vez da instrumentação.

Durante as últimas décadas, o *laser* de CO_2 tem sido o *laser* de escolha em cirurgia de prega vocal, com a advertência de que uma densidade de potência relativamente baixa deve ser usada quando operando nas pregas vocais. A energia do *laser* de CO_2 é absorvida pela água e é por essa razão preferida com relação a *lasers* de mais curto comprimento de onda como o *laser* de KTP/532 ou o de neodímio:ítrio-alumínio-granada (Nd:YAG). Esta propriedade dá ao *laser* de CO_2 uma vantagem especial porque o espaço de Reinke contém material aquoso, gelatinoso, que oferece uma barreira natural (bacia térmica) à lesão térmica do ligamento vocal e músculo subjacentes.

Franco *et al.* (41,42) demonstraram que o PDL de 585 nm pode ser uma alternativa efetiva ao *laser* de CO_2 no tratamento de displasia laríngea e papilomatose laríngea. Ele tem propriedades de fotocoagulação que podem tratar o suprimento microvascular de uma lesão de prega vocal, e desse modo levar à involução da doença sem ressecção epitelial completa. Assim lesões da comissura anterior podem ser tratadas sem risco de formação de membrana glótica anterior. Com suas capacidades hemostáticas, ele também permite uma excisão epitelial melhorada pela criação de um plano ótimo de dissecção entre a membrana basal e a lâmina própria superficial subjacente.

O PDL também tem uma ponta fibroscópica flexível que pode ser passada através do canal de trabalho de um endoscópio flexível, permitindo o tratamento em consultório de lesões como displasia glótica, papilomatose e granulomas (27,43,44). A principal limitação do PDL é sua profundidade limitada de penetração de aproximadamente 2 mm, que o torna menos eficaz para lesões exofíticas. Um novo *laser* flexível de CO_2 está atualmente sendo desenvolvido, que pode passar através do canal de um endoscópio flexível e desempenhar um papel complementar ao PDL no tratamento em consultório do papiloma exofítico e outras lesões laríngeas.

Laringoplastia de Aumento por Injeção

Materiais Sintéticos

Quando as reações adversas às injeções de Teflon se tornaram reconhecidas duas décadas atrás, o aumento permanente de pregas vocais por laringoplastia de medialização tornou-se uma conduta favorita para o tratamento cirúrgico de problemas do fechamento glótico. Embora a injeção de materiais autólogos como gordura e fáscia tenha sido descrita (45,46), a duração destes materiais era incerta, e nenhum material injetável sintético, permanente, seguro, era disponível. Nos últimos anos, materiais injetáveis sintéticos tornaram-se populares em virtude das suas aplicações em áreas variando de incontinência urinária à estética facial. Com base nestas aplicações, os materiais sintéticos agora considerados seguros para laringoplastia de aumento por injeção incluem derme humana acelular micronizada (Cymetra), ácido hialurônico (Restylane), colágeno humano ou bovino (Cosmoplast ou Zyplast) e hidroxiapatita cálcica (CaHA) (Radiesse).

Apesar de um consenso geral sobre a segurança destes materiais, um debate contínuo existe quanto à sua persistência depois da laringoplastia de injeção. Embora a maioria dos estudos tenha tido períodos de acompanhamento limitados a 3 meses ou menos (47), um estudo envolvendo CaHA demonstrou persistência completa das microesferas de CaHA após 12 meses em um modelo animal (48). Uma vez que as microesferas de CaHA são injetadas dentro de uma suspensão em gel absorvível, alguma redução da medialização pode ser notada inicialmente em virtude da reabsorção do gel portador. Assim, leve excesso de injeção é geralmente recomendado.

Independentemente da substância usada, aumento por injeção deve ser reservado para casos apropriadamente selecionados. Por exemplo, grandes espaços glóticos posteriores não são adequadamente tratados com aumento por injeção; estes geralmente necessitam LM com AA. Os autores consideraram a laringoplastia por injeção especialmente útil em pacientes com história de irradiação no pescoço. Nós também usamos laringoplastia de injeção freqüentemente em pacientes sob anticoagulação oral, e temos conseguido efetuar o procedimento com segurança sem reversão da anticoagulação. Estudos sobre a longevidade do material e resultados dos pacientes são necessários para estabelecer melhor o papel da laringoplastia de injeção com materiais sintéticos no futuro.

Lipoinjeção

O uso de gordura autóloga para aumento por injeção da prega vocal tornou-se uma técnica aceita no arsenal cirúrgico. Diversas áreas de preocupação existem, no entanto, incluindo a técnica ótima para colheita e injeção do enxerto; rendimento imprevisível em longo prazo (pega do enxerto); e a incapacidade de controlar a distribuição do enxerto de células adiposas no tecido. Não obstante, a lipoinjeção está atualmente sendo usada para aumentar as pregas vocais paréticas ou arqueadas e para as pregas vocais cicatriciais.

As técnicas descritas de colheita e preparação do enxerto de gordura diferem grandemente. Mikus *et al.* (49) compararam lipoaspiração *versus* purificação por homogeneização da gordura e centrifugação em um tampão e acharam a lipoaspiração superior. Outros usam várias combinações de lipoaspiração manual ou à máquina, delicada separação e fragmentação, e lavagem, para tirar gordura, sangue e detritos celulares antes da injeção. Está claro, no entanto, que os adipócitos rotos liberam ácidos graxos e triglicerídeos, que produzem uma resposta inflamatória intensa no tecido normal. A técnica ótima deve reter agregados de adipócitos viáveis e remover tanta gordura livre quanto possível. Nós recomendamos o seguinte: (a) tecido adiposo é removido do abdome por lipoaspiração; (b) o enxerto a seguir é combinado em quantidades iguais com soro autólogo obtido previamente (contendo albumina, que tampona e liga-se aos ácidos graxos livres e triglicerídeos); (c) a mistura enxerto-soro é centrifugada por 10 minutos; e (d) a camada média, que contém as células adiposas intactas, é usada para a injeção. Com esta técnica, o rendimento médio em longo prazo é 35% (variação, 10-60% em volume). Outros relatos também sugerem que os rendimentos de injeção são menores que 50%; portanto, a injeção de um excesso sempre é recomendada. Também está descrita uma técnica de implantação de pré-adipócitos que podem diferenciar-se para adipócitos maturos, embora os resultados preliminares tenham demonstrado baixa sobrevida (50). Tecido adiposo parece ser um excelente material de enxerto; entretanto, pesquisa adicional deve ser realizada nesta área.

Cirurgia para Disfonia Espasmódica

O tratamento da DE tem confiado na injeção de toxina botulínica em vários músculos laríngeos. Embora os resultados tenham sido bons nesses tratamentos, os pacientes têm que receber injeções a cada poucos meses. Alguns laringologistas desenvolveram procedimentos cirúrgicos para o tratamento da DE tipo adutor. Embora alguns destes procedimentos sejam agora obsoletos (*i. e.*, seção do NLR), outros estão apenas começando a ser explorados. Uma modificação do procedimento de seção de NLR (51) envolve o seccionamento de ramos selecionados do nervo para o músculo tireoaritenóideo. Em teoria, este procedimento afeta apenas os ramos do nervo que são responsáveis pelos sintomas do paciente. Embora muitos destes pacientes tenham demonstrado excelentes resultados em longo prazo com esta técnica (comunicações não publicadas), permanece uma preocupação de que alguns pacientes possam desenvolver uma recorrências dos sintomas, como aconteceu com muitos pacientes que se submeteram a seções totais de NLR. Nenhum resultado em longo prazo validado foi apresentado mostrando a eficácia da cirurgia para DE.

Procedimentos cirúrgicos também foram desenvolvidos para DE tipo abdutor. LM bilateral e lipoinjeção foram usadas para aproximar melhor as pregas vocais para evitar as "abduções voadoras" que ocorrem na DE tipo abdutor. Nós também relatamos um procedimento endoscópico [miectomia cricoaritenóidea posterior (CAP) parcial endoscópica] para enfraquecer o músculo CAP cirurgicamente nesses pacientes (52). Procedimentos similares de miectomia foram descritos para o músculo tireoaritenóideo no tratamento de pacientes com DE tipo adutor (53).

Estes procedimentos são novos e não amplamente usados, em parte porque as injeções de toxina botulínica são muito eficazes para tratar a maioria dos pacientes, e porque os resultados dos procedimentos cirúrgicos para DE não foram validados por resultados em longo prazo de investigadores dignos de crédito. Seu uso permanece controverso.

Cirurgia Laríngea no Consultório

Com os avanços na instrumentação, tornou-se possível efetuar cirurgia endolaríngea precisa no contexto do consultório. À medida que cresce a experiência com essas técnicas, cada vez mais procedimentos operatórios estão sendo realizados fora da sala de operações, incluindo remoção de granulomas e pólipos de processo vocal, papilomas e cirurgia para edema de Reinke. Avanços tecnológicos como o PDL permitiram este alargamento das aplicações da cirurgia no consultório, e um novo *laser* flexível de CO_2 que pode ser passado através do canal de um endoscópio flexível também promete expandir ainda mais a cirurgia baseada no consultório. Preocupações óbvias foram externadas a respeito da segurança desses procedimentos, especificamente no que concerne ao risco de obstrução da via aérea. Adicionalmente, a capacidade de efetuar uma dissecção cuidadosa com a preservação de mucosa normal é limitada quando executando remoção peroral ou transnasal de lesão em paciente acordado. Isto pode levar ao resultado de formação de cicatriz e má voz, especialmente no tratamento de lesões no bordo livre da prega vocal verdadeira. Nós recomendamos o uso judicioso desses procedimentos baseados em consultório.

PONTOS IMPORTANTES

- A laringoscopia fibroscópica transnasal permite a avaliação da biomecânica laríngea, o que não é possível com métodos de exames perorais.
- Os avanços na videoestroboscopia, análise acústica da voz e EMGL refinaram a capacidade do clínico de diagnosticar e tratar pacientes com distúrbios da voz.
- A eletromiografia laríngea fornece informação a respeito da integridade neuromuscular da laringe e é importante para a avaliação da imobilidade e da paresia de pregas vocais.
- Refluxo faringolaríngeo é comumente associado a disfunção laríngea. Em pacientes de otorrinolaringologia, ele freqüentemente é oculto e pode produzir sintomas extra-esofágicos sem produzir sintomas gastroesofágicos típicos, como azia.
- Avaliação endoscópica flexível da deglutição e ADEFTS são exames que permitem ao clínico avaliar pacientes com distúrbios da deglutição. Eventualmente, estes testes podem evitar a necessidade da MBS.
- Granulomas de processo vocal são resultado de RFL, abuso vocal, trauma endolaríngeo e comportamentos compensatórios para a hipofunção glótica subjacente. Eles geralmente se resolvem com terapia não-cirúrgica conservadora.
- Cirurgia endoscópica a *laser* é recomendada para carcinoma inicial de corda vocal como uma alternativa eficaz e barata à radioterapia.

REFERÊNCIAS

1. Postma GN, Koufman JA. Laryngeal electromyography. *Curr Opin Otolaryngol Head Neck Surg* 1998;6:411-415.
2. Koufman JA, Walker FO. Laryngeal electromyography in clinical practice: indications, techniques, and interpretation. *Phonoscope* 1998;1:57-70.
3. Sataloff RT, Mandel S, Mann EA, et al. Practice-parameter: laryngeal electromyography (an evidence based review). *J Voice* 2004;8(2):261-274.
4. Belafsky PC, Postma GN, Reulbach TR, et al. Muscle tension dysphonia as a sign of underlying glottal insufficiency. *Otolaryngol Head Neck Surg* 2002(Nov.);127(5):448-451.
5. Koufman JA. The otolaryngologic manifestations of gastroesophageal reflux disease (GERD): a clinical investigation of 225 patients using ambulatory 24-hour pH monitoring and an experimental investigation of the role of acid and pepsin in the development of laryngeal injury. *Laryngoscope* 1991;101:1-78.
6. Koufman JA, Belafsky PC, Bach KK, et al. Prevalence of esophagitis in patients with pH-documented laryngopharyngeal reflux. *Laryngoscope* 2002:112:1606-1609.
7. Wiener GJ, Koufman JA, Wu WC, et al. Chronic hoarseness secondary to gastroesophageal reflux disease: documentation with 24-h ambulatory pH monitoring. *Am J Gastroenterol* 1989;84:12.
8. Belafsky PC, Postma GN, Koufman JA. The validity and reliability of the reflux finding score (RFS). *Laryngoscope* 2001;111:1313-1317.
9. Vaezi MF, Hicks DM, Abelson TI, et al. Laryngeal signs and symptoms and gastroesophageal reflux disease (GERD): a critical assessment of cause and effect association. *Clin Gastroenterol Hepatol* 2003;1:333-344.
10. Hill RK, Simpson CB, Velazques R, et al. Pachydermia is not diagnostic of active laryngopharyngeal reflux disease. *Laryngoscope* 2004;114:1557-1561.
11. Langmore SE, Schatz K, Olson N. Endoscopic and videofluoroscopic evaluations of swallowing and aspiration. *Ann Otol Rhinol Laryngol* 1991;100:678-681.
12. Aviv JE. Prospective, randomized outcome study of endoscopy versus modified barium swallow in patients with dysphagia. *Laryngoscope* 2000;110:563-574.
13. Aviv JE, Takoudes TG, Ma G, et al. Office-based esophagoscopy: a preliminary report. *Otolaryngol Head Neck Surg* 2001;125:170-175.
14. Belafsky PC, Postma GN, Daniel E, et al. Transnasal esophagoscopy. *Otolaryngol Head Neck Surg* 2001;125:588-589.
15. Postma GN, Bach KK, Belafsky PC, et al. The role of transnasal esophagoscopy in head and neck oncology. *Laryngoscope* 2002;112:2242-2243.
16. Bach KK, Postma GN, Koufman JA. In-office tracheoesophageal puncture using transnasal esophagoscopy. *Laryngoscope* 2003;113:173-176.
17. Belafsky PC, Halsey WS, Postma GN, et al. Cervical esophageal foreign body. *Ear Nose Throat J* 2003;82(1):24.
18. Enriquez PS, Cohen IT, Postma GN, et al. Functional abnormalities of the LES found by TNE. *Ear Nose Throat J* 2003(July);82(7):498-500.
19. Koufman JA, Amin MR, Panetti M. Prevalence of reflux in 113 consecutive patients with laryngeal and voice disorders. *Otolaryngol Head Neck Surg* 2000;123:385-388.
20. Jansen)B, Van Oene JC. Standard-dose lansoprazole is more effective than high-dose ranitidine in achieving endoscopic healing and symptom relief in patients with moderately severe reflux oesophagitis: the Dutch Lansoprazole Study Group. *Aliment Pharmacol Ther* 1999;13:1611-1620.
21. Amin MR, Postma GN, Johnson P, et al. Proton pump inhibitor resistance in the treatment of laryngopharyngeal reflux. *Otolaryngol Head Neck Surg* 2001;125:374-378.
22. Roh HJ, Gob EK, Chon KM, et al. Topical inhalant steroid (budesonide, Pulmicort nasal) therapy in intubation granuloma. *J Laryngol Otol* 1999;113:427-432.
23. DelGaudio IM. Steroid inhaler laryngitis: dysphonia caused by inhaled fluticasone therapy. *Arch Otolaryngol Head Neck Surg* 2002;128:677-681.
24. Lavy JA, Wood G, Rubin JS, et al. Dysphonia associated with inhaled steroids. *J Voice* 2000;14:581-588.
25. Ingrams DR, Ashton P, Dhingra J, et al. Slow-release 5-fluorouracil and triamcinolone reduces subglottic stenosis in a rabbit model. *Ann Otol Rhinol Laryngol* 2000;109:422-424.
26. Perepelitsyn 1, Shaphsay SM. Endoscopic treatment of laryngeal and tracheal stenosis: has mitomycin C improved the outcome? *Otolaryngol Head Neck Surg* 2004:131:16-20.
27. Clyne SB, Halum SL, Koufman JA, et al. Pulsed dye laser treatment of laryngeal granulomas. *Ann Otol Rhinol Laryngol* (in press).
28. Nasri S, Sercarz JA, McAlpin T, et al. Treatment of vocal fold granuloma using botulinum toxin type A. *Laryngoscope* 1995;105:585-588.
29. Simpson CB, Postma GN, Stone RE, et al. Speech outcomes after laryngeal cancer management. *Otolaryngol Clin North Am* 1997;30:189-205.
30. McGuirt WE, Blalock D, Koufman JA, et al. Comparative voice results after laser resection or irradiation of Tl vocal cord carcinoma. *Arch Otolaryngol Head Neck Surg* 1994;120:951-955.
31. Arnold GE. Vocal rehabilitation of paralytic dysphonia. *Arch Otolaryngol* 1962;76:358-368.
32. Nakayama M, Ford CN, Bless DM. Teflon vocal fold augmentation: failures and management in 28 cases. *Otolaryngol Head Neck Surg* 1993;109:493-498.
33. Netterville JL, Rainey CL, Coleman JR, et al. Lateral laryngotomy for the removal of Teflon granuloma. *Ann Otol Rhinol Laryngol* 1998;107:735-744.
34. Koufman JA, Isaacson G. Laryngoplastic phonosurgery. *Otolaryngol Clin North Am* 1991;24:1151-1177.
35. Netterville IL, Stone RE, Luken ES, et al. Silastic medialization and arytenoid adduction: the Vanderbilt experience: a review of 116 phonosurgical procedures. *Ann Otol Rhinol Laryngol* 1993;102:413-424.
36. Postma GN, Blalock PD, Koufman JA. Bilateral medialization laryngoplasty. *Laryngoscope* 1998;108:1429-1434.
37. Cohen IT, Bates DD, Postma GN. Revision Gore-Tex medialization laryngoplasty. *Otolaryngol Head Neck Surg* 2004;131:236-240.

38. Isshiki N, Tanabe M, Sawada M. Arytenoid adduction for unilateral vocal cord paralysis. *Arch Otolaryngol* 1978;104:555-558.
39. Netterville JL, Jackson CG, Civantos E Thyroplasty in the functional rehabilitation of neuro-otologic skull base surgery patients. *Am J Otol* 1993;14:460-464.
40. Benninger MS. Microdissection or microspot CO_2 laser for limited vocal fold benign lesions: a prospective randomized trial. *Laryngoscope* 2000;110 [erratum 2000;110:6961.
41. Franco RA, Zeitels SM, Farinelli WA, *et al*. 585-Nm pulsed dye laser treatment of glottal papillomatosis. *Ann Otol Rhinol Laryngol* 2002;111:486-492.
42. Franco RA, Zeitels SM, Farinelli WA, *et al*. 585-Nm pulsed dye laser treatment of glottal dysplasia. *Ann Otol Rhinol Laryngol* 2003;112:751-758.
43. Zeitels SM, Franco RA, Dailey SH, *et al*. Office-based treatment of glottal dysplasia and papillomatosis with the 585-nm pulsed dye laser and local anesthesia. *Ann Otol Rhinol Laryngol* 2004;113:265-276.
44. Cohen IT, Koufman JA, Postma GN. Pulsed-dye laser in the treatment of recurrent respiratory papillomatosis of the larynx. *Ear Nose Throat J* 2003;82:558.
45. Duke SG, Salmon J, Blalock PD, *et al*. Fascia augmentation of the vocal fold: graft yield in the canine and preliminary clinical experience. *Laryngoscope* 2001(May);111 (5):759-764.
46. Mikus JL, Koufman JA, Kilpatrick SE. Fate of liposuctioned and purified autologous fat injections in the canine vocal fold. *Laryngoscope* 1995(Jan.);105(1):17-22.
47. Belafsky PC, Postma GN. Vocal fold augmentation with calcium hydroxylapatite. *Otolaryngol Head Neck Surg*. 2004(Oct);131(4):351-354.
48. Chhetri DK, Jahan-Parwar B, Hart SD, *et al*. Injection laryngoplasty with calcium hydroxyapatite gel implant in an in vivo canine model. *Ann Otol Rhinol Laryngol* 2004;113:259-264.
49. Mikus JL, Koufman JA, Kilpatrick SE. Fate of liposuctioned and purified autologous fat injections in the canine vocal fold. *Laryngoscope* 1995;105:17-22.
50. Glatz FR, Kalkanis J, Neumeister M, *et al*. Volume analysis of preadipocyte injection for vocal cord medialization. *Laryngoscope* 2003;113:1113-1117.
51. Berke GS, Blackwell KE, Gerratt BR, *et al*. Selective laryngeal adductor denervation-reinnervation: a new surgical treatment for adductor spasmodic dysphonia. *Ann Otol Rhinol Laryngol* 1999;108:227-231.
52. Koufman JA. Preliminary report: management of abductor spasmodic dysphonia by endoscopic partial posterior cricoarytenoid (PCA) myectomy *Phonoscope* 1999;2:159-164.
53. Genack SH, Woo P, Colton RH, *et al*. Partial thyroarytenoid myectomy: an animal study investigating a proposed new treatment for adductor spasmodic dysphonia. *Otolaryngol Head Neck Surg* 1993;108:256-264.

Índice Remissivo

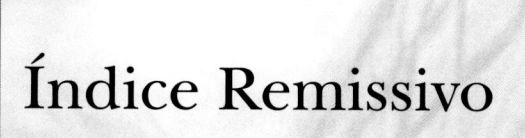

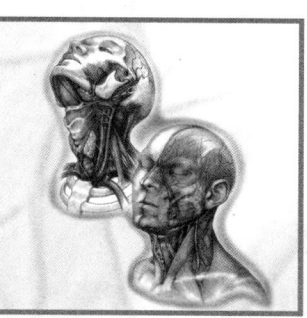

Os números em *itálico* referem-se às Figuras ou Tabelas.

A

Acalasia, 82
  cricofaríngea, *51*
  dilatação massiva com, *83*
  no esofagograma de contraste, *83*
Acento(s)
  método dos, 219
    na terapia vocal, 219
      aplicação, 219
      explicação anatomofisiológica, 219
ADEF (Avaliação da Deglutição com Endoscópio Flexível)
  controvérsias, 243
Adenocarcinoma
  esofágico, *ver EAC*
Adução
  de aritenóidea, 188
Afonia
  funcional, 211
Agente(s)
  de contraste, 45
    oral, 45
Alimentação
  velocidade de, 35
    modificando a, 35
Amiloidose
  laringite por, 158
Anel(éis)
  de Schatzki, *86*
  esofágicos, 85
Anestesia
  indução de, *106, 107*
    obstrução, *106, 107*
      imprevista, *106*
      prevista, *107*
Angioedema
  laringite por, 161
Antibiótico(s)
  aminoglicosados, 208
Aritenoidectomia
  endoscópica, 195
  a *laser*, 195
Arnold-Chiari
  malformações de, 200
    distúrbios neurológicos por, 200
    a laringe, 200
Articulação
  da fala, 20
Artrite
  reumatóide, 158
    laringite por, 158
Aspiração
  intratável, 55-65
    manejo da, 55-65
      algoritmo para, *64*
      avaliação do paciente, 57
      diagnóstico, *55*
      etiologia da, 55
      fisiologia da deglutição, 56
      identificação da, 55
      opções terapêuticas, 58
      perda sensorial, 57
      tomada de decisão, 57
      traqueotomia e, 57
Atresia
  bilateral, 132
    das coanas, 132
      em recém-nascidos, 132
Atrofia
  de prega vocal, 225
    grave, 225
      por envelhecimento, 225
  multissistêmica, 204
AVC (Acidente Vascular Cerebral)
  distúrbios neurológicos por, 204
  a laringe, 204

B

Banda(s)
  esofágicas, 85
Bário
  deglutição modificada com, *ver MBS*
  esofagrama de, *84*
    do DES, *84*
Barrett
  esôfago de, *68*
Björk
  retalho de, 111, *112*
Blastomicose, 156
Boerhaave
  síndrome de, *92*
Bolo
  alimentar, 8, 35
    consistência do, 35
      mudança da, 32
      efeitos das características do, 8
      na deglutição orofaríngea, 8
    volume do, 35
    modificando o, 35
Botox
  injeção de, 194
    laríngea, 194
  mecanismos do, 208
Botulismo, 207
  mecanismos do botox, 208
Broncoscópio
  intubação com, 122
Bullard
  laringoscópio de, *102, 103*
  intubação com, *103*
BVFI (Imobilidade Bilateral das Pregas Vocais)
  etiologia da, *191*
BVFP (Paralisia Bilateral da Prega Vocal)
  apresentação clínica, 191
  história clínica, 191
  avaliação, 191
    estudo do caso, 192
      imagens, 192
      LEMG, 193
      medicina interna, 193
      microlaringoscopia direta, 193
      neurologia, 193
      palpação da mobilidade, 193
      sorologia, 192
    exame físico, 192
  causas, *191*
    não-cirúrgicas, *191*
  etiologia, 190, *191*
  tratamento, 194
    inicial, 194
      da via aérea, 194
      reversíveis, 194

soluções cirúrgicas, 194
  a longo prazo, 194
  temporalizadores, 194

C

Carcinoma(s)
  escamoso, *52*
    de seios piriformes, *52*
  esofágico, 89
  inicial, 247
    da prega vocal, 247
      tratamento do, 247
Célula(s)
  do corno anterior, 204
    doenças infecciosas das, 205
      poliomielite, 205
      síndrome pós-pólio, 205
    ELA, 204
    neuropatias, 205
      imobilidade, 205
      paralisia, 205
      paresia, 205
    paralisia bulbar, 204
Cicatriz
  de prega vocal, 167
  laríngea, 224
    e terapia vocal, 224
Ciclo
  fonatório, *147*
  glótico, *147*
Cintilografia
  da deglutição, 27
Cirurgia
  laríngea, 251
    no consultório, 251
    para DE, 251
    para UVFP, 188
Cisto(s)
  do esôfago, 89
  e terapia vocal, 225
Coana(s)
  atresia bilateral das, 132
    em recém-nascidos, 132
      tratamento da, 132
Compressão
  extrínseca, *49*
Contraste
  oral, 45
    agentes de, 45
Controle
  da fala, 20
    entrada sensorial do, 20
  exercícios de, 36
    na disfagia, 36
  respiratório, 18
    entradas sensoriais para, 18
      na laringe, 18
  voluntário, 8
    efeitos do, 8
      no trato digestivo, 8
Cordotomia
  transversa, 195
Corno
  anterior, 204
    células do, 204
      doenças infecciosas das, 205

ELA, 204
neuropatias, 205
paralisia bulbar, 204
Crânio
  traumatismo de, 204
    fechado, 204
      disfunção laríngea por, 204
Cricotireoidostomia, 112
  traqueotomia *versus*, 133
Cricotireotomia, *113*

D

DE (Disfonia Espasmódica), 209
  cirurgia para, 251
  e terapia vocal, 225
Decanulização, 135
Deglutição, 1-137
  anatomia da, 46
    radiológica, 46
      normal, 46
    anormal, 47
  aspiração intratável, 55-65
    manejo da, 55-65
  coordenação com a, 9
    da respiração, 9
  disfagia, 23-31, 33-40
    avaliação, 23-31
    tratamento, 33-40
  distúrbios, 77-93
    esofágicos, 77-93
  doenças da, 48
    comuns, 48
  fases da, *47*
  fisiologia da, 47, 56
    fechamento glótico, 56
    normal, 46
    relaxamento do ESE, 56
  função de, 24, 34
    avaliação da, 24
      técnicas instrumentais na, 24
    posturas para melhorar a, 34
      compensatórias racionais, 34
  função na, 3
    das válvulas, 3
  intubação, 109-125
  manobras de, 37
    aplicação de, 37
      análise racional da, 37
  modificada com bário, *ver MBS*
  na orofaringe, 7
  orofaríngea, 8
    efeitos na, 8
      das características do bolo
        alimentar, 8
  qualidade vocal e, 180
  técnicas na, 24, 27
    de imagens, 24
      cintilografia, 27
      FEES, 26
      FEEST, 27
      VFSS, 24
    eletrofisiológicas, 27
      EDG, 28
      EMG, 27
      medidas de pressão, 29

tipos de, 9
traqueotomia, 109-125
trato, 3-10, 11-20, 43-54, 67-75
  aerodigestivo superior, 43-54, 67-75
    avaliação endoscópica do, 67-75
    exame radiológico do, 43-54
  digestivo superior, 3-10
  respiratório superior, 11-20
Dermatomiosite
  na laringe, 208
DES (Espasmo Esofágico Difuso), 83
  esofagrama do, *84*
    de bário, *84*
Descanso
  vocal, 239
    na emergência, 239
    de problema vocal, 239
Desempenho(s)
  vocais, 233
    estilos de, 233
Desenvolvimento
  efeitos do, 8
    no trato digestivo, 8
      superior, 8
Dilatação
  massiva, *83*
    com acalasia, *83*
      no esofagrama de contraste, *83*
  percutânea, 116
    traqueotomia de, 116
      comparação da, 119
        com abertura minimamente
          invasiva, 119
        com cirúrgica aberta padrão, 119
      complicações da, 118, *119*
      contra-indicações clínicas, 117
      história, 116
      indicações, 117
      seleção dos pacientes, 117
      técnica, 117
      vantagens, 118
Disfagia
  avaliação, 23-31
    clínica, 23
    da função de deglutição, 24
  paciente com, 69
    e perda de peso, 69
  tratamento, 33-40
    considerações terapêuticas, 39
    procedimentos de, 33, 36
      compensatórios, 33
      terapêuticos, 36
Disfonia
  espasmódica, *ver DE*
  por tensão muscular, *ver MTD*
Disfunção(ões)
  cricofaríngea, 74
  da mobilidade, 82
    esofágica, 82
      acalasia, 82
      DES, 83
      NE, 84
      PSS, 84

laríngea, 204
    por traumatismo fechado, 204
        do crânio, 204
Distonia
    DE, 209
    familiar, *51*
Distrofia(s)
    musculares, 208
        na laringe, 208
Distúrbio(s)
    da laringe, 199-215
        de tiques, 210
        neurológicos, 199-215
            alterações hipocinéticas, 199
            EMG, 212
            hiperfuncionais, 209
    da voz, *220*
        terapia com os, *220*
            associações de aplicações de, *220*
    esofágicos, 77-93
        anéis esofágicos, 85
        avaliação, 78
            estudos radiológicos, 80
            exame, 78, 80
                endoscópico, 80
                físico, 78
            manometria esofágica, 80
            monitoramento do pH, 80
            sintomas, 78
            testes de laboratório, 79
        bandas esofágicas, 85
        carcinomas esofágicos, 89
        cistos, 89
        complicações, 91
            hemorragia, 92
            ingestão cáustica, 93
            mediastinites, 92
            obstrução, 92
            perfuração, 91
            ruptura, 91
        condições, 88
            infecciosas, 88
            inflamatórias, 88
        diagnóstico, 78, *79*
        divertículo, 86
        forma esofágica, 77
            anatomia, 77
            ESE, 78
            LES, 78
        função esofágica, 77
            ESE, 78
            fisiologia, 77
            LES, 78
        GERD, 81
        mobilidade esofágica, 82
            disfunções da, 82
        tratamento, *79*
        tumores benignos, 89
    mistos de voz, 211
        afonia funcional, 211
        disfonia por tensão muscular, 211
    vocais, 217-227
        tratamento de, 217-227
            terapia vocal para o, 217-227
                limitações do sucesso, 226

            linhas de, 219
            modelo, 217
            razões das falhas, *226*
            referências apropriadas, 224
Divertículo, 86
    de Zenker, *51, 87*
Diverticulotomia
    endoscópica, *87*
Divisão
    das fibras, 61
        do músculo, *61*
            cricofaríngeo, *61*
    traqueoesofágica, 62, *63*
Doença(s)
    comuns, 48
        da deglutição, 48
    de Wilson, 204
    do neurônio motor, 204
        ELA, 205
        neuropatias, 205
            imobilidade, 205
            paralisia, 205
            paresia, 205
        paralisia bulbar, 204
    do sistema nervoso central, 199
        distúrbios neurológicos por, 199
            da laringe, 199
    infecciosas, 205
        das células do corno anterior, 205
            poliomielite, 205
            síndrome pós-pólio, 205
    inflamatórias, 158
        sistêmicas, 158
            laringite por, 158
                amiloidose, 158
                artrite reumatóide, 158
                epidermólise bolhosa, 159
                granulomatose de Wegener, 158
                lúpus eritematoso sistêmico, 159
                penfigóide cicatricial, 159
                policondrite recidivante, 159
                sarcoidose, 159

E

EAC (Adenocarcinoma Esofágico), 89
Edema
    de Reinke, 169, 225
    grave, 225
        e terapia vocal, 225
    pulmonar, 122
        agudo, 122
        por intubação, 122
Elevador(es) da faringe, 6
Eliachar
    stent de, *62*
EMG (Eletromiografia)
    da deglutição, 27, *29*
        de água, *29*
        de indivíduo saudável, *29*
    dos músculos, 212
        da faringe, 212
            uso em laringologia, 214
        da laringe, 212
            uso em laringologia, 214

        laríngea, *ver LEMG*
    retificada, *30*
        de paralisia faríngea, *30*
            unilateral, *30*
    simples, *28*
Endoscopia
    por fibra óptica
        exame de, *ver FEES*
Endoscópio
    flexível
        avaliação da deglutição com, *ver ADEF*
Entrada(s)
    sensoriais, 18, 20
        para controle, 18, 20
        da fala, 18
        respiratório, 18
Envelhecimento
    atrofia grave por, 225
        de prega vocal, 225
    efeitos do, 8
        no trato digestivo, 8
            superior, 8
    mudanças com o, 145
        da laringe, 145
Enxerto
    jejunal, *53*
        interposição do, *53*
Epidermólise
    bolhosa, 159
        laringite por, 159
Eschmann
    introdutores de, *96*
Escleroma
    na laringe, 158
Esclerose
    lateral amiotrófica (ELA), 205
    múltipla, *ver MS*
    progressiva sistêmica, *ver PSS*
ESE (Esfíncter Superior do Esôfago)
    distúrbios do, 78
    relaxamento do, 56
Esofagite
    cândida, *70*
    grave, *70*
Esôfago
    de Barrett, *68*
    esfíncter do
        inferior, *ver LES*
        superior, *ver ESE*
    inferior, 92
        perfuração do, *92*
            com extravasamento, *92*
    quebra-nozes, *ver NE*
    suprimento do, *78*
        sanguíneo, *78*
Esofagoscopia, *80*
    tipos de, *80*
        comparação dos, *80*
    transnasal, *ver ETN*
Esofagrama, *85*
    de bário, *84*
        do DES, *84*
    de contraste, *83*
        dilatação massiva no, *83*
            com acalasia, *83*

Esqueleto
  laríngeo, 13, *14*
Estenose
  subglótica, *135*, 136
    adquirida, *135*
    tratamento, 136
Esteróide(s)
  inalados, 162
    laringite por, 162
  na emergência, 239
    de problema vocal, 239
  terapia, 247
Estilete
  de ventilação, *98*
    a jato, *98*
    interno, *99*
    maleável, *99*
    oco, *99*
Estroboscopia, 243, *244*
Estrutura
  laríngea, 141
ETN (Esofagoscopia Transnasal), 67, *68*
  complicações de, 71
  técnica de, 68
  tecnologia de, 68
Exame
  da voz, 150
  laríngeo, 243
    telescópico, 243
      versus fibroscópico, 243
  neurolaringológico, *201*
  radiológico do, 43-54
    do trato aereodigestivo superior, 43-54
      agentes de contraste oral, 45
      anatomia normal, 46
      avaliando a deglutição, 47
      doenças comuns, 48
      faringoesofagograma, 43
      fisiologia normal, 46
      MBS, 44
      técnica fluoroscópicas, 43
Exercício(s)
  de função vocal, 224
    aplicação, 224
    explicação anatomofisiológica, 224
  na disfagia, 36
    de controle, 36
    de mobilidade, 36
    de resistência, 36
    preventivos, 39
Extravasamento
  perfuração com, *92*
    no esôfago inferior, *92*

F

Facilitação
  técnicas de, 221
    na terapia vocal, 221
      aplicação, 221
      explicação anatomofisiológica, 221
Fala
  articulação, 20
  controle da, 20
    entrada sensorial do, 20
  fonação, 19
  ressonância, 20
  válvula expiratória de, 58
    colocação de, 58
    em tubo de traqueotomia, 58
Faringe
  anatomia da, 11
  bolsas da, *52*
  elevadores da, *6*
    visão anterior dos, *6*
  ipsolateral, *56*
    com paralisia, *56*
  músculos da, 212
    EMG dos, 212
      técnica, 213
      uso em laringologia, 214
Faringoesofagograma, 43
Fechamento
  glótico, 56, 60
    procedimentos para, 60
    parcial, 60
    supraglótico, 60
FEES (Exame de Endoscopia por Fibra Óptica da Deglutição), 26, 71
  com teste sensorial, *ver* FEESST
  técnica de, 72
FEESST (Exame de Endoscopia por Fibra Óptica da Deglutição com Teste Sensorial), 27, 71, 72
  interpretação do, 73
  técnica de, 73
Fibra(s)
  do músculo, *61*
    cricofaríngeo, *61*
      divisão das, *61*
  óptica
    exame de endoscopia por, *ver* FEES
Fluxo
  aéreo, 17
    regulação do, 17
    na laringe, 17
Fonação
  da fala, 19
  elástica, 223
    na terapia vocal, 223
      aplicação, 224
      explicação anatomofisiológica, 224
  fluida, 223
    na terapia vocal, 223
      aplicação, 224
      explicação anatomofisiológica, 224
Fonocirurgia
  lariongoplástica, 248
Fonomicrocirurgia, 165-174
  das pregas vocais, 169
    pré-fonomicrocirurgia, 169
    equipamento para, 170
    métodos de, 171
    procedimentos de, 171
    técnicas de, 171
Fonotrauma, 218
Frova
  intubação, *99*
    introdutor de, *99*
Função
  das válvulas, 3
    na deglutição, 3
  de deglutição, 24, 34
    avaliação da, 24
      técnicas instrumentais na, 24
    posturas para melhorar a, 34
      compensatórias racionais, 34
  esofágica, 77
    ESE, 78
    fisiologia, 77
    LES, 78
  vocal, 224
    exercícios de, 224
      aplicação, 224
      explicação anatomofisiológica, 224

G

Gerador(es)
  de pressão, *6*
    visão esquemática dos, *6*
    lateral, *6*
GERD (Doença do Refluxo Gastroesofágico)
  avaliação, 81
  complicações da, 81
  e LPR, *82*
    diferenças entre, *82*
  testes diagnósticos, *81*
Granuloma(s)
  de prega vocal, 168
  de processos vocais, 247
Granulomatose
  de Wegener, 158
    laringite por, 158

H

Hanseníase
  na laringe, 157
Hemorragia
  do esôfago, 92
Hérnia
  hiatal, *70*
    visão retroflexa da, *70*
Higiene
  vocal, 218
    na terapia vocal, 218
      hidratação, 218
      LPR, 218
Histoplasmose
  da laringe, 156, *157*
Holinger
  laringoscópio de, *96*
Hospedeiro
  imunocomprometido, 158
    laringite no, 158

I

Imagem(ns)
  da BVFI, 192
  técnicas de, 24
    na deglutição, 24
      cintilografia, 27
      FEES, 26
      FEEST, 27
      VFSS, 24

Inervação
    da laringe, 16
        suprimento de, 16
Ingestão
    cáustica, 93
Injeção(ões)
    aumento por, 250
        laringoplastia de, 250
    de aumento, 187, 250
        na UVFP, 187
    laríngea, 194
        de botox, 194
Injetável(eis)
    laríngeos, *188*
Intensificação
    sensorial, 35
        técnicas de, 35
Introdutor(es)
    de Eschmann, *96*
    de intubação, *99*
        Frova, *99*
    de ponta curva, *96*
    vela, *96*
    de borracha elástica, *96*
Intubação
    com broncoscópio, 122
    difícil, 122
        com laringoscópio, 122
            de grosso calibre, 122
    endotraqueal, 120
        complicações da, 122
            colocação inadequada do tubo, 123
            edema pulmonar agudo, 122
            a longo prazo, 123
            em traumatismo, 121
                cranioencefálico, 121
            história da, 120, *121*
            no manejo de emergência, 124
                da via aérea, 124
            técnicas de, 120
                nasotraqueal, 121
                orotraqueal, 120
            ventilação, 124
                técnicas não-invasivas de, 124
            estudo futuro, 124
                áreas de, 124
    Frova, *99*
        introdutor de, *99*
    ML de, *101*
        cânula de, *101*
Inventário
    vocal, 181

J

Junção
    escamocolunar, *69*
        normal, *69*
    gastroesofágica, *70*
    neuromuscular, 207
        antibióticos, 208
            aminoglicosados, 208
        botulismo, 207
        miastenia grave, 207
        síndrome, 207
            de Lambert-Eaton, 207
            miastênica, 207

L

Lambert-Eaton
    síndrome de, 207
Laringe
    anatomia da, 13, 143
        esqueleto, 13
        inervação, 16
            suprimento de, 16
        músculos, 15, 143
        revestimento mucoso, 16
    distúrbios neurológicos da, 199-215
        alterações hipocinéticas, 199
            células do corno anterior, 204
            doença do neurônio motor, 204
            junção neuromuscular, 207
            miopáticas, 208
            sistema nervoso central, 199
                doenças do, 199
        hiperfuncionais, 209
            DE, 209
            distonia, 209
            distúrbios, 210, 211
                de tiques, 210
                mistos de voz, 211
            mioclono, 211
            tremor essencial, 210
    fisiologia respiratória da, 17
        controle respiratório, 18
            entradas sensoriais para, 18
        fluxo aéreo, 17
            regulação do, 17
        manobra de Valsalva, 17
        tosse, 17
    membranas, 16
        fibroelásticas, *16*
    microcirurgia da, 249
    mudanças da, 145
        com o envelhecimento, 145
    músculos da, 212
        EMG dos, 212
            técnica, 213
            uso em laringologia, 214
    secção através da, *14*
        vertical, *14*
    vista endoscópica da, *13*
Laringite, 155-162
    diagnóstico, *156*
    em adultos, *156*
    infecciosa, 155
        bacteriana, 155
        blastomicose, 156
        escleroma, 158
        fúngica, 156
        hanseníase, 157
        histoplasmose, 156, *157*
        hospedeiro imunocomprometido, 158
        lepra, 157
        sífilis, 157
        tuberculose, 157
        viral, 155
    inflamatória, 159
        RFL, 159
        alérgica, 161
        angioedema, 161
        de radiação, 162
        esteróides inalados, 162
        lesão térmica, 161
        traumática, 161
    mucosa laríngea, 162
        defesas da, 162
            imunológicas, 162
    por doenças inflamatórias, 158
        sistêmicas, 158
            amiloidose, 158
            artrite reumatóide, 158
            epidermólise bolhosa, 159
            granulomatose de Wegener, 158
            lúpus eritematoso sistêmico, 159
            penfigóide cicatricial, 159
            policondrite recidivante, 159
            sarcoidose, 159
Laringologia
    controvérsias em, 243-251
        em diagnóstico, 243
            avaliação da deglutição, 246
            de RFL, 245
            estroboscopia, 243, *244*
            ETN, 246
            exame laríngeo telescópico, 243
                versus fibroscópico, 243
            LEMG, 244
        em tratamento clínico, 246
            do RFL, 246
            terapia esteróide, 247
        cirúrgicas, 247
            do carcinoma da prega vocal, 247
                inicial, 247
            fonocirurgia laringoplástica, 248
            granuloma de processos vocais, 247
            laringoplastia, 250
                de aumento por injeção, 250
            LM, 248
            microcirurgia da laringe, 249
            no consultório, 251
            para DE, 251
            uso do Polytef, 248
    EMG em, 214
        dos músculos da faringe, 214
Laringoplastia
    de aumento, 250
        por injeção, 250
            controvérsias, 250
    de medialização, *ver LM*
Laringoscopia
    de fibra óptica, *192, 195*
        na BVFP, *192*
Laringoscópio
    de Bullard, *102, 103*
        intubação com, *103*
    de comissura anterior, *97*
        com dilatação, *97*
        com ponta, *97*
    de Holinger, *96*
Lee Silverman
    terapia vocal de, *ver LSVT*
LEMG (Eletromiografia Laríngea)
    controvérsias, 244
    na BVFL, 193
Lepra
    na laringe, 157

LES (Esfíncter Inferior do Esôfago)
　distúrbios do, 78
Lesão(ões)
　das pregas vocais, 165-174
　　benignas, 165-174
　　　da lâmina própria da, 166
　　　epiteliais, 165
　　diversas, 168
　　　granuloma de, 168
　　　reumáticas, 168
　　　vasculares, 168
　　mediomembranosa, 166
　　térmica, 161
　　　laringite por, 161
　　　　edema de Reinke, 169
Lindeman
　procedimento de, 63
Lipoinjeção
　na laringoplastia, 250
　de aumento, 250
LM (Laringoplastia de Medialização), 188
　controvérsias, 248
LPR (Refluxo Laringofaríngeo)
　GERD e, 82
　　diferenças entre, 82
　higiene vocal e, 218
　laringite por, 159
　pseudo-sulco no, 160
　　vocal, 160
LSVT (Terapia Vocal de Lee Silverman), 203, 221
　aplicação, 222
　explicação anatomofisiológica, 222
LTS (Separação Laringotraqueal), 62, 63, 123
　complicações, 61
Lúpus
　eritematoso sistêmico, 159
　　laringite por, 158

M

Malformação(ões)
　de Arnold-Chiari, 200
　　distúrbios neurológicos por, 200
　　　a laringe, 200
Manejo
　da aspiração intratável, 55-65
　　algoritmo para, 64
　　avaliação do paciente, 57
　　diagnóstico, 55
　　etiologia da, 55
　　fisiologia da deglutição, 56
　　identificação da, 55
　　opções terapêuticas, 58
　　perda sensorial, 57
　　tomada de decisão, 57
　　traqueotomia e, 57
　de emergência, 124
　　da via aérea, 124
Manobra(s)
　de deglutição, 37
　　aplicação de, 37
　de Masako, 38
　de Mendelson, 38
　de Valsalva, 17, 146

Manometria
　esofágica, 80
Masako
　manobra de, 38
Massa(s)
　fibrosas, 225
　　e terapia vocal, 225
MBS (Deglutição Modificada com Bário), 44
Medialização
　laringoplastia de, ver LM
　tireoplástica, 60
　　pontos principais da, 60
Mediastinite(s), 92
Membrana(s)
　fibroesláticas, 16
　da laringe, 16
Mendelson
　manobra de, 38
Miastenia
　grave, 207
Microcirurgia
　da laringe, 249
Microlaringoscopia
　direta, 193
　na BVFP, 193
Microretalho
　acesso de, 172
　elevação do, 173
　remoção por, 173
　　da patologia submucosa, 173
　reposicionamento do, 173
Mioclono, 211
Miotomia
　cricofaríngea, 60
ML (Máscara Laríngea)
　cânula de, 100, 101
　de intubação, 101
　vista interna da, 100
Mobilidade
　da prega vocal, 193
　palpação da, 193
　exercícios de, 36
　na disfagia, 36
MS (Esclerose Múltipla)
　e distúrbios neurológicos por, 201
　da laringe, 201
MTD (Disfonia por Tensão Muscular), 211
　primária, 225
　versus secundária, 225
Mucosa
　da prega vocal, 17
　laríngea, 162
　　defesas da, 162
　　imunológicas, 162
Músculo(s)
　cricofaríngeo, 61
　　fibras do, 61
　EMG dos, 212
　　da faringe, 212
　　técnica, 213
　　uso em laringologia, 214
　　da laringe, 212
　　técnica, 213
　　uso em laringologia, 214
　laríngeos, 15, 143

N

NE (Esôfago Quebra-Nozes), 84
Nervos
　da laringe, 143
Neurônio
　motor, 204
　doenças do, 204
　　ELA, 204
　　neuropatias, 205
　　paralisia bulbar, 204
Neuropatia(s)
　da laringe, 205
　　imobilidade, 205
　　paralisia, 205
　　paresia, 205

O

Obstrução
　da via aérea superior, 127-137
　　avaliação da, 127
　　causas de, 129
　　tratamento da, 129
　do esôfago, 92
　nasal, 132
　　efeito da, 132
　　no desenvolvimento orofacial, 132
Orofaringe
　deglutição na, 7
Osteofitose, 50

P

Pacing
　laríngeo, 196
Palpação
　da mobilidade, 193
　da prega vocal, 193
Papiloma
　e terapia vocal, 225
Paralisia
　bulbar, 204
　das pregas vocais, ver VFP
　faringe com, 56
　　ipsolateral, 56
　faríngea, 30
　　unilateral, 30
　　　EMG retificada de, 30
　laríngea, 185
　　achados eletromiográficos na, 185
　　classificação dos, 185
Parkinson
　mal de, 201
　　distúrbios neurológicos por, 201
　　a laringe, 201
Parkinsonismo
　mais síndromes, 203
　　distúrbios neurológicos por, 203
　　a laringe, 203
Penfigóide
　cicatricial, 159
　　laringite por, 159
Perda
　sensorial, 57
　　na aspiração intratável, 57
Perfuração
　do esôfago, 91, 92
　　inferior, 92

Policondrite
  recidivante, 159
    laringite por, 158
Polimiosite
  na laringe, 208
Poliomielite, 205
Pólipo(s)
  e terapia vocal, 225
Postura
  compensatórias, 33, 34
    aplicação de técnicas de, 34
      na função da deglutição, 34
    na disfagia, 33
    efeitos da, 8
      no trato digestivo, 8
        superior, 8
Poytef
  uso em laringologia, 248
Prega(s)
  vocal, 17, 56, 144, 165-174, 193, 225, 247
    atrofia grave de, 225
      por envelhecimento, 225
    carcinoma inicial da, 247
    cicatriz de, 167
    fonomicrocirurgia das, 169
    imobilidade bilateral das, *ver BVFI*
    lesões benignas das, 165-174
      da lâmina própria da, 166
        diversas, 168
          edema de Reinke, 169
          granuloma de, 168
          reumáticas, 168
          vasculares, 168
        epiteliais, 165
    mediomembranosa, 166
      lesões da, 166
    membranosa, 144
    mobilidade da, 193
    palpação da, 193
    mucosa da, 17
    paralisia das, *ver VFP*
Pressão
  expiratória, 221
  geração de, 6
  geradores de, 6
    visão esquemática dos, 6
    lateral, 6
  inspiratória, 221
  medidas de, 29
    na deglutição, 29
Problema(s)
  complexos, 95-107
    da via aérea superior, 95-107
      métodos, 95
  vocal, 239
    emergência de, 239
      cuidados críticos, 239
        cancelamento de apresentação, 240
        descanso vocal, 239
        esteróides, 239
Procedimento(s)
  de fonomicrocirurgia, 171
  de integração, 37
    motora-sensorial, 37
  de Lindeman, *63*

de tratamento, 33, 36
  da disfagia, 33, 36
    compensatórios, 33
    terapêuticos, 36
Processo(s)
  vocais, 247
    granulomas de, 247
    controvérsias cirúrgicas, 247
Produção
  da voz, 229
    anatomia da, 229
    fisiologia da, 229
  dos sons, 231
    princípios de, 231
  vocal, 218
    coordenação da, 218
    aumento da, 218
Prótese(s)
  intra-orais, 36
  na disfagia, 36
Pseudo-Epiglote, *52*
Pseudo-Sulco
  vocal, *160*
    no LPR, *160*
PSS (Esclerose Progressiva Sistêmica), 84
PVFMD (Distúrbio Paradoxal do Movimento da Prega Vocal), 211

Q

Qualidade
  vocal, 180
  e deglutição, 180

R

Radiação
  laringite de, 162
RDG (Respirodeglutometria)
  da deglutição, 28, *30*
  display do, *31*
    com WINDAQ, *31*
    saída simples do, *31*
Recém-Nascido(s)
  atresia bilateral em, 132
    das coanas, 132
Reflexo(s)
  circulatórios, 18
Refluxo
  faringolaríngico, *ver RFL*
  gastroesofágico, *ver RGE*
  laringofaríngeo, *ver LPR*
Regulação
  do fluxo aéreo, 17
  na laringe, 17
Reinke
  edema de, 169, 225
    grave, 225
    e terapia vocal, 225
Resistência
  exercícios de, 36
    na disfagia, 36
Respiração
  coordenação da, 9
    com a deglutição, 9
  laringe e, 146
Ressonância
  da fala, 20

vocal, 222
  na terapia vocal, 222
    aplicação, 223
    explicação anatomofisiológica, 223
Retalho
  de Björk, 111, *112*
Retreinamento
  respiratório, 223
    na terapia vocal, 223
      aplicação, 223
      explicação anatomofisiológica, 223
Revestimento
  mucoso, 16
    da laringe, 16
RFL (Refluxo Faringolaríngico)
  diagnóstico de, 245
  pacientes com, *160*
    de otorrinolaringologia, *160*
  tratamento do, 246
RGE (Refluxo Gastroesofágico)
  doença do, *ver GERD*
  pacientes com, *160*
    de gastroenterologia, *160*
Ruptura
  do esôfago, 91

S

Sarcoidose
  laringite por, 159
Schatzki
  anel de, *86*
Seio(s)
  piriformes, *52*
    carcinoma de, *52*
      escamoso, *52*
Separação
  laringotraqueal, *ver LTS*
Sífilis
  na laringe, 157
Síndrome(s)
  miastênica, 207
  parkinsonismo mais, 203
  pós-pólio, 205
Sorologia
  da BVFP, 192
  da UVFP, 185
Stents
  de Eliachar, *62*
  uso na via aérea, 136
Sulco
  vocal, 167, 224
  e terapia vocal, 224
Sutura
  de lateralização, 194
  endoextralaríngea, 194

T

Técnica(s)
  manuais circunlaríngeas, 222
    aplicação, 222
    explicação anatomofisiológica, 222
Tensão
  muscular
    disfonia por, *ver MTD*

Terapia
　vocal, 217-227
　　de Lee Silverman, *ver LSVT*
　　para tratamento de distúrbios vocais, 217-227
TET (Tubo Endotraqueal)
　avançado, *97*
　sobre guia-vela, *97*
Tique(s)
　distúrbios de, 210
　na laringe, 210
Tosse, 17
Traqueobroncoscopia
　no consultório, 73, 74
　　técnica, 74
　　　broncoscopia, 74
　　　traqueoscopia, 74
Traqueomalacia
　localizada, *135*
Traqueostomia
　na BVFP, 194, 196
　　flap-type, 196
Traqueotomia, 109-125
　baixa, *116*
　complicações da, 114
　cronologia da, 134
　de dilatação percutânea, 116
　　comparação da, 119
　　　com abertura minimamente invasiva, 119
　　　com cirúrgica aberta padrão, 119
　　complicações da, 118, *119*
　　contra-indicações clínicas, 117
　　história, 116
　　seleção dos pacientes, 117
　　técnica, 117
　e aspiração, 57
　estudo futuro, 124
　　áreas de, 124
　história da, 109
　indicadores para, 110
　　clínicos, 110
　manobras de emergência, 112
　no paciente, 113
　　pediátrico, 113
　pediátrica, 115
　técnicas de, 109, 134
　　aberta, 134
　　　versus percutânea, 134
　　cricotireoidostomia, 112
　　de emergência, 111
　　eletiva, 109
　　retalho de Björk, 111
　tubos de, 39, 58
　　colocação em, 58
　　　de válvula expiratória de fala, 58
　　efeitos dos, 39
　　　na deglutição, 39
　versus cricotireoidotomia, 133
Trato
　aéreo superior, 13
　　vista posterior do, *13*
　aereodigestivo superior, 43-54, 67-75
　　avaliação endoscópica do, 67-75
　　　ETN, 67
　　　FEES, 71
　　　FEESST, 71, 72

　　　traqueobroncospia no consultório, 73
　　exame radiológico do, 43-54
　　　agentes de contraste oral, 45
　　　anatomia normal, 46
　　　avaliando a deglutição, 47
　　　doenças comuns, 48
　　　faringoesofagograma, 43
　　　fisiologia normal, 46
　　　MBS, 44
　　　técnica fluoroscópicas, 43
　digestivo superior, 3-10
　　anatomia, 3-10
　　deglutição, 3, 7, 9
　　　coordenação da respiração com a, 9
　　　função das válvulas na, 3
　　　na orofaringe, 7
　　　　bolo alimentar na, 8
　　　　coordenação dos eventos da, 7
　　　tipos de, 9
　　efeitos, 8
　　　da postura, 8
　　　do controle voluntário, 8
　　　do desenvolvimento, 8
　　　do envelhecimento, 8
　　fisiologia, 3-10
　　pressão, 6
　　geração de, 6
　respiratório superior, 11-20
　　anatomia do, 11-20
　　　faringe, 11
　　　laringe, 12
　　fala, 19
　　　articulação, 20
　　　controle da, 20
　　　　entrada sensorial do, 20
　　　fonação, 19
　　　ressonância, 20
　　fisiologia do, 11-20
　　　da laringe, 17
　　　faríngeo, 11
　　vista sagital do, *12*
Trauma
　laringotraqueal, *131*
　　exploração cirúrgica em, *131*
　　indicações de, *131*
Traumatismo
　cranioencefálico, 121
　　intubação em, 121
　fechado, 204
　　do crânio, 204
　　　disfunção laríngea por, 204
Tremor
　essencial, 210, 225
　　e terapia vocal, 225
　na laringe, 210
Tuberculose
　na laringe, 157
Tubo(s)
　colocação do, 123
　　inadequada, 123
　de traqueotomia, 39
　　efeitos dos, 39
　　　na deglutição, 39
　de vias aéreas, 122
　endotraqueal, *ver TET*

Tumor(es)
　benignos, 89
　do esôfago, 89

U

UVFP (Paralisia Unilateral da Prega Vocal)
　causas da, *179*
　estudo do caso, 185
　　estudos de imagens, 185
　　sorologia, 185
　etiologia, 177
　exame físico, 182
　　geral, 182
　　laríngea, 182
　história, 180
　　deglutição, 180
　　inventário vocal, 181
　　qualidade vocal, 180
　　via aérea, 182
　tratamento, 186
　　cirúrgico, 187
　　　estrutura, 188
　　　injeções de aumento, 187
　　intervenção precoce, 187
　　necessidade da, 187

V

Valsalva
　manobra de, 17, 146
Válvula(s)
　expiratória de fala, 58, *59*
　　colocação de, 58
　　　em tubo de traqueotomia, 58
　　função da, *59*
　função das, 3
　na deglutição, 3
Ventilação
　a jato, *98*
　　estilete de, *98*
　técnicas de, 124
　　não-invasivas, 124
VFP (Paralisia das Pregas Vocais)
　bilateral, *ver BVFP*
　causas de, *179*
　　cirúrgicas, *179*
　　iatrogênicas, *179*
　posição paramediana da, 225
　　e terapia vocal, 225
　tratamento da, 177-197
　unilateral, *ver UVFP*
VFSS (Estudo Videofluoroscópico de Deglutição), 24
　imagem de, *25*
Via(s)
　aéreas, 1-137, 182
　　aspiração intratável, 55-65
　　disfagia, 23-31, 33-40
　　distúrbios, 77-93
　　　esofágicos, 77-93
　　intubação, 109-125
　　manobras para estabilizar, 112
　　na UVFP, 182
　　stents na, 136
　　superior, 95-107

    controvérsias em obstrução da, 127-137
        avaliação da, 127
        causas de, 129
        tratamento da, 129
    problemas complexos da, 95-107
    traqueotomia, 109-125
    trato, 3-10, 11-20, 43-54, 67-75
        aerodigestivo superior, 43-54, 67-75
        digestivo superior, 3-10
        respiratório superior, 11-20
    proteção da, 146
Volume
    do bolo alimentar, 35
        modificando o, 35
        na disfagia, 35
Voz, 139-253
    anatomia, 141-152
        estrutura laríngea, 141
        mudanças da laringe, 145
            com o envelhecimento, 145
        músculos, 143
        nervos, 143
        prega vocal, 144
            membranosa, 144
    avaliação clínica, 141-152
        exame, 150
        história, 149
    confidencial, 221
        terapia da, 221
            aplicação, 221
            explicação anatomofisiológica, 221
    distúrbios vocais, 211, 217-227
        mistos, 211
            afonia funcional, 211
            disfonia por tensão muscular, 211
            PVFMD, 211
        terapia com os, *220*
            associações de aplicações de, *220*
        tratamento de, 217-227
        terapia vocal para o, 217-227
    fisiologia, 141-152
        manobra de Valsalva, 146
        respiração, 146
        via aérea, 146
            proteção da, 146
    fonomicrocirurgia, 165-174
    laringe, 199-215
        distúrbios neurológicos da, 199-215
    laringite, 155-162
    laringologia, 243-251
    pregas vocais, 165-174, 177-197
        lesões benignas das, 165-174
        paralisia das, 177-197
        tratamento da, 177-197
    profissional, 229-241
        cuidados com a, 229-241
            desempenhos vocais, 233
            estilos de, 233
            dificuldades vocais, 236
            fisiopatologia, 235
            produção da, 229
                anatomia da, 229
                fisiologia da, 229
                princípios de, 231
            tratamento, 237
                cirúrgico, 240
                emergência de problema vocal, 239

W

Wilson
    doença de, 204
        distúrbios neurológicos por, 204
        a laringe, 204

Z

Zenker
    divertículo de, 51, *87*